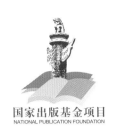

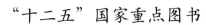

"十二五"国家重点图书

男性生殖医学

Male Reproductive Medicine

（第2版）

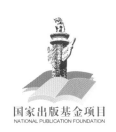
国家出版基金项目
NATIONAL PUBLICATION FOUNDATION

男性生殖医学

Male Reproductive Medicine

（第 2 版）

主编 郭应禄 辛钟成 金 杰

北京大学医学出版社

NANXING SHENGZHI YIXUE

图书在版编目（CIP）数据

男性生殖医学/郭应禄，辛钟成，金杰主编. —2版.
—北京：北京大学医学出版社，2016.4
国家出版基金项目
ISBN 978-7-5659-1325-9

Ⅰ.①男… Ⅱ.①郭…②辛…③金… Ⅲ.①男性—生殖医学
Ⅳ.①R339.2

中国版本图书馆CIP数据核字(2016)第014789号

男性生殖医学（第2版）

主　　编：郭应禄　辛钟成　金　杰
出版发行：北京大学医学出版社
地　　址：（100191）北京市海淀区学院路38号　北京大学医学部院内
电　　话：发行部 010-82802230；图书邮购 010-82802495
网　　址：http://www.pumpress.com.cn
E-mail：booksale@bjmu.edu.cn
印　　刷：北京强华印刷厂
经　　销：新华书店
策划编辑：白玲　暴海燕　张其鹏　罗德刚
责任编辑：张其鹏　　责任校对：金彤文　　责任印制：李　啸
开　　本：889 mm×1194 mm　1/16　印张：23.75　字数：739千字
版　　次：2016年4月第2版　2016年4月第1次印刷
书　　号：ISBN 978-7-5659-1325-9
定　　价：215.00元

编委名单

（按姓氏汉语拼音排序）

白文佩	北京大学第一医院	彭　靖	北京大学第一医院
蔡志明	深圳大学第一附属医院	饶　可	华中科技大学同济医学院附属同济医院
陈　亮	北京大学第一医院		
崔万寿	北京大学第一医院	宋卫东	北京大学第一医院
范　宇	北京大学第一医院	唐　渊	北京大学第一医院
方　冬	北京大学第一医院	田　龙	首都医科大学附属北京朝阳医院
高　冰	北京大学第一医院		
关瑞礼	北京大学第一医院	王　林	北京大学第一医院
郭应禄	北京大学第一医院	王　涛	华中科技大学同济医学院附属同济医院
金　杰	北京大学第一医院		
金　哲	北京老年医院	吴小军	第三军医大学西南医院
雷洪恩	北京大学第一医院	吴意光	中国人民解放军海军总医院
李广永	宁夏医科大学总医院	辛钟成	北京大学第一医院
李辉喜	北京大学第一医院	许永德	解放军总医院第一附属医院
李维仁	北京航天总医院	杨璧铖	北京大学第一医院
李泽松	深圳大学第一附属医院	杨　俊	华中科技大学同济医学院附属同济医院
廉文清	北京大学第一医院		
林桂亭	美国加州大学旧金山分校	姚　兵	南京军区南京总医院
刘保兴	中日友好医院	袁亦铭	北京大学第一医院
刘继红	华中科技大学同济医学院附属同济医院	张　建	首都医科大学附属北京潞河医院
刘　京	重庆市九龙坡区人民医院	张　婧	北京大学第一医院
刘　涛	皖南医学院弋矶山医院	张志超	北京大学第一医院
刘武江	北京大学第一医院	郑　卫	北京大学第一医院
刘　卓	华中科技大学同济医学院附属同济医院	周　峰	苏州大学附属第一医院
		朱一辰	首都医科大学附属北京友谊医院
米　悦	北京大学第一医院		

序

2015 年仲秋，有幸接到了来自北京大学第一医院郭应禄院士、辛钟成教授及金杰教授的邀请，为他们主编再版的《男性生殖医学》一书作序。

《男性生殖医学》以循证医学为原则，紧扣学科发展前沿，内容涵盖了男性生殖系统疾病的发病机制、预防和诊疗技术以及基础研究领域的最新进展等方方面面，已成为一部中国泌尿男科及生殖医学专科医师的必备教材。本书从比较生殖生物学展开论述，系统论述了男性生殖系统的解剖与生理、男性生育功能障碍、男性节育与避孕、男性性腺功能障碍、男性性功能障碍、性传播疾病及中老年男性的生殖健康等问题，并介绍了前列腺疾病、人类精子库相关技术、女性生殖与性功能障碍和显微外科技术等新的内容。参加本书各章节编写的主编与参编人员都是来自中国男性生殖医学各研究领域的知名学者和年轻才俊，他们科学严谨的精神、厚德尚道的品德和精深广博的知识都令我由衷钦佩。

本书初版以来，在郭应禄院士的带领下，中国的男科学事业得到了迅速发展。中国第一家集医疗、教学、科研为一体的北大医院男科中心于 2005 年成立并正式运行，至今已经走过了整整十个年头。如今其已成为中国国内公立医院中规模最大、设备最好、治疗水平最高的单位和男科学学科的"水准原点"。由此，在男科学科专一细化发展的背景下，中国国内也相继成立了一批男科中心，致力于培养男科学专家队伍，为规范男科疾病诊疗，提高人类生殖健康水平和家庭和谐做出贡献。

以我从事男科学临床及科研工作几十年的经验，我深深认识到这部教材作为泌尿男科及生殖医学专科医师规范临床诊疗和学术研究的价值。本次再版的《男性生殖医学》必将作为中国男科学学科的"水准原点"具体载体之一，再次推动男科学科的发展并为人类的文明进步作出贡献。我对《男性生殖医学》的再版感到由衷的高兴。

最后，我诚挚地向大家推荐此部《男性生殖医学》。

Tom F. Lue

美国加州大学旧金山分校医学院

2015 年 10 月

前　言

随着我国国民经济的飞速发展和居民生活质量的显著提升，民众对于男性生殖系统疾病的诊疗需求不断增加。为了顺应这种需求并为我国男科和生殖医学从业人员系统介绍男性生殖系统疾病的发病机制、预防和诊疗技术以及基础研究领域的最新进展，我们以循证医学为原则，并结合当时学科前沿，在 2002 年编写了《男子生殖医学》第一版，为我国男科学事业的发展做了一些贡献，建立了一定数量的读者群。至今，《男子生殖医学》出版已逾十年，在此期间众多新理论和技术相继问世，我国学者也在本领域取得了卓越成绩，我们深刻感受到版本更新的必要性。因此，在原版本基础上，我们参考大量最新研究文献和国内外指南，通过近百位男科专家、研究生讨论和修改，实现了《男子生殖医学》的再版，并更名为《男性生殖医学》，希望继续为我国男科事业发展贡献力量。

再版的《男性生殖医学》对章节顺序进行了调整并增加部分章节，使原书由 21 章增加为现在的 27 章，并对相应内容的最新研究进展进行了补充。男性生殖系统疾病不仅包括降低男性生殖能力的疾病，还包括影响男性性功能的疾病。因此，在新版中我们将"阴茎勃起功能障碍""射精障碍""阴茎异常勃起""阴茎硬结症"等严重困扰男性健康的生殖系统疾病作为独立的章节分别进行介绍。前列腺是男性附属腺，前列腺炎等前列腺疾病是男性常见病，本书新增了"前列腺疾病"章节。另外，生殖显微外科手术是近二十余年来生殖医学进展的重要方面，已成为治疗男性不育症不可或缺的重要技术，再版的《男性生殖医学》跟踪国际男科显微手术技术前沿，对多种男科显微外科技术进行了详细介绍，大大丰富了原书内容。

男性生殖系统疾病事关男女双方，直接影响家庭和谐和种族繁衍，受到社会不同层次人士的高度重视。我们撰写的《男性生殖医学》第二版，一方面把男科学及生殖医学领域最新进展及已取得的经验介绍给广大读者，同时也会把下一步努力的方向提出，期盼更多人参与，促进学科发展，为实现我国本领域工作能在本世纪实现亚洲领先、世界一流的梦想做贡献。

郭应禄　辛钟成　金杰

2015 年 10 月

目　录

第一章

概　　述

生殖医学（reproductive medicine）是医学科学的新分支，是当今兴起的研究生殖健康的新概念。世界卫生组织（World Health Organization，WHO）对生殖健康定义是，把夫妻双方看作一个统一的整体，生殖健康应建立在夫妻双方，即夫妻双方没有或不患有与生殖功能有关的功能紊乱或疾病，还包括生殖功能应建立在良好的生殖生理基础、精神心理及社会环境之中。另外，夫妇不仅具有健康的生殖环境，还应有方便、可靠的避孕措施来自我控制后代数量。在人类生殖健康方面，WHO 做出了不懈的努力，继女性生殖健康研究，近年来，男性生殖健康研究也受到了同样的重视。

男性生殖医学（male reproductive medicine）是研究男性生殖生理以及生殖功能障碍的科学，主要包括：男性生殖系统的解剖生理、男性生育功能障碍、男性节育与避孕、男性性腺功能障碍、男性性功能障碍、性传播性疾病以及中老年男性的生殖健康等。按照 WHO 的定义，男性生殖医学是研究男性生殖健康的科学。

男性生殖功能障碍（male reproductive dysfunction）在某些方面具有独特之处，如男性性腺功能减退症的激素替代疗法、青春期发育延迟、勃起功能障碍、射精障碍、男性节育与避孕及中老年男性生殖健康等方面。这意味着男性生殖医疗研究的必要性和重要性。

涉及生殖功能障碍时，有些概念必须澄清，而且随着时间的推移，有些概念的内容也在不断更新。生育、生育力、不育及生殖力的定义，如：生育（fertility）：是指能够怀孕或引起妊娠的能力；生育力（fecundity）：是指在人工月经周期下能生育的可能性；不育（infertility）：指的是夫妇在 1 年以上未采取任何避孕措施有规律性交而未能怀孕；原发性不育（primary infertility）：是指夫妇从来没有发生过妊娠的情况；继发性不育（secondary infertility）：指夫妇曾经有过受孕史之后没有再次怀孕发生。

不育的概念运用于男女均可。除不育的概念外，"不孕"这个概念也用过，而且更久些。但"不育"这个概念含义更加广泛，它包括了"不孕"。毫无疑问，"不育"是对"没有生育后代"的最准确的定义。而"不孕"则有其他含义，使用"不育"避免了概念的模糊。"不育"和"不孕"不是分开的概念，在 1982 年以前一直用"不孕"这个词，此后，便被"不育"替代。随着科学技术的发展和对疾病的认识的不断深入，疾病的名称也随之更加精确。目前通常把由于男性原因引起的配偶不孕称为"不育"，而由于女性原因所导致的不能生育则称为"不孕"。比沿袭多年的"不育不孕症"要更科学、更准确。但对于一些不能生育的夫妇，且尚不能确定原因在哪一方的，就只好称其为"不育不孕症"，作者仍愿称其为"不育"，继续进行诊治。

相对于不育和生育这两个相反的概念，生育力低下（subfertility）是指夫妇不能生育，但与其他配偶可能生育。但想严格准确地区分这些概念是很困难的。一般而言"不育"的定义是：夫妇未采取避孕措施的规律性交 1 年以上仍未怀孕。根据夫妇是否曾经怀孕过，可区分为原发性不育或继发性不育。

一、不育夫妇调查

尽管不育女性的临床诊治频度比男性高，诊治方法也较发达，但引起不育的原因中源于男性因素的占到近一半。许多夫妇具有潜在的不育症因素，只有当他们需要孩子时才被发现。另外重要的一点是，当一方诊断不育症时，另一方存在的生殖能力低下或缺陷才会显露出来，这表明男女生殖功能有相对独立的一面。

要研究生殖功能障碍，必须了解正常夫妇怀孕所需要的时间范围。据 Falk 和 Kaufmann 统计，计划怀孕的正常第一组夫妇，3 个月内怀孕率为 75%（Falk et al，1950）。而据 Knuth 和 Muhlenstedt 的统计，不采取避孕措施性交条件下，6 个月内怀孕率为 70%，1 年怀孕率为 90%（Knuth et al，1991）。但该怀孕率随着女性年龄的增高而下降，Bender 研究表明，年龄大于 25 岁的女性，20～28 个月怀孕率为 80%（Bender，1953）。Van Noord-Zaadstra 等报道，无精症患者的配偶接受捐献精子进行人工授精时，其受孕能力在 30 岁以后呈明显下降的趋势（van Noord-Zaadstra BM et al，1991）。

另外，性交频率也起着重要作用。在男性精液指标及女性因素均正常的情况下，怀孕的间隔时间随着性交频率的增加而减少，即怀孕速度随着性交频率的增加而增加。McLeod 研究表明，在排除了男性因素而 1 年还没有生育的夫妇，当把性交频率提高到每周 3～4 次后，怀孕率达到最高峰。但是当精液量有限时，就不存在这种关系（McLeod et al，1995）。

性交的时机也很重要。Wilcox 研究表明，绝大部分怀孕发生在排卵当天或排卵前两天。如果排卵前 3～5 天性交怀孕的机会很少。而如果排卵后性交则常不能怀孕（Wilcox et al，1995）。

年轻夫妇结婚 1 年后应做相关检查。对于女性，检查应至少在 30 岁以前进行。在工业化发达的国家，随着平均结婚年龄的增加，不育症夫妇的年龄也随之增加。如上所述，男女生殖功能的相互依赖性决定了对不育夫妇双方均需同时彻底地检查。正规的检查包括详尽的现病史、既往史、仔细的体格检查、必要的功能和实验室检查。

二、不育症的流行病学

有关不育症的流行病学资料报告差异很大，可信赖的不太多。据 WHO 统计，不育症发生率存在较大的地区性差异，原发性不育症在中东地区最低，而在中非地区最高。据 Bruckert 和 Juul 统计，不育症发生率可能高达育龄夫妇的 15%。这一结果存在明显的地区差异（Bruckert et al，1991；Juul et al，1999）。但与此相反"怀孕时间曲线"在许多世纪以来并没有多大变化，这意味着卵子被受精的能力下降了。无论如何，不育症的发病率趋于增长。

据 Templeton 统计，因不育症而就诊的夫妇估计占 4%～17%，最终仍有 3%～4% 的夫妇一直不能生育（Templeton et al，1992）。

在不育夫妇中因男性因素造成的占到近一半，所以估计在男性人群中有 7% 面临着不育症的困扰，这意味着不育症在男性人群中的比例明显超过了糖尿病的发病率（Scheike et al，2008）。

三、循证男科学

随着男科学基础研究的深入，一个新的"基于证据的男科学"出现了，称之为循证男科学（evidence-based andrology）。与此同时，"循证医学"在整个医学领域广泛深入地展开，成为临床医学的范例（Antes，1998）。

"循证医学"即指临床诊断必须以有对照组的临床研究和统计为基础，而不是依赖于个人直觉、经验或传统方法。在 20 世纪 60 年代还很少见到，而今对照、前瞻性、随机及双盲研究方法已经成为评价诊断或治疗效果的标准。任何治疗或诊断方法都必须经过适当的对照研究才能应用于临床（当然也有例外，如以血清生理激素水平为监控指标的激素替代疗法）。Vandekerckhove 指出，虽然男科医师在诊治中运用以上原则会很困难，但过去 10 年里这些原则在不育症研究中应用成几何级增长速度，也成为男科学研究中基本原则（Vandekerckhove et al，1993）。

在这里先不具体讨论如何进行临床对照研究，它的最重要内容是研究设计和资料评估。对照研究在其他医学领域的应用中碰到的问题不少，在判定不育症治疗效果评估中应用起来也相当困难，因为不光是研究一个受试者，第二个受试者也必须严格按标准进行研究，而且最终结果怀孕活产率也要包括在随访内。由于实际上不育症患者怀孕率很低，而且必须对一大群患者要花费很长时间去研究，使得临床对照方法在不育症治疗效果评估中应用起来困难重重。

"循证医学"是基于病理生理学概念，规定一个科学概念要进入临床应用必须经过合理的研究方法证实，并经得起对照性研究来验证。本部分的目的就是遵循"循证医学"的概念来探讨它在循证男性生殖医学中的应用。

循证男性生殖医学的一个重要组成部分之一是制定标准化的诊断方法，即一个实验室的结果与其他实验室的结果之间具有可比性。在这方面《WHO人类精液及精液宫颈黏液实验室检验手册》（第4版）的制定是最早的范例。它试图为所有的男科实验室的诊断提供一个标准。尽管这个手册还处在初级阶段，需要进一步完善，但它所描述的方法是男科实验室内部和外部的质量控制基础。同时也希望男科的其他诊断也能实现标准化，从而使循证男科学能得到进一步发展。

任何诊断和治疗方法也需要严格的实验结果来验证，但在研究中必须牢记以患者的医疗需求为中心。这包括对患者耐心细致的咨询服务、对生理和病理现象的介绍、对诊断结果和治疗方法的解释、对性知识的释疑及探讨子女对于夫妇们的重要性。让患者了解这些方面的知识对医生的临床研究工作非常重要。

但是，不能忽略医疗实践中安慰剂的效果，了解治疗中的安慰剂效应并在治疗中应用是循证生殖医学的重要一部分。有一点必须指出的是，判断一种疗法的成功率时，必须记住不育症并不是一个绝对的诊断概念，许多与时间有关的因素也可能起着重要作用。即使不做任何治疗，随着时间的推移也可自发地怀孕。Snick等报道，在荷兰的一个不育治疗中心，对一些不育夫妇不作任何治疗，两年后的自发怀孕率为40%（Snick et al，1997）。而Collins报道加拿大的一组患者自发怀孕率为20%，研究表明患者的选择起着重要作用，且自发怀孕率在任何一个中心都存在（Collins et al，1995）。所以Collins等认为，在不育症的疗效评估中必须考虑到自发怀孕率的问题。

四、男性节育

为男性节育提供措施是男科学的一项任务。这时男科医师就会问，一方面我们治疗不育症而提高了生育率，而另一方面又提供节育措施来降低生育率，这不是相互矛盾了吗？其实并不矛盾，这就像是一枚硬币的两面。一旦了解了生育系统，就可对它进行正反两方面调节。男科学和生殖医学所要考虑的第一要素并不是对人口控制政策的影响，而是以人为本，解决患者的生育功能障碍或帮助他们控制生育；使患者减轻病痛，使夫妇能控制孩子的数量。最后，以照顾到夫妇的生育权利和计划生育为医疗前提，为控制世界人口过剩提供措施。由于男性节育的措施目前仍然非常缺乏，所以这方面的研究十分需要。

生育可以看作是对死亡的补充。如果医学使能生育人群增加，使人们寿命延长而致人口过剩，那么它也必须提供节育措施使生育和死亡维持或达到平衡。这也是男科学责无旁贷的任务。

五、显微手术在男性生殖医学中的应用

显微外科手术培训对于泌尿外科医生和专门从事男性不育症治疗的临床男科医生非常重要。像显微血管吻合、整形和其他显微重建手术一样，男性不育的显微手术在技术上和心理上是极具挑战性的外科手术。大多数男性不育显微手术都在10~25倍放大倍率下操作。在手术显微镜下，任何细微动作都会被放大15~40倍。很少有外科领域的手术结果是如此依赖于手术室中技术表现的。因此成功的男性不育显微手术特别依赖于显微外科实验室练习和培训。在本书部分章节中，会对常见的针对男性不育的显微手术，如显微镜下精索静脉结扎术（microscopic varicocelectomy，MV）、显微镜下输精管—输精管吻合术（vasovasostomy，VV）、显微镜下输精管—附睾吻合术（vasoepididymostomy，VE）等手术技术也进行了介绍。随着显微手术在男性不育治疗上的普及，会有更多的患者从中获益（Schmidt et al，1995; Ziebe et al，2008）。

（郭应禄）

参考文献

Antes G, 1998. Evidence based medicine. Internist, 39:899-908.

Bender S, 1953. End results in treatment of primary sterility. Fertil Steril, 4:34-40.

Bruckert E, 1991. How frequent is unintentional childlessness in Germany? Androl, 23:245-250.

Collins JA, Burrows EA, Willian AR, 1995. The prognosis for live birth among untreated infertile couples. Fertil Steril, 64:22-28.

Falk HC, Kaufmann SA, 1950. What constitutes a normal seman? Fertil Steril, 1:489-496.

Gotzsch PC, 1994. Is there logic in the placebo? Lancet, 344:925-926.

Juul S, Karmaus W, Olsen J et al, 1999. The European Infertility and Subfecundity study Group, Regional differences in waiting time to pregnancy:pregnancy-based surveys from Denmark, France, Germany, Italy and Sweden. Hum Reprod, 14:1250-1254.

Knuth UA, Muhlenstedt D, 1991. Kinderwunschdauer, kontrazeptives Verhalten und Rate vorausgegangener Infertilitatsbehandlung. Geburtsh Frauenheilkd, 51:1.

McLeod J, Gold RZ, McLane CM, 1995. Correlation of the male and Female factors in human infertility. Fertil Steril, 6:112-120.

Schmidt L, Munster K, 1995. Infertility, involuntary infecundity, and the seeking of medical advice in industrialized countries 1970-1992:a review of concepts, measurements and results. Hum Reprod, 10:1407-1418.

Snick H, Snick TS, Evers JLH, Collins JA et al, 1997. The spontaneous pregnancy prognosis in untreated subfertile couples: the Walcheren primary care study. Hum Reprod, 12:1582-1588.

Templeton AA, 1992. The Epidemiology of infertility// Templeton AA, Drife JO. Infertility. London: Springer, 23-32.

Vandekerckhove P, O'Donavan PA, Lilford RJ et al, 1993. Infertility treatment: from cookery to science.The epidemiology of randomized controlled trials. Br J Obstret Gynaecol, 10:1005-1036.

van Noord-Zaadstra BM, Looman CWN, Alsbach H et al, 1991. Delaying childbearing:effect of age on fecundity and outcome of pregnancy. Br Med J, 302:1361-1365.

Wilcox AJ, Weinberg CR, Baird D et al, 1995. Timing of sexual intercourse in relation to ovulation: effects on the probability of conception, survival of the pregnancy, and sex of the baby. N Engl J MED, 333:1517-1521.

Scheike TH, Rylander L, Carstensen L et al, 2008. Time trends in human fecundability in Sweden. Epidemiology, 19:191–196.

Ziebe S, Devroey P, 2008. On behalf of the State of the Art 2007 Workshop Group.Assisted reproductive technologies are an integrated part of national strategies addressing demographic and reproductive challenges. Hum Reprod Update, 14:583–592.

第二章

比较生殖生物学

第一节　性别的确定

较原始的物种无性别之分。通过遗传信息复制，单细胞生物子代个体可完全继承亲代个体的全部遗传信息，这是最简单的一种遗传复制形式，这种遗传方式属于不需要雌雄交配的无性生殖。无性生殖最大的特点是保持了亲代与子代遗传物质的一致性，不仅将遗传信息进行了"拷贝"，同时还保留了亲代的突变信息。与无性生殖不同，有性生殖使来自雌雄不同个体的多种基因进行组合，从而保证了生命的多样性。

一、无性生殖与有性生殖

较原始的生物种类既有有性生殖又有无性生殖，而更高级的物种则主要以有性生殖为主。从进化的角度来看，有性生殖是自然选择的结果。无性生殖繁殖速度快，能产生更多的子代个体，但为何高等生物主要以有性生殖为主？

首先我们来看以下几个概念。

（一）无性生殖

无性生殖（asexual reproduction），即不经过生殖细胞的结合由亲代个体直接产生子代的生殖方式。它通常是一个简单的遗传物质复制过程，所产生的后代在遗传上与亲代完全一样。无性生殖的这种方式（非减数分裂）减少了基因的变异性，不增加种群的遗传多样性，不存在潜在的竞争者，并使整个种群具有完全相同基因型。例如，原生动物（如草履虫）常常以二分裂法进行无性生殖。又如，海绵、

水螅、真水母、苔藓虫，以及某些海藻和原生动物通过出芽这种无性生殖的方式而产生新的个体。其他一些类群如珊瑚虫类、涡虫、纽形动物、多毛类、海星和海蛇尾类，身体的一部分可以从成体上脱落下来，在某些海星和海蛇尾甚至从幼体上脱落下来，随后再生成一个形态上完整的新个体。无性生殖的另一种方式称为孤雌生殖（parthenogenesis），它需要有雌体产生的卵的参与，但卵不经受精而发育到成体。孤雌生殖见于轮虫、某些昆虫、鳃足类和桡足类甲壳动物。

（二）有性生殖

有性生殖（sexual reproduction），即通过减数分裂产生单倍体的雌雄配子，然后雌雄配子相互融合恢复双倍体组成，并由此产生新的个体。有性生殖需两个亲代个体，而且子代的遗传组成不同于任何一个亲代个体。两个亲代个体大多是不同性别的，即雌雄异体。但也有少数情况是一个个体具有两性的生殖系统，即雌雄同体，如栉水母动物、绦虫和蚯蚓。这些动物的两个成熟个体相遇即可进行交配。

通过比较和分析，可以看出有性生殖在生物进化过程中更具优势，从而延续下来。其原因主要有以下几点：

（1）生物进化早期空间资源十分丰富，无性生殖拥有速度快、产量高等优势，能迅速增加种群数量，以抢占更多地空间和资源，有利于物种的存续。但是，随着环境所能容纳的生物相对饱和，有限的空间和资源加剧种内竞争，反而

不利于生存。相对而言，有性生殖的速度只是无性生殖的一半左右，能与环境保持和谐的关系，减少种内竞争，有利于其生存。

（2）对于无性生殖，遗传物质与亲代完全相同，很少有基因变异的产生，削弱了种群的遗传多样性。相反，有性生殖存在广泛的基因变异和重组，这种丰富的变异能增加子代适应自然选择的能力。有性生殖过程中的存在的遗传物质突变和重组，可以增加少数个体在难以预料和不断变化的环境中的存活机会，从而对物种延续有利，使之不断产生更加适应环境的新个体，增强了物种的竞争力，所以有性生殖更有利于动物进化。

（3）有性生殖还能使有利的突变在种群中得以保留。如果一个物种有两个个体在不同的位点上发生了有利突变，在无性生殖的种群内，这两个突变体必将竞争，直到一个消灭为止，无法同时保留这两个有利的突变。但在有性生殖的种群内，通过交配与重组，可以使这两个有利的突变同时进入同一个体的基因组中，并且同时在种群中传播。

（4）此外，进行有性生殖的物种其生活周期中都有二倍体的阶段。二倍体的物种每一基因都有两份，其中一份在功能上处于备用状态。即使备用的基因发生突变，并成为具有新功能的基因，其新功能也是潜在的。通过自发的重复和有性生殖中的遗传重组，这个新基因可与原有基因先后排列，这样便产生一个新的基因。二倍体物种可以用这样的方法使其基因组不断丰富。

（5）从地球环境的演变来看，在整个系统的进化发展中，有性生殖对环境的适应性更强，能在恶劣多变的环境条件下延续后代，保证了物种的存在。例如，在新元古代全球环境剧烈变化，无性生殖的物种灭绝率相对高。此外，当发生外来物种入侵、病毒大爆发等情况时，可能导致无性生殖的群体整体灭亡。而有性生殖产生的少数个体就可能存活下来，使种群得以延续。

由于上述原因，有性生殖加速了进化的进程。在地球上生物进化的30余亿年中，前20余亿年生命停留在无性生殖阶段，进化缓慢，后10亿年左右进化速度明显加快。除了地球环境的变化（例如含氧大气的出现等）外，有性生殖的发生与发展也是一个主要的原因。现存的150余万物种，从细菌到高等动植物，能进行有性生殖的种类占98%以上，这充分证明了这一点。

因为有性生殖需要染色体分裂以产生单倍体配子，从而使得配子的遗传信息不同于体细胞。例如，两对染色体即可在配子的染色体中形成4种可能的染色体联合。以此类推，人类（22对常染色体和1对性染色体X、Y）配子中就有大于800万种染色体分布的可能性。

由于有性生殖需要雌雄两个配偶的染色体，染色体联合的可能性显著增加。因此，对于人类而言，理论上有7×10^{12}种染色体联合的可能，这说明除单卵双生外，不可能出现遗传构成完全相同的两个人。这个推测已被研究所证明，但也可能有一些特殊情况发生：智利人已发现沙漠大鼠有四套染色体，但表现似乎极为正常，与现有"多个单染色体会造成严重损伤"的观点正好相反（Gallardo et al，1999）。这种啮齿类动物细胞分裂（尤其是减数分裂）的机制目前仍不清楚。除上述机制外，其他过程，如减数分裂时染色体的"交联"等，使得新的个体内基因组合方式更为复杂。

在进化过程中，有性生殖仍然是一项十分重要的自然法则。分子生物学的创建者之一Jacob认为："物种进化过程中两个最重要的特点就是性别和死亡"。与无性生殖相比，有性生殖的最大优势就是导致了遗传的多样性。

一些长寿的生物，如脊椎动物，长期遭受细菌、病毒、真菌和寄生虫等生存周期较短的生物袭击，其最强大的对抗武器就是通过遗传变异。在已知基因中，主要组织相容性复合体（major histocompatibility complex，MHC）基因的可变性最高，在免疫应答过程中发挥着极其重要的作用。这些基因的遗传变异保证了宿主具有最大限度的免疫学个性化。怀孕后，与精子MHC基因类似的染色体丢失，这种选择使胚胎尽可能减少了免疫攻击。

二、性别与雌雄同体

性别，其最显著的特征就是对异性伴侣的需求。然而，两性间的这种明确的特征并不规范。在进化过程中出现了许多中间状态的例子，甚至还有一些相当古怪的现象。

众所周知，蜗牛是真正的雌雄同体，具有雌性和雄性两套性器官。然而，它们的生殖也依赖配偶。这与正常的有性生殖的动物体内的情况不同，但如果没有伴侣存在时，他们也可以通过自体授精进行繁殖。一般情况下，寄生虫也表现出一些非常有趣的、复杂的有性或无性生殖现象。

在一些鱼类和蜗牛中，某一个体起初属于一种性别，随后又变为另一种性别（序贯雌雄同体）。在一些动物中，开始可为雌性，随后变为雄性（雌性先成熟），而在另一些动物可由雄性变为雌性（雄性先成熟）。这种顺序并不总是由时间来决定的：雄性先成熟的海葵鱼的群体仅有一种α雄性作用和一种α雌性作用，而同一群落中其他成员不能生育。然而，如果从群落中除去雌性，雄性将会发挥雌性作用，群落中原先不育的其他成员成为α雄性。

蛙类生殖更为古怪。食用蛙（Rana esculenta）并不是一个单独的物种，它是湖蛙（Rana ridibunda）和水塘蛙（Rana lessonae）的杂交产物。据推测在上个冰川期，先前遗传特征相同的群体的分离导致了两个新物种的形成。然而，这两个物种间仍能进行杂种繁殖，产生具有生育能力的后代，即食用蛙。这些动物的繁殖方式非常独特。当食用蛙与其双亲所属的物种之一进行杂交时，仅能生成食用蛙，没有中间状态存在。对这种古怪结果的解释也非常有趣：在食用蛙的配子发育期间，消除了一整套染色体和一个基因组；因此清除了亲代之一的遗传贡献，所以，食用蛙常与它们的亲本种属相关，最常见的是食用蛙与水塘蛙的联合。这种罕见的繁殖方式被称之为"杂合起源"。除上述种属的蛙类以外，在一些鲤鱼中也观察到上述现象。

与"杂合起源"有关的蛙类繁殖方式更为复杂。有一些物种仅由雄性组成。居住在法国枫丹白露附近的森林中的蛙类具有一套湖蛙和两套水塘蛙染色体（RLL）的三倍体。由于仅能产生二倍体 LL 精子，雄性与具有 RL 或 RR 染色体雌性杂交后只产生雄性 RLL 蛙。如其他水蛙类一样，在精子生成过程中，基因组的完全消除发挥着关键作用：虽然，彼此间的大部分机制尚未明了，这一过程似乎发生在减数分裂之前。

还有其他许多例子可以说明繁殖的复杂性。虽然，我们通常仅考虑有性生殖，实际上这一观点非常局限。在进化过程中，为了防止灭绝，生物体形成了许多可以把不同的遗传信息向下一代传送的方式。

三、竞争、吸引性和性别二态现象

除自卫本能外，自身基因组的繁殖也是所有生物体的特征。如果这种传输都可成功的话，基因的传递（进化的基本法则）仅对生命形式有效。因此，高的繁殖率对于自身遗传的适合度（其是衡量物种存活能力的指标之一）是非常重要的。为了取得更高的个体繁殖率，同性个体间的竞争极为重要。在进化过程中，在所有感官水平，如鸟鸣、气味标记、色泽鲜艳等方面都展开了激烈竞争。这些特征可以给哪些可能的异性伴侣留下深刻的印象，从而击败竞争者。最终，在进化过程中，这些特征倾向于被扩大；色泽更鲜艳，鸣叫更嘹亮，气味更强烈。然而，最重要的是，竞争的主要目的并不是完全阻止竞争者繁殖：这种争斗多数时候都没有恶意，这样就保护了物种的繁殖。

一般情况下，伴侣会对哪种方式留下深刻印象是非常清楚的。例如，设计舒适的巢穴比那些破烂的鸟窝更能直接保证后代更好的生存。因此，这个巢穴的建筑者可能成为优胜者以繁殖成功，并传递它们的基因。属性的传递与繁殖成功并不直接相关，但导致了较高的繁殖率。如，鲜艳的羽毛，皱折窄条花边，一些鸟类的欺骗行为等，都向伴侣表现了呈递者的吸引力。这些迹象与繁殖成功或繁殖适合度间并无直接关系，对伴侣的影响可能是间接的，如"选择我，你的孩子将会像我一样漂亮！"

随后的研究表明，更大的吸引力具有生理学优势：雌性灰树蛙（hyala versicolor）依据叫声持续时间来选择伴侣（Welch et al，1998）。繁殖实验显示，随叫声的延长，其后代中幼虫和稚虫的发育明显得到改善。雌性斑马雀易于通过可调控的外部特征来选择伴侣（Gil et al，1999）。腿上有红带子的雄性被认为比腿上有绿带子的更有吸引力。有吸引力的雄性后代的蛋黄中所含的睾酮较多，使得幼鸟胃口更好，发育得也更好，即有更多的机会讨雌鸟欢心。依据吸引力越大，遗传构成越优越下传的理论，所有这些研究都支持"优势基因的假设"。

在进化过程中，雌性和雄性在照顾后代方面的作用发生了分离，这常与竞争的不同表现直接相关。一般来说，在抚养后代方面的作用越不同，两性间的差异就越明显（性别二态现象），这可能是养育时投入的精力不同所致。这样，没有把精力投到养育中的一方可以投入更多的精力进行性展示。在许多鸟类中，雄性和雌性几乎投入了相同的精力，而哺乳动物常是由雌性来承担这一重担。

在大部分灵长类动物中，都是由雌性承担着抚养后代的重任，雄性差不多没有参与。仅有少数物种发生了角色转变，雄性仅照顾喂养，所有其他任务都由雌性来完成。它们的预期寿命也明显不同；参与看管后代的雄性的寿命较未看管后代的雄性的寿命为长。在进化过程中，抚养后代的雌（雄）性的体质更好，寿命更长（Allman et al，1998）。正如过去对阉割者及未阉割者寿命的比较所显示的那样，雄性激素和睾酮并没有任何明显缩短生命的作用。

四、生殖策略

在多种动物中均可发现精子和卵母细胞数目间的巨大差异，这是因为雌性和雄性为了获得最大生殖成功所采用的策略不同所致。当雌性的目标是生成更大的卵母细胞（其受精和存活的概率更大），雄性则含生成大量非常小的配子以提高受精的可能性（至少有一个能到达靶位）。这些策略在雌雄之间相差显著，而大小的差异也加大了这种差异的显著性（异配生殖）。

有多种可能性能提高精子受精成功率，如果精子必须与其他精子竞争的话，提高精子自身的竞争力对受精率就非常有意义，如在一妻多夫的灵长类动物中，雌性的生殖道经常处于来自不同雄性的精子充满的状态。另一个极端的例子是鲸鱼（eubalaena australis），与一妻多夫制类似，许多雄性试图与多个雌性交配，致使形成长约 3m、重约 500kg 的巨大睾丸。而一些昆虫为提高它们繁殖的成功率则采取完全不同的方式。果蝇（drosophila）的精子长约 6cm，约为自生身长的 20 倍，这些精子可能会阻止其他精子进入雌性生殖道（Pitnick et al，1995）。

精子的生成过程主要由遗传因素决定，但是会受周围环境污染因素和社会因素的影响。雄性幼年蛙虫的发育受周围同性个体的数目的影响。当有许多潜在竞争者存在的时候，提高睾丸和射精功能参数，少数的竞争者可能引起相反的结果。当面临激烈竞争时，竞争者的数目可能会使得生殖策略朝向提高精子产量和活力方面发展。

雌性和雄性之间的性联合关系有许多不同的可能性。最简单的是形成非常稳定的、持续终生的关系。如果一方死亡，活着的一方一般不会发生新的关系。在一妻多夫（或一夫多妻）的群体中，一个雄性可以接近许多雌性（harem），而且不能忍受其他具有生育能力的雄性存在。在其他年轻雄性成为有力的竞争者之前，已经被从群体中驱逐出去。

部分躯体特征与生殖策略的类型有关（尤其是在灵长类动物中）。例如，雄性大猩猩（为一妻多夫或一夫多妻制）的体型比雌性大猩猩高大、强壮得多，因此，当雄性大猩猩竞争性接近雌猩猩时，体型最庞大的雄猩猩占优势（Packer et al，1995）。因此在进化过程中更倾向于形成更强壮、更高大的大猩猩。但是，雄性大猩猩的睾丸非常小，精液中的变形的精子的相对含量很高，同时，雌性大猩猩也不会表现出排卵的明显迹象。这种情形与黑猩猩的完全不同。虽然雄性黑猩猩的体型比雌性大许多，但由于在求偶期，许多雄性仅与一位雌性交配，这种（体型）差异在雄性的繁殖成功中没有发挥任何决定性作用。然而，黑猩猩的睾丸非常大，它们的精液中仅含有极少量变形的精子；雌性在求偶期通过扩大的、潮红的阴唇向雄性表现排卵迹象。这两种灵长类动物的差异是由它们的繁殖策略不同造成的：雄性大猩猩必须击败它们的竞争者以树立权威地位，成为唯一的能繁殖的雄性，这解释了体型巨大的优势。另一方面，雌性每 4 年或更长时间才有一次求偶期，这些获胜者发生性交的次数很少，因此并不真正需要巨大的睾丸和很高的精子产量。然而，许多雄性黑猩猩可以与求偶期的雌性黑猩猩交配。在这种一妻多夫系统中，提高精子产量的需要导致了大睾丸的形成，导致了阴道内的雄性竞争。

人类男性比女性多 10%～15%。与猿类相比，男性的睾丸非常小，而精液中所含的畸形精子较多。女性并没有明显的排卵迹象，而且性交并不仅仅发生在排卵期。另一方面，人类有较大乳房和阴茎这两个非常明显的第二性征。科学家推测人类属于一种伴侣关系特殊的类灵长类动物，称之为"连续的一夫一妻"。实际上，人类并非绝对的一夫一妻制。然而，社会、文化的发展及习俗形成了现在的、首选一夫一妻制的社会形态（Gray，2013）。多配偶，特别是一妻多夫，一夫多妻是要受社会伦理道德的谴责，违背我国婚姻法。结婚时男、女的年龄差距较以前大，因为老年男性仍具有生育能力，这种事实似乎更支持"连续的一夫一妻"的观点。

五、出生时的性别比例

依据孟德尔遗传定律，出生时男、女的性别比例应为 1∶1。然而，1∶1 是平均比例关系，而不是绝对的比例关系，这引发了大量的研究和思考。在通过性染色体决定后代性别的正常方式中存在着一些异乎寻常的例外。田鼠后代的性别是由异染色质（显性或隐性遗传）决定的。部分种系的小鼠出生时的性别比例明显偏离 1∶1 的比例关系，这也许是近亲繁殖的后果。现认为环境因素，如足够的食物，可改变通常的 1∶1 比例关系（James，1994）。在食物来源有限时，雌性数目略高可能对群体更有利。根本的原因可能是性别选择性宫内死亡。在缺少食物的饥饿时期产生更多的雌性的益处何在？根据对多配偶啮齿类动物的观察，如果产生更多的雌性（其并不像雄性那样十分依赖力量和健壮的体格），这种虚弱（营养不良）雌性的繁殖率最佳。另一方面，通过产生更健康的雄性（由于它们的状况，其可击败竞争者）将增加健康的、营养良好的动物的繁殖成功率。这种性别比例转换的益处仅在第二代中表现出来，但其仍发挥着作用，这就是在进化过程中性别比例转换为什么出现的原因。

在人群中，男孩平均比女孩多 1%～3%。乍一看，这种差异似乎没有显著性差异（尤其是着眼于单个家庭时）。然而，这种性别比例并不固定，也受文化习俗和社会经济等方面的影响。

两次世界大战都对出生时的性别比例产生了巨大影响。在考虑这种改变的特定原因之前，人们也许会问为什么的确存在着不同于 1∶1 比例的分布。

一个明显的原因就是携带 X 或 Y 染色体的精子分布的不均衡性，但这一点并不是最关键的。有关这一方面的大多数研究并未能证实来自每一性别 50% 的偏差。在雌性方面一定会发现的潜在的原因或携带 X 和 Y 染色体的精子的功能都会受到一些因素的影响。有些报告提出，受孕时间对出生时的性别比例有影响。在月经周期间可受孕的那段时间的早期（或晚期）受孕的女性生男孩的可能性较大。这些日子的中间（接近 LH 高峰时），则生女孩的概率明显较高。排卵对异卵双生的性别比例发挥着重要作用。随机分布将使同性别和不同性别双胞胎的数目大致相同。然而，即使考虑到出生时男孩的比例略高的因素，同性别双胞胎的数目还是明显较多。类似的，双胞胎的妊娠时间依赖于胎儿的性别。没有男孩的双胞胎的妊娠时间较有一个或两个男孩的时间长约两周。这同样支持了妊娠时间对性别有影响的观点。辅助生殖后，女孩的相对比例略高于正常人群，这也暗示了女性方面的内分泌影响。

当然，后代的性别是由精子是否携带 X 或 Y 染色体来决定的。目前仍不清楚性别特异性自发性流产率、携带 X 或 Y 染色体的精子与卵子的结合率、和可能受激素影响的卵母细胞选择精子的能力的不同等因素是否影响性别比例，有待于进一步研究。

对于哺乳动物来说，精子发育期间外界的温度也可以影响后代的性别。就蝙蝠和大鼠而言，较高的温度常伴随着较多的雄性后代的出生，较低的温度则倾向于生育雌性后代。在人类也存在着类似的情况。相对较高的温度将使得生育男孩的概率加大（Lerchl，1999）。这个结果提示了温度在精子形成过程中的影响。

第二节　人口动力学

如上所述，进化时最重要的过程就是基因组向下一代的传递。然而，如果存活的下一代数目过少的话，这个过程注定会失败，这一物种迟早会灭绝。这个微不足道的事件在进化的过程中发挥了关键性作用。每一个物种为了自身基因组的成功传递，通过多种形式力图使存活率达到最佳水平。最典型的形式分别被称为 "r 策略"（r-strategy）和 "K 策略"

（K-strategy），这两个名词均来自人口生长公式。

r 策略：通常生活在不稳定的环境中，后代存活概率很小，但是他们利用特定时期大量繁殖。

特点包括：
- 生活环境的不稳定
- 高增长率
- 周期增长和衰退急剧而且在某些情况下有规律地

发生
- 体形小
- 寿命短
- 孕期短
- 一窝数量多
- 两次生产间隙短
- 一代时间短
- 潜在增长率高

　　代表：昆虫、鱼及小型哺乳动物，如兔子。

　　*K*策略：虽然他们与竞争者、捕食者和寄生虫共存，但其生活环境相对稳定，为了在自然选择和环境的压力下生存，需要更多时间和精力抚育后代。

　　特点包括：
- 生活环境稳定
- 增长率与环境相适应
- 周期缓慢且不规则
- 体形大
- 寿命长
- 孕期长
- 一胎数量少
- 两次生产间隙长
- 一代时间长
- 潜在增长率低

　　代表：中大型哺乳动物，如大象、老虎、人类。

　　利用这种公式得出的生长率仅代表了一种"没有敌人、不缺乏食物、人口增长后不存在其他影响"情况时的理论值。理想状态时拥有高繁殖率的生物体被称之为"*r*战略型"，只要有机会，它们就会快速繁殖，这在占领新的领土或仅在某地短期滞留时特别有利。啮齿类动物和细菌是典型的*r*战略家。当然，世界上并不存在纯粹的*r*战略型，这是因为随着自身的增殖它们的数目也在不断增长，这就逐渐变成了一种制约因素。而*K*战略型则是试图在一段较长内时间内用填充的方法来达到利用有限的资源占领地盘的目的，同时保证了种群密度的恒定。因此，重要的是后代能成功地占领地盘，而无需高繁殖率。大部分灵长类动物和穴居动物都是这一类的典型代表。

　　目前，还没有人对人类人口的*K*值进行评估。有趣的是，18世纪时，人口生长率突然发生了剧烈改变。在1800年以前，*K*值约为0.14%，随后增至0.8%左右。这意味着1800年之前，人口翻番约需要500年，其后仅需90年。世界人口的增长不仅快，而且，在200多年以前就开始加速。其间的原因何在？原因之一可能是医疗水平的巨大进步和对基本卫生常识的普及使得存活率（特别是新生儿）提高有密切相关。同样，食物生产的工业化使得营养状态发生了根本性的改善。

第三节　季节性繁殖

　　由于后代的存活受温度、湿度和充足食物等环境的影响，对于地球上的大部分生命形式来说，季节变化都是一个大难题。所有这些年度变化都是由白昼的长短（光照周期）造成的。在进化过程中形成了许多适应性措施以解决这些问题，其中最重要的就是季节性繁殖。即动物每年的繁殖时间仅限在短短的数周或数月内。在大部分情况下，在一年中最适宜的时间内（春季或初夏）的主要任务就是繁衍后代，避免在秋、冬季生育，以提高存活率。由于妊娠时间的长短不同，不同动物性活动的高峰季节也不同。例如，绵羊的发情期为秋季或初冬，而怀孕时间较短的啮齿类动物主要在春、夏季进行繁殖。

　　与对温度或降雨的影响不同的是，哺乳动物利用光照周期使自己的性活动准确的与一年中最适宜的繁殖时间同步。这是通过把光照周期转化为内分泌信号，引起松果体褪黑激素（melatonin）的持续合成来完成的。实际上，在所有的脊椎动物中，褪黑激素在夜间合成的持续时间就反映了光照周期。夏天时白昼的时间越长，褪黑激素合成的持续时间就越短，反之亦然。虽然褪黑激素合成的特征及其对生殖的影响仍未明了，但可以肯定的是，这种激素在脊椎动物的光照周期现象中发挥着重要作用。

　　季节性繁殖是由光照周期控制这一事实具有重要的实践意义：在实验室中仅改变光照周期就可以较容易的刺激季节性繁殖。对光照周期变换敏感的动物易于被转化为可被激素等调控性腺生成障碍的静止状态。因而无须使用垂体切除术、给予GnRH拮抗剂等介入性干预来达到同一目的。可用于这种研究的一个理想的动物模型是 Djungarian 仓鼠，这种仓鼠对光照周期改变的反应非常剧烈，通过把这些仓鼠暴露于不同的光照剂量下就可以非常容易的研究动物体内极其不同的生理学情况。垂体中与生殖有关的关键激素——促卵泡激素（follicle-stimulating hormone，FSH）和促黄体素（luteinizing hormone，LH），在短白昼型光照周期中几乎完全停止分泌。用这种动物模型可显示 FSH 在精子生成中的重要作用。

在人类中情况又是如何呢？人类是否在所有季节中都可生育呢？我们是完全的无季节性吗？答案是否定的，因为几乎在所研究的所有国家中，出生的分布都与随机月份分布相差甚远。然而，这些变化在时间上并不稳定，过去几十年中的长期趋势就与以前的情形截然不同。从 19 世纪 70 年代中期开始，人类生殖的季节性就经历了一次 6 个月的阶段性转变，原因至今不清。据推测，最早是生物学影响控制了季节性，随后其地位被社会因素所取代。这种假说与人类越来越多地摆脱了气候的影响的事实有关，许多人终日生活在有空调或暖气的房间中。但这一理论仍缺乏明确的证据。

第四节 信 息 素

信息素（pheromone）是介导生物个体间化学通讯的化合物的统称。这些被分泌到体外的物质，可被同物种的其他个体察觉，并使使后者出现某些行为、情绪或生理机制的改变（Grammer et al，2005）。在许多动物中，那些传递个体生殖状态信息、刺激特异性生理学或行为调整的信息素可影响生殖过程（Poivet et al，2012）。这些物质经常随尿液和粪便中排放出来，这就是许多动物对这些排泄物感兴趣的原因。由于以下两个原因，使对信息素的研究比较困难：①用化学方法合成的物质常是外源性的，存在于非常复杂的混合物中；②与动物相比，人类的嗅觉特别迟钝。

信息素是胆固醇的衍生物：其中雄甾酮非常有特异性，与睾酮类似，雄甾酮可由雄性动物产生。当给母猪喷洒这种物质时，可诱发"脊柱前弯动作"，使猪产生交配的欲望。

当母猪闻到雄甾酮类似气味的蘑菇时，就特别希望与公猪交配。这种奇怪的巧合后面的生物学原因也许是真菌通过其孢子吞食和排泄来播散、繁殖。

信息素还可作为出于个体成功繁殖目的而进行欺骗的工具。在繁殖季节里，数以千计的雌、雄蛭蛇聚集在一小块区域，欺骗者将雌性信息素覆盖于其他雄性蛭蛇使其被许多其他雄性簇拥着，阻止了这些个体与"育龄"雌性的接近，最终由欺骗者来完成生殖任务。

信息素对鲑鱼的回归也发挥着重要作用。长期以来，人们都不清楚在宽阔的海洋中长大的鲑鱼是如何找到自己的出生地的。现在的观点认为这种现象是由一些信息素印记造成的，顺着其出生河流的独特"气味"，成年鲑鱼就知道了自己该游向何方。

至于人类信息素存在与否，一直存在着争议。自 Martha McClintock 发现女性月经同步现象可能与信息素化学讯号影响有关后，对人类信息素的研究逐渐受到重视。有研究发现人类信息素有性别之分，男性信息素是雄烯二酮，女性信息素是雌四烯醇。此后，有学者认为人类拥抱与亲吻也有可能与信息素有关。观察发现，在受测女性平常使用的香水中添加信息素会增加两性间的亲密行为。此外，男性汗液里含有的信息素也有可能影响女性激素分泌。

诺贝尔生理学或医学奖得主 Linda B.Buck 发现人类鼻腔存在 140 个人类信息素受体。Martha McClintock 进一步提供了人类性信息素的证据，其研究表明女性哺乳期信息素分泌增多，而增多的信息素会增加两性性行为的动机。与此同时，另一项研究发现人类信息素可使大脑中负责社交认知的区域活化，这也解释了人类信息素对人类社交行为的影响。不过关于人类的群居生活是否也与人类信息素有关，还是一个等待解答的问题。目前，关于人类的信息素这一主题依然是科学家争论的焦点之一。

第五节 社会因素

繁殖不仅是个体的需求，而且还是种群特别是社会结构良好的种群的需求。繁殖所导致的一些后果是非常易于理解的，但也有一些好像非常奇怪。最广为流传的一个误解就是个体为了自己的种属可以做任何事（利他主义）。这种行为有时看来是在复杂的社会构成中发挥了一些作用，但实际上并不存在真正的利他主义。进化的主要力量仍然是遗传的利己主义。即使是生活在仅有一个能生育的雌性的巨大群体中的昆虫，每一个体仍以某种方式参与了"自己"基因组的传输。一些例子可以说明社会因素对生殖过程的重要性。

一、等级与生殖

众所周知，社会地位对生殖成功有一定的影响。最简单的例子就是只有一个能生育的雄性处于等级的顶端，如狮群、大猩猩或其他具有明确的"后宫佳丽"特征的动物。在这里唯一有生育能力的雄性也就是唯一可能的父亲。正如许多灵长类动物一样，如果出现其他有生育能力的雄性，种群内部就会变得越来越难相处。这在野生和供实验研究用的动物中都可见到，等级高的雄性、雌性的性交频率较高。这种现象是否自动引起更高的繁殖成功率，即更高的 α 雄性基因组转移概率？事实并不一定是这样：对恒河猴进行的现代 DNA 指纹分析表明，α 雄性基因根本不是唯一的、可靠的再制造物质。

不仅动物是这样，虽然人类社会系统与此完全不同，有趣的是，DNA 指纹证实，一些西方国家调查表明，约有 18% 具有公认的父子关系的男性不是真正的父亲；同样的，Yanoama 印第安人"错误"父亲的比例与美国中部相近（约为 10%）。因此人们不得不接受"文化的进步不一定意味着基本生物学过程的丧失"这一观点。

另一个问题是双亲的社会地位是否对后代的繁殖成功有积极的影响，答案是肯定的。双亲（尤其是母亲）的地位对后代的存活非常有益。这种优势使得其获取较高的社会地位的机会更多，正如许多灵长类动物一样，最终形成一些"氏族"。在人类中也有类似现象发生，如印度的等级制度，或欧洲的贵族制度等。

二、杀婴

杀死自己的后代似乎是一个荒唐的举动，因为这种行为明显有悖于生命的初衷——传递自己的基因组。然而，生产能供养下一代的后裔远比把精力浪费在生产无力供养下一代的后裔身上更有效。抚养一个强壮的幼崽较抚养两个成年后依然弱小的、最终将被竞争者击败的幼崽更为有益。许多杀婴事件都是由于疏忽所致，因此一个或更多的同窝仔被饿死，尤其是在缺乏食物的时候。在鸟类中，这种行为非常普遍。在环境恶劣的时候，孵化较迟的幼崽较其同窝仔弱小，由于不能有效接近食物而生长更慢，最终发生死亡。

如同狮群一样，在灵长类动物中也可见到频繁的杀婴事件。在叶猴中，当一个新雄性担当了群体中的统治地位后，肯定会发生杀婴事件。因为在被另一个候选者击败之前，这些雄性维持统治的时间非常短暂，并且雌性在抚养幼崽的时候不能生育。另外，雌性在失去后代后非常易于接受雄性，因此，杀婴给新雄性提供了传递自己基因组的机会。有报道，猿类中的黑猩猩和大猩猩有杀婴事件发生。

另一种减少幼崽数量的方法是杀死自己同窝的其他成员。在鸟类中就有这种例子，如一些种类的鹰和苍鹭。雏鸟通过直接杀害、阻止获取食物、直接扔出巢外等方法除去自己的同胞。一些年幼的鲨鱼甚至在出生之前就遭受了同样的命运。还在母体内的时候，一些强壮的幼崽就杀死或吃掉了弱小的同胞。另一个例子是斑点鬣狗，正常情况下它们都只生双胎。在生后不久，在那些已经发育良好的、牙齿尖利的、完全睁眼的同胞间就开始了生死决斗，即使在食肉动物中，这也极为不寻常。而且，怀孕的年轻雌鬣狗接受大剂量睾酮后可被雄激素化。有趣的是，虽然同性别的同胞间的战斗多以死亡而告终，而异性的双胎通常都能存活。这可能是成年后只有同性的同胞会成为竞争对象，杀死异性同胞并没有特别的好处。

不幸的是，人类也有类似事件发生，这是经济和社会因素所致，而与生物学原因无关。在许多国家中，有男孩就意味着兴旺，女孩则象征着财政灾难；人们对男孩的喜爱远远超过对女孩的喜爱，尤其是在边远地区，因为男孩意味着又一个劳动力；另外，在有些地区，如一些印第安部落，人们认为只有男孩能为死去的亲友履行一些宗教仪式；人们普遍相信养儿防老的说法，而女孩在婚后则被算为丈夫家的一员；因此，一些配偶想方设法生男孩的行为也在情理之中（Hesketh et al，2011）。结果就是，男女比例不平衡的现象越来越严重。

近年来，随着现代分析方法在确定胎儿性别方面的应用，性别选择性流产率也越来越高。例如，Booth 等对选择性流产在印度子女性别影响进行了报道。在这项研究中，该地区由 1982 年时男孩比女孩多 7% 的比例变为 1993 年的 32%（Booth et al，1994）。而且，生男孩的女性中有 14% 的人进行了产前的性别确定，而生女孩的母亲中仅 2% 进行了产前性别确定。即使在这 2% 也多是被误诊为男孩或有一个男性的孪生子存在。这项研究的结论非常清楚：人们采取了性别选择性流产以破坏女孩，这就是性别歧视的最终形式。医学的发展使人们甚至在怀孕之前就能决定儿童的性别，但我们必须记住这种操作会对群落的整个社会结构产生深远的影响。

三、展望

在进化过程中，人类的认识和分析能力远远强于其他动物，文化信息向下一代的传递也有所增加。不过，人类并不是完全理性的；我们拥有不可忽略、并且应努力去研究理解的遗传根源。进化的主要力量过去是，将来还是个体和物种的生存斗争。这些策略已印入了我们的基因，即使我们并没有发掘和应用，它们也依然存在。有时残迹还会浮现。我们通过对我们的祖先及自己的遗传根源进行研究来获得大量信息。

任何事物都有两面性，需要我们更多的了解对生殖原则有关知识。我们既可以向"好"的，也可以向"坏"的方向影响人类和动物生殖，这两者分别属于伦理学和道德，而不是生物学的范畴。这是现代生殖生物学和生殖医学的重要问题。由于分子生物学和其他领域技术的飞速发展，我们能够进行人工授精，能够决定和影响个体的性别。理论上，我们将很快能在干细胞内、在遗传水平治疗疾病。进而，遗传性疾病在躯体的表现，如输精管的缺乏，可以通过辅助生殖迂回解决。同时即使这些基因为隐性，这种疾病的基因仍将被不断传递。结果，全世界的政治家、医师、科学家和律师现在都在讨论遗传学、伦理学、法律方面的知识。当考虑这些观点时，我们必须对生殖的生物学原则既要进行风险评估，还要充分理解。

（金 杰 米 悦）

参考文献

Allman J, Rosin A, Kumar R, et al, 1998. Parenting and survival in anthropoid primates: caretakers live longer. Proc Natl Acad Sci USA, 95: 6866-6869.

Booth BE, Verma M, Beri RS, 1994. Fetal sex determination in infants in Punjab, India: correlations and implications. BMJ, 309: 1259-1261.

Gallardo MH, Bickham JW, Honeycutt RL, et al, 1999. Discovery of tetraploidy in a mammal. Nature, 401: 341.

Gil D, Graves J, Hazon N, et al, 1999. Male attractiveness and differential testosterone investment in zebra finch eggs. Science, 286: 126-128.

Grammer K, Fink B, Neave N, 2005. Human pheromones and sexual attraction. Eur J Obstet Gynecol Reprod Biol, 118: 135-142.

Gray PB, 2013. Evolution and human sexuality. Am J Phys Anthropol, 152 Suppl 57: 94-118.

Hesketh T, Lu L, Xing ZW, 2011. The consequences of son preference and sex-selective abortion in China and other Asian countries. CMAJ, 183: 1374-1377.

James WH, 1994. Cycle day of insemination, sex ratio of offspring and duration of gestation. Ann Hum Biol, 21: 263-266.

Lassance JM, Groot AT, Lienard MA, et al, 2010. Allelic variation in a fatty-acyl reductase gene causes divergence in moth sex pheromones. Nature, 466: 486-489.

Lerchl A, 1999. Sex ratios at birth and environmental temperatures. Naturwissenschaften, 86: 340-342.

Packer C, Collins DA, Sindimwo A, et al, 1995. Reproductive constraints on aggressive competition in female baboons. Nature, 373: 60-63.

Pitnick S, Spicer GS, Markow TA, 1995. How long is a giant sperm? Nature, 375: 109.

Poivet E, Rharrabe K, Monsempes C, et al, 2012. The use of the sex pheromone as an evolutionary solution to food source selection in caterpillars. Nat Commun, 3: 1047.

Stern K, Mc Clintock MK, 1998. Regulation of ovulation by human pheromones. Nature, 392: 177-179.

Welch AM, Semlitsch RD, Gerhardt HC, 1998. Call dur ation as an indicator of genetic quality in male gray tree frogs. Science, 280: 1928-1930.

第三章

睾丸的功能性结构与生理功能

睾丸具有生精及内分泌两个重要的功能。本章将介绍睾丸的基本结构和生理功能，并着重介绍人类睾丸的生理功能，在生理机制还不明了或由于伦理因素而不能阐明的部分，将引用部分动物实验的结果加以阐述。

本章将围绕睾丸的局部内环境及睾丸的分泌功能，对睾丸的解剖结构和精子成熟的生理机制加以描述。

本章主要包括以下内容：传统下丘脑-垂体-睾丸内分泌轴的功能调节，睾丸功能的局部调节；两者对于精子发生的重要影响。在最后部分将详尽的介绍雄激素的合成过程及其生理作用。

第一节 睾丸的功能性结构

睾丸的主要功能是生成男性配子体——精子（spermatozoa），和合成及分泌雄激素（androgen）。精子生成（spermatogenesis）这一概念包涵了精子发生的所有过程；雄激素合成则指机体合成雄激素所涉及的一切酶学反应。精子生成及雄激素合成分别发生在睾丸的两个部位：睾丸精曲小管（seminiferous tubule）和睾丸间质组织中。而这两个部位无论功能还是形态都不尽相同。尽管解剖结构上区分明显，但实际上两者的功能联系紧密。睾丸要生成正常数量和质量的精子，这两部分都不可或缺。睾丸的各个组成部分以及整体的功能都受到下丘脑-垂体内分泌腺体的影响。另外，睾丸局部的自分泌、旁分泌调节机制在睾丸的功能的调节中也起到重要的作用（图3-1，图3-2，图3-3）。

一、睾丸间质

睾丸间质组织中最重要的细胞是睾丸间质细胞（Leydig cell），它是睾丸源性睾酮的主要来源。除此之外，睾丸间质中还有免疫细胞、血管、淋巴管、神经、纤维组织和疏松结缔组织。动物实验发现，睾丸间质约占睾丸总体积的2.6%。人类睾丸间质则占到12%～15%，其中睾丸间质细胞约占睾丸间质的15%～20%，其数量可达200×10^6个（Ergun et al，1994）。

（一）睾丸间质细胞

睾丸间质细胞合成并分泌最重要的男性激素——睾酮。从形态学上区分，睾丸间质细胞可以分为幼稚型和成熟型两种类型。成熟型睾丸间质细胞富含平滑型内质网以及线粒体管状嵴。这些形态特征是类固醇合成细胞所特有的结构特征，在其他类固醇合成细胞：如肾上腺细胞、卵巢细胞中也可以见到类似的结构。其他重要的胞浆内容物还有脂褐质颗粒、胞饮作用的终产物、溶酶体降解产物以及脂小滴，后者是睾丸间质细胞合成睾酮的起始部位。另外一种被称为Reinke晶体的特殊合成物在睾丸间质细胞中也十分常见，该物质可能是功能未知的球蛋白的亚基。成人睾丸中的睾丸间质细胞增殖水平非常低，并且受到促黄体素（LH）的调节作用（Saez et al，1996）。成熟睾丸的睾丸间质细胞由间充质细胞和睾丸间质内的类成纤维细胞演变而来；在这些细胞分化为睾丸间质细胞的过程中，LH可以起到诱导分化的作用。胎儿睾丸中，在人绒毛膜促

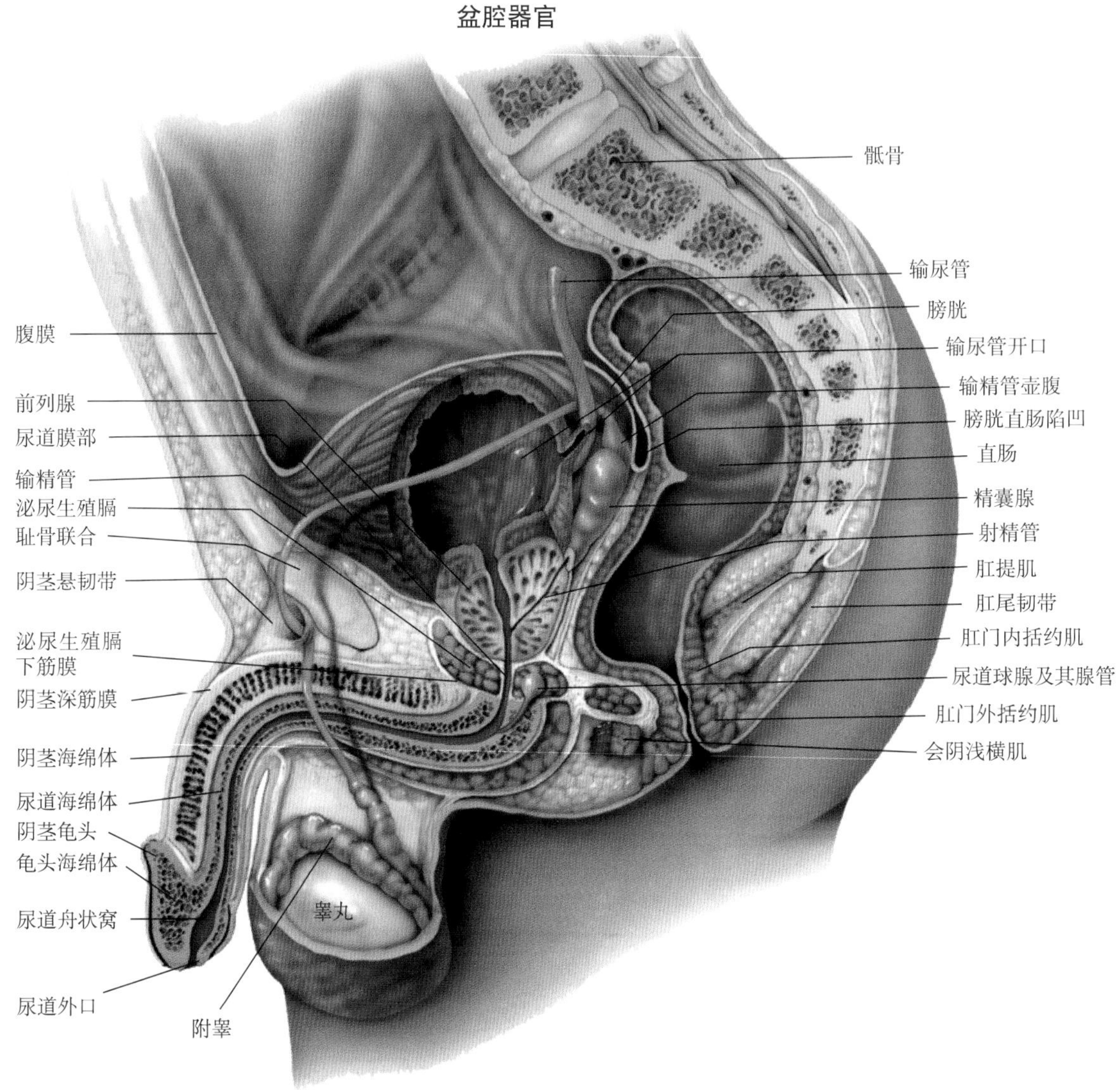

盆腔器官

图 3-1　男性生殖系统解剖示意图

性腺激素（human chorionic gonadotropin，hCG）的诱导下，间充质细胞分化为睾丸间质细胞。睾丸间质细胞是否也可以从巨噬细胞、神经元细胞分化而来仍不清楚（Hutson et al，1998; Sherwood et al，1993）。

（二）巨噬细胞和淋巴细胞

除睾丸间质细胞外，睾丸间质尚包含巨噬细胞和淋巴细胞等免疫细胞。睾丸间质细胞与巨噬细胞的数量比例为 10 ：1 ~ 50 ：1。巨噬细胞可能通过分泌某些细胞因子而影响睾丸间质细胞的功能，尤其是睾丸间质细胞的增殖、分化和类固醇合成过程。巨噬细胞分泌影响类固醇合成的刺激因子和抑制因子。在缺少集落刺激因子 1（CSF1）的大鼠睾丸内，由于缺少巨噬细胞，睾酮的合成显著减少；但是，在使用 CSF1 后，睾酮的合成恢复正常。

二、精曲小管

精子生成于睾丸的精曲小管。精曲小管总共占睾丸总体积的 60% ~ 80%，它含有生精细胞及两种壁细胞：管周细胞和支持细胞（Sertoli cell）。睾丸被连续的间隔组织分隔为 250 ~ 300 个小叶，每个小叶包含有 1 ~ 3 条高度卷曲的精曲小管。人类的睾丸总共约有 600 条精曲小管，每条精曲小管的长度为

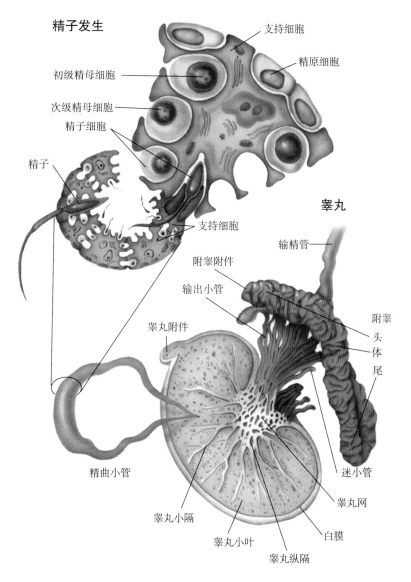

图 3-2 睾丸结构示意图

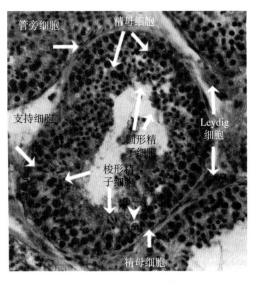

图 3-3 精曲小管组织结构图

30～80cm。按照平均长约60cm计算，单侧睾丸内精曲小管的长度可达到360m，对于双侧睾丸而言，其长度可达到720m（Johnson et al，1996）。

（一）管周细胞

精曲小管被特殊的固有层（lamina propria）包绕，其中包括胶原层（layer of collagen）构成的基底膜和管周细胞（peritubular cell）（又称肌成纤维细胞）；管周细胞是一种具有自发性收缩功能的低分化肌细胞。这些细胞排绕在精曲小管周围形成同心的6层环层结构，各层之间被胶原层分开。环层结构的层数是人类不同于其他动物的特征之处，因为在其他大多哺乳动物中，管周细胞围绕精曲小管的层数一般为2～4层。管周细胞分泌一些与细胞收缩有关的因子：结合素、凝蚀溶素、平滑肌肌球蛋白以及肌动蛋白，该细胞还分泌细胞外基质和连接组织细胞所特异表达的因子：波形蛋白和纤维蛋白。大鼠的动物实验表明，管周细胞的间歇性收缩可以引起精曲小管的蠕动收缩。目前认为，成熟精子通过管周细胞的收缩运动被运输到精曲小管的出口处。可能调节管周细胞收缩的因子包括：催产素、催产素类似物、前列腺素和雄激素类固醇。动物模型中发现，内皮素转换酶和内皮素受体可以影响管周细胞的功能。人类的管周细胞中发现有内皮素受体表达。但是内皮素在人体内对管周细胞的影响还不明了。

在青春期以前的睾丸中，管周细胞并不含有肌动蛋白。但是，睾酮可以诱导肌动蛋白的产生从而诱导管周细胞的收缩运动。因此，睾酮是睾丸管周细胞的重要的生理活化因子。精曲小管管壁中的基底膜以及各层管周细胞之间胶原层的增厚都可能与睾丸功能紊乱、生精能力下降或缺失有关（Schlatt et al，1993）。在此种情况下，精曲小管管壁会发生纤维变性，确切的病理学形态改变称为玻璃样变性。在灵长目动物实验中，人为诱导的精曲小管玻璃样变性可以使精曲小管的管壁明显增厚；但是在停止人为诱导之后，管壁厚度可以完全恢复正常。睾丸体积的缩小可引起管壁在精曲小管的长轴上折叠，从而导致精曲小管直径的增加。当液体注入萎缩的精曲小管中时直径增加会更加明显。管腔直径增加则管壁厚度减少。

（二）支持细胞

支持细胞是位于生精上皮的壁细胞。在成人体内这些细胞是没有有丝分裂活性的。细胞的命名源于1865年发现该细胞的意大利科学家Enrico Sertoli。由于支持细胞有巨大的胞浆凸起和分枝，它也被称为分枝细胞（cellular ramificate）。该细胞位于管壁基底膜并延伸至精曲小管管腔。从广义而言，它可被认为是生精上皮的支持结构。支持细胞延伸到生精上皮的全层；沿着支持细胞胞体，精原细胞发育至成熟精子的所有形态、生理变化过程都在此发生。精子分化过程中，支持细胞分泌的特殊细胞外支撑结构能够使精子定向有序排列。大概有35%～40%的生精上皮体积由支持细胞占据。整个睾丸中具有精子生成能力的支持细胞的数量大概为 $(8～12)×10^8$ 个。

支持细胞可以合成和分泌蛋白质、细胞因子、脑啡呔、类固醇、前列腺素、细胞分化的分子物质等多种物质。支持细胞的形态由其功能所决定。胞浆内含有光滑型和粗糙型内质网（分别负责类固醇和蛋白质的合成）、高尔基复合体（合成并运输分泌型产物）、溶酶体（吞噬作用）、微管和中丝（在生精细胞分裂过程中调整细胞形态）。一般认为支持细胞的微观结构与功能与精子发生的过程相互一致。另一方面，在异种生精细胞移植的实验中发现，生精细胞可以调控支持细胞的功能。生精细胞移植的时间周期与精子发生的时间周期是一致的。小鼠的生精循环周期一般为8天，大鼠的生精循环周期则需要12～13天。引人注意的是，将大鼠的生精细胞移植入小鼠睾丸后，小鼠生精循环周期改变为12～13天。

支持细胞的另外一个重要功能是它可决定睾丸的最终体积和成人的精子生成数量。每一个支持细胞的形态与功能决定了精子发生的相应数目，但是每一个支持细胞影响的精子数目因种属而不同。在人类一个支持细胞对应的生精数量大概为10个。而在短尾猴，一个支持细胞则可以影响22个精子的发生。上述发现提示，支持细胞功能正常的情况下，数目越多，产生的精子数量就越大。

哪些因素可以刺激支持细胞的增殖进而影响成人睾丸的体积呢？仔细研究发现，人类的支持细胞数量在15岁以前就开始增加了。青春前期恒河猴的支持细胞有丝分裂概率很低。但是，实验中采用营养因子，如：雄激素和促卵泡激素，可以使它们的分裂增殖能力明显增强。无论支持细胞的数目还是细胞分裂都因为受到这些激素的刺激而增多。支持细胞的分化在初级精母细胞进行有丝分裂时终止。此刻，支持细胞彼此之间形成了紧密连接，被称为"血睾屏障"。青春期支持细胞的缺陷可以影响成年后的精子生成。在大鼠实验中，人为使用提纯的甲状腺素可延长支持细胞的分裂时间，不但使睾丸的体积增大，而且精子生成的数量也增加了80%。另一方面，使用抗有丝分裂的药物则减少支持细胞的数量，可以造成睾丸体积缩小，生精数量减少。因甲状腺功能异常而患有 Laron 侏儒症（Laron dwarfism）的患者其睾丸体积往往大于常人（Hoffman et al，1991）。

支持细胞还可以合成液状物质并向精曲小管内分泌，大概90%由支持细胞分泌的液体进入管腔。血睾屏障的特殊结构阻止了液体的重吸收，使得管腔内的液体充盈而形成一定的压力，保持了管腔的形态。精子在这种液体中运动。但是目前只知道大鼠的精曲小管液成分：与血液成分不同，精曲小管液含有高浓度的磷和低浓度的硅；其他的成分还包括：二氧化碳、镁元素、氯离子、肌糖、葡萄糖、肉碱、甘油磷酸胆碱、氨基酸和部分蛋白质。因此，生精细胞实际上浸泡在具有独特成分的液体中。

在靠近基底膜一侧，支持细胞形成了特殊的膜性结构使细胞彼此之间相互连接，消除细胞间隙（闭塞性紧密连接）。采用镧颜料染色的方法发现，颜料只能在紧密连接部位外部着色，但不能进入精曲小管腔，从而证实了血睾屏障的存在。功能完备的血睾屏障依赖于支持细胞的发育成熟，并且在精子生成障碍时血睾屏障功能发生紊乱。血睾屏障闭合的时间一般与生精细胞第一次减数分裂和支持细胞开始增殖的时间一致。通过血睾屏障生精上皮被分为解剖结构和功能完全不同的两部分：基底室和近腔室。前者位于基底膜和紧密连接之间，此处容纳各型精母细胞、细线前期和细线期的初级精母细胞；后者是指位于紧密连接与官腔之间的部分，容纳细线期以后的各期精母细胞。发育成熟过程中，生精细胞从基底膜移动到近腔室（adluminal compartment）区域。这个过程的完成是与发育成熟过程中生精细胞的移动和紧密连接的分解、再形成同步进行的。

推测血睾屏障具有两个重要的功能：隔离精子使其避免免疫系统的识别，提供减数分裂和精子发生的特殊环境。人类的支持细胞在细胞连接部位表达连接素34（connexin-34）。在精子发生的第二阶段、第三阶段（此时初级精母细胞从基底膜移动到

临近腔室区域），支持细胞不表达这种蛋白质。

在某些动物，支持细胞的功能状态对血睾屏障开放、闭和的影响程度比生精上皮发育周期的影响程度更大。血睾屏障的特殊结构以及对特殊分子物质的屏障作用意味着靠近管腔的细胞不能通过外周或者睾丸间质进行新陈代谢。因此，这些细胞完全依赖支持细胞才能存活。支持细胞的这种"营养功能"可通过选择性运输、转细胞作用（transcytosis）、合成及定向分泌等不同机制完成。

（三）生精细胞

精子发生过程起始于干细胞的分化，终止于成熟的精子形成。不同的生精细胞（germinal cell）在精曲小管中按照特殊的细胞联系排列，形成所谓的精子发生过程。全部精子发生过程可以被分为3个过程：

（1）精原细胞有丝分裂和分化；

（2）精母细胞有丝分裂；

（3）单倍体的精子细胞转化为精子。

精原细胞位于生精上皮的基底部，分为A、B两种类型。从细胞形态学和生理学的角度出发，A型精原细胞进一步分为 Ad 型和 Ap 型精原细胞。在正常情况下，Ad 型精原细胞不发生任何有丝分裂，应该被视为精子发生的精原干细胞；只有当精原细胞的总体数量显著减少时，例如由放射线引起，精原干细胞才进入分裂阶段。相反，Ap 型精原细胞则通常分化增殖为两个 B 型精原细胞。B 型精原细胞分裂增殖为初级精母细胞，随后，初级精母细胞开始 DNA 合成过程。通过细胞间桥，母代与子代细胞保持紧密的连接。生精细胞的这种"无性生殖"模式可能是精子生发过程的基本过程，同时也可能是精子协调成熟的首要条件（图3-4）。

精母细胞经历了减数分裂的不同阶段。粗线期时 RNA 的合成十分活跃。减数分裂的结果产生单倍体生精细胞，又称精子细胞。在精子生发过程中，减数分裂是一个非常关键的过程，在这个阶段，遗传物质相互重组、染色体数目减少并最终形成精子细胞。次级精母细胞产生于第一次减数分裂后。这些生精细胞含有双份单倍体染色体。在第二次减数分裂精母细胞演变为单倍体的精子细胞。第一次减数分裂前期大概持续1~3周，而除此之外的第一次减数分裂的其他阶段和第二次减数分裂在1~2天之内完成。

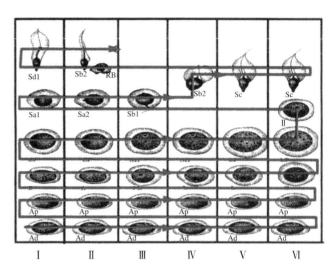

图 3-4　精子生成过程示意图

Ad：Ad 型精原细胞；Ap：Ap 型精原细胞；B：B 型精原细胞；PL：细线前期初级精母细胞；L：细线期初级精母细胞；Z：偶线期初级精母细胞；EP：粗线早期初级精母细胞；MP：粗线中期初级精母细胞；LP：粗线晚期初级精母细胞；Ⅱ：第二次减数分裂；Sa1，Sa2，Sb1，Sb2，Sc，Sd1，Sd2：不同的精子细胞成熟期；RB：残余体

第二次减数分裂后形成精子细胞，是没有减数分裂活性的圆形细胞。圆形的精子细胞经过复杂的显著变化转变为不同长度的精子细胞和精子。在第二次减数分裂中，细胞核发生的聚缩和塑性，同时鞭毛形成和胞浆明显扩张。全部精子细胞变形的过程称为精子形成。精子形成的数量在不同的种属有所不同。从实用出发一般将精子形成分为 4 个阶段：高尔基体阶段、帽状结构阶段、精子顶体蛋白阶段、精子成熟阶段。

在高尔基体阶段，精子细胞头尾结构和头部空泡开始显现。在帽状结构阶段，精子细胞形态开始拉长，顶体开始发育，并且能够覆盖精子细胞头部的 2/3。在受精过程中，顶体释放顶体酶，使精子可以穿入卵子中。在精子顶体蛋白阶段，核浓缩更为明显，精子细胞形态继续增长。在核浓缩过程中，组蛋白大量丢失，基因转录也趋于停止。此时，核染色体已经高度浓缩，因此生成精子所需要的蛋白质必须在此阶段以前完成转录和翻译。实验中发现存在半衰期较长的 RNA 和 RNA 结合蛋白也印证了这一点。mRNA 的转录机制正在研究中，RNA 结合蛋白起到的作用非常重要。在这个时期，鞭毛也发育成熟。

部分细胞质挤压成为残余体是精子细胞发育过程中的必须环节。残余体被支持细胞吞噬，并且具有一定的调节功能。狭长的精子细胞及其残余体影响支持细胞的分泌功能：如分泌精曲小管液、抑制因子、雄激素结合蛋白和白介素 6 等。残余体被降解后，支持细胞进入另外一个新的精子生成周期（Holstein et al，1981）。

精子释放到精曲小管管腔的过程称为精子释放。精子释放过程受到多种因素的影响，包括血纤维蛋白溶酶原、激素、温度、毒性物质，可能还有甲拌磷寡肽酶（thimet oligopeptidases）的影响。精子释放过程对于上述因素如此敏感的原因还不十分清楚。未释放的精子将被支持细胞吞噬。圆形和狭长形精子细胞已经包含了生殖所需的所有遗传信息。采用生精细胞，即便是圆形精子细胞，进行卵细胞内单精注射也可以增加受孕的成功率。

（四）精子发生动力学

生精细胞的增殖和分化过程都遵守一个严格的模式。所有生精细胞都经过几个独立而又紧密联系的过程。认识精子发育的阶段性对于理解精子的发育过程十分重要。精子发育的阶段因种属而各异。大鼠的精子发育过程经历了 14 个阶段，而恒河猴则需要 12 阶段，人类需要 6 个阶段。生精上皮按顺序成功地完成各个发育阶段称为一个生精上皮周期。生精上皮周期所需时间称为周期时长，因动物种属而定，一般需要 8～17 天，人类的周期时长则需要 16 天。从 A 型精原细胞发育到成熟的精子必须经过四个周期。因此可以推断生成精子在不同种属中所需的全部时间是：大鼠需要 51～53 天，不同属科的猴需要 37～43 天，人

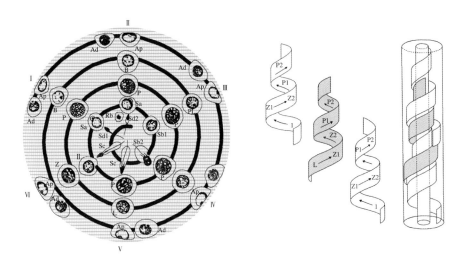

图 3-5 精子生成的 6 个阶段

类则最起码需要 64 天。经过对 60 个人的调查发现，精子生成所需的时间一般是固定，并不随年龄的改变而变化，人为的实验因素也不能使其变化。但是，很多间接的实验结果反对这项假说。例如：青春期的第一次生精循环比成年期要快，部分外界因素可以改变大鼠的精子成熟时间。但是内源性因素并不能改变生精循环的时间（图 3-5）。

精子生成过程在时间和空间上有严格的顺序性。大鼠精曲小管中不同成熟阶段的生精细胞在管腔中连续、依次排列，提示精子生成过程按照顺序依次从第一阶段到第二阶段，再到第三、第四阶段。这个顺序称为生精波（spermatogenic wave）。因为精曲小管的每个局部转化部位只包含一个成熟环节，因此推测大鼠精子生成的空间排列模式是沿精曲小管纵向排列的。但是，在人类以及某些猴的部分睾丸组织中，精曲小管的同一转化部位也可以同时存在多个精子成熟阶段；但是通过生精细胞定量分析发现，这些精子生成阶段并不是想象的那样紊乱无序。精曲小管同一局部的精子生成过程呈螺旋样相互联系。换而言之，不同部位的生精波被精曲小管基底室的精原细胞和近腔室的精子细胞相互隔离开。如果螺旋形的生精波螺距很小的话，就可以在所有的水平部见到多个精子生成阶段，在这种情况下，同纵向排列型精子生成过程有相似之处。其他的部分研究证实了精子生成过程中的螺旋形排列模式，但是未发现完整的生精波，即未发现全部的成功生精过程。在连续的精曲小管部位中，最常见的是 2 ~ 4 阶段的生精过程。生精阶段的局部分布可以按照随机的数字排列的。推测认为，精曲小管中精子生发阶段的排列是随机的。

除了精子生成的时间和各个阶段的空间分布特征之外，人类的精子生成还表现出另外一个特征：在特定的阶段，人类的支持细胞数目只有大鼠的 1/2。因此人类的生精细胞数目相对较少，同样，每个支持细胞相对应的生精细胞数目也较低。上述因素以及精子与支持细胞较低的比率（1∶5）导致人类的精子生成数目相对较少。大鼠每克睾丸组织在 24h 内生成的精子数目为 1000 万 ~ 2400 万，哺乳动物为 400 万 ~ 500 万，人类则有 300 ~ 700 万。

据推测，生精细胞丢失是产生精子数目较少的原因。早期研究认为，在减数分裂过程中，生精细胞数目大概减少 50%。但是越来越多的近期研究，应用同期立体逻辑模型（stereological model）并未发现哺乳动物和人类在减数分裂期存在生精细胞数目减少。

哺乳动物通过调节进入减数分裂期的精母细胞数目来控制精子生成的数目。

（五）凋亡与精子生成

程序性调节细胞死亡（凋亡）指由彼此协调的一系列信号导致的细胞自杀性死亡，此类细胞死亡发生在生理情况之下（自发性凋亡），但是通过毒素等外因诱导也可以引发凋亡。在人类睾丸中发现了精原细胞、精母细胞以及精子细胞的凋亡。部分学者认为种属差异可以造成细胞凋亡的概率不同。在大鼠模型中阻断细胞凋亡可以造成精原细胞积聚，并导致不育。定量分析结果显示，完整的生精上皮中原始精原细胞和初级精母细胞有凋亡发生。因此，凋亡是精子生成过程中必需的生理过程。

第二节 激素对睾丸功能的调控

内分泌激素对睾丸的功能，如生精功能和雄激素合成功能的影响已经得到了广泛细致的研究。理解激素之间的相互作用对于临床而言十分重要，在以下的章节我们将回顾性介绍内分泌系统、内分泌激素对睾丸生理功能的影响（图3-6）。

一、下丘脑-垂体系统的功能结构

促黄体素（luteinizing hormone，LH）和促卵泡激素（follicle stimulating hormone，FSH）是由腺垂体的促性腺细胞合成并分泌的。其名称来源于它们在女性机体中所起到的作用。在男性体内，这两种激素主要控制类固醇激素的合成以及睾丸中的精子生成。垂体是控制性腺功能的重要核心，但是它又受到下丘脑分泌的促性腺激素释放激素的调控。因为促性腺激素释放激素呈脉冲性（pulsatile）释放，

因此，促性腺激素的释放也呈不连续的高峰样；其中，因为LH的半衰期比FSH短，因此前者的这种分泌特征更为明显。垂体的功能同时还受到性腺合成的类固醇和多肽的调控，这种作用可以直接，也可以通过影响下丘脑间接完成。由于两者解剖与功能的紧密联系，下丘脑和垂体必须被看做一个独特的功能单位。

下丘脑是脑干平台部位喙状突起所形成的。下丘脑包含的神经元轴突延伸到第三脑室的中间突起（median eminence，ME），该部位是第三脑室的底部、垂体茎的起始部位。ME是下丘脑的腹侧凸起，神经内分泌纤维的轴突在此和神经纤维丛接触，从而可以提高下丘脑的循环。神经末端形成了神经丛上的纽扣样结构，并且释放的神经内分泌物质穿透基底膜而进入下丘脑的血液循环中。ME位于血脑屏障的外部，因此，它可以直接接触激素或血液循环中的物质，从而进一步调节释放到下丘脑中的神经激素。ME由下丘脑前叶动脉提供血液供应。

二、促性腺激素释放激素

促性腺激素释放激素（gonadotropin releasing hormone，GnRH）是由下丘脑促性腺激素释放激素神经元合成的十肽。与合成神经激素的其他神经元不同，它来源于嗅神经元，在胚胎发育过程中沿着神经末梢和犁神经穿过鼻中隔迁移到大脑前叶的基底部。这种神经元的迁移受到神经黏附因子的导引作用。促性腺激素释放激素神经元并不表达神经黏附因子，它只存在于与嗅黏膜相连的神经元以及大脑前叶。在胚胎期，这些表达GnRH的细胞沿着表达神经黏附因子（N-CAM）的细胞迁移。大概10%的嗅觉缺失症和Kallman综合征的患者是由于嗅球发育不全造成的，并发现这些患者X染色体的Kal-1基因发生了突变或缺失。在嗅球及其他部位，Kal-1基因编码嗅觉缺失蛋白1（anosmin-1），在组织发育过程中嗅觉缺失蛋白1可以在细胞外呈矩形蛋白或基底膜蛋白表达。虽然目前还不知道Kallman综合征的确切发病机制，但是嗅觉缺失蛋白1蛋白的缺失

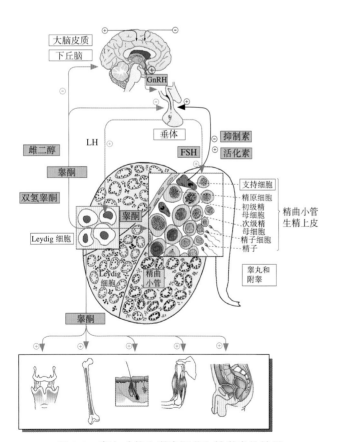

图 3-6 睾丸功能和激素调节和雄激素的效果

可能干扰了嗅神经元的迁移或分化。因此，为什么这些患者的嗅觉功能受到损坏也就不难理解了。

在哺乳动物，GnRH 主要表达部位在视丘下部的基底部和弓状核，在视丘下部的前部、视丘前部、脑膜（septum）等其他大脑前叶部位也有表达。GnRH 神经元依靠神经末端相互连接，这些神经末端可以被以下蛋白质阳性着色：黑色素肾上腺皮质激素前体相关肽（pro-opiomelanocortin-related peptides）、与儿茶酚胺代谢有关的酶蛋白以及 γ- 氨基丁酸。而且 GnRH 神经元在视丘前区、第三脑室的中间突起与神经肽 Y（NPY）神经元相连接。这些物质都可以影响 GnRH 的表达。

GnRH 是由较长的 GnRH 前体经过连续的分裂而来的。通过轴突被转运到中间突起，然后在该部位进入血液。除了经典的 GnRH 之外，在动物和人类体内又发现了其他两种 GnRH，但是其生理功能还不知道。GnRH 是一种非常保守的基因，在不同的种属中有 80% 的序列高度保守。在含有 92 个氨基酸的 GnRH 前体中，GnRH 上游存在一个 24 氨基酸的信号肽，下游存在一个含有 56 个氨基酸的 GnRH 相关肽（GAP）。GnRH 前体在粗面内质网和高尔基体内进行加工，加工的第一步就是切除信号肽，氨基端的谷氨酰胺残基环化为焦谷氨酸（pyroGlu）。在 GnRH 和 GnRH 相关肽（GAP）之间有一段甘氨酸-赖氨酸-精氨酸序列，为 GnRH 和 GnRH 相关肽（GAP）的裂解和 GnRH 前体剩余片段的羧基端的酰胺化提供重要的信号。经过以上加工，就形成了氨基端环化、羧基端酰胺化的十肽氨基酸 GnRH。由于在中间部位存在酪氨酸-甘氨酸-亮氨酸-精氨酸残基，因此十肽氨基酸 GnRH 可以形成 βⅡ 折叠的结构，使得氨基端和羧基端彼此接近。

GnRH 的半衰期很短，一般小于 10min。被分泌后，大多数都保留在腺垂体中，并且很快在此被降解。解读 GnRH 的氨基酸序列使 Andrew Schally 获得了 1977 年度诺贝尔奖，并促进了激动性或抑制性 GnRH 相似物的研究。当人工合成的 GnRH 类似物诞生时，人们发现 6 ~ 10 位点的氨基酸决定了 GnRH 与神经肽的高亲和力，1 ~ 3 位点的氨基酸对于 GnRH 的生理活性至关重要，而 5、6 和 9、10 位点对于酶降解十分重要。GnRH 序列的发现使得可以人工合成与天然 GnRH 相似结构的激动剂或抑制剂。

GnRH 和 GnRH 相关肽共同存在于 GnRH 神经元内，并且同时被分泌进入血液。目前仍不知道人体内 GnRH 相关肽的生理作用。GnRH 相关肽一个非常重要的作用是与 GnRH 的正确加工和折叠过程有关。GnRH 相关肽还与 GnRH 类似物羧基端促进胰岛素形成的功能有关。在模拟人类甲状腺功能低下造成的性腺功能减退的大鼠模型（hpg 鼠动物模型）中发现，编码 GnRH 相关肽的相关基因大量缺失，但是 GnRH 的编码基因完好无损。但是在甲状腺功能低下造成的性腺功能减退病例中，目前还未发现 GnRH 相关肽和 GnRH 编码基因发生突变。

GnRH 的编码基因染色体定位于 8p21 ~ p11.2，包括 4 个外显子和 3 个内含子。外显子 2 编码的信号肽包括 GnRH 和 GnRH 相关肽的第一部分。外显子 1 和大部分外显子 4 保持不翻译状态。5′ 端含有常见的启动子序列（TATA 和 CAAT 框）和编码多个转录因子的一致序列。有趣的是，GnRH 基因还包含有一个雌激素反应元件，雌激素的受体可以结合在 GnRH 基因 5′ 端。在目前已研究的所有动物中，只在表达 γ- 氨基丁酸、谷氨酸盐的细胞周围区域可以发现雌激素和孕酮受体的表达，而在 GnRH 神经元中未能发现。该发现提示性激素可能通过旁分泌机制影响 GnRH 的分泌（图 3-7）。

（一）GnRH 的分泌

GnRH 间断地呈脉冲样被分泌进入血液。尽管

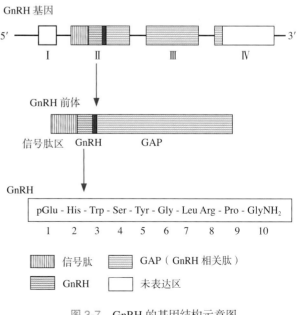

图 3-7 GnRH 的基因结构示意图

在体内还不能直接描述它的分泌状况，但是迄今为止的研究证实，GnRH 的每一次脉冲样分泌都会诱导 LH 的分泌高峰。GnRH 分泌波峰的频率和幅度决定了垂体分泌 LH 和 FSH 的特征。GnRH 是两种性激素的唯一释放因子，调节其分泌频率首先会影响 LH 和 FSH 的释放（Simony et al，1997）。

目前仍不明白为什么 GnRH 呈脉冲样分泌。体外培养永生化 GnRH 神经原，发现它具有脉冲样的分泌活动；但是体内一氧化氮（Nitric oxide，NO）、促生长激素神经肽等物质可能也是造成脉冲样分泌的刺激因子。该刺激因子始终被外周性类固醇所抑制，例如性腺切除后，促性腺激素分泌波峰的频率和幅度都明显增加。因此，如果没有类固醇调节，造成脉冲样分泌的刺激因子将失去作用。

男性体内，调节 GnRH 分泌的主要激素是睾酮，它可以通过负反馈机制分别在下丘脑和垂体水平抑制促性腺激素的分泌。睾酮可以通过原形或代谢产物双氢睾酮、雌二醇发挥作用。睾酮及其代谢产物虽然在不同的动物模型的作用强弱不同，但是通常可以发现：睾酮、双氢睾酮在下丘脑水平降低 GnRH 的分泌频率，而雌激素则是在垂体水平通过降低 LH、FSH 的分泌幅度来减少促性腺激素的释放。孕酮也可以抑制促性腺激素的释放，但是它的大脑作用部位不清楚。男性激素和孕激素的负反馈调节对于男性生育系统的发育非常重要。

虽然推测促性腺激素对 GnRH 具有调节作用，但是在绵羊体内进行的动物实验发现，使用 GnRH 的兴奋剂和拮抗剂并不能影响 GnRH 分泌进入垂体门静脉；因此，研究者认为，垂体并不能直接控制 GnRH 的释放。在可能影响 GnRH 的神经因子和神经递质中，去甲肾上腺能系统递质和 NPY 神经递质有促进其释放的作用，而白介素 1 和 γ- 氨基丁酸、多巴胺、血清素激活的神经递质则具有抑制作用。鸦片样肽对性激素的反馈性作用也可能具有调节作用。另外，由机体脂肪细胞产生 Leptine 可以刺激促性腺激素的分泌，并能影响细胞团之间的相互作用。该作用受到视丘下部、NPY 和含有 POMC 神经元的部分调节作用，POMC 神经元上具有 Leptin 的众多受体（Baskin et al，1999）。

（二）GnRH 作用机制

GnRH 通过特异受体而发挥作用。GnRH 受体与典型的跨细胞膜 7 个功能区结构相连，属于 G 蛋白偶联（G-coupled）受体家族。该家族还包括 LH、FSH、促甲状腺素（TSH）的受体。GnRH 受体由 328 个氨基酸组成，是目前所知的最小的 G 蛋白偶联受体，具有一个非常短的细胞外功能域（Zhengwei Y，et al.1998）。该受体细胞内的羧基端实际上并不存在，其信号传导功能由细胞质内的特殊环状结构完成，该环状结构一般与跨细胞膜的 7 个功能区中较长的第 3 个功能区相连。GnRH 受体还包含 2 个伸出细胞外的糖基化作用位点，其作用还不清楚。

GnRH 受体结合部位的形成过程还不清楚。受体编码基因具有 3 个外显子，间隔有 2 个内含子。5′端含有多个 TATA 转录起始位点和数个顺式反应元件调控序列，后者可以保证受体对 cAMP、糖皮质激素、孕酮、甲状腺素等具有反应性。GnRH 在垂体的促性腺功能细胞中表达较多。目前发现，一种特异性受体类固醇生成因子 1（SF-1）与人类 GnRH 的表达有关。转录因子如 SF-1、Pit-1 和 Pit-1 前体对于下丘脑 - 垂体 - 性腺轴的发育和成熟是必要的。SF-1 基因缺陷的大鼠和患者，编码 Pit-1 前体的基因存在突变，进一步可以影响性激素的分泌。最近又发现了一种新的 GnRH 受体基因，但是其作用还不清楚（Tobet et al，2006）。

GnRH 与其受体结合后则形成激素受体复合物，该复合物进一步与 Gq 蛋白、磷酸肌醇水解物、乙酰乙酸和三磷酸肌醇发生反应，该反应可以激活钙储备，促进细胞外钙离子内流。乙酰乙酸和钙离子可以激活蛋白激酶 C（PKC），诱导蛋白质磷酸化，从而进一步激活钙离子通道。细胞内钙离子浓度的增加既可以短期内促进性激素的释放，也可以增加激素合成提高后期的性激素释放。激素受体复合物通过内吞作用进入细胞内，在溶酶体内部被降解。

GnRH 具有调节自身受体数量和活性的作用，其调节效果依赖于神经递质的分泌模式和数量。在分泌模式方面，当 GnRH 以脉冲样方式分泌时，其受体表达增加；在分泌间隙 GnRH 减少的情况下，GnRH 受体在下一个分泌波峰来临之前自主性地增加表达。相反，如果 GnRH 持续释放，起始阶段 GnRH 受体敏感度增加，但是随后则下降。GnRH 受体的上述特性在使用 GnRH 激动剂的治疗过程中得到了应用：由于激动剂具有持续而稳定的刺激作用，造成受体敏感度的减退或减慢，既而造成促性腺激素的释放减少。GnRH 受体的敏感度减退机制还不清楚。因为缺少细胞内功能区，GnRH 激动剂不能诱导磷酸化反应和受体敏感度的快速减退（Gharib et al，1990）。

三、促性腺激素

（一）结构

LH 和 FSH 都是由垂体分泌的糖蛋白激素，控制性腺的发育、成熟和功能。与相关的促甲状腺素、人绒毛膜促性腺激素类似，LH 和 FSH 由 α、β 两条多肽链组成，带有一个与天冬酰胺残基 N 端相连的碳水化合物基团。LH 和 FSHα 亚基结构同其他糖蛋白激素一致。尽管其 β 亚基的结构与其他糖蛋白激素相似，但是每种糖蛋白激素由于功能各异，β 亚基的结构不尽相同。

促性腺激素的各个亚基由位于不同染色体上的基因编码，虽然编码基因位置分离，但是结构上彼此相关。α 亚基编码基因由 4 个外显子和 3 个内含子组成，而 β 亚基的编码基因由 3 个外显子和间隔其中的 2 个内含子组成。FSH 的 β 亚基编码基因位于 11 号染色体，与其他糖蛋白激素 β 亚基编码基因不同的是，其 3′ 端具有一段与 RNA 稳定有关的较长的非转录片段。LHβ 亚基编码基因位于 19 号染色体，属于非常复杂的基因簇中的一种，该基因簇至少还包括 7 个 hCGβ 亚基的非等位编码基因。目前主要在啮齿类实验动物体内对 LH、FSH 基因表达的调控机制进行了大量的研究，试图发现 GnRH 和性腺类固醇、多肽在下丘脑和垂体水平相互作用的复杂机制。

常见的 α 亚基在 52 和 78 氨基酸残基存在两个糖基化位点。FSH 的 β 亚基糖基化位点在第 7 和 24 氨基酸残基，而 LH 的 β 亚基只在第 30 氨基酸残基存在糖基化位点。在哺乳动物，α 亚基也可以由胎盘产生。另外发现垂体腺也可以生成并分泌少量 hCG。垂体分泌的促性腺激素的 α 亚基和 β 亚基并非以共价键相连，从同类的 hCG 连接结构推测，两个亚基连接方式可能与 hCG 相似，也是一种晶体结构。促性腺激素的 2 个亚基都具有相似的"Y"形结构，通过 3 个二硫键相连形成巯基丙氨酸结点，这种"Y"形结构在某些生长因子中也可以发现。非常突出的一个结构特点是 β 亚基片段围绕 α 亚基环状排列，两者通过内部二硫键形成稳定的异源双链分子。

LH 与 hCGβ 的亚基结构非常相似，并且两者有同样的受体。hCGβ 的突出特征是其羧基端有呈"O"形相互连接的四个糖基，这种结构可以降低代谢率，延长 hCGβ 的体内半衰期。最近在合成促性腺激素的过程中借鉴了 hCGβ 的这种特殊结构，在羧基端构建了相同的结构，从而使促性腺激素的半衰期明显延长。最近研究发现，将 α 亚基和 β 亚基融合形成嵌和体，也可以延长 hCG 的半衰期。

除此之外，还包括有寡聚糖结构。寡聚糖结构的核心结构为甘露糖，末端结构为以唾液酸（FSH 末端）或硫酸盐（LH 末端）为尾端的 2~3 条四糖支链；甘露糖通过 N-乙酰基氨基葡萄糖的两个残基与天冬酰胺残基相连。上述的碳水化合物结构延伸长度及含糖程度变异教大，但是其结构差异造成激素色析法分离的差异。

糖基化末端不同造成 FSH 和 LH 的半衰期也不相同。LH 富含 N-乙酰基氨基葡萄糖硫酸盐，在与识别硫酸盐末端的肝内特异受体相互作用后，很快就会被排出体外。LH 硫酸盐的快速清除率造成每次分泌进入血液的大部分激素很快就被清除体外，从而造成了 LH 波峰样的分泌特征。相反，FSH 末端含有较多的唾液酸，避免了被肝快速摄入并分解代谢。因此，FSH 和 LH 的半衰期分别为 2h 和 20min 左右。所以，尽管这两种促性腺激素在 GnRH 高峰后同时由腺垂体分泌，LH 的脉冲样分泌特征比 FSH 更为明显一些。实验中使用 hCG 的重组变构物和缺乏唾液酸末端的 FSH，或者去甘露糖衍生物，结果发现促性腺激素 α 亚基第 52 位点的糖基化对于类固醇合成和 cAMP 反应性十分重要。末端完全缺乏碳水化合物结构的激素类似物不能在细胞中合成、分泌，由于该类似物不具有生理活性，可以作为野生型激素的竞争性抑制物。总之，目前观点认为，糖基化对于促性腺激素的合成、分泌以及激素的半衰期和生物活性十分重要。

有学者采用去糖基化的激素在体外研究了葡萄糖残基对于促性腺激素活性的影响，发现糖基化对于能否与受体结合并不重要，但是受体的活性却受其影响。

最近在正常人群中发现两种类型的 LH 多态性变构。其中一种 LH 的 β 链第 8 和第 15 位点的氨基酸发生了互换，导致在 13 位点出现了第 2 个糖基化位点。大约 12% 的欧洲人存在这种位点互换。在体外条件下研究发现，这种变构会导致激素的生物活性增强、半衰期缩短。使用特定的单克隆抗体可以检测到这种变构 LH 的不同免疫原性。

（二）促性腺激素的分泌

合成过程完成之后，LH 和 FSH 分别储存在不同的分泌腺体中，在受到 GnRH 的刺激后就会从腺体中分泌释放。部分未储存在腺体内的分子物质不会受到这种分泌调节机制的调控，它们的分泌保持持续的释放。FSH 的分泌方式大多数是典型的持续释放。促性腺激素储存在不同的腺体中，并且各自有不同的分泌方式。

在妊娠的第 10 周就可以在胎儿垂体中检测到 FSH 和 LH，第 12 周在胎儿外周血中也可检测到促性腺激素。在胎儿和幼儿体内，FSH 的含量要超过 LH；并且女性体内的 FSH/LH 比率要高于男性。这两种促性腺激素的相对含量在发育过程中将有所变化。值得注意的是，无论男性和女性胎儿在出生前都处于一种特别明显的生理性雌激素环境内。

睾酮是决定睾丸向下迁移和男性外阴发育的重要因素。在孕期第 10 周，胎儿的睾丸组织在自身 LH 和母体 hCG 的刺激作用下开始合成睾酮。母体 hCG 在胎儿性腺起始发育的关键阶段中起到了作用；LH β 链的突变使得该促性腺激素失去生物学活性，从而影响 LH 在正常性腺分化过程中所起的作用。同样，LH 受体突变导致的活性缺失可引起一系列临床症状，如性激素不敏感以及男性外阴女性化。

胎儿血清的促性腺激素浓度非常低，在青春期开始出现促性腺激素的脉冲样分泌。此时，可以首先在睡眠或夜间检测到 LH 和 FSH 的分泌高峰，然后随着逐渐发展在白天也可以检测到。在青春期以前，即使性腺可以产生少量类固醇，但促性腺激素的浓度也非常低，GnRH 的含量十分有限。青春前期，性腺类固醇对下丘脑具有高度敏感的负反馈作用，这是抑制 GnRH 产生的主要原因。当然，其他因素如体重、中枢神经系统的特定信号也是保持下丘脑-垂体-性腺轴处于预定静息状态的重要因素。

性腺类固醇对促性腺激素的基因表达、合成、分泌的调节机制非常复杂，对该机制的了解目前仅仅停留在动物实验的基础上（Steger 1999）。目前通常认为性腺类固醇在下丘脑水平通过抑制 GnRH 的产生来发挥对促性腺激素的负性调节作用。虽然下丘脑水平的调节机制比垂体水平的调节更复杂，但是相当多的证据表明，雌激素在下丘脑水平能够抑制依赖 GnRH 刺激的促性腺激素合成及分泌。在啮齿动物，睾酮在垂体水平直接促进 FSH 基因的表达、合成及分泌；但是人类睾酮对促性腺激素总是起到抑制性作用（Nieschalg et al，1999）。男性睾丸产生的睾酮是抑制 FSH、LH 的主要物质。

显而易见，FSH 的分泌还受到睾酮以外与精子发生有关的其他物质的调节，因为临床中发现精子缺乏症患者虽然睾酮水平正常，但是都伴有特定性的高血清 FSH。新的基因芯片技术（微阵列技术）为研究 FSH 分泌与抑制素分泌之间的关系提供了新的途径。抑制素 B 是人类体内的抑制素活性对应物（Boepple et al，2008）。已经有学者研究发现抑制素 B 的血清浓度与 FSH 水平、睾丸体积和生精数量成反比。还有研究认为抑制素 B 直接反映了生精上皮和支持细胞的完整性（Andersson et al，1998）。目前还不清楚 FSH 是否可以控制抑制素 B 的合成及分泌。

（三）促性腺激素作用机制

LH 和 FSH 通过各自的特异性受体发挥作用。促性腺激素受体同样属于 G 蛋白偶联受体家族的成员，具有与激素相结合的巨大的细胞外功能区和由 7 个疏水片段构成的细胞膜分布区；7 个疏水区借助 3 个胞外管道、3 个胞内管道和一个胞内羧基端功能区相连。LH 和 FSH 受体的编码基因位于 2 号染色体，分别含有 11 个、10 个外显子。最后一个外显子编码细胞外功能区的一小部分、所有的跨膜功能区以及胞内羧基端。细胞外功能区包括有高度特异性的激素结合位点，富含有亮氨酸重复序列。该反复序列位于外显子和内含子的边缘，其功能还不知道。LH、FSH 基因的 5′ 端没有通用的启动子，但是含有多个转录起始位点。不久前发现缺少 1~2 个外显子后又重新接合的 FSH、LH 受体编码基因，但是目前还不知道这些相似基因能否翻译出具有同样生理功能的蛋白质。最近又有报道发现受体蛋白存在两个氨基酸位点的突变。

成熟受体蛋白的多个位点会发生糖基化反应，虽然对于受体活性及信号传导并不必要，但是糖基化反应对于受体蛋白折叠并运输至胞膜十分必要。与促性腺激素结合之后，受体蛋白会发生一定的构象变化以激活 G 蛋白，产生 cAMP 并进一步激活蛋白激酶 A。促性腺激素主要通过刺激合成细胞内 cAMP 发挥作用。最近研究发现，LH、FSH 可以使靶细胞钙离子内流，其生理意义还不明了。cAMP目前仍是主要的传导信号，钙离子则可能参与信号调控过程或信号增强过程。激素与其特异受体结合之后，胞内 cAMP 浓度增加，进一步激活蛋白激酶，后者再使酶、结构蛋白、运输蛋白、转录因子等蛋白磷酸化，使其失去功能。目前已经能够分辨促性腺激素受体的活化型突变和抑制型突变。这些突变的生物序列将在下面的章节介绍。

四、精子发生的内分泌调节和LH、FSH的相关重要性

睾丸的生精及合成雄激素两项功能都通过负反馈受到下丘脑和垂体的调节。睾酮可以抑制 LH、FSH 的分泌。对于 FSH，抑制素 B 是更为重要的调节物质。

LH 促进睾丸间质细胞合成睾酮，FSH 则控制支持细胞的功能，调节精子生成。睾酮在睾丸间质中的作用对于精子发生过程中也十分重要（Weinbauer GF, et al, 1999）。

某些动物，如东欧的大颊鼠类，FSH 是控制精子生成的唯一激素，而 LH、睾酮则与性器官的发育、性行为有关。在灵长类动物则相反，两种促性腺激素均与精子发生有关。但是精子发生的这种双因子调节机制的生理意义还不清楚。

下列概念将有助于理解精子发生过程中激素的调节作用和直接作用。

初次生精（initation）：青春期完成的第一次精子生成循环。

生精维持（maintenance）：成人保持完整精子生成所需要的激素环境。

生精再激活（reinitation）：精子发生短暂中断后再次启动所需要的激素环境。

正常质量生精（qualitatively normal spermatogenesis）：尽管数量稍有减少，但是各种生精细胞都存在。

正常数量生精（quantitatively normal spermatogenesis）：存在各种生精细胞并且数量正常。

精子发生的初次生精过程一般在 FSH 和 LH 的影响下完成。但是高浓度睾酮的单一作用也可以诱导精子发生。在睾酮分泌型睾丸间质细胞瘤的肿瘤附近和 LH 受体活化型突变的患者体内，都可以见到完整的精子发生过程。非常关键的治疗目的就是试图在睾丸间质中聚集高浓度的睾酮。临床常用的办法是使用 hCG，它具有较高的 LH 和 FSH 活性。

目前还不知道 FSH 是否可以单独引发男性生精细胞成熟的各个阶段。据报道，在甲状旁腺功能减退造成的继发性性腺功能减退患者中使用人绝经期促性腺激素（hMG），可以诱导患者的精子发生。但是患者如果已经采用 hCG 治疗，那么此种情况下单独使用 FSH 的效果不能确定。而且迄今为止，从尿液中提取并用于治疗的 FSH 同时还含有一定的类 LH 样作用，最终的解决办法可能将求助于基因重组的 FSH。最近报道了两例 FSHβ 亚基缺失的精子缺乏症患者。其中一名患者具有正常的男性体征。上述材料说明 FSH 在男性完整的初次生精过程是必不可少的。

概括而言，目前获得的证据表明，无论是 LH、睾酮还是 FSH，它们在青春期对保证精子发生的质量及数量都起到重要的作用。

从自愿的实验对象中获得的资料有助于明确激素在生精维持、生精再激活中的作用。大剂量睾酮通过负反馈机制抑制促性腺激素的分泌，并导致射出精液中的精子数量大量减少；即使使用 FSH 后精子生成数量也只能达到正常数量的 30%。与之相似，使用 hCG 后也可以造成生精数量减少，其机制是由于 hCG 刺激产生的睾酮发挥了负反馈抑制，但是其抑制生精的作用不如单独使用睾酮的效果明显。而且，hCG 的生精抑制作用可以在使用 FSH 后完全恢复。hCG 和睾酮抑制生精的效果差异是由于在睾丸间质中睾酮的浓度更高。

使用 FSH 抗体免疫中和 FSH 可以明显减少灵长类动物以及人类的精子发生。据报道，FSH 受体抑制型突变的患者可以产生精子并具有生育能力。但是这些具有生精功能和生殖能力的患者 FSH 受体突变后是否完全失去生物活性还不可知。相反，在抑制内源性促性腺激素分泌后，FSH 可以持续地维持生精过程。最新证据发现在垂体切除的患者中，在缺少 LH、FSH 受体活化型突变的情况下，生精功能可以正常存在。尽管还不知道睾丸间质的睾酮浓度，但是这例患者提示 FSH 受体结构激活对于正常生精是十分必要的。推测睾酮的作用可能是激活 FSH 受体，使 FSH 与其结合后发挥作用。

临床的观点认为，LH、FSH 以及睾酮的协同作用对维持正常生精和生精再激活必不可少。

五、睾丸功能的局部调节

如上所述，睾丸功能主要受到中枢系统的调节。但是睾丸的众多细胞形态与复杂结构也必然要求睾丸局部具有控制和调节机制。睾丸的局部调控方式包括旁分泌、自分泌和胞内分泌（intracrine）。旁分泌是指物质因子主要在细胞间弥散而发挥作用；自分泌是指从细胞分泌的物质或因子反过来作用于该细胞；胞内分泌是指细胞合成的物质因子不排出细胞外，只在该细胞内发生作用。旁分泌作用通常是指距离较远的细胞局部之间的相互作用和信号传递。但是相互作用还包括睾丸不同部分之间的相互作用。因此，使用"旁分泌作用"来描述所有睾丸内的相互作用并不正确，使用"局部相互作用"似乎更为恰当。

对于大多睾丸内局部活性物质在体内生理活性的相互关系，以及对于睾丸功能的真正意义目前仍不清楚。前面的章节已经描述了内分泌机制对睾丸功能的中枢性调节作用。但是，睾丸产生的局部因子对于激素活性调节可能非常重要；因此局部因子可以被视为调节激素活性和细胞间信号传导的物质。最近发现雄激素受体在人类睾丸中呈时间阶段性表达，该发现证实了上述观点。过去认为支持细胞是精原细胞成熟的协同和调节细胞，但是目前观点认为精原细胞也可以通过特异性物质（尽管成分还不

清楚）影响支持细胞的分泌功能。也就是说，支持细胞处于精原细胞的局部调控之下，这种调控作用在不同生精阶段需要不同的代谢物质。

具有睾丸局部调控作用的物质因子包括：生长因子、免疫因子、鸦片样物质、催产素和抗利尿激素、精曲小管管周细胞调节物、肾素、血管紧张素、GHRH、CRH、GnRH、钙调蛋白、血浆铜蓝蛋白、转运蛋白、糖蛋白、血浆酶原激活物、强啡肽和PACAP等。而且据推测，其他尚未确认的蛋白因子可以介导睾丸间质与精曲小管各个组成部分以及支持细胞与生精细胞之间的信号传递。所有上述相互作用，无论是已经证实还是推测所得，都是从体外研究的结果得来的。证实睾丸局部调控参与睾丸功能调节的生理、生化证据非常明确，并且还确认部分局部因子功能与睾丸功能相关。在研究睾丸功能调节物质、复合物的重要作用中，基因工程动物模型发挥了越来越重要的作用。研究中还发现这些睾丸功能调节物质处于一种过量储备状态，可以在这些物质缺乏时起到补偿作用。具有生理功能的局部调节物质首先要具备以下条件：在睾丸内合成、在活体睾丸内发挥作用。下面将详细讲述符合上述条件的三种睾丸功能调节物质（图3-8）。

（一）睾酮

睾酮，是传统意义上的内分泌因子，同时也是一种精子生成的局部调节物。睾酮由睾丸内的睾丸

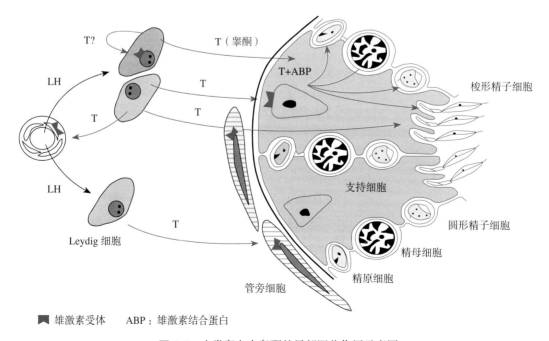

　■　雄激素受体　　ABP：雄激素结合蛋白

图 3-8　人类睾丸中睾酮的局部调节作用示意图

间质细胞产生，在睾丸内的精曲小管发挥作用。使用睾丸间质细胞毒性物质——EDS 清除睾丸内的睾酮，可以造成大鼠睾丸生精细胞成熟过程的根本性改变。另一项大鼠实验表明，睾丸内的睾酮转运对于健全的生精过程非常关键。因此，睾酮完全符合上述的睾丸局部调节物质的概念。睾丸间质细胞瘤患儿的睾丸局部存在高浓度的睾酮，肿瘤附近的精曲小管可以完成生精过程，但是在无肿瘤区域的精曲小管内则没有完整的生精过程。同样，LH 受体活化型突变可以早熟性地诱导正常数量生精（quantitatively normal spermatogenesis）。这些实验观察说明睾酮是一种调节睾丸生精的局部调节物质。

在睾丸内睾酮还具有其他重要的生理作用。在灵长目动物中，睾酮可以诱导青春期的睾丸管周细胞合成平滑肌肌动蛋白（smooth muscle actin）。管周细胞可以表达雄激素受体。睾酮的作用可以被 FSH 显著加强。因为 FSH 受体只存在于睾丸支持细胞中，所以 FSH 就通过睾丸支持细胞分泌的因子来间接影响睾酮的作用效果，表明内分泌物质 FSH 可以诱导灵长目动物睾丸内的局部调节因子合成。有趣的是，基因重组 FSH 刺激睾酮合成后，进一步增强支持细胞、睾丸间质细胞和管周细胞在影响促性腺激素和雄激素作用方面的相互协同作用。睾酮还可以刺激管周细胞合成管周修饰物质（peritubular modifying substance，pmods），它可以影响包括前列腺在内的多种组织的基质-上皮相互作用。但是管周修饰物质的存在对于支持细胞生理功能的意义还不明了，因为支持细胞包含有雄激素受体，受到睾酮的直接作用。

睾酮在睾丸内既作为内分泌激素，又作为局部调节物质（通过旁分泌和自分泌）而存在（图 3-9，图 3-10）。

（二）生长因子

生长因子与细胞表面受体结合后通过特殊的信号转导通路而诱导细胞特异的分化过程。参与生精调节的主要生长因子包括：转化生长因子（TGFα 和 TGFβ）、抑制因子、活性因子、神经生长因子（NGF）、胰岛素样生长因子 1（IGF1）和表皮生长因子（EGF）。

在灵长目动物的支持细胞和睾丸间质细胞中都发现了抑制因子和活性因子。抑制因子和活性因子是结构相近的两种蛋白质。抑制因子是由 α、βA 或 βB 亚基构成的异源二聚体，而活性因子是由 βAβA 或 βBβB 亚基构成的同源二聚体。有研究结果显示，在人类生精细胞中有抑制因子 β B 亚基的表达。通常认为活性因子可以刺激精原细胞分化，而抑制因子则起到抑制的作用。最近的一些发现引起了临床的极大兴趣：血清中抑制因子的浓度与生精活力、睾丸体积、精子数量有关。因此，该生长因子可以作为显示睾丸性生精障碍的内分泌指标。

体外试验提示，抑制因子和活性因子可以在睾丸局部调节间质细胞雄性类固醇的合成能力。在不同种属，活性因子可以激活或抑制睾丸间质细胞的雄性类固醇合成。通常情况下，IGF1 和 TGFα 在睾丸中起到激活性调节作用，而 TGFα 则起到抑制作用。大鼠睾丸间质细胞的发育过程需要受到 TGFα 和 TGFβ 的协同调节。还有研究表明 LH 对睾丸间质细胞的作用受到 IGF1 的影响。EGF 还能刺激人类睾丸间质细胞的雄性类固醇合成活性。IGF1 能够直接影响生精能力，它在睾丸内的浓度与粗线期精母细胞的数量呈正相关。IGF1 在人类精母细胞中表达尤为明显，并且能够刺激有丝分裂期生精细胞内的 DNA 合成。在另外一项研究中发现，因为必须在 NGF 存在的环境下体外培养精曲小管结构才能成功，研究者据此推测 NGF 对睾丸精曲小管结构组成有重要作用。免疫组织化学染色发现 NGF 在管周细胞有着色。NGF 是大鼠有丝分裂期的重要调节因子。

（三）细胞因子

与细胞表面受体结合并刺激细胞分化和增殖的低分子分泌蛋白包括干扰素、肿瘤坏死因子（TNF）、白介素、白血病抑制因子（LIF）、干细胞因子（SCF）、巨噬细胞移动抑制因子（MIF）等。TNF 和 LIF 可能在支持细胞和生精细胞之间的相互作用中起重要作用，对支持细胞增殖的自分泌调节可能也有重要影响。MIF 由睾丸间质细胞特异性合成；有趣的是在清除睾丸间质细胞后，在支持细胞、基底部生精细胞和管周细胞中可以发现 MIF 表达，说明睾丸内 MIF 的合成存在补偿机制。虽然以前推测白介素 1 具有针对睾丸的功能，但缺乏 1 型白介素 1 受体的大鼠能够生育的事实对以往的推测提出了质疑。与白介素不同，SCF 及其受体（c-kit）不容置疑是重要的局部睾丸调控因子，它们在成人睾丸组织中精原细胞的分化以及发育过程中控制生精细胞的移位（Schrans-Stassen BHGJ et al，1999）。

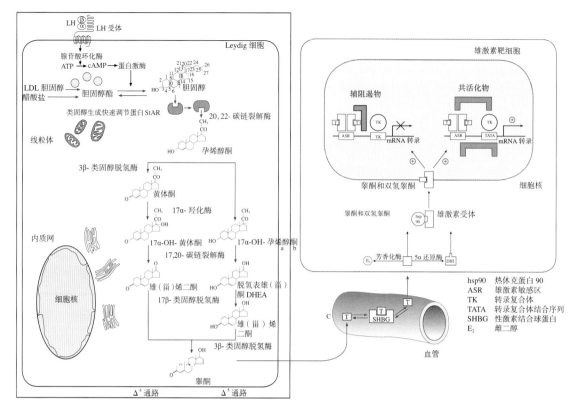

图 3-9　Leydig 细胞生物合成睾酮及对雄激素靶细胞的作用示意图

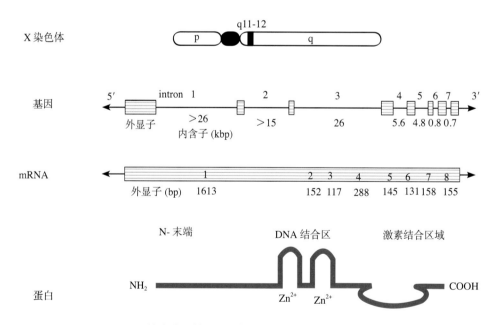

图 3-10　雄激素受体的染色体定位及基因和蛋白结构示意图

SCF 由支持细胞合成和分泌，但是其受体则在精原细胞表面。精液中 SCF 的浓度是否与精原细胞分布有关还需进一步明确。在精原细胞瘤和原位癌细胞（Carcinoma in-situ cells）中还发现了 c-kit 受体。但是现在还不清楚 SCF/c-kit 的表达是否和睾丸肿瘤的发展有直接关系。

SCF/c-kit 系统为睾丸局部相互作用提供了很好的例证。

第三节　睾丸下降

在胚胎发育的 10～15 周，睾丸开始形成尾部系带，在睾丸下降至腹股沟管的内环处（睾丸下降的经腹阶段）之前尾部系带始终存在。尾部系带起源于直肠系膜尾部和肾原基，经转变而形成索状引带。从孕期第 25 周起，索状引带经过短暂的扩张期后开始逐渐变短，同时头部系带开始退化。这些变化保证了睾丸在索状引带的牵引下，自后腹膜下降至腹股沟管内环，在腹股沟管处带动腹膜形成腹膜鞘突，并推动皮肤形成阴囊后降入其中（腹股沟－阴囊阶段）。到第 28 周前，睾丸及附睾穿过腹股沟管，睾丸索状引带开始退化。出生时睾丸可降至阴囊底，97% 睾丸未完全下降的新生儿可以在出生后 12 周以内降至阴囊。

睾丸位置异常的发生率约为 2%，属于常见的先天异常；它可以导致生精障碍，增加睾丸肿瘤的发生概率。目前，睾丸下降的生理和内分泌机制还不完全清楚。动物实验发现雄激素能够诱导睾丸头部系带的退化，这个过程是睾丸下降的先决条件。睾丸索状引带的形成似乎与睾丸间质细胞合成的胰岛素样因子有关。尽管睾丸位置异常的患者有 MIS（Muellerian-inhibiting substance）或其受体异常，但是还不能肯定 MIS 或其受体异常是否与睾丸位置异常有关。雄激素对睾丸下降的腹股沟管－阴囊阶段可能没有调控作用。还有研究发现，人类的索状引带上存有雄激素的结合位点，并且睾丸下降异常的患者索状引带上结合位点的数量明显低于正常人（Toppari et al，2006）。

血管、温度因素对精子生成的影响　睾丸内部血管主要有两方面的作用：运送、动员内分泌因子参与代谢以及调节睾丸的温度。睾丸实质的血供按照睾丸小叶来划分。每一个小叶有一条小叶动脉，小叶动脉上每隔 300μm 会发出一条段动脉，负责整个睾丸小叶远端组织的血液供应。段动脉及毛细血管逐渐分支至睾丸间质细胞之间，然后逐渐汇总为静脉系统。男性睾丸的温度一般比躯干温度低 3℃～4℃，比阴囊的温度则高 1.5℃～2.5℃。睾丸依赖两个机制来保持其温度低于躯干温度。首先阴囊皮肤存有皱折，面积较大，而且皮下脂肪含量非常少，利于散热。第二个调节机制是蔓形血管丛：盘绕的睾丸动脉被数条静脉围绕，可以多次对动脉进行降温，使得动脉血液在到达睾丸前已经被降温。

局部的精索静脉曲张可造成阴囊的温度提高，进而造成睾丸温度升高，导致睾丸生精功能受损。如果成人的睾丸温度只是短时间升高，那么睾丸生精功能的损害可以逆转。一项研究发现，使健康男性受试者的阴囊温度高于正常 0.8℃～1.0℃ 并且持续时间不超过 52 周，精子的数量及质量不受影响。睾丸温度升高的情况下，目前尚不知道生精功能受损受何种细胞、分子水平的机制调节。睾丸需要保持较低温度的原因可能是因为 G 蛋白，它是睾丸内的内分泌因子信号通道所必需的，其生物活性的最适温度是 34℃ 而不是 37℃。尽管大多数哺乳动物的睾丸温度低于躯干温度，但是这种温度差异对所有种系并不都是必需的（Virtanen HE, et al, 2007）。大象及鲸类的睾丸位于腹股沟管或在腹腔内，但是即使在接近体温的情况下睾丸的生精功能仍能保持正常（图 3-11）。

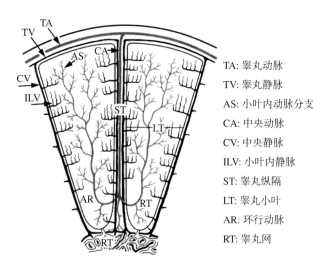

TA: 睾丸动脉

TV: 睾丸静脉

AS: 小叶内动脉分支

CA: 中央动脉

CV: 中央静脉

ILV: 小叶内静脉

ST: 睾丸纵隔

LT: 睾丸小叶

AR: 环行动脉

RT: 睾丸网

图 3-11　睾丸血液循环示意图

第四节　睾丸免疫

在出生前睾丸内就存在精原细胞，但是直至青春期精原细胞才分化为精子。当精原细胞分化增殖为精母细胞时，这些细胞表面就会表达特异的新抗原。同时，临近的支持细胞形成了紧密连接的血睾屏障，使精曲小管内容物与血管管腔分离开来。血睾屏障使得免疫细胞及其产物与精子发生部位分隔开来。由于与精子发生相关的细胞大多与免疫系统相分离，所以这些细胞并不存在自身抗体免疫耐受的机制，并且仍然存在自身免疫原性（Setchell，1999）。但是，这些自身抗原在位于支持细胞紧密联合外部的细胞上也有表达（例如在生精上皮基底部成分），并且自身抗原也被机体识别为外来抗原。但是自身抗原并不引发机体的免疫反应，临床中发现睾丸血睾屏障外的睾丸同种异体组织移植比其他组织同种异体移植存活时间要长得多。所以，说明睾丸在免疫排斥反应上的优越性并不单单因为血睾屏障，睾丸间质的特异性免疫调节机制也是一个重要的原因，睾丸间质的免疫调节可能受到机体体液因素的影响。这种现象的生理机制是在睾丸间质中可能只有少数或根本没有辅助性 T 淋巴细胞，因此免疫反应激活的程度很低。推测另外一个原因可能是表面表达 CD95 配体（FAS 或 Apo-1）的支持细胞，正常情况下能够激活表面表达 CD95 的 T 细胞，但是免疫调节过程中会因为发生凋亡而减少激活作用，达到抑制免疫的作用。精子生发过程中细胞表面抗原会发生极大的变化。研究发现，成熟精子和精原细胞的表面抗原差异程度可以大于 50%（Bellgrau et al，1995）。

睾丸中正常细胞群中也包含巨噬细胞。在孕期第七周就可以在睾丸中发现巨噬细胞，它可能来源于迁移到睾丸的造血前细胞。出生后巨噬细胞在睾丸内不断分化，因为在大鼠体内发现绒（毛）膜促性腺激素可以促进巨噬细胞的有丝分裂指数，所以推测垂体可以控制睾丸内巨噬细胞的增殖。成人男性睾丸间质细胞中巨噬细胞所占比重大概为 25%；与其他器官中的巨噬细胞在形态学及生化代谢上都极为相似。巨噬细胞不但通过在细胞免疫中的抗原呈递作用而发挥免疫监视作用，还具有吞噬作用。在人类和其他季节性发情的动物中，在生精上皮中也可以发现巨噬细胞。

淋巴细胞迁移至睾丸组织是免疫监视过程的方式之一。目前认为，睾丸中的免疫活性可以受到睾丸源性局部因子的抑制作用。例如，睾丸间质细胞可以黏附至淋巴细胞表面而抑制其增殖。正常人类的睾丸中含有少量的 T 淋巴细胞和丰富的巨噬细胞，但是不含有 B 淋巴细胞。

生精上皮在睾丸的免疫控制中也起重要的作用。睾丸生精上皮细胞较其他组织的上皮细胞难于染色，并且从血液循环中摄取物质也受到其他细胞的调节。睾丸的微血管在胚胎期开始发育，并且受到激素调节。令人注意的是，大鼠生精上皮细胞表达的 hCG/LH 受体和循环中的 hCG/LH 可以影响睾丸血管的通透性。所以据推测，很可能是睾丸间质细胞而非血睾屏障造成睾丸的免疫豁免特性。

在睾丸病理状态下可以发现单核细胞的数量明显增多。5% 不育男性患者的睾丸活检发现，精曲小管管周存在大量淋巴细胞，其精子发生的受损程度十分明显。同样，在睾丸原发肿瘤中也常常存在单核细胞浸润的现象。通常精原细胞瘤也存在大量的免疫活性细胞浸润。35% 的腮腺炎患者可以累及睾丸而并发睾丸炎症，并且大多引发男性不育，所以整个机体免疫系统的活性增加可以激活睾丸生精上皮的免疫反应（Mahi-Brow et al，1994）。最近有学者推测生精障碍与睾丸肥大细胞的数量和大小有关。

第五节　睾丸源性雄激素

雄激素对于睾丸功能发育、第二性征的成熟、肌肉骨骼的雄性外观、性欲以及促进精子生发有重要的作用。雄激素的生理作用取决于多种因素，例如：雄激素的数量、分布、细胞内的代谢情况、与受体的相互作用以及受体的活性等。同样，器官中雄激素的浓度依赖于合成速度、代谢转化与分泌的平衡调节。

毫无疑问，睾酮（testosterone）是男性血液中最为重要和最为充足的激素。95% 的睾酮来源于睾丸，睾丸每天大概合成 6~7mg 睾酮；其余 5% 则来源于肾上腺。睾丸合成睾酮的部位在睾丸间质细胞。睾酮的合成以及分泌都受到垂体的 LH 以及睾丸旁分泌的调控。由于睾丸间质细胞不能存储睾酮，因此必须保持不断的重新合成。合成睾酮的起始物质是机体内基本的代谢物质——胆固醇，因为化学结构中具备一个基本的类固醇环，因而可以转化为睾酮。胆固醇可以通过细胞介导的内饮作用从细胞外的低密度脂蛋白（LDL）进入细胞内，也可以在睾丸间质细胞内从乙酰辅酶 A 原始合成。胆固醇存储在细胞质的脂质体内，脂质体的数量与睾酮合成的速度有关，例如，合成速度高会导致脂质体的数量减少。

一、睾酮的合成

睾酮的合成要求将胆固醇转化为睾酮。这个转化过程包括 5 个不同的酶促反应过程，在反应过程中胆固醇的侧链从 27 碳缩短为 19 碳。类固醇的 A 环含有一个酮状结构。胆固醇转化为睾酮的第一个变化是碳 22 和碳 20 发生羟化，使侧链变短，继而碳 22 和碳 20 之间的键断裂，在内质网通过 Δ4 或者 Δ5 途径形成孕烯醇酮。所谓的 Δ4 或者 Δ5 途径是根据类固醇上双键的位置而言的。人类类固醇的合成主要以 Δ5 途径为主。通过 Δ4 途径，孕烯醇酮脱氢形成孕酮，后者是一种重要的生物活性物质。Δ4 途径起始于孕酮的中间体 17α 氢孕酮。发生侧链断裂后，进一步形成中间体雄烯二酮，后者进一步在 17 碳位点发生断裂，形成睾酮。在 Δ5 合成途径中，睾酮是由 17- 羟孕烯醇酮和硫酸去氢表雄醇等中间体转变而来。

二、睾酮的血液转运

睾酮在血浆中主要与白蛋白或性激素结合球蛋白（sex hormone-binding globulin，SHBG）相结合。SHGB 是包含不同亚基的 β 球蛋白，由肝和睾丸合成。分子量大小约为 95kDa，30% 由碳水化合物组成，并且每一个蛋白分子含有一个睾酮结合位点。

正常男性血浆中的游离睾酮只占总睾酮的 2%，而 44% 的睾酮与 SHGB 结合，54% 的睾酮与白蛋白结合。睾酮与白蛋白结合的效率大概是与 SHBG 结合能力的百分之一。但是，由于血浆中白蛋白的浓度远远大于 SHBG，两种物质结合睾酮的能力基本是一样的。睾酮结合型 SHBG 和游离型 SHBG 的比率与 SHBG 的浓度是相对应的。睾酮与 SHBG 分离发生在毛细血管内。SHBG 与血管内皮的多糖 - 蛋白质复合物相互作用可以造成激素结合位点的结构改变，因而使结合效率降低，造成与 SHBG 结合的睾酮从结合蛋白上释放出来，进而可以渗透进入靶细胞中。因此可见，SHBG 对靶细胞获得游离睾酮具有中心性调节作用。究竟是游离睾酮，还是从 SHBG 上分离下来的小部分片段睾酮具有活性作用，目前尚有争论。最近的研究表明，睾酮 -SHBG 复合物自身具有与特殊细胞膜受体结合的能力，并进一步激活腺苷环化酶，合成 cAMP 并修饰睾酮受体的转录活性。

SHBG 同样具有雌激素结合能力，因此也被称为睾酮 - 雌激素结合蛋白。不同 SHBG 的同工异构蛋白结合激素的类型不同。例如，目前发现蛋白翻译后 SHBG 蛋白碳水结构的改变可以导致其与雌激素或睾酮结合能力的改变（Yan et al，2008）。SHBG 在血浆中的浓度是受到激素调节的。具有下丘脑 - 垂体 - 睾丸内分泌轴正常功能的男性，血浆中 SHBG 的升高通常可以马上引起睾酮的释放，同时刺激睾酮的合成，直至血浆中的浓度达到与 SHBG 相适应的水平。同样，机体也可以通过同样的机制调节 SHBG 的浓度。正常男性的 SHBG 浓度与女性浓度的比例为 1 : 3 ~ 1 : 1.5。性腺功能减退的男性体内 SHBG 的浓度可以升高。

三、睾酮的睾丸外代谢

睾酮是两种重要激素的前体，通过 5α 还原过程可以形成具有更高生物活性的 5α 双氢睾酮（DHT）；通过芳香化过程形成雌激素。雌激素既可以协同，也可以拮抗睾酮的生理作用。并且，雌激素还具有其他一些原来被认为是睾酮所特有的功能。研究发现，雌激素受体的抑制型突变，可以抑制雌激素对骨骼的作用，导致骺软骨的持续生长和骺软骨钙化延迟。而这项功能以往被认为是睾酮的典型的生理作用。

睾酮在细胞内质网通过 5α 还原酶的作用被还原为 5α 双氢睾酮（DHT）。人类的 5α 还原酶具有两种同工异构形式。1 型 5α 还原酶编码基因位于人类 5 号染色体，2 型 5α 还原酶则位于 2 号染色体。两种类型的 5α 还原酶结构非常相似，但是功能不同。1 型 5α 还原酶的最适 pH 是碱性，而 2 型 5α 还原酶的最适 pH 则是酸性。而且两者的组织分布也有所不同。1 型 5α 还原酶分布于皮肤、肝和大脑；2 型 5α 还原酶则分布于传统意义上的睾酮效应器官，如附睾、前列腺组织。在细胞水平，DHT 决定细胞的分化和生长，对于男性的性发育和性征成熟尤为重要。总之，睾酮的作用是由其代谢产物雌激素和还原产物 DHT 的作用组成的。2 型 5α 还原酶突变导致的比例变化可以引起男性的假两性畸形。DHT 通过还原形成 17 位酮类固醇，随尿液排出体外。

部分睾酮通过活性形式排出体外，其余睾酮在排出体外之前在肝内进行糖基化。由于肝内睾酮相关代谢酶类的活性很强，因此，血浆中睾酮的半衰期只有 12min，低于激素结合蛋白的半衰期。

四、睾酮作用机制

在靶器官内睾酮从 SHBG 上分离下来，并渗透进入细胞内。睾酮转化为 DHT 具有器官依赖性。例如在前列腺中 DHT 是主要的活性形式。睾酮发挥作用的第一步是与睾酮受体结合，该受体属于类固醇激素受体家族。这类受体具有相似的典型作用：它们与特异的 DNA 基因片段结合，然后诱导 RNA 合成酶的激活。盐皮质激素、糖皮质激素、甲状腺素、维生素 A、雌酮受体都属于类固醇激素受体家族。这些受体具有本质上的相似性。该家族的成员都具有一个 N 端功能域，一个 DNA 结合功能域和一个激素结合功能域。

尽管睾酮受体与盐皮质激素、糖皮质激素受体的 DNA 结合功能域和激素结合功能域具有高度的同源性，但是 N 端功能域的差异则较大。该功能域的功能尚不清楚，但是它可以参与 DNA 结合、睾酮受体蛋白的转录和激活。N 端功能域的重要特征是存在编码谷氨酸的 CAG 重复序列。在正常男性，该序列大概重复 17 ~ 29 次，而在 Kennedy 症（一种影响运动神经元的疾病）患者，该片段重复次数可以达到 72 次。目前的资料认为谷氨酸盐的重复序列可以使得受体与协同子相互作用。重复片段的长度增加，与协同子的相互作用会减弱，转录活性也随之降低。该发现为理解 Kennedy 症及其造成的睾酮不敏感现象提供了的分子机制基础。睾酮受体中谷氨酸序列的重复次数与少精和无精症状有关。但是对临床调查中的这一结论争议很大，目前尚无定论。

睾酮受体蛋白的编码基因位于 X 染色体，长约 90kb。编码区含有编码氨基酸的核苷的 8 个外显子。N 端功能域完全由第 1 外显子编码，DNA 结合功能域由 2 和 3 外显子编码，激素结合功能域由 4 ~ 8 外显子编码。同其他类固醇激素受体相似，睾酮受体蛋白含有 2 个锌指结构，该结构大概含有 70 个氨基酸，位于 N 端和睾酮结合功能域之间。在这个序列中，8 个半胱氨酸分开排列，使其 4 个巯基将 Zn 分子固定在应有位置，进一步形成两个典型的螺旋折叠结构。睾酮受体编码基因 2、3 外显子编码 DNA 结合功能域，但是 2 外显子编码的第一个锌指结构对于睾酮受体同 DNA 结合尤其重要；3 外显子编码的第二个锌指结构与带负电的 DNA 磷酸成分相互作用，可以稳定 DNA 受体的相互作用，使两个受体形成一对二聚体。当 DNA 与受体 DNA 结合区域刚刚接近，短片段的氨基酸序列就可以使受体移向核酸。

决定受体和睾酮特异性结合的睾酮结合功能域，大概占整个睾酮受体的 30%，DNA 结合功能域大概占 10%。睾酮结合功能域形成一个含有 24 个氨基酸的疏水区域，以保证可以同睾酮特异结合。体外试验中发现，如果将该区域去除，可以导致基因转录的增加。显然，该区域对于诱导和调节基因转录必不可少。从睾酮结合功能域的特殊结构中也可以得到这个结论，因为该功能域含有一个所谓热休克蛋白（HSP）的结合域，能够促进转录。位于胞浆内的游离受体很可能产生了导致睾酮结合的构象改变，才使得睾酮－受体复合物增加。休克蛋白，如HSP90，可以使受体保持失活状态并从复合物上脱落下来。HSP 的丢失使得受体的激素结合功能域外露，这对于核酸转运、二聚体形成和 DNA 结合十分重要。而且，睾酮结合后可以导致受体的磷酸化，这种转录后修饰可能与受体的稳定性有关。DHT 的受体结合能力比睾酮结合能力要强，主要是因为睾酮从受体上解离的速度较快。其他类固醇激素与受体的结合能力比睾酮还要低。

两个睾酮受体形成同源二聚体后可以同 DNA 发生相互作用。但是其时间顺序尚不知道。激素结合后或者在与 DNA 相互作用后就可以马上观察到二聚体的形成。随后，激素－受体复合物从细胞质进入细胞核，在细胞核内识别 DNA 的特异序列。与 DNA 的相互作用是通过受体上 DNA 结合域的锌指结构完成的。与 DNA 序列结合的二聚体被称为性激素反应元件，含有特殊的回文结构。该反应元件的 DNA 序列独立于阅读框之外。对于雄激素依赖基因而言，该 DNA 序列十分典型，其功能是雄激素受体 DNA 结合域的对应结合位点。回文结构从立体的角度很好地解释了受体与 DNA 是如何相互作用的。但是，与受体高效结合的结构也可以没有明显的回文相似结构。睾酮与其受体结合后形成转录复合物，包含有睾酮、睾酮受体、RNA 合成酶，部分转录因子和 DNA。该转录复合物诱导雄激素相关基因的 mRNA 合成及转录后，进而翻译雄激素相关蛋白。

转录复合物的活性受到协同激活物（co-activitor）和协同抑制物（co-repressor）的调控。协同激活物增加而协同抑制物降低受体的转录活性。它通过影响转录复合物与 DNA 的相互作用，使雄激素受体的活性受到修饰（Quigley et al.1995）。这些蛋白家族包括 CPB/3000，ARA54 和睾丸特异性ARIP-3。由于雄激素受体在体内广泛存在，因此雄激素如何具有器官特异性作用的问题就被提出来。目前认为这种器官特异性是通过协同激活物和协同抑制物的器官特异性来实现的。

对雄激素受体转录活性（例如雄激素相关基因的表达）的理解，最近几年取得了极大的进展。已发现 DHT 可以在不同的前列腺细胞株中激活其他的信号通路。DHT 可以暂时性地上调丝裂原活性蛋白（MAP）激酶的活性，MAP 与细胞分化的控制有关。这些令人兴奋的证据可能证明雄激素受体也是一种胞浆内的活性因子。

雄激素受体激活后的最初翻译蛋白产物还不清楚。推测该蛋白可以进一步促进其他蛋白产物的大量表达。已被确认了许多受到雄激素刺激后的次级蛋白产物，如目前已知的 probasine 和Ⅸ因子。次级蛋白产物中还有前列腺特异抗原（PSA）。因为 PSA 基因含有一个雄激素结合部位，可以同雄激素受体相互作用，所以 PSA 的基因转录受到雄激素的调控。雄激素还具有其他 PSA 转录后的调控作用，但是不能影响其基因合成。

雄激素受体基因完全清除后，由于雄激素活性完全缺失而会导致女性表型。受体 DNA 结合区或雄激素结合区的突变导致受体功能严重受损，也可以造成相似的临床改变。另外，N 端区域的突变也可以降低雄激素受体的功能，但是不能完全封闭其功能，可能与男性特发性不育有关。CAG 三核苷的重复数目可能影响雄激素受体蛋白的转录活性，但是它与精子发生异常的关系不是很清楚。已经发现一些精子发生障碍的男性在雄激素受体结合区域存在一些突变。首次发现二聚体形成的能力下降可以造成反式激活（transactivation）的下降。这影响了协同激活物的结合能力以及转录复合物的形成。在前列腺原位癌或转移癌组织中也发现了雄激素受体的突变。然而还不清楚这些突变是否是造成肿瘤发生的原因。没有发现雄激素受体突变类型和表型之间的关系。这说明在雄激素作用过程中除雄激素受体之外还涉及其他因素。

五、雄激素的生物活性

在灵长目中，雄激素不仅存在于经典的雄激素依赖器官，例如肌肉、前列腺、精囊、附睾、睾丸，而且几乎存在于其他所有组织中，如下丘脑、垂体、肾、脾、心脏、唾液腺。在睾丸中，雄激素受体表达于管周细胞、睾丸间质细胞和支持细胞中。但是生精细胞中未发现有表达。雄激素受体表达的调节（在转录和翻译水平上）是非常复杂的，并且受到年龄、细胞表型和组织类型等因素的影响。一般说来，雄激素对雄激素受体蛋白具有正性的稳定作用，能抑制受体衰减因而提高雄激素蛋白水平。但是雄激素可以通过缩短雄激素受体 mRNA 的半衰期，而抑制 mRNA 的含量。

雄激素在人类生活的每一个时期都是很重要的。在胚胎期，睾酮决定了性器官的分化；在青春期，睾酮使个体进一步向男性性征发育；然后在一生中一直发挥重要的代谢功能。DHT 是由睾酮经过 5α 还原酶作用后还原而来，是作用于附睾、输精管、精囊和前列腺的主要雄激素。这些组织部分依赖持续的雄激素作用。另外，睾酮芳香化形成雌激素，在前列腺的生长发育中发挥着重要的作用。在前列腺增生患者的前列腺基质内雌激素的浓度明显增加。在附睾、精囊、和输精管中缺乏睾酮可以导致分泌上皮退化，最终导致无精症。睾酮对于附睾、精囊和输精管的作用是通过睾酮、双氢睾酮和雌激素的作用综合介导的。

睾酮和双氢睾酮对于正常阴茎的发育是必不可少的。在青春期，阴茎的发育程度与睾酮的浓度呈正相关。然而，在成人阴茎中则没有雄激素受体的表达。青春期过后任何程度的雄激素减少都可以造成阴茎体积的轻微减小。但是，在成人期使用睾酮并不能增加阴茎的体积。

睾酮是存在于肌肉内的主要雄激素，肌肉中 5α 还原酶的活性很低。睾酮可以增加肌纤维的体积，对于平滑肌和横纹肌都有直接的合成作用。但是对肌纤维的数目并无影响。睾酮缺乏将导致肌肉萎缩。作为睾酮作用的后果，横纹肌中 mRNA 和糖原的合成增加。睾酮对于心肌也有直接促进其合成 mRNA 的作用。

雄激素和雌激素都能够通过刺激矿物质沉淀（mineralization）而诱导骨密度的增加（Valimaki et al，2004）。而缺少这些类固醇激素将导致骨质疏松。在青春期开始阶段，骨骼线形生长的增加程度与睾酮的浓度直接相关。在青春期末期，由于睾酮的作用而使骨骺融合。低睾酮浓度可以延长骨骺融合的时间。现在发现，睾酮对骨骼的作用是通过雌二醇介导的。相反，高剂量的睾酮将导致骨骺过早融合；对于巨人症可以采用睾酮的这种作用进行治疗。

雄激素对皮肤及其附属器官的效应对于不同部位的皮肤作用是不同的，该作用主要由睾酮介导，双氢睾酮可能也参与作用。睾酮可以刺激皮脂腺的生长，在面部、背部和胸部诱导皮脂的分泌。睾酮与痤疮的形成有关，而雌激素则可以降低皮脂分泌。双氢睾酮和睾酮对毛发生长的效果取决于毛囊对雄激素的敏感程度。即使雄激素的浓度较低的时候，腋毛和耻骨下部的阴毛已经开始生长。而胡须和耻骨上部阴毛的生长则依赖于雄激素的浓度。发际线除了受遗传因素和雄激素受体个体分布特征的影响外，还受到体内雄激素环境的影响。男性秃发患者体内 5α 还原酶的活性较高，但是该酶活性较低或活性缺失的男性则不会出现发际线的退后或秃发。由于头发的生长与 5α 还原酶的活性增加有关，这种酶活性增加所继发的头发脱落是毛囊早衰的表现。

在青春期，喉的长度大概增加 1cm，喉的生长具有睾酮依赖性。声道长度还随着喉长度的增加而增加。从而导致男性声调的降低。在 16 － 19 世纪，青春前期的男性为了维持较高的声调而采取去势的方法。低声调与雄激素的作用有关。因此在女性体内睾酮过量能造成较低的声域。男性嗓音的低声域程度与该个体雄激素受体消失之前的青春期维持的时间有关。一旦形成较低的声域，就会保持终生。即使在青春期后患者性腺功能减退，低声域也无法改变。

在中枢神经系统，睾酮被芳香化或者还原形成双氢睾酮。不同个体中枢神经系统中的各种酶的活性和激素受体的分布是不同的，在中枢神经系统的不同区域也各自不同。以下讨论雄激素对于出生前大脑发育和神经组织的影响。睾酮具有影响精神状态的重要作用。雄激素环境与正常身体、精神反应以及良好的情绪和自信之间有密切的关系。性幻想、阴茎晨间勃起的程度及频率、手淫或性交的频率和性活力均与血清睾酮正常与异常的范围有关。另一方面，雄激素不足常导致对事物丧失兴趣、嗜睡、缺乏性欲、性无能等症状。雄激素对于其他的男性精神特征如好胜、创新和专著也是很重要的。并且与定位、计算等能力有关。

肝的功能也受到雄激素类固醇的影响，在男女两性中肝合成蛋白和许多肝酶系有很大的差异性。这一点可以由男女体内存在不同的肝酶谱正常值范围反映出来。雌激素和睾酮或双氢睾酮对于蛋白产物，例如 SHBG 合成酶，具有拮抗其合成的作用。但是睾酮和雌激素对部分蛋白质的合成也具有协同作用，如 α1 抗胰蛋白酶。

雄激素对造血系统的影响是双方面的，一方面通过雄激素依赖性和雄激素受体介导的促红细胞生成素的合成，刺激血液中红细胞的生成；另一方面，雄激素直接作用于造血干细胞，增加血红蛋白的合成。体外试验也证实了睾酮对于粒细胞生成和干细胞的效应。但是雄激素在某些方面的作用机制还不是十分清楚。睾酮对于血液循环的影响是目前研究的一个非常重要的领域。众所周知，冠状动脉粥样硬化症目前是西方国家中致死率最高的疾病之一，并且男性患者的发病率是女性患者的两倍。对于这类有性别差异的疾病，推测是由于男性、女性体内激素分泌的差异所造成的。这一观点得到了一项观察的证实：即血清睾酮浓度下降后导致 HDL 水平增加（Vandenput L et al，2007）。目前研究也涉及了雄激素和雌二醇对于凝血机制和纤溶系统的影响。雄激素缺乏与纤溶酶原激活酶 I 上调有关，并反过来导致纤维蛋白溶解。另一方面，睾酮能增加血栓素 A2 受体在血小板上的表达增加，导致凝血功能的改变。这是滥用类固醇合成药物不良反应的一个实例。

六、不同年龄阶段雄激素的分泌

胎儿性别发育分为两个阶段：性别决定和性别分化。性别决定主要是由遗传控制，并由 Y 染色体上的性别决定基因（SrY）和其他转录基因介导。这些因子控制着睾丸的形成和男性生精细胞的发育。性别分化是指激素诱导和调控附属生殖器官的发育和成熟。在孕期前几周，不同性别的生殖器官还无法区分，但是具有向男性或女性生殖器官分化的潜能。在双氢睾酮的作用下，这种具有双向分化潜能的结构在妊娠第 8 周开始向男性表型分化。双氢睾酮诱导性腺嵴的生长以及生殖襞和生殖纹的融合。同时双氢睾酮刺激生殖窦分化形成前列腺。大约在妊娠 14 周以后分化过程结束后，双氢睾酮继续影响生殖器官，特别是影响阴茎的生长。在外生殖器的分化过程中，此时正值妊娠的 9～14 周，在睾酮水平下降后，胎儿睾酮的产量又上升并达到最大值。在此阶段，胎儿产生大量的睾酮以保证转化成足够的双氢睾酮。hCG 是刺激胎儿产生睾酮的主要物质。在妊娠后期，胎儿 LH 成为睾丸间质细胞的主要刺激物。

男性新生儿的血清睾酮浓度与正常成年人相当，在出生后第一周末下降，然后在第二个月上升到一个新的高度，并在第六个月下降至如同女性新生儿的水平。到 7 岁，虽然游离睾酮增加了，但是血清睾酮一直保持较低的水平。在这个时期，外源性 hCG 可以刺激睾丸间质细胞产生睾酮。

大约 7 岁时，雄激素产物水平开始升高，主要是由于肾上腺分泌的雄性类固醇增多。在大约 10 岁时，促性腺激素开始分泌。最初仅在睡眠时由垂体脉冲性的分泌 LH，这种夜间 LH 脉冲性释放的特征变得越来越明显。最后即使在白天也存在该方式的释放。这种释放方式一直维持到青春期末并转换为成人的典型释放模式。血清睾酮浓度具有昼夜节律性，早晨浓度高，而夜间则降低 25%。FSH 此时也开始同基础 LH 和睾酮的血清浓度一起增加。外周血液中正常的睾酮浓度范围在 12～30nmol/L 之间。在青春期的临床治疗应该严格遵循上述激素的作用特点，并保证严格的顺序。

（辛钟成　周　峰）

参考文献

Andersson AM, Muller J, Skakkebaek NE, 1998. Different roles of prepubertal and postpubertal germ cells and Sertoli cells in the regulation of serum inhibin B levels. J Clin Endocrinol Metab, 83:4451-4458.

Baskin DG, Hahn TM, Schwartz MW, 1999. Leptin sensitive neurons in the hypothalamus. Horm Metab Res, 31:345-350.

Bellgrau D, Golg D, Selawry H, et al, 1995. A role for CD95 ligand in preventing graft rejection.Nature, 377:630-632

Ergun S, Stingl J, Holstein AF, 1994. Segmental angioarchiteture of the testicular lobes in man. Andrologia, 26:143-150.

Gharib SD, Wierman ME, Shupnik MA, et al, 1990. Molecular biology of the piyuitary gonadotropins.Endocr Rev, 11:177-199.

Hoffman WH, Kovacs KT, Gala RR, et al, 1991. Macroorchidism and testicular fibrosis associated with autoimmune thyroiditis. J Clin Invest, 14:609-616.

Holstein AF, Roosen-Runge EC, 1981. Atlas of human spermatogenesis. Grosse, Berlin.

Hutson JC, 1998. Interactions between testicular macrophages and Leydig cells. J androl, 19:394-398.

Johnson L, McKenzie KS, Snell JR, 1996. Partial wave in human seminiferous tubules appears to be a random occurrence. Tissue Cell, 28:127-36.

Mahi-Brow CA, 1994. Autoimmune orchitis.Immunol Allergy Clin North Amercia, 14:787-801

Nieschalg E, Simoni M, Gromoll J, et al, 1999. Role of FSH in the regulation of spermatogenesis: clinical aspects.Clin Endocrinol, 51:139-146.

Quigley HA, De Bellis A, Marschke KB, et al, 1995. Androgen receptor defects: Historical, clinical and molecular perspectives. Endocr Rev, 16:271-321.

Saez JM, Lejeune H, 1996. Regulation of Leydig cell functions by hormones and growth factors// Payne ADH, Hardy MP, Russell LD.The Leydig cell.Vienna: Cache River Press, 383-406.

Schlatt S, Weinbauer GF, Arslan M, et al, 1993. Appearance of alpha-smooth muscle actin in peritubular cells of monkey testes is induced by androgens, modulated by follicle-stimulating hormone, and maintained after hormonal withdrawal. J Androl, 14:340-350.

Schrans-Stassen BHGJ, van de Kant HJ, de Rooij DG, et al, 1999. differential expression of c-kit in mouse undifferentiated and differentiating type A spermatogonia. Endocrinology, 140:5894-5900.

Setchell BP, 1999. Blood-Testis Barrier//Knobil E, Neil JD. Encyclopedia of reproduction. San Diego: Academic, 375-381.

Sherwood NM, Lovejoy DA, Coe IR, 1993. Origin of mammalian gonadotropin-releasing hormones. Endocr Rev, 14:241-254.

Simony M, Gromoll J, Nieschlag E, 1997. The follicle-stimulating hormone receptor: biochemistry, molecular biology, physiology and pathophysiology. Endocr Rev, 18:739-773.

Steger K, 1999. Transcriptional and translational regulation of gene expression in haploid spermatids. Anat Embryol(Berl), 199:471-487.

Weinbauer GF, Wessels J, 1999. Paracrine control of spermatogenesis. Andrologia, 31:249-262.

Zhengwei Y, Wreforg NG, Schlatt S, et al, 1998. Acute and specific impairment of spermatogonial development by GnRH antagonist-induced gonadotrophin withdrawal in the adult macaque (Macaca fascicularis). J Reprod Fertil, 112:139-147.

Boepple PA, Hayes FJ, Dwyer AA, et al, 2008. Relative roles of inhibin B and sex steroids in the negative feedback regulation of follicle-stimulating hormone in men across the full spectrum of seminiferous epithelium function. J Clin Endocrinol Metab 93:1809–1814.

Yan HH, Mruk DD, Wong EW, et al, 2008. An autocrine axis in the testis that coordinates spermiation and blood-testis-barrier restructuring during spermatogenesis. Proc Natl Acad Sci USA, 105:8950–8955.

Tobet SA, Schwarting GA,2006. Recent progress in gonadotropin-releasing hormone neuronal migration. Endocrinology, 147:1159–1165.

Toppari J, Virtanen H, Skakkebaek NE, et al, 2006. Environmental effects on hormonal regulation of testicular descent. J Steroid Biochem Mol Biol, 102:184–186.

Valimaki VV, Alfthan H, Ivaska KK, et al, 2004. Serum estradiol, testos-terone, and sex hormone-binding globulin as regulators of peak bone mass and bone turnover rate in young Finnish men. J Clin Endocrinol Metab, 89:3785–3789.

Vandenput L, Mellstrom D, Lorentzon M, et al, 2007. Androgens and glucuronidated androgen metabolites are associated with metabolic risk factors in men. J Clin Endocrinol Metab, 92:4130–4137.

Virtanen HE, Bjerknes R, Cortes D, et al, 2007. Cryptorchidism: classifi cation, prevalence and long-term consequences. Acta Paediatr, 96:611–616.

第四章

精子的成熟和授精的生理

第一节 附属性腺及精液的组成

睾丸合成雄激素并生成精子；睾丸与附属性腺及管道（附睾和输精管）作为一个整体参与精子的输送过程；远端附属性腺如前列腺、精囊、尿道周围腺（Littre 腺）及尿道球腺（Cowper 腺）的分泌液参与精液的组成。一份精液中除了有精子外，其液体成分主要来自睾丸（1%～3%）、附睾（1%～3%）、尿道球腺（5%～10%）、尿道周围腺（0.5%～1%）、前列腺（20%～25%）以及精囊（60%～80%）。

第二节 附睾的解剖和精子的运输

附睾为一长扁圆形器官，外形像一个逗号，贴伏在睾丸后缘的外侧部。新生成的精子在通过附睾时会产生一系列变化，包括运动功能的获得，以及在表面电荷、膜蛋白、免疫反应、磷脂、脂肪酸含量和腺苷酸环化酶活性等方面的改变。这些变化大大提高了精子细胞膜结构的完整性，使精子的授精能力和运动能力得到增强。睾丸内的精子基本上不具备运动能力，即使有少许运动也仅仅表现为微弱的震颤旋转。在经运输通过附睾后，精子才真正获得向前运动的能力。

附睾是一个由管状结构组成的器官，附睾管总长度 5～6m，紧紧缠绕呈卷曲状，被包裹在白膜结缔组织鞘内。鞘壁结缔组织向鞘内延伸，进入附睾管之间的间隙，形成隔膜，使小管彼此分割开来，支持小管并为其提供血液供应和神经支配。

在解剖学上，附睾可分为头部、体部和尾部三部分。12～18 支来自睾丸的输出小管（每支长 0.2～0.5m）扭曲缠绕形成球状的附睾头，这些输出小管在附睾头内最终汇合成一条附睾管。输出小管在靠近睾丸处管腔较大，形状不规则，在靠近与附睾管交界处时管腔则逐渐变小，且呈卵圆形。跨过交界处，附睾管管径开始轻微增大，直到附睾尾部时管径出现明显增大，而且形态变得不规则。随着附睾管向远端继续延伸，其特征也逐渐变得与输精管相类似。

在组织学上，Yeung 等认为（Yeung et al, 1991），输出小管由有纤毛和无纤毛两种上皮细胞组成，两种细胞以不同的排列、形状和大小至少能形成五种不同类型的小管。输出小管上皮细胞具有再吸收功能，通过从管腔吸收水分和离子并将其转运到管外间质中，浓缩从睾丸进入附睾管的精液，同时输出小管上皮细胞还具有分泌功能。与输出小管管壁不同，附睾管的管壁一般均十分整齐，腔面被覆假复层柱状上皮，主要由不同高度的主细胞（越到远端越短）及其下方的基底细胞组成，还有游离进入的淋巴细胞。上皮固定的细胞具有吸收和分泌功能，为精子提供了一个独特的微环境，使精子在历时近两周的运输后仍可保持活力。基底细胞在有些方面与巨噬细胞有相似的特性。紧密连接复合体在附睾所有区域均可见到。

精子从生精上皮产生并释放后，与支持细胞的分泌液一起借助纤毛作用通过精直小管进入睾丸网，在输出小管内部分液体会被吸收，然后继续前进。Johnson 和 Varner 的研究表明（Johnson & Varner，1988），人类精子在附睾中的运输时间需要 2～12 天。精子从附睾头部运输到尾部所需的时间受睾丸内每日精子产量的影响，每日高产精子的男性（13 700 万 / 每侧睾丸）精子在附睾内的运输时间平均仅为 2 天，而低产男性（3400 万 / 每侧睾丸）则平均为 6 天。研究发现，精子在附睾内运输时间的长短与年龄大小无直接关系。在附睾中精子逐渐趋于成熟并储存其中，以备射精（图 4-1）。

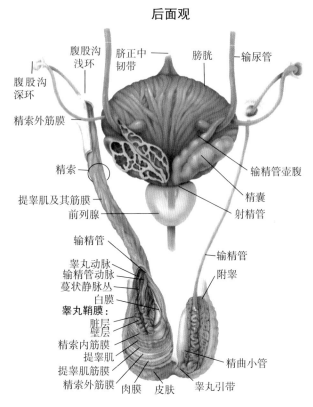

图 4-1　精液输送管道示意图

第三节　附睾的分泌和吸收功能

作为悬浮精子和维持精子功能成熟的微环境，附睾液有着非常复杂的理化特性，与附睾上皮功能有着密切关联（Smith，1998）。

附睾上皮的功能主要体现在吸收和分泌两方面。输出小管具有依赖雌激素的水分再吸收功能，这一功能受雄激素依赖的钠离子吸收的驱动；附睾管还具有依赖雄激素的分泌功能，所分泌的物质可对精子进行修饰，使其成熟，为授精做准备，同时使成熟精子在射精前维持在静息状态。附睾上皮的吸收功能可浓缩精液，所分泌的物质对精子在成熟过程中所发生的变化起重要作用。尽管对附睾的分泌成分及其作用机制有一些研究，但还知之甚少。

精子在附睾内所发生的改变很可能受附睾管腔内所分泌生化物质的影响。附睾液中的生化成分不同于血清，而且附睾头、体、尾部附睾液的渗透压、电解质含量和蛋白质成分也各不相同。这种差异起因于附睾不同部位附睾管的多样化、血睾屏障活性的差异，以及附睾管对甘油磷酸胆碱（GPC）、肉碱和唾液酸的选择性吸收和分泌。体外实验证实，附睾液中的一些蛋白质对精子具有生理学影响，其中包括前向运动蛋白、精子存活因子、渐进运动支持因子、精子运动抑制因子、酸性附睾糖蛋白以及 EP2-EP3 蛋白等。

附睾液中有 3 种低分子量的物质浓度最高：①甘油磷酸胆碱（glycerophosphocholine，GPC），由循环脂蛋白合成（也可能由精子自身合成）；②左旋肉碱，并非附睾合成，而是由血液循环中浓集而来；③肌醇，由附睾上皮细胞合成并转运。这三种物质均为有机渗透分子，可能对精子在附睾中的储存和在女性生殖道中的存活起作用。在附睾分泌的许多水解酶中，中性 α 葡萄糖苷酶是主要成分，无精子症患者精液中若缺乏该酶则提示附睾远端闭塞。每个成年男性精液中 α 葡萄糖苷酶、GPC 和左旋肉碱含量差别很大，GPC 对预测 IVF 能否成功有一定的参考价值，而左旋肉碱则没有。α葡萄糖苷酶的作用还不是很清楚，可降低精子的授精能力。此外，附睾分泌物 P34H 的含量也可以预测 IVF 能否成功。

分子生物学技术已经用于对人类附睾蛋白自然特性的研究，包括基因水平、蛋白组水平和分泌组水平的分析。基因水平的分析包括对 cDNA 文库中所有转录产物、Affymetrix 基因芯片中的已知基因以及某些特殊基因的分析研究。这些基因的表达水平受附睾分泌物和精子的调节，输精管结扎后附睾组织中部分蛋白的表达量会发生改变，隐睾患者附睾组织中部分蛋白质的表达量会降低。精道自然梗阻后也会出现类似变化，受阻管腔中促进精子成熟的物质浓聚，从而影响精子的授精能力。

第四节　勃起和射精

射精过程是在自主神经支配下的两个连续的过程。

前一个过程中，在心理、视觉、听觉、嗅觉和触觉的刺激下，副交感神经冲动沿神经传导，释放乙酰胆碱，使阴部动脉舒张，使流入阴茎海绵体和尿道海绵体的血量增加，压迫静脉使血液流出减少，从而使阴茎膨胀而致勃起。副交感神经冲动同时引起尿道和尿道球腺的分泌。

后一个过程为射精，是在交感神经的控制下进行的，神经冲动沿交通支及下腹神经传导，释放肾上腺素，引起包绕输精管壶腹、输精管及附睾尾的平滑肌收缩，启动射精。

在射精过程中，下腰椎和骶上脊髓中枢的副交感神经和阴部神经发出神经冲动使球海绵体肌收缩，引发精液从尿道有力射出，同时上行感觉神经冲动引起性高潮快感。

射精后，交感神经释放去甲肾上腺素，使阴茎脉管系统扩张，流出血液增加，阴茎变疲软。

第五节　精　　液

在育龄男性射精过程中，肯定伴随有附属性腺的分泌。附属性腺贡献它们各自的分泌物进入精液的顺序是固定的：尿道球腺分泌一种碱性糖蛋白，它在射精前起中和尿道酸性并润滑尿道的作用；前列腺、附睾和输精管同时收缩，排出精子和前列腺液；最后精囊收缩排出精子团和精囊液进入尿道。

精液的凝固和液化离不开附属性腺分泌物的作用。精液凝固是精囊分泌的一种锌结合蛋白（精液凝固蛋白 I）起作用的结果，该蛋白先与精子结合，然后再与前列腺液中的锌结合，使精子固定在半固体状精液凝块中。附睾分泌物中有一种叫 CD52，经糖基磷脂酰肌醇（GPI）的作用被锚定于精子表面，成为精液凝固蛋白 I 的受体，精子通过该受体与精液凝固蛋白 I 结合，最终被固定于精液凝块中。精液液化和精子的释放是一个较为复杂的过程，其中涉及另一种锌结合蛋白，该蛋白也称为前列腺特异性抗原（PSA），具有蛋白水解作用，但该蛋白可被锌抑制，而精液凝固蛋白可消除这种抑制。在 PSA 的作用下，精液在体外 20～30min 后液化。在液化过程中，随着精液渗透压的不断升高，CD52 的 GPI 锚钉结合点发生断裂，精子与精液凝固蛋白 I 分离，从而顺利从精液凝块中释放出来。

在所有与射精有关的附属性腺中，精囊起储存作用，精液中的液体成分大部分由精囊提供，但所有附属性腺的分泌物均参与精液组成，各附属性腺均需要保持适当的功能。通过检测去精子精液中各种组分的含量，可以对各附属性腺的功能进行评估。在去精子精液中，果糖来自精囊，锌、酸性磷酸酶、柠檬酸和 PSA 来自前列腺，左旋肉碱、甘油磷酸胆碱和中性 α葡萄糖苷酶则来自附睾。临床上通过监测这些指标来诊断引起不育症的可能病因，因为检测这些分泌物的含量不仅可以了解各附属腺体是否存在、功能是否正常，而且还可为判断精道是否存在梗阻以及可能的梗阻部位提供依据。

第六节　授精的自然过程

人类精子和卵子都没有独立发育成个体的能力，只有精卵结合形成合子，即受精，才赋予精子和卵子能发育成为新个体的潜能。在生理条件下，精子被射入女性阴道后必须先存活下来，在穿过女性生殖道的过程中获得使卵子受精的能力（精子获能），最后在输卵管壶腹部与卵子相遇，并使之受精。本节所述是正常男性精子在女性体内自然授精的过程，而治疗男性不育时用到的一些辅助生育技术将在以后的章节中论述。

一、精子的活动力

活动力对精子穿过宫颈黏液是必不可少的，对精子成功到达受精部位起部分作用，对精子穿透卵子周围包被物及卵膜是必需的。精子运动的结构基础在其尾部，也称鞭毛，可分为中段、主段和末段三个节段，由中心轴丝和9条与之相关联的外层致密纤维组成。尾部中段被线粒体呈螺旋状包绕（线粒体鞘），为精子运动提供能量，尽管葡萄糖也可为精子提供额外的能量，但是当线粒体数量减少时仍可导致精子活动力下降。中段下方是主段，为精子尾部最长的一部分，主段无线粒体鞘，第3和第8条外周致密纤维向外扩展包绕其他外周致密纤维和鞭毛轴丝，形成纤维鞘。

精子鞭毛轴丝复合体由外周9根呈圆形排列的双联微管和中央2根单独的微管组成。9根外周双联微管围绕中心轴呈圆形排列，微管之间互相连接，外周微管与两根中央微管之间借助呈辐射状排列的轮辐相连接。鞭毛运动的动力来自每个双联微管的内、外侧动力蛋白臂（dynein arms）。当鞭毛轴丝中双联微管的动力蛋白ATP酶被激活时，双联微管中A微管的两条动力蛋白臂不断脱离并重新依附于相邻双联微管中B微管上连续结合的位点，从而产生双联微管间的滑动，表现为精子尾巴的鞭梢样弯曲。当鞭毛中双联微管的另一半滑动时，鞭毛向相反方向弯曲。有关微管滑动如何同步并形成鞭毛摆动的具体机制，目前还不是很清楚。已有一些这方面的假说，包括"开关点"模型和最近的"几何离合器"

模型，用来解释鞭毛这种由一侧弯曲转变为向相反一侧弯曲的机制。

并不是所有的鞭毛畸形都会导致精子不运动，特别是外侧动力蛋白臂的缺失畸形，这与不同类型的动力臂具有不同功能的解释相一致。内侧动力蛋白臂启动鞭毛弯曲并使其维持一定的角度，而外侧动力蛋白臂对鞭毛运动并不是很重要，它主要是通过产生动力来克服因调整弯曲幅度和摆动频率所产生的黏性阻力（图4-2）。

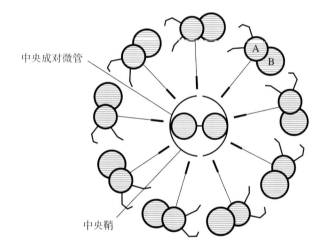

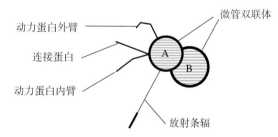

图 4-2　精子的轴丝结构示意图

二、精子在女性生殖道的运动过程

精子射出后必须游动到输卵管才能受精。性交后精子存于凝固状态的精浆中，暂时储存于阴道内。精浆能够中和阴道酸性并为精子提供免疫保护。随后精液在阴道及宫颈处发生液化，精子获释游出，并与流到阴道中的宫颈黏液接触。Mortimer 研究发现，排卵期时宫颈会分泌一种黏液，其中的糖蛋白有利于精子的泳动（Mortimer，1982）。但是，当宫颈黏液中存在抗精子抗体时，会影响精子前向运动和阻碍精子穿透宫颈黏液。被覆抗体的精子尾部被锚定，精子泳动被终止，出现"震颤"现象。临床上体外宫颈黏液接触试验中具有诊断意义。Katz 等报道，根据流体动力学的原理，精子在穿透宫颈黏液时，因尾部的鞭打运动能力低下以及头部形态异常，其所受阻力也会相应增大（Katz et al，1990）。无法调节自身体积大小的精子在此过程中也会受到阻碍。

精子必须从宫颈黏液中游出，但在游出前精子究竟隐藏在宫颈何处仍有争议。精子从阴道运行至输卵管除自身运动外，还有外力的作用。阴道收缩也可帮助精子上行运动。这种收缩是精液中的前列腺素引起的，主要是精液中前列腺素小囊泡边缘的前列腺素在起作用。Kunz 等认为在女性月经的排卵期，宫颈黏液较平时明显变得稀薄，而且宫颈口会开大变松变软，使精子较易通过子宫颈（Kunz et al，1996）。Mortimer 等认为（Mortimer et al，1982），还不清楚女性子宫输卵管交界处是否是精子穿过时的主要障碍，但准备受精的精子需要游过子宫输卵管交界处才能真正进入输卵管。精子向输卵管方向的运动还受同侧子宫蠕动的辅助，子宫蠕动受优势卵泡分泌的雌二醇控制，并在催产素的作用下得到加强。Hunter 认为输卵管液平时可抑制精子的泳动，排卵期则不存在抑制作用，排卵时卵泡液中一些成分可刺激精子的运动，但具体是哪些成分目前还不清楚（Hunter，1987）。Eisenbach 报道，孕酮是其中一种成分，它可能通过其非基因组膜受体在起作用，但这些成分到底是通过化学激活作用还是趋化作用影响精子运动，目前还存在争论（Eisenbach，1999）。

三、精子获能（capacitation）

在精子进入女性阴道后要经历一个"获能"的过程才能使卵子受精，这一过程已被体外实验所证实，即刚射出的精子在体外立即与卵子接触并不能使卵子受精，只有经过获能才能受精。这是一个必需的过程，即精子处于男性生殖道时存在去能因子（decapacitation factor，DF）等抑制因素，而在

女性生殖道内才能获能。在精子获能进程中，这些抑制因素逐一去除，从而在适当的部位发生受精。Visconti 等认为，精子在女性体内的获能与其授精前在男性体内的休眠是两个完全对立的过程（Visconti et al，1998）。

精子在附睾运行和储存过程中，已获得授精潜能，但由于附睾分泌的去能因子附于精子表面，暂时抑制了它的授精能力。精囊也能分泌去能因子，在射精时才临时附着于精子表面。直至精子进入女性生殖道，去能因子对精子授精能力的抑制作用才被解除。在精子胞膜里存在甾醇类及硫酸酯，而女性生殖道及卵泡内存在甾醇类结合蛋白和硫酸酯酶。当精子进入女性生殖道后，生殖道内的甾醇类结合蛋白能够去除一部分精子胞膜里的胆固醇；而硫酸酯酶则通过酶解精子极性脂质为非极性脂质，改变精子胞膜的坚固度，使精子质膜局部脂质的流动性更容易发生改变。精子胞膜里胆固醇的消失是一个重要的步骤：可导致质膜紊乱，增加细胞膜的流动性、促进膜融合，并最终完成顶体反应和精卵结合。

精子一旦获能，其运动模式发生显著改变，显微镜下表现为精子头部侧摆幅度和频率明显增加，尾部振幅加大，频率加快，直线性和前向性运动降低，呈现一种特殊的高度活跃运动或鞭打样运动。引起精子高度活跃运动的原因尚不清楚，不过有关运动增强的分子基础包括钙离子通过精子特异性钙通道（cation channel of sperm，Catsper）内流以及信号转导产生的精子蛋白 cAMP 依赖的酪氨酸磷酸化。其中腺苷酸环化酶的激活剂 cAMP 的产生是精子获能分子机制及调控的核心环节，但这些都是在体外进行的研究，对于精子在女性生殖道中获能的调节目前还不十分清楚，可能的调节因素包括自主神经、女性甾体激素和近年来发现的输卵管特异糖蛋白等。

与刚射出未获能精子的高频、低幅前向运动模式相比，获能后的精子产生了更强的推动力。这有利于精子通过输卵管黏稠介质和穿越放射冠的黏弹性基质，增加精子摆脱输卵管上皮的能力，使精子能顺利地在输卵管中运行。实验表明，与在一般非黏稠培养液中的运动很不同，获能后精子在黏稠介质中有着很好的前向运动，这对于精子在输卵管内的运行是很重要的（Johnson et al，1988）。此外，获能精子强有力的鞭打样运动增加了精子与卵子周围带碰撞的机会，并赋予精子成功穿越放射冠和透明带的力学基础。

精子朝着输卵管壶腹部的卵子运动可能受到趋温性的影响，即精子顺着女性生殖道温度梯度的方向定向运动。在人类，精子一般趋于向温度高的区域移动。输卵管壶腹部与峡部相比具有更高的温度，这可能促使精子更容易远程迁徙至壶腹部与卵子相遇。只有获能精子才会对这种"温度趋化"有反应。

四、精子穿透卵子周围带

精子到达受精之处——输卵管壶腹后，还必须穿过卵子外面包裹着的两层结构才能直接与卵膜接触。外层据 Dandekar 等报道是堆积层，包含直接与卵细胞相邻的"放射冠"，由包埋在透明质酸弹性基质中的颗粒细胞组成（Dandekar et al，1992）；而内层据 Green 报道是非细胞透明带，由 ZP1、ZP2、ZP3 和 ZP4/ZPB 四种糖蛋白构成的网状结构组成（Green，1997）。尽管精子表面有溶解酶如透明质酸酶 PH-20，可使精子容易穿过堆积层，顶体酶可帮助精子穿过透明带，但是精子自身在外层基质中的物理摆动也是必需的（Adham et al，1997）。

精子在输卵管中的运动很活跃，称作高度活跃运动，它的动力是来自尾部的大振幅鞭打扭动，但精子头部不动，比起附睾里成熟的及刚射出的精子，其运动频率快而振幅小，这种运动方式可使精子获得最大的动力。同时也使精子碰撞卵子周围带的次数增多，并且精子通过大幅度摆尾运动扫清了周围区域。人精子高度活跃运动方式的分析是通过精子头部运动的轨迹、鞭打运动的范围、星状旋转、不固定、圆圈及螺旋状运动的计算机图像扫描来进行的。对精子高度活跃运动的分类仍需标准化，但它肯定与结合周围带、顶体反应、无周围带的卵子穿透能力及授精能力相关。人类精子在这种运动中需要葡萄糖作为能量（图 4-3）。

五、精子与透明带的结合

精子不但能持久地泳动，当与卵子相遇时，两配子之间还可通过卵子的透明蛋白 ZP3 和精子的透明带受体之间糖基上的氧原子互相形成紧密的连接。Topfer-Peterson 等报道（Topfer-Peterson et al，1999），许多蛋白参与精子与透明带之间的连接，不同种属的精子表面参与连接的糖残基也不同。Visconti 等报道，糖之间和 ZP3 蛋白之间的相互反应通过细胞内某些成分变化引起顶体的胞外分泌，如细胞内 Ca^{2+}、pH 值和 cAMP 浓度的升高和酪氨酸激酶作用下的跨膜磷酸蛋白的磷酸化（Visconti et al，1998）。人精子表面 ZP3 蛋白的受体还没有彻底研究清楚，睾丸精子整个膜蛋白及附睾的分泌成分也是受体的组成成分。Revelli 等报道，对于孕酮是直接作用于精子头部还是引起精子与其他顶体胞外刺激物，如 ZP3 起反应，目前还存在争论（Revelli et al，1998）。

六、精子的顶体反应及穿过透明带

普遍认为，精子重要的顶体反应（acrosome reaction）发生在透明带。如果发生在卵子的外堆积层，那精子将不可能穿越整个外周带，因为精子寿命很短。

顶体反应时精子的细胞膜上发生很多变化，首先是顶体的原生质膜与其下的顶体外膜融合，这样便形成了一个混合的囊泡，在精子穿过透明带时流出。随后的一个过程是顶体酶释放出来，消化透明带。同时持续的鞭打推动使精子穿透卵子外周带。许多精子的穿过在卵子外周带上形成了裂缝，通过该裂缝精子到达卵周隙。裂缝的形成是外周带被溶解的开始，顶体反应后精子释放的胰酶样顶体溶解了外周带。Bedford 认为，即使没有顶体酶的存在，精子凭借自身的动力也能穿透外周带（Bedford，1998）。而 Green 认为，大分子量的 α 顶体素（前顶体

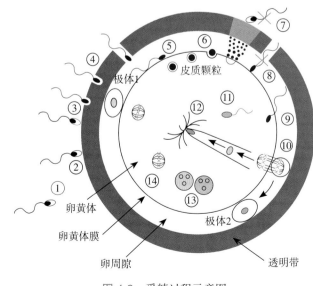

图 4-3　受精过程示意图

素）也可与透明带结合，并推测它可能与透明带的 ZP2 蛋白有相互作用（Green，1997）。

细胞溶解酶溶解透明带的机制还处在争论中，因为凝集素处理过的抗胰酶和顶体酶的透明带仍然可以被精子穿过；另外转染了突变前顶体基因的小鼠，其缺乏顶体活性，但在体内体外均具有授精能力。以上缺失前顶体仍能受精的现象说明，无论是前顶体还是顶体，对小鼠的受精都不是根本的。其他一些因素，如 PH-20（精子表面的透明质酸酶）或顶体透明质酸酶，可在这些转基因小鼠中起到消化酶和透明带受体的作用。Liu 和 Bedford 认为，不育症与以下几方面有关：精子不能完成正常的顶体反应、不能穿过或不能完全穿过透明带（Liu et al，1994; Bedford，1994）（图 4-4，图 4-5）。

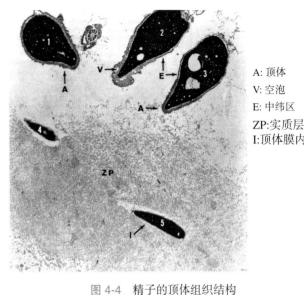

A: 顶体
V: 空泡
E: 中纬区
ZP:实质层
I:顶体膜内层

图 4-4 精子的顶体组织结构

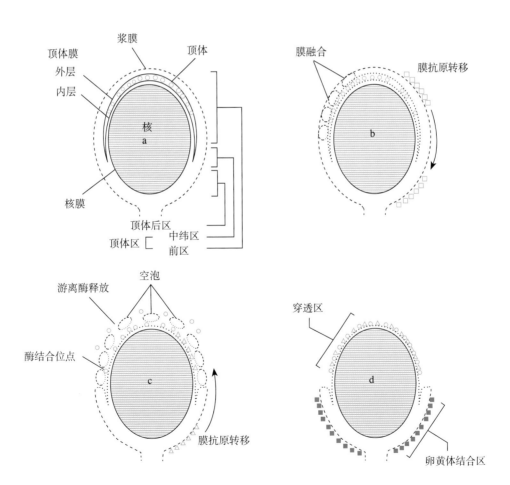

图 4-5 精子顶体反应示意图

七、精卵膜融合

精子获能后，其头部和尾部发生显著变化。头部近端的显著变化是顶体反应，尾部是高活力的鞭打运动。顶体的赤道部位和顶体后部也发生了一些微妙的变化，但没有囊泡形成，头部囊泡的形成是为精子和卵子的接触作准备。覆盖在顶体表面的精子细胞膜上有一些成分在精子与透明带的作用有关，囊泡形成时这些成分并没有丢失，将在精子和卵子的融合中起作用。

精子完成顶体反应到达卵子外周空间后，顶体赤道及后部发生相应变化使精子和卵子能相互融合。

精子表面有整合素的配基，而卵子细胞膜表面有整合素（一种细胞黏附分子受体），两者可相互作用。精子卵子接触的竞争抑制实验表明，顶体反应后的精子与卵细胞相互作用的多肽中含有 RGD（精氨酸-甘氨酸-天门冬氨酸）序列。获能的精子在顶体的赤道部位表达含有 RGD 的黏附蛋白，该部位在受精过程中与卵膜结合（图 4-6）。

八、卵子的激活

精子和卵子的细胞膜在中间部位融合，形成

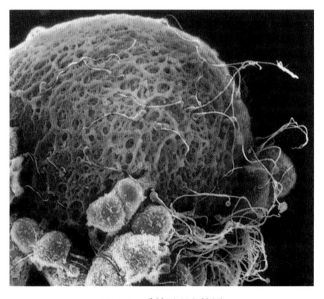

图 4-6　受精过程电镜图

一个马赛克状膜后，精子进入卵细胞。膜上的这一反应刺激卵细胞内钙离子的释放，卵细胞内钙离子的变化也需要一些精子的成分（如精子相关的卵母细胞激活因子 SAOAF）的参与（Dozortsev et al，1995）。以上钙离子的流动加速了卵母细胞膜下颗粒的胞外分泌。

这些颗粒物质在卵细胞和透明带两处通过阻止另一个精子的进入来避免多倍体的形成。首先，颗粒囊泡的外膜与卵细胞膜的融合立刻改变了卵细胞膜的构成，使其对精子无亲和力，这叫做"卵阻碍多精受精"。第二，囊泡中的颗粒释放到卵细胞外间隙，其中的糖苷酶降解透明带的糖蛋白 ZP3 为 ZP3f，ZP3f 缺少糖基，精子膜表面受体无法识别；并有蛋白酶降解 ZP2 为 ZP2f，ZP2f 不能与顶体反应后的精子结合，这称作"透明带阻碍多精受精"。

精子细胞的卵子激活因子在精子生成时就产生了，储存在圆形囊泡里，但在初级和次级精母细胞中并没有。

九、雄原核的形成

在精子生成时睾丸中精子的染色质高度浓缩，富含精氨酸的组蛋白被更重要的精蛋白所替代，后者能嵌入核酸的螺旋形沟内。精子和卵细胞融合几小时后，卵细胞浆中的谷胱甘肽破坏了精蛋白的二硫键，核浆使精蛋白被组蛋白替代，精子的头部膨胀。核蛋白被降解后，精子 DNA 模板的限制被取消，雄原核形成。最后，精子的尾巴和父系线粒体 DNA 被丢弃。

精子和卵子的融合抑制了细胞中期促动因子，使卵母细胞排出第二极体，雌原核从它的单倍体染色体附件中形成了。与此同时，受精精子的中心体被激活，使纺锤丝进入受精卵，与雌原核接触后把两个生殖核拉到一块，为第一个有丝分裂做准备。在配子阶段男性和雌原核移动到一起，染色体浓集，随后核膜破裂，父系和母系染色体排列清晰可见。以上第一次分裂发生在纺锤体。

一些不育症男性的精子在卵浆中不能被激活，不育可能因穿进的精子不能建立有丝分裂纺锤体所需的细胞骨架。

第七节 早期的胚胎发育

受精卵形成后，在输卵管分裂，2 ~ 3.5 天后进入子宫继续分裂形成桑葚胚（由 16 个全能的细胞构成）及胚泡（32 ~ 64 个细胞）。在转移过程中，胚胎和子宫都发生了形态和生化的变化：子宫变得适宜于胚胎存活（由卵巢的孕酮和雌激素引起），胚胎也变成能在母体内存活的结构。在宫腔内，胚泡长成不对称结构，外层叫做滋养外胚层，内层细胞叫内细胞团。在随后的分裂期，胚泡变得聚集，上皮的分化开始。外围上皮层（外胚滋养层）的形成使胚胎与外面的环境分离，离子的转运由滋养外胚层完成，滋养层的分泌液进入囊胚腔，在孕体内形成了不同于母体的离子浓度环境。

种植是胚胎与子宫间的一种独特的反应。胚胎在宫腔 3 天后（受精 6 ~ 7 天后），胚泡移动到子宫内膜外等待信号进行种植。在种植前期受精卵从透明带中孵出，这是种植必需的过程，需要类固醇依赖性的分解因子。游离的胚泡在受精 20 ~ 21 天后进入子宫内膜上皮层，在种植时，游离的胚泡与子宫内膜上皮层紧密黏附使其固定在子宫内。在胚胎附着于上皮层时，子宫间质成纤维样细胞在孕酮的作用下变得膨大。在孕酮和雌激素的作用下，胚胎穿过上皮层和基底层与母体血管接触（图 4-7）。

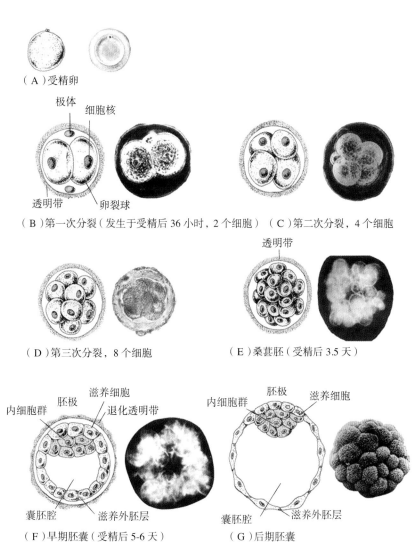

（A）受精卵

（B）第一次分裂（发生于受精后 36 小时，2 个细胞）　（C）第二次分裂，4 个细胞

（D）第三次分裂，8 个细胞

（E）桑葚胚（受精后 3.5 天）

（F）早期胚囊（受精后 5-6 天）

（G）后期胚囊

图 4-7　受精卵胚胎发育过程示意图

第八节 精子在附睾中的成熟过程

精子在附睾近端（附睾头部和体部）获得授精的能力，这期间精子在生理、生化和形态上发生了许多变化。对动物的许多研究证明，在睾丸生成但未在附睾成熟的精子在体外和体内都不能使卵子受精。因道德伦理的原因，这些实验不能在人体进行，只有附睾不同部位的精子与卵子作用的资料。

一、外科吻合证据

附睾不同部位精子的受精能力可以通过精道堵塞部位以上与附睾再吻合后的怀孕与否来推断。吻合通道形成后 6 个月至 2 年，就可在性交后怀孕。因此可以认为，附睾对精子的成熟有影响，其近端与输精管甚至与睾丸精曲小管相接都可使精子具有授精能力。现在还不知道输精管 - 附睾吻合术后，输精管和附睾管分泌了何种成分作用于精子，但已经知道人附睾分泌的一些糖蛋白在附睾以下的器官中都有表达。

二、辅助生殖的证据

另外一个途径就是通过辅助生殖的证据来了解附睾对精子成熟的作用。在辅助生殖中，精子所遇到的困难与体内完全不同，不成熟精子授精过程都可观察到。在附睾 - 输精管吻合术后，精子仍需进入女性生殖道，并在里面生存。而辅助生殖越过了这些自然障碍。

从体外人工授精可获得一些资料，精子是从有可能阻塞的不同管道取出，特别是先天性双侧输精管发育不全和膀胱纤维化的患者，他们已无管状结构，外科矫正已不可能。从附睾尾、体、头部取出的精子（显微附睾精子吸出：MESA）都可受精，从输精管、附睾囊中的睾丸精子及睾丸活检中取的精子也能受精。但比较可以看出，精子越是来自近端，其授精能力越低下，胚胎越易丢失。

随着更具侵入性的生殖技术的发展，人类睾丸精子的带下种植（SUZI）和胞内精子注射（ISCI）都可以受精。即使是射出的或睾丸活检的不成熟精子，也可通过细胞质内注射法（ELSI）而受精。但对睾丸精子的 ICSI 法和附睾精子比较表明，其生殖核胚胎率和转移后的怀孕率低于附睾精子。这说明，即使在人类，生精细胞也从睾丸以下的生殖道中获得了胚胎形成有关的一些功能（图 4-8）。

三、精子运动力的发育

刚从睾丸生成的精子虽然没有运动力，但已经有了鞭毛运动装置。尽管只有经过附睾后精子才有自发的运动能力，但从先天性双侧输精管发育不全及阻塞性无精症患者睾丸中取出的精子仍有一定的活动力。诱导精子的活动力是有时间依赖性的，目前已经可以将精子进行常规体外培养诱导出活动力

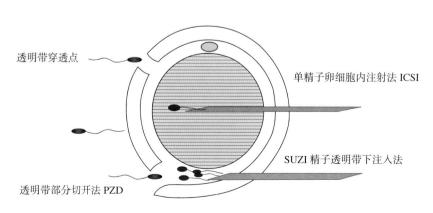

透明带穿透点

单精子卵细胞内注射法 ICSI

SUZI 精子透明带下注入法

透明带部分切开法 PZD

图 4-8 不同种类人工授精技术示意图

后再运用于 ICSI。睾丸中精子的轴复合体运动系统已有了一些运动功能，但不是所有的精子都有，因为体外实验表明，ATP 只能诱导少量的 Triton X-100 液中睾丸精子的运动活力。

精子在穿过附睾时，不仅获得了运动能力，而且由不成熟变得成熟。轴运动系统的成熟先于整个精子。尽管哺乳动物精子在附睾中的变化都有一定差异，但也有一些共同的衡量标准，如活动力百分数、前向速度（VSL）、泳动直线等。VSL 的增加是鞭打能力发育的结果，曲线速度反映了鞭打力量的增加。精子的这些成熟变化动力学发生在附睾近侧端，并在体部中央完成。在轴运动系统发育时，精子头部的位置变化很小。

附睾不同部位精子的成熟度及运动能力存在差异。附睾体部中央动力值是最高的，刚从该部成熟的精子其活动力比较一致。在动物特别是人的实验表明，附睾尾部的精子活动力百分数和（或）VSL 呈不同程度下降，这可能反映了成熟精子的衰老程度。

附睾中刺激精子成熟的因子还不清楚，推测与细胞内 pH 值、Ca^{2+}、cAMP 和蛋白磷酸酶有关。附睾中的精子有新的腺苷酸环化酶，上皮细胞在碳脱水酶的作用下产生重碳酸盐，重碳酸盐可激活腺苷酸环化酶。具有同样重要性的是磷酸二酯酶的活性，它调控 cAMP 的量和 A 激酶锚定蛋白（AKAP），AKAP 是从睾丸中前 AKAP 而来，在附睾中加工成成熟形式。

不断趋于成熟的精子，其活动力的增加可以通过 VCL 体现出来，使得精子可从宫颈黏液中游出，在女性生殖道中泳动并穿透卵子的外周带。在进行 VIF 时，精子与卵子的接触是人工进行的，可以不需要活动力，但穿透外周带时仍需要活动力。在进行带下种植（SUZI）时，透明带被机械穿透，精子被带到卵细胞外周间隙与卵子融合，整个过程都不需要精子的活动力，即使是完全没有活动力的精子也可以受精。正常情况下精子穿透卵细胞后就停止摆动，即精子细胞核进入卵细胞后就再不需要活动力。因此在进行胞内精子注射（ICSI）时，还需要破坏精子的细胞膜以终止其运动。

四、精子与透明带结合能力的发育

附睾头部的精子获能以后与透明带结合的能力低于自然射出的精子，这说明附睾对精子与透明带的结合能力的发育相关。已从不同物种的精子中发现了许多"透明带受体"，一些受体在睾丸精子中就有表达，通过附睾时再从大小或部位上予以修饰，其他一些受体是附睾的分泌物。最近有研究表明，人附睾分泌的一种糖蛋白 P34H 与精子-透明带的结合有关。

五、顶体反应能力的发育

当把附睾中的成熟精子在相当于获能条件下孵育时，精子就可发生顶体反应。人附睾精子在钙离子载体或 4℃ 长时间孵育后，成熟精子比不成熟精子发生顶体反应率要高，这说明精子发生顶体反应与外界刺激有关。这可以反应精子胆固醇的变化。说明顶体反应时不成熟精子必须有足够的顶体素；在睾丸时精子就已经有顶体素了，附睾头的精子顶体素会有所增加，当然，附睾尾的顶体素就会更多。

六、精子与卵细胞的融合

在仓鼠的实验证明，只有附睾以下部位的精子才能与卵细胞膜结合并融合，且附睾尾的精子结合力最高。在与卵子融合以前精子必须获能并发生顶体反应，而不成熟精子发生顶体反应的能力较差。现在还不知道不成熟精子融合力差是否反映了它们没有获能或没有发生顶体反应，或者在发生顶体反应时精子的赤道部位受到了不正确的修饰。

精子与卵子的识别与 RGD（精氨酸-甘氨酸-天门冬氨酸）三肽序列有关，人附睾分泌一种含有 RGD 序列的可溶性蛋白——纤维黏连蛋白（fibronectin），可能与精子和卵子的反应有关。其他的分泌蛋白有 FLB1 和 SOB2 抗原。睾丸精子含有金属蛋白酶样区域的蛋白也可能在精卵结合中起作用。

七、精子染色体的浓集和生殖核的形成能力

在所有研究的物种，附睾中成熟精子因 DNA 结合蛋白（精蛋白）巯基氧化作用，其染色质在二硫键的连接下浓集。附睾精子染色体浓集可由苯胺蓝染色变淡反映出来，由于苯胺蓝可与成熟精子核酸结合，所以苯胺蓝淡染反映了核蛋白二硫键的氧化情况。也说明卵浆中有足够强的松弛因素，可以使

精子染色质解聚（Hunter，1987）。

八、健康胚胎的发育

在许多物种，即使是有授精能力的精子，也不一定能孕育活的胚胎。受精延迟、分裂延迟、种植前和种植后的丢失都可能发生。对其原因进行的研究还不多，但对附睾精子基因甲基化的研究可能会揭开其中的奥妙。基因的甲基化可以阻止基因的转录，如果基因没有被甲基化，基因就会在胚胎早期不恰当的时候表达。这提示附睾可控制下一代的基因表达，精子在有性生殖中基因甲基化的不同对胚胎的顺序发展是必要的。

除体外受精外，植入胚胎也并不全都怀孕。许多怀孕资料表明附睾远端精子受精发育的胚胎的质量远在近端精子之上。这一观点被最近的 ISCI 所证实，即睾丸精子在进行 ISCI 时，其两个生殖核的形成率和胚胎形成率都比附睾精子低。

综上所述，精子的核染色质在睾丸形成后还并不是其最终成熟形式，还需在附睾里发育成熟。而且高度聚集浓缩的精子染色体在卵细胞里还要解聚，在一定时间、空间控制机制下与卵子共同形成生殖核。

第九节　精子在附睾中的储存

精子在附睾腔内是静止的，部分原因是由于附睾上皮细胞的离子转运造成了附睾液中低钠高钾的特殊环境。低钠使细胞内 pH 值无法升高，从而无法激发精子的活动力。另外渗透进来的酸性物质如乳酸，也可能对精子活动性的激发有抑制作用。

附睾中储存的精子的量不多，时间也不长。节欲两周后多次射出的衰老精子仍有活力，所以可通过这种方法收集有活力的精子，这对寡精症患者有用。

附睾中分泌的超氧化物歧化酶和谷胱甘肽过氧化酶保护精子发生脂质过氧化，并分泌顶体素抑制因子抑制顶体酶而保护精子。Bedford 实验研究发现，把附睾置于腹腔内会影响附睾对精子的储存能力，而且我们人类的"穿衣习惯"阻碍了阴囊的降温，可能对精子的受精作用有不良影响（Bedford，1994）。

第十节　附睾对精子自体抗原性的免疫保护

由于精子是在免疫系统发育到能识别异体抗原之后才生成的，它会被免疫系统识别为"外源性蛋白"。机体通过多种办法来使精子逃避免疫系统的监视，精子在附睾管中被隔离，除非是附睾管破裂，如发生于输精管切除术、外伤、疾病，或者因输精管发育不全而精液积聚过多，否则精子是与循环免疫活性细胞完全隔离的。但是附睾中保护精子的紧密连接复合体不如睾丸的血睾屏障有效，精子的抗原性物质可通过紧密连接或穿过上皮细胞绕过屏障到达间质组织。

第二种防御措施是由附睾中的免疫抑制因子组成，它们可降低淋巴细胞的活性。巨噬细胞可将精子的自体抗原给呈递免疫系统，附睾上皮层中巨噬细胞很少而间质则很多。因为精子缺少 MHC- Ⅰ 类和 MHC- Ⅱ 类抗原，并且无共刺激分子，所以 CD8[+] 或 CD4[+] 淋巴细胞反应无法进行，从而成功抑制了细胞介导的抗精子免疫反应。虽然循环中可有抗体产生，但它们从毛细血管中渗出的量很少。附睾腔内补体参与的精子破坏很少，因为附睾中补体很少而精子的补体调节蛋白水平又很高。睾丸中精子表面的补体调节蛋白有 CD46、CD55 和 CD59，附睾中也可分泌，如 SGP-2 等。在附睾堵塞的患者血液中会有抗精子抗体产生，有可能是堵塞造成的，也可能是先天性的。越是远端堵塞，抗精子抗体发生率越高，说明附睾管抑制抗原免疫反应是节段性的。附睾中巨噬细胞样的基底细胞可能可以去除精子的抗原性。

第十一节　辅助生殖

倘若不育症患者睾丸中有精子存在，就可以有相应的措施从射精管、附睾及睾丸中获取精子。如果输精管存在，可以通过附睾－输精管吻合术来切除阻塞部位，并与附睾近端吻合而使精道畅通，通过正常性交而怀孕。精子宫内种植虽越过了精子在阴道内的停留过程，但精子仍需在生殖道内存留并向上爬行。当精子数量少时，就考虑用其他辅助方式，这取决于获得精子的部位及使用条件。许多辅助生殖（assisted reproduction）技术对精子要求的条件较少且各不相同，例如在配子输卵管移植（GIFT），精子被直接放到输卵管而避免了在宫颈和子宫内的穿行；在体外受精中，因为精子的数量很多，精子可完全避免与女性身体接触，也不需要穿过外周带；在带下种植（SUZI）时，精子被直接注射到卵细胞周间隙，连透明带都不需要穿过；顾名思义，在精子胞浆内注射（ICSI）的辅助手段帮助镜子穿过了卵细胞膜。

很明显，睾丸精子微注射卵子胞浆后，受精所要面临的问题与正常射出精子面临的问题一样，辅助手段是否正确还存在疑问。以上所有证据表明，正常精子授精的每一个步骤都与精子在附睾中的发育和修饰有关。但也说明，如果运用辅助生殖手段越过这些步骤，受精对精子成熟程度的依赖就不那么明显了。另外，不育症也显然与上述每一个连续步骤的能力缺陷有关。

（宋卫东　李广永）

参考文献

Adham IM, Nayerna K, Engel W, 1997. Spermatozoa lacking acrosin protein shoe delayed fertilization. Mol Reprod, 46(3):370-376.

Bedford JM, 1994. Status and state of the human epididymis. Hum Reprod, 9(11):2187-2199.

Bedford JM, 1998. Mammalian fertilization misread? Sperm penetration of the eutherian zona pellucida is unlikely to be a lytic event. Biol Reprod, 59(6):1275-1287.

Dandekar P, Aggeler J, Talbot P, 1992. Structure, distribution and composition of the extracellular matrix of human oocytes and cumulus masses. Hum Reprod, 7(3):391-398.

Dozortsev D, Rybouchkim A, DeSutter P, et al, 1995. Human oocyte activation following intracytoplastic injection: the role of the sperm cell. Human Reprod,10(2):403-407.

Eisenbach M, 1999. Sperm chemotaxis. Rev Reprod, 4(1):56-88.

Green DP, 1997. Three-dimensional structure of the zona pellucida. Rev Reprod, 2(3): 147-156.

Hunter RHF, 1987. Human fertilization in vivo, with special reference to progression, storage and release of competent spermatozoa. Hum Reprod, 2(4):329-323.

Johnson L, Varner DD, 1988. Effect of daily sperm production but not age on transit time of spermatozoa through the human epididymis. Bio Reprod, 39(4):812-817.

Katz DF, Morales P, Samuels SJ, et al, 1990. Machanisms of filtration of morphologically abnormal human sperm by cervical mucus. Fertil Steril, 54(3):503-513.

Kunz G, Beil D, Deininger H, Wildt L, et al, 1996. The dynamics of rapid sperm transport through the female genital tract: evidence from vaginal sonography of uterine peristalsis and hysterosalpingoscintigraphy. Hum Reprod, 11(3):627-632.

Liu DY, Baker HWG,1994. Disordered acrosome reaction of spermatozoa bound to the zona pellucida: a newly discovered sperm defect causing infertility with reduced spermatozoa pellucida penetration and reduced fertilization in vitro.Hum Reprod, 9(9):1694-1700.

Mortimer D, 1982. Sperm transport in the human female reproductive tract in relation to semen analysis characteristics and time of ovulation. J Reprod Fertil, 64(2): 401-408.

Revelli A, Massobrio M, Tesarik J, 1998. Nongenomic actions of steroid hormones in reproductive tissues. Endocr Rev, 19(1):3-17.

Smith TT, 1998. The modulation of sperm function by the oviduvtal epithelium. Biol Reprod, 58(5): 793-797.

Topfer-Peterson E, 1999. Carbohydrate-based interaction on the route of a spermatozoon to fertilization. Human Reprod Update, 5(4): 314-329.

Visconti PE, Galantino-Homer H, Moore GD, et al, 1998. The molecular basis of sperm capacitation.J Androl, 19(2):242-248.

Yeung CH, Cooper TG, Bergmann M, et al, 1991. Organization of tubules in the human caput epididymidis and the ultrastrure of their epithelia. AM J Anat, 191(3): 261-279.

第五章

生育失调心理学

第一节 概　述

在过去的二十年里，生殖医学取得了巨大的进步。据WHO统计，每年约有200万新增的不育夫妇。今天，一些传统的方法，例如外科手术、激素治疗以及授精技术正在逐渐被显微外科输精管附睾吻合以及睾丸精子抽提术（testicular sperm extraction，TESE）、体外受精（in-vitro fertilisation，IVF）、卵胞浆内单精子显微注射技术（intracytoplasmic sperm injection，ICSI）所取代。大多数不育夫妇在治疗初始阶段常有不切实际的过高期望，因此尽管在这一阶段有相当高的受孕率，但相当多的夫妇在治疗的第三阶段却不能坚持下去。与此相对应的是患者尽管诊断结果很糟糕，但对于拥有属于自己的孩子别无选择，只好不断地求医。在专家圈里来回往返使问题更加复杂，且逐渐认为实现有个孩子的愿望变得更为困难，而且也很少能再考虑其他手段。

一些国家的不育夫妇很少能一致选择能给他们带来一个小孩的办法，因为他们有不同的价值观。通常在不育方面，心理学文献常强调以下几点：不育者固有的心理状况；不育者看待生殖医疗技术的心理因素；治疗禁忌证与适应证的社会心理因素；心理治疗干预的影响；不育治疗后社会心理的进一步发展，特别是在 IVF 及 ICSI 后。

一、不育夫妇的心理状况

不育夫妇的心理状况可分为：个性心理、动机心理、紧张心理、生物心理（Band et al，1998）。在 20 世纪 50 年代末到 60 年代中期，不育被看作是那些具有特定个性的人所有的疾病。这阶段不育的心理研究占主导地位，例如，大多数不育夫妇都有压抑、恐惧及性格内向等主诉，尽管对生育和不育夫妇心理的大量研究表明存在心理性不育，但很少将不育直接归因于某种个性和情感失调。因此，对于一些不发达地区移民夫妇应建议首选非侵入性治疗方法，因为他们经常想在非常年轻就拥有自己的孩子，而且总体平均受教育水平较低和缺乏必要的性教育，这些患者很难理解诊断的重要性及治疗的合理性。

心理动机学研究基于心理分析理论，认为心理冲突的抑制是散发性不育的主要因素，特别在考虑夫妇关系时常认为是相互影响。在不育夫妇中，自我保护心理比其他心理因素更常见。尽管这些研究及其他类似性医学研究揭示了内在心理冲突是不育的可能因素，但常归因于女性而忽视男性因素，以致不能充分解释心理性和生理性的内在联系。所以也可以看到，随着诊断和治疗技术的提高，心理性原因由先前的 50% 降到今天的 5% 以下。

心理性不育常见于紧张的工作，长时间处于紧张的压力之下，机体的许多功能被抑制。经常性地处于紧张的条件下可导致内分泌功能的紊乱而引起不育。过高的心理压力刺激，如死亡判决、战争以及监禁可见明显地引起性激素的改变从而减少精子生成，也促使人们研究心理压力与男性不育的内在联系。一系列研究表明：心理压力种类与不育有关（如个人压力、职业压力），也影响到精液质量。总的说来，这些研究均未能阐明内在的心理行为因素与精子计数、精液质量等生物学参数之间的内在联系。

心理生物学研究即着眼于此，它试图阐明心理因素是机体对外界压力作出反应的一部分。紧张性不育与人们处理压力的特定形式及特定个性有关。处理问题的积极性表现在个体不回避压力，而是积极面对，且试图改变它们而使压力变小。即使在不育男性，处理问题的积极性也可对其病情有帮助或减轻不育对他们造成的影响。这方面还需进一步深入研究，目前尚无合理性的解释。特发性男性不育患者一般具有更多的工作压力和个人压力。特发性男性不育患者也有更多的突发事件（如生病、死亡、财产丢失）。它表明不管是男性或女性，心理因素与不育具有一定的关系。

二、心理因素对不育的影响

在对不育的心理影响研究的文献中存在着结果迥异的论述：心理因素的影响取决于心理根源（如先天性、分析性和行为性）、不育原因（男、女及双方）及对孩子的渴望程度。然而，大多数研究证实不育是令人压抑的心理状态。患者对于不育诊断心理变化一般会经历八个阶段：震惊、否定、气愤、自责、窘迫、孤立、抑郁、悲伤，最后不得不接受现实，但有时也会越过一个或几个阶段。对于接受 IVF 治疗的夫妇，不管治疗成功与否，治疗后

夫妻关系均不同程度得到改善。在一项对 281 例接受 IVF 和 ICSI 治疗夫妇的回顾性调查中发现，不管治疗形式如何，治疗组中女性较对照组以及他们的丈夫相比，表现出抑郁性心情者更多（Beutel et al，1999）。在 ICSI、显微镜下附睾精子吸引术（microscopic epididymal sperm aspiration，MESA）、TESE 治疗组中男性则有更多的自责和不满，部分是由于让人烦恼的治疗所致。该研究确立了抑郁的以下高危因素：不成功或反复治疗的夫妇、社会经济地位较低的夫妇、移民夫妇、男性不能给予女性很大鼓励的夫妇。

在进行 IVF、ICSI 治疗时最大的心理冲突来源于在卵子俘获、精卵结合、胚胎转移以及等待怀孕实验结果等阶段时的不确定心理，同时伴有正反感情并存心理、感情压抑心理、乐观情绪心理（如盼望、亲密）。因此，及时告知夫妇实际情况与检查结果能减少其心理压力。

最近认为不育或生育受限是多因素影响的，值得关注。其心理研究结果认为不管用标准测试或对照，心理压力和心理冲突在已育夫妇和不育夫妇之间并无根本区别。

第二节 男性生育失调心理学

现在普遍认为约占半数以上的不育夫妇是来自于男方的原因。新近的治疗方法如 MESA、TESE 主要用于那些想要孩子而又未能如愿者以及已证实具有严重生育失调疾病者。实际上，今后更多的方法会着眼于对男性不育的心理研究。

众所周知，男性在外人面前说出其生育问题时比女性更难于启齿。甚至一些科学的治疗方法也难以在不育男性中施行，原因是他认为只能在有限的范围内接受治疗。由于自发受孕也能在精子计数 10^6/ml 以下发生，医生有责任使不育男性的自责感减少。

对严重不育患者选择的治疗方法的最新研究中认为，男性的自责感更强，且把治疗措施特别是MESA、TESE 等看得更糟糕。男性的自责感使治疗中所受压力更大，不育男性在治疗中需要更好地处理这方面的问题。如前所述，对不育男性原因研究

表明来自男性的压力更大，特别是那些在压力环境下较脆弱及对压力采取回避态度者。而且，这些男性在生育问题上很难寻求社会的帮助。另外，这些不育男性，特别是在确诊为难以治疗的不育症后，对性活动更易采取否定态度。

进一步的研究表明，在男性及女性对诊断结果的反应方面，被疑为不育夫妇中，男性较女性更能接受现实、不受累、不放在心上，同时也较少感到恐惧。

男性能隐藏其恐惧心理和远离不育问题，在于其健康的配偶承担了治疗的感情负担，不育男性的主要问题在于不幸福的生活及压抑的婚姻。"关系和谐"者在处理问题时，寻求满意的休闲活动等方面交流更多，男性在整个治疗中面临的压力更小。但令人遗憾的是这些男性不能利用这些有利条件去实

现其生育方面的愿望，而这本来可使其治疗发生变化，使治疗过程更为轻松。

对不育夫妇的"感知比较过程"研究认为：多数不育男性表现较差。这意味着不育男性先天缺乏处理问题的积极态度和策略。而是否这种处理问题的方式使得不育男性把问题看得轻一些，仍需进一步研究。

第三节　性心理发展

因为性心理（sex psychology）发展与男性女性的性角色认同可能对不育治疗有关系，在心理学这一节我们将讨论各种性心理学发展理论。首先，关于性认同及性角色的定义是 Money 提出的理论（Money，1994）。性认同是作为一个男性、女性或两性畸形人对其自身个性的肯定、总体印象和有多大程度想改变自己，尤其是某人经历自我意识或行为的时候。性角色是指一个人说或做任何事情，这些事情是向别人或他自己表明他是男性，女性或两性畸形人，这包括两性之间的性爱意识，敏感性及性反应，但也不局限于此。性认同是性角色的内在个性，而性角色是性认同的外在表现形式。

毋庸置疑，男性的性心理学发展在表现性角色、性认同及与此相关的心理发展方面起着重要的作用。所以，常将不成功的性心理学发展阶段看作成年时期某些个人疾病的原因或条件。

总之，所有的心理学理论与性角色的前提和发展有关，它涉及认知能力、激励能力及感情因素。这些理论是从不同的角度加以阐述，目前有几种不同的理论解释。

一、弗洛伊德的性角色——认同理论

按照弗洛伊德的观点，男孩把他们的性角色分为三个阶段：母亲是男孩的第一个爱的对象，这时他已发现女孩没有阴茎，自然对他的竞争对手——父亲产生了一种害怕心理，甚至害怕母亲成为其爱的对象后父亲会阉割他。为了不失去将母亲作为爱的对象，男孩会转而与父亲亲近，最后男孩放弃将他母亲作为爱的对象并把他的性欲望转向别的女孩。

女孩已经认识到自己没有阴茎，产生了阴茎嫉妒，因母亲也没有阴茎，她就认为没有特别价值，就转而面向与母亲竞争父亲，但是害怕失去母亲的爱又使女孩通过与母亲亲近而转向她的母亲。恋父、恋母情结对性角色的发展起决定性作用。

二、Mischel的认可理论

根据 Mischel 的理论，在判断个人行为发展时要利用强化、弱化和区分的原理。性角色发展的强化理论认为，父母及其他关系密切者通过鼓励典型的性行为（正面强化）和惩罚非典型性行为（负面强化）对儿童的性角色的形成构成影响。因此，父母会因其儿子的自我肯定及自信的行为而给予鼓励，但却忽视了他们愚蠢的行为对性角色形成的影响。另一方面，女孩会因其行为的小心性和依赖性而被鼓励，相反其攻击性和统治性行为则将受到惩罚。

三、Kphlberg性角色认同理论

按 Kphlberg 的理论，成功的性角色认同的基本前提是儿童意识到从他的性角色方面希望得到什么。这个阶段可通过学习关于男孩和女孩的描述而了解，儿童大概 5～6 岁时开始认识到他自己的性角色，积极地用自己的观点从周围合适环境中选择其行为模式。该理论认为这种"自我分类"是一个"有认识力的现实的判断"。他推测认识力的发展和性角色的发展是相平衡的，只是每个儿童在其发展过程中处于不同的社会环境。该理论直接针对个人的性角色认同，如按弗洛伊德的心理分析理论，与父母的密切关系应是一个结果而不是原因，性认同应是儿童成年后性角色形成的基础。该理论同样强调特征性的性区分是由于男性角色更受重视和具有更高的威望。有事实证明男孩在 6～7 岁即表现出明显的性角色优势。

四、不育和性角色认同

对于那些具有较高水平男性气概的不育夫妇，他们的压力通常较小且更容易原谅对方。同时，具有较高水平男性气概的男性，即使没有子女也较容

易从妻子身上获得性满足。在不育夫妇中，同样证明女性是夫妻双方性满足与否更好的指示者。在面对紧张因素时，具有高水平男性气概的个体产生的心理障碍较少。但是，相比较而言，由男性原因引起不育的解决办法较单纯由女性或男女双方原因引起不育者少，同样明显的是治疗到最后男性对于不育更为害怕，可能因为他们认为其他男性会因此怀疑其男性气概而危及其作为"典型男性"的性角色认同。对那些认为目前状态并不乐观的不育男性的自我印象和身体观念的研究表明，他们认为自己与那些"已育父亲"和"自愿不当父亲"的对照组相比，对女性吸引力较小。研究群体中的女性也发现她们认为"已育母亲"和"自愿不当母亲"者比她们更为自信。因此，对自我印象的贬低使不育夫妇双方面临的压力更大，由于男女双方不同的社会性，女性的性认同更多的是强调成为一个母亲，而男性因其专业职责要求自尊更多。所以不同的社会性使得男女双方经常发生冲突，女性认为男性是不希望有一个小孩。与此相对应的是女性也更多地向周围的人谈论自己没有小孩的问题，这也可以解释为什么女性较男性可以得到更多的社会帮助。

第四节　生育的社会心理

调查想要孩子的年轻人及成年人时普遍认为家庭和父母的影响起了极大的作用。随着受教育程度的增加，想要小孩的人数增加，但小孩的出生数量下降。夫妻最初可能因为专业兴趣和母亲的角色认同等原因推迟要小孩的年龄，但推迟受孕的年龄会承担一定的风险，因为随着年龄增大受孕率会逐渐降低。在对那些因不育正在接受药物治疗的男性想要小孩的动机的研究中，科学家发现预后极差的患者较预后较好的患者固有的对孩子的渴望程度更为强烈。不管他们是否意识到男性学科的局限可能无法满足他们的愿望，总之，这些男性希望通过繁殖后代得到心理上的平衡和个人价值的体现。

在心理学发展研究中认为，父母角色是人一生中的重要转折点。因此，如果不能怀孕，其心理发展将会面临危机。在心理危机时期需要的满足与所冒的风险是一致的，对夫妻关系、受孕情况和早期儿童时期的心理发展研究表明，在 IVF 治疗后生育的夫妇，其心理发展一般经历以下几个阶段：个人和夫妻关系危机阶段；不育危机阶段；IVF 治疗危机阶段；怀孕和出生危机阶段；家庭危机阶段。对大多数人而言，不育是仅次于离婚和亲友死亡的不幸。生育动机的形成也是通过父母的教育和社会看待不育的态度而形成的。在不育夫妇中，社会压力对于一对夫妇的自尊有极大的负面影响。

在很长一段时期，人们忽视了研究男性想要一个小孩的动机。按照心理分析理论，这种愿望最初产生于恋母情结时期：一次是自己想生小孩；一次是在恋母情结时期想与自己的母亲有个小孩。这种极大压抑的愿望可有助于解释为什么想要一个孩子的愿望对于他们是如此的强烈。当小孩在以自我为中心时期和乱伦时期（恋母情结时期）放弃想要一个小孩的愿望时，其心理上必定承受巨大的牺牲，这便是为什么生育对男性的自尊至关重要的原因。

社会对不育的正面影响包括亲情方面（提供情感，温暖）、相关行为方面（提供具体的帮助）及认知方面（提供建议）。缺乏一个完整的社会关系网络会使不育危机面临更大的挑战。当女性认为其男性可以依靠和信任时，她们的情感会更为稳定，适应社会的能力也更强。拥有足够的社会支持对不育男性是否具有正面影响及相应地阻止其心理紊乱的发生，由于缺乏这方面的研究，尚不得而知。

通常认为不育夫妇对其亲友谈论其不育问题是无益的。尽管不育夫妇希望从给予 IVF 治疗的内科医生那里得到更多有益的忠告，但他们很少表现出需要更加详尽的心理治疗。而且，配偶不愿意泄露不育的秘密也妨碍了他们接受亲友和社会的帮助。男性在这方面保密更多，尤其在接受异体受精者。因此，在 40 对夫妇的调查中，34 对掩盖了他们接受异体受精的事实，即或对家庭中最亲密的成员，且在 26 对成功的夫妇中也只有两对公开了其小孩是如何出生的。理由如下：不育男性害怕与其父母关系中断，男性认为今后孩子会更喜欢其生物学意义上的父亲。夫妻间对不育存在不一致的心理，丈夫尤其希望对异体授精保密，而妻子相对希望公开。

第五节　心理性性功能障碍

一般人群中男性性功能障碍主要与勃起功能相关，然而所有不育症病例的 4%～10% 由不射精或延迟射精引起。不育症患者中主诉有早泄者占 36%～38%，5%～10% 与女性患不同程度性功能障碍、生殖器官异常有关。约 10% 的不育病例是由于男性性功能障碍引起（Leiblum et al，1998）。直到 15 年前，一直认为勃起功能障碍是心理性疾病。但最近的泌尿外科学研究表明，50% 以上的患者有器质性原因，主要是神经血管功能障碍。建议人们使用更精确的调查技术来发现生理变异和病理变化。他们认为在小规模对照研究中，实验组和对照组间存在很大的交叉。在确诊男性心理性勃起功能障碍之前，需要进行详细的体格检查，包括一般身体状况、激素和血管资料、用药史、精神、泌尿及男科资料，对于器质性或心理性勃起功能障碍的诊断，夜间勃起和晨勃现象有十分重要的作用。

阴茎勃起可以通过特殊的仪器检查，在心理性或是器质性原因的鉴别中，区别阴茎勃起过程中患者所受的额外视听刺激对诊断可能会有所帮助。不应过分强调诊断勃起功能障碍的方法和检查仪器的有效性，如果能肯定回答有关夜间自发勃起、手淫、视听觉刺激诱发的非性交状态或与其他性伴侣的性交过程时阴茎勃起的有关情况，就有足够的理由认定是否具有精神心理方面的因素。

相对于躯体性范畴来说，确立精神心理性范畴仅仅是因为实际的需要。但是应当认为男性或女性的性功能障碍是多因素的，如果每次性接触均有性功能障碍，则可能器质性因素是主要的。如果至少有一次性交成功，则认为器质性因素是次要的。临床上，器质性因素占次要地位的勃起功能障碍比主要的更为常见，且预后较好。婚姻满意度调查研究表明，即使一个伴侣表示很快乐，她也不是对性生活完全满意（Souter et al，1998）。这项研究还发现，有良好夫妻关系的男性中竟有 50% 对对方不满意，他们列举了以下一些理由：对性接触频繁程度的不满；对性需要交流不满；缺少变换。最近已经弄清了婚姻关系中性特点的不同，女性主要因为性欲减退而寻求治疗，男性则因为勃起的障碍而寻求治疗。

一、不育夫妇的性精神心理疾病

对不育夫妇性行为的研究表明他们中间出现一定程度的性问题的概率显著增加，但这很可能是不育治疗的结果。在可能导致精神心理性性功能障碍的诸多因素中，伴侣之间的冲突、与希望和失败有关的害怕心理及可能的内部心理冲突方面是主要的。

与希望和失败相关的害怕心理中包括：在两次月经中期理性安排性事，在精液检查时采用手淫射精及 IVF。在进行 IVF 治疗的夫妇中，性生活障碍已成为一个严重的问题，发现 200 对接受 IVF 治疗的夫妇 2/3 对性生活不满意。在伴侣之间的冲突中，不育诊断和治疗期间男性所表现出的性功能障碍是想要孩子夫妇性精神心理因素的主要体现。

认为心理冲突男性心理性勃起功能障碍的病因是对弗洛伊德性心理发展的推论。男性性功能障碍疾病不可避免的使其出现失望情绪，在成年男性性成熟期的心理紊乱可能导致性恐惧（例如害怕对自己的身体失去控制）及性厌恶。抚养小孩的方法不适，例如对他们灌输性害羞、性交犯罪感等也被认为对心源性性功能障碍有重要的影响。因此，性功能障碍是对压抑和接受错误性知识指导的反应。

二、性生活回忆

医生在咨询一对夫妇有关不育的问题时首先应询问他们的性生活情况，但是首先应该建立医生和患者之间足够的信任。医生在准备向夫妇问及性行为等情况时，应充分考虑他们的教育水平并采取适当的措词。只问及性交的频繁程度是不够的，即使这确是女性能否怀孕的一个重要因素（最大怀孕比例是一星期 3～4 次性交）。

现在仍然对性交情况记录的重要性认识不够，尤其是非本意无小孩的夫妇有很大比例没有在生育期性交。其中一些夫妇是缺乏月经周期与生育的相关知识，一些是不希望要孩子以及其他一些模棱两可的原因使得他们没有在生育的最佳时期性交。

医生也应该询问夫妇是否喜欢性交或是否其性行为随时间而改变（如性交渴望程度、性交频率、射精能力、性生活的满意度等）。由于对女性性伴侣进行检查对性功能障碍的诊断至关重要，在任何情况下均应进行这样的检查。如果夫妇提及性困难或性问题，医生应该认真对待，应就有关问题进行详细询问，例如"也许你可以告诉我你最后一次性交情况或睡在一起的时间；好在哪儿？坏在哪儿？"；"事后你所想的、所做的和你的感觉？"；"是否是第一次产生或是否经常有这种体验？"；"你个人对此问题如何看待？"。

在进行这种谈话时医生应该通过手势、动作模拟、姿势和眼神向患者发出接受、鼓励的信号。医生必须没有偏见和耐心倾听患者的叙述，只有这样才能让有性功能障碍的不育夫妇道出其令人害羞的内容。是否这种性回忆能诊断出精神心理性勃起功能障碍如不能性交、无法怀孕取决于是否建议患者去性治疗专家处就诊。否则就会由于人工授精或IVF、ICSI的掩盖而使患者无法得到病因治疗。具有精神心理性潜在病因的不育男性经常会对器官-躯体性治疗抱有极大的期望。害怕失败及随后的自我强化机制是他们性问题的根本。男性不能勃起和女性对丈夫兴趣的丧失会导致对性的回避，性功能正常的一方不得不忍受对方的无能使其不可避免会受到伤害。

勃起功能障碍的男性通常感到所受伤害较深，具有精神心理性勃起功能障碍常会感到与妻子不和，心理性性疾病患者往往比器质性患者更多体会到不能满足其妻子的需要的难受，男性往往觉得夫妻关系由性交质量来体现，而女性却认为性交质量取决于是否拥有和谐的夫妻关系。

第六节 临床和社会心理因素与治疗适应证

身心治疗方法的倡导者如 Frick-Brunder 对于不考虑使用医学生殖技术的患者来说是非常重要的。只有在夫妇克服了其不育危机且能接受不育的诊断时，他们才赞成使用 IVF 和体外受精（Boivin et al，1998）。事实上咨询不育的夫妇仅仅希望在身体方面得以检查也是可以理解的，因为新的生殖医学技术已经将特发性不育的治疗失败率从以前的 50% 以上降到了 5% 以下。因此就希望有心理压力的不育夫妇，在经常起主导作用的心理防御方面得以改善，例如对渴望孩子的理性化、降低标准。对有孩子的理想化，是否通过心理治疗揭示心理防御机制被认为是一种强制性不育治疗措施，必须根据病例的不同来决定。一些躯体疾病的标准在辅助生育中被当作临床治疗禁忌证和适应证的标准，而社会心理因素只起相对次要的作用。

提出身心疗法的禁忌证，可理解为对更严重心理伤害的一种保护，尤其是对母亲和孩子。这些人群包括：其中一个精神异常者；其中一个有严重强迫性神经症；对孩子的期望模棱两可；特发性不育等。把"对孩子的期望模棱两可"作为辅助生育的禁忌证似乎值得商榷。另外，"夸张"的生育愿望使得夫妇承受极大的压力（不惜一切代价想要一个孩子及否认做父母的不可能性）也是不能进行辅助生育的理由。有观点认为心理学家应投入不育治疗的队伍之中，并很好地完成他们的任务，除了对不育提供心理治疗外，也应对整个治疗小组提供建议。

一、心理治疗的可能性和局限性

在一项邮件调查中，35% 的医生赞成在整个治疗期间进行社会心理照顾，40% 希望在医疗干预期间给予社会心理照顾，42% 则希望在等待时机。差不多有 53% 认为在不成功的医疗事件中最需要社会心理照顾。对不育夫妇心理学或心理治疗的干预主要取决于夫妇双方本来的意愿，即使越来越多的心理学家要求对不育夫妇给予心理治疗，也应该考虑到不育治疗初始阶段很多夫妇不愿意进行心理治疗。在一本有关不育的指导书中强调：在 IVF 治疗时应更多地给予社会心理照顾，成功的可能性，及心理与医疗的关系等。对于不育夫妇来说除了从医生那里得到咨询外，阅读此类小册子可能是接受社会心理支持建议的第一步。另外，Souter 对 1336 对英国移民不育夫妇的回顾性研究表明，只有采取适当的交流技巧才能在治疗上取得良好的效果，因此在面谈时大部分女性希望在作出不育治疗的决定中更多地得以交流（Souter et al，1998）。医生应该给予患者更多的机会提出问题以及听取她们仔细的叙述（口头或书面的），治疗的影响和副作用，对治疗的反应及副作用的详细描述和真实的信息可能有助于减少高比例的治疗放弃，尤其是在治疗的第三阶段。

应该在诸如 IVF 等医学干预之前或期间更经常地向夫妇推荐自我帮助的办法，包括在自己的私人环境中使用放松的音乐、参加自助组织，在同类患者中组织联谊会、举行轻松的活动等。在不育夫妇中大约 20% 的夫妇会出现病理性心理学问题，许多问题需要他们作出决定，如与谁讨论他们的治疗？什么时候接受特殊的不育治疗？到何种程度他们希望终止治疗？接受哪种和不接受哪种不育治疗？如果他们的生育愿望未能实现何种替代措施值得考虑。在这些复杂的关系中产生冲突和压力并不奇怪，在心理治疗过程中，对失落心理的调节和对作出决定的冲突心理的调节一样，需要不育夫妇的心理治疗者引起足够的重视。对于一些夫妇的失落情绪必须要重视：对家庭破灭的担忧；生殖延续的失落；作为一个生育个体的自我意象的没落；怀孕和生育经历的缺乏；哺乳经历的缺乏；参与下一代家庭的破灭；深层关系的缺乏；做父母体验的缺乏；作为另一个家庭成员的理想破灭（如做未来的外祖父）。理想的应该是主管医生和精神治疗专家及夫妇决定是否在生育治疗前、中、后进行心理治疗干预，能达到什么目标？在关于经历和观点上有所不同。因此，来自于生殖医学中心有经验的护士和医生可能比他们较为年轻的同行们更为低估不育夫妇精神和身体的压力。

二、心理治疗干预的目的

心理治疗首要的目的是支持配偶而不是揭示伴侣之间的冲突。具体来说，在身体和情感治疗困难时给予患者心理帮助是必要的，另外应该同他们讨论解决生育问题的可能方法，这时精神治疗学家应该让夫妇意识到这对于他们一生的影响，无意之中常常会影响治疗。经常是"要一个孩子"的想法常与早期有丢失和分离的经历，也与目前的压力有关。最近一段时期对自然不育夫妇进行短期治疗的数量有所增加，在早期阶段，治疗学家专注于患者已经成功的领域，因而激发了他自我增强的潜能。人们

没有做多少努力来解释这个问题，因为在短期治疗理论中认为，解决问题本身即为最好的解释。下面列出对不育夫妇可能的治疗步骤：接受不育危机；掌握适当的交流技巧；传播信息（如手术，成功的前景）；对不育问题的新的定义（如通过暗喻来帮助）；澄清不育对伴侣关系；家庭、朋友和职业的影响；使夫妇认识到怀孕与否并不能由他们所控制；使夫妇意识到特别的帮助形式或另一种形式的奖励（如问这样的问题：你总是想着不育是真的吗？）；夫妇实际情况的认定；给予前景和希望。在治疗的最后，夫妇自己决定现在对他们来说生育有多重要，事实上通常都会有所下降。

三、不育治疗的社会心理效果

对 15 对经过 Hahlweg 行为治疗的不育夫妇的研究表明，在治疗结束后，15 对早先不育的夫妇有 5 对怀孕，另外精液数量增加，夫妻之间的交流增加，男性的恐惧心理减少。另外一项研究报告了 15 例女性患者在进行 IVF 治疗前短时期（3～4 期）心理治疗的影响，7 个患者中一例已经怀孕。由于没有进行足够的研究，很难说哪一种治疗是最有效的（如心理分析、行为学、心理治疗）最终需要进行对照性前瞻性研究（Gibson et al，1998）。作为一个原则，社会心理干预应该作为常规的一部分给予患者，但是如果其中一个伴侣拒绝接受，需要考虑个性化治疗。对药物治疗不育的心理问题的调查显示，不育夫妇想要孩子的愿望不能被认为是病态的。但是总的来说，参与治疗的夫妇能采纳建议。此外，想要孩子的主观愿望在女性是明显减少了，而且，除药物治疗之外，一定程度上有关病态的概念对伴侣双方都有明显的影响，应采取其他补救措施如建立新的伴侣关系、强化专业和社会活动、收养或领养小孩以设法完成他们想要孩子的愿望。

四、不育治疗后的社会心理发展

尽管目前西方工业国家估计 1% 第一胎孩子来自辅助生育，尽管随着生殖技术如 ICSI 的进一步发展辅助生育的数量会进一步增加，但在所有治疗的夫妇中，最大只有 20% 的夫妇实现了想要孩子的愿望，经常是在一些不成功的 IVF 反复治疗以后。对一些夫妇来说，几次 IVF 治疗失败后就拒绝进一步

治疗意味着其对生活的态度较为消极，尤其对于女性来说。即使认为夫妇双方婚姻和性是一个整体，这些夫妇需要通过心理支持来处理这种危机的事实也是不容争辩的。内科学家和心理治疗专家尤其应该在对待他们不要小孩方面给予支持，并且帮助他们解决未来的生活希望，然而，在不育药物治疗成功后一对夫妇的关系是怎样发展的呢？通过对 38 对经 IVF 治疗后的夫妇和他们的孩子，以自发怀孕者做对照，结果表明所有的生有 IVF 儿童的夫妇表现出处理自己内心冲突的能力不够，他们仅仅通过推测来处理这些问题，即他们把这些内心冲突归因于第三方。在怀孕期间，大部分 IVF 治疗的母亲对其怀孕是否会流产抱有明显的焦虑，常常表现为只有在婴儿出生后才开始装备婴儿的房间（Murray et al，2006）。而男性则更多担心 ICSI 对儿童身体的危害，这些害怕是可以理解的，但 ICSI 治疗出生的儿童身体缺陷的发病率并不比正常人群有所增高。IVF 治疗的父母经常主观地认为其儿童的行为异常如第一年的睡觉紊乱和不休息的现象与他们的怀孕方式有关。但是在一项调查中，不把缺陷归因于怀孕方式的父母占有相对高的比例（12.5%），非经过 IVF 生育的父母常将之归于一个偶然的联系。这些家庭处理父母-孩子关系的办法是非常值得推荐的，其结果也是较为满意的。在 IVF 母亲常在孩子出生的第一年对其小孩的健康表现出更大的关注，这可能与其想要孩子的愿望实现有关。

是否这些积极的父母子女关系在多胎情况下仍然适用，尤其是三胎后，仍需进一步研究。Cook 调查 IVF 父母和他们的双胞胎子女时发现，抚养双胞胎使得他们比对照组面临更大的心理压力，母亲对抚养三胞胎的压力显著增大（Cook et al，1998）。对这些父母 2~4 年的前瞻性研究中，发现在整个研究阶段，母亲在情感上感到极大的压力，抱怨同时抚养三个孩子的艰辛，教育三个孩子的压力（如何处理与三个孩子的亲疏关系有关的孩子气攻击和冲突）在 11 位母亲中 4 位有较高程度的压抑且需服镇静剂。4 年后的问卷调查表明，4 位母亲毫不犹豫地表示后悔生了三胞胎，由于心理和生理上巨大的压力，即使只对一小部分病例进行调查，多胎儿童家庭的巨大压力也是非常明显的。这些家庭需要从家庭成员、朋友或专业人士如儿童监护人、保姆或寄住家里帮助小孩语言学习并做少许家务的青年家教那里得到适当的社会帮助（至少在他们小孩上幼儿园以前）。

对于普通家庭来说，长时间雇佣专业人士经济上又不允许。

这种结果表明，具有提供生育看护组织的社会义工是多么重要，他们可以使怀孕中的父母意识到他们可能遇到的社会心理压力及资金紧张，并且能够指出解决问题的可能性并帮助去解决。已被告知的父母就能预先在适当的看护儿童之前采取预防措施，因此就会与非多胎怀孕的父母-子女关系一样有一个更加愉快的怀孕期。

从外部得到帮助，尤其是从权威机构如青年福利社等，可以给那些希望收养或领养一个孩子的父母提供帮助，女性比男性更能接受收养或领养一个儿童，抚养一个毫无血缘关系的儿童对于男性来说是较难接受的。决定领养或收养最基本的前提是夫妇双方决定要一个孩子，领养并不是说是对生物学意义上的孩子的替换方式，只是这能够解决他们想要一个孩子而未能实现的愿望，因此，夫妇应该尽可能地高兴以形成一种健康的父母-儿童关系，并且不会对领养儿童产生任何歧视和偏见。当辅助生育失败后，那些沮丧的父母看不到收养或领养一个小孩是实现他们目标的唯一可行的下一步行动。总之，这种夫妇由于女性怀孕的失败而感到的伤害是极大的。

五、心理学研究的未来方向

很明显，不育的原因是多方面的，最近对生育夫妇和不育夫妇的比较研究的主要结论是他们之间没有明显的差别，对有生育力和无生育力男性的心理差别方面的研究也得出类似的结论。然而，必须考虑的是无生育力的男性较女性更乐意在社会关系中表现和行动。另一方面关于男性不育怎样发生及持续的压力理论已经得到多方面的证实。想要孩子经常与一个关键性生活事件有关，这种事件与性角色认同的发展有关。夫妇所经历的社会群体压力与他们的社会关系有关，尽管女性比男性更能融入药物治疗过程之中，但男性与女性在不育症寻求治疗的过程中的经历是一样的。对男性想要小孩的调查表明，他们的愿望与女性同样强烈。伴侣双方由于男性原因引起不育者，同样的解决不育时的冲突的方法较女性原因引起者为差，性角色认同表现出明显男性化时治疗很不利，男性在述及不育问题时较女性更为困难，因此他们接受可以减小其压力的社会帮助的可能性更小。男性在更大程度上希望保守他们不育的秘密，这在对异体授精的心理学研究中有较多令人信服的结果。

大多数不育父母希望接受一种纯自然的药物治疗，在治疗初始阶段对心理动机的讨论较少，认为产生这种现象的原因是患者对心理学家的害怕和偏见。这些心理学家可能阻止药物治疗，而且认为生殖学家心理学知识较少，必须成功的压力使得他们不能达到心理学认识的标准。使医生更充分地认识到接受不育治疗夫妇和治疗后怀孕的夫妇的心理学问题和焦虑看来是必需的（例如形成心理训练和监管的组织），药物生殖学家应该对移民夫妇和多胎夫妇给予更多的关心，最终使心理交流和互相帮助的能力增加。正是因为这个原因，医生建议对药物生殖中心的社会工作者和心理学方面的人员进行常规的培训和练习，对想要孩子的父母提供和接受药物治疗夫妇一样的帮助。

目前还没有确切的需要怎样做的研究报告，以下列举了对心理学方面具体的处理办法：

对想要孩子的夫妇进行分类，对治疗成功或失败的有效预测；

研究不育夫妇作出接受或反对不育治疗的过程；

确立如何对待不育的标准方法，对内心－文化的差异进行比较；

在不育治疗失败后，建立起夫妇对未来生活的希望；

对治疗失败的患者给予精心和特别的帮助；

对不育夫妇，群体及个体治疗效果的比较研究；

对不育夫妇详尽的交流训练和群体观念；

进一步发展的观念和医生治疗不育的心理学练习手册；

在辅助生殖技术实施后对父母和儿童生理和心理发展的长期比较研究，尤其强调对多胎受孕的重视（Land et al，1997）。

（张志超　刘　京）

参考文献

Band DA, Edelmann RJ, Avery S, et al, 1998. Correlates of psychological distress in relation to male infertility. Br J Health Psychol, 3: 245-256.

Beutel M, Kupfer J, Kirchmeyer P, et al, 1999. Treatment-related stresses and depression in couples undergoing assisted reproductive treatment by IVF or ICSI. Andrologia, 31: 27-35.

Boivin J, Andersson L, Skoog-Svanberg A, et al, 1998. Psychological reactions during in-vitro fertilization: similar response pattern in husbands and wives. Hum Reprod, 13: 3262-3267.

Cook R, Bradley S, Golombok S, 1998. A preliminary study of parental stress and child behaviour in families with twins conceived by in-vitro fertilization. Hum Reprod, 13: 3244-3246.

Gibson FL, Ungerer JA, Leslie GI, et al, 1998. Development, behaviour and temperament: a prospective study of infants conceived through in-vitro fertilization. Hum Reprod, 13: 1727-1732.

Land JA, Courtar DA, Evers JL, 1997. Patient dropout in an assisted reproductive technology program: implications for pregnancy rates. Fertil Steril, 68: 278-281.

Leiblum SR, Aviv A, Hamer R, 1998. Life after infertility treatment: a long-term investigation of marital and sexual function. Hum Reprod, 13: 3569-3574.

Money J, 1994. Sexual revolution and counter-revolution. Horm Res, 41(Suppl 2): 44-48.

Murray C, MacCallum F, Golombok S, 2006. Egg donation parents and their children: follow-up at age 12 years. Fertil Steril, 85: 610-618.

Souter VL, Penney G, Hopton JL, et al, 1998. Patient satisfaction with the management of infertility. Hum Reprod, 13: 1831-1836.

第六章

环境与男性生殖健康

环境是人类赖以生存和发展的物质基础，生殖健康则是人类得以生生不息、繁衍至今的重要保障。人类在漫长的进化过程中，形成了对生态环境适应和依存的关系，环境与生殖健康处于一个动态平衡之中。人类生活在广泛的生物化学物质中，除了自然界中永远存在的、数不清的危险因素外，还暴露于自从工业革命以来，人类自己制造的越来越多的化学物质中，有些具有调节作用的化学物质本身就是人类对药品需求的产物。自从反应停导致胎儿畸形等重大事件以来，人们采用对新化学物质颁发安全许可证的方法，规范新的重要化合物质应用，保护人类免受环境污染的危害。过去 30 年来，随着化学物质数量和种类的持续增加，对其进行检测的方法也越来越多，越来越复杂。早期的毒物筛选主要集中在急性中毒、致瘤性和致畸性方面，近年来也注意到对生殖毒性和遗传毒性的研究。虽然历史上生殖毒性研究多集中在女性，但近年来也开始认识到环境对男性生殖的负性影响。许多资料和研究表明人类的生殖功能正逐渐退化，在过去的 50 年里人类精液质量下降了近一半，而且精子数量还在以每年 2% 的速度继续下降，将来不育症的发生率可能高于目前文献报道的 12% ～ 15%，甚至达到 30% 以上。

目前普遍认为应将环境污染控制在一个允许的范围之内。环境污染因素按其强弱依次为药物、食物和食物添加剂、化妆品、兽医用药、农药（包括杀虫剂和除草剂）以及家用和工业用化学物质。根据登记在册的环境污染因素的危害性和人们暴露于它们的可能性大小，已经制定了复杂的安全标准。但是，尽管进行了大量广泛而深入的研究，这些环境污染因素对人类健康危害的科学评估在方法学上还很不完善。迄今为止，人类毒理学研究还主要基于下面两个方面的有机结合：①从人体观察中获得的有限资料，多为回顾性流行病学研究资料。②在动物和细胞水平进行的实验研究。前者的缺点是缺乏严谨的随机对照，缺乏前瞻性研究。后者的缺点是动物和细胞水平获得的结果推广到人体时的不确定性，也不是令人十分满意和完善的，甚至可能因受试对象的差异而得到互相矛盾的结论。然而这却是目前唯一能将环境污染与人类健康联系起来的方法，其作用是两方面的，一方面为制定现阶段的安全标准提供了依据，另一方面也为一些新化学物质进入医药和工业领域，进而不可避免地被释放到周围环境中大开方便之门。

实验研究的目的在于确定某种化学物质是否具有危险性，即这种化学物质是否对生物体具有潜在的损害作用，而危害作用的概念则考虑到环境污染因素危险性与其引起的生物体反应两方面因素，研究范围不仅包括整体暴露，而且还包括具体靶器官组织暴露、毒物作用机制、机体解毒机制、修复机制和其他所有涉及调节机体反应的因素。因此毒理学研究的最终目的不仅是确定某种物质是否具有危险性，还要评估其对人体造成的危害作用（表 6-1）。

表6-1　环境污染因素对男性生殖影响

环境暴露	对男性生殖影响
热能	精子形态、活动力、授精能力
X射线	精子数目、微卫星突变、授精能力
重金属	
铅	精子形态、精子数目、活动力、精液量、授精能力
合成雌激素	
己烯雌酚	激素水平、生殖器畸形
避孕药	男性女性乳房、性欲低下、勃起功能障碍
羟基乙酸	
2-甲氧氟烷	精子形态、精子数目
2-乙氧基乙醇	精子形态、精子数目
杀虫剂	
二溴氯丙烷	精子数目、活动力、授精能力
二氯二溴化物	精子形态、精子数目、活动力
溶剂	
二硫化碳	精子形态、精子数目、勃起功能障碍

第一节　精子发生的潜在负性影响

精子发生过程涉及相对无特异性的持续复制、复杂变形、双倍体、生精细胞和高度分化且能能运动的单倍体细胞等多个阶段，能运动的精子还必须通过女性生殖道，才能与一个卵子结合完成受精过程。这个复杂的生理过程受到下丘脑－垂体－睾丸轴的调节，易受内分泌系统，尤其是大脑的影响，环境污染因素能通过多种方式在多个阶段影响精子发育。这也解释了为什么在男性每天能产生 2×10^8 个精子（一生约产生 2×10^{12} 个精子），并且一个精子就可以完成受精的情况下，男性一生中也很难实现超过 10 次以上的成功受精。理论上，化学物质能影响精子发生过程的各个阶段。毒性物质对精子发育的影响可导致三种结局：细胞死亡、非致死性细胞损害和遗传学改变。受到致死性损害的细胞既可以死亡于生精上皮内期，也可以死亡于被释放到精曲小管内期。其死亡机制包括：①坏死：细胞内容物不可控制的溢出和消散；②凋亡：一种生理性的程序化细胞死亡，细胞崩解为小的凋亡小体，被支持细胞吞噬，当支持细胞和生精细胞没有受到损害时，

凋亡是细胞死于生精上皮内的主要机制。Billig 等的研究表明凋亡也是睾丸毒物（如 MMC）和某些病理状态（如促性腺激素不足）损害生精上皮的主要作用机制（Billig et al, 1995）。在啮齿类动物中，Fas-Fas 配体系统可能是某些毒物诱导生精上皮细胞凋亡的主要机制。在这个模式中，支持细胞持续表达 Fas 配体，作为凋亡信号刺激生精细胞表达 Fas，引起后者凋亡。但人类支持细胞是否表达 Fas 配体目前还不清楚，因此这个模式对人类的意义尚不确定。引起生精细胞凋亡的基因还包括：P53、Bcl-2、Bcl-w 和 Bax 等。

在一些动物实验研究中，将环磷酰胺应用于大鼠后，其后代出现一定比例发育畸形，同时其生精细胞的凋亡水平也降低，这表明凋亡可能是机体对生殖毒性的一种生理性反应，干扰凋亡过程能影响遗传突变的垂直传播（Brinkworth et al, 1995）。

非致死性生精细胞损害的结局要么被修复，要么留下永久性精子结构或功能异常，包括可传至下一代的遗传学改变。研究表明，慢性、低剂量暴露

比急性、大剂量暴露更容易通过父源性介导对后代造成影响（Anderson et al，1996）。尽管这些影响大多表现为明显的形态学异常，但一定剂量、一定种类的暴露可能会引起肿瘤，这既可能是凋亡受到抑制的结果，也可能是基因组不稳定的结果。由于在人群中缺乏相似的证据，非致死性暴露在人体的临床意义目前还不明确。

目前对生精细胞非遗传学损害的修复机制还不清楚，DNA 修复尽管确实存在并发生了重要作用，但我们对其具体机制还知之甚少。目前认为精子细胞变形时其 DNA 修复能力降低（成熟精子可能无 DNA 修复能力），所以精子细胞在变形阶段对环境危险因素（如放射线，烷化剂）更加敏感，尽管此时发生的染色质浓缩起到了一些保护作用。

第二节 毒性作用靶点

睾丸功能包括分泌雄激素和产生精子，可通过睾丸前、睾丸和睾丸后靶点受到负性影响。下述机制不仅适用于整个人群，而且适用于由于遗传多态性而导致对毒理过程敏感性上调或下调的亚人群或个体。

一、睾丸前靶点

睾丸功能受到垂体促性腺激素 FSH 和 LH 的调控，这种调控易受到毒物干扰，称为睾丸前靶点的毒性作用。例如，由于职业原因接触环境雌激素，并吸收足够剂量，可导致性功能下降、男性乳房发育、促性腺激素性性腺功能减退。在生产雌激素类避孕药的工厂中，工人因接触大量非固醇类雌激素大多会出现上述现象。此外，分娩前暴露于雌激素样化合物工人，其后代出生后支持细胞增殖减少，其机制可能是雌激素抑制了胎儿期促性腺激素分泌。多氯二苯能降低血浆甲状腺素水平，当新生儿多氯二苯暴露后，除引起血浆甲状腺素不足外，还导致支持细胞增殖增加，睾丸重量和精液分泌量增加。

二、睾丸靶点

毒性物质直接对睾丸毒性可能影响睾丸内各种细胞成分，包括支持细胞、Leydig 细胞和生精细胞，尽管在分泌类固醇激素和精子发生过程中各种细胞成分之间具有复杂的相互依赖性，但是实际上毒性物质最初都似乎主要作用于某一种特定的细胞，随后才引起整个睾丸普遍受影响的表现。在动物实验中，选择性 Leydig 细胞损害比较常见，研究发现烷化剂 EDS 能通过某种机制选择性作用于 Leydig 细胞，导致大多数鼠雄激素依赖性生精细胞和粗线期精母细胞在Ⅶ ～ Ⅷ期死亡。然而在人类未观察到上述现象，灵长类动物对 EDS 也不敏感。

Leydig 细胞腺瘤病是一种少见病，但在用于安全性评估实验的啮齿类动物（受到某种毒性因素慢性暴露）中比较常见。人体与啮齿类动物之间的差异性提示动物水平的毒理作用模式不一定适用于人体。但是，如果怀疑某种毒物的作用模式与潜在的人体暴露之间具有相关性，则必须对其进行危险性评估（Clegg et al，1997）。

支持细胞具有多种功能，在调控、维持精子发生和形成曲精组织、创造睾丸内环境中具有重要作用。支持细胞直接毒性作用可能会影响精子的数量和功能。动物实验中筛选支持细胞毒性物质是一件困难的工作，其早期表现主要是曲精细管内空泡形成和分泌液减少，稍后出现生精细胞脱落和反射性促性腺激素分泌增加。有三种工业化学物质被认为可能是比较特异性的支持细胞毒物，包括：①邻苯二甲酸盐；②芳香族化合物；③二酮类。最近发现二溴乙酸也与支持细胞毒性有关。目前这些毒物的作用机制还不清楚。支持细胞损害能引起生精细胞损伤，其机制可能是：①支持细胞损害，导致 Fas 表达上调；②生精细胞由于缺乏支持细胞支持而脱落。目前，尽管已经建立了选择性支持细胞毒性动物模型，但是仍然没有发现确定的特异性支持细胞毒性物质。

生精细胞大多数位于血睾屏障之内，后者对外来毒物的影响有一些保护作用。精原细胞对离子辐射和烷化剂十分敏感，后二者是已经明确的人类生精细胞直接毒性因素，在生精细胞各亚型中，只有那些位于血睾屏障外、在支持细胞基底部发育的精原细胞才是对毒性因素最敏感的细胞。

精原细胞各亚型对毒性因素敏感性不同，毒性影响的后果也不同。例如 A0 期（非增殖性）生精细胞组成了生精干细胞，其受损能导致不可逆性精子发生障碍，阿霉素能引起鼠生精干细胞损害（但对人体无此作用），氮芥、长春新碱、丙卡巴肼和甲泼尼龙能引起人类精子发生不可逆性损害，机制可能是生精干细胞受损。虽然处于增殖期的生精细胞对毒性物质更敏感，但能够被生精干细胞所补充、更新，当某种精原细胞损耗后，刺激生精干细胞增殖、分化、更新受损的细胞类型。因此，选择性增殖性精原细胞损害能引起完全、但暂时性的精子生成障碍，能够通过生精干细胞的补充而恢复，尽管这种恢复有时可能需要几年时间。非致死性损伤能引起生精干细胞基因突变，其产生的精子存在永久性基因改变。尽管癌症治疗患者的精子中出现这种改变（有的在治疗后长达二十年才被发现），但是其子代中并无更高的畸形率和癌发生率（Byrne et al，1999）。

精母细胞和精子细胞与减数分裂期易受到毒物的影响。研究表明，2- 甲氧氟烷是典型的精母细胞毒物，通过其代谢产物起作用。高剂量的 2- 甲氧氟烷代谢产物能选择性地引起鼠粗线期精母细胞完全消失，其机制是凋亡而不是坏死。但是，2- 甲氧氟烷对人类的作用目前还不清楚，可能对人类精子产生负面影响。

二倍体精原细胞比单倍体细胞对自发性细胞死亡和睾丸毒物诱导的凋亡更敏感，生精细胞除死亡外，也可能通过生精上皮幼芽脱落，大量未成熟精细胞提前释放而丢失（Kerr，1992）。支持细胞毒物有时也通过使支持细胞丧失对精细胞的支持，而引起类似结果。

减数分裂中基因重组涉及几种不同的机制，包括扩增、缺失、颠倒、重排等，这虽然是基因多样性的基础，同时也可能是毒物作用的靶点。微卫星是一段串联重复 DNA 序列，随机分布于基因组中，微卫星序列在减数分裂中特别容易重组，比蛋白结合序列高 1000 倍，因此是生精细胞突变剂作用的敏感靶点。研究发现，切尔诺贝利核电站事故后射线暴露男性的后代中微卫星突变增加（Dubrova et al，1998）。同时，在啮齿类动物中也观察到类似现象（Fan et al，1995）。但是，通过检查患者化疗前后的精子状况，却未发现治疗措施诱导的微卫星突变增加。与此相呼应的是，在癌症治疗患者

的后代中也未能观察到前述现象（Giwercman et al，1998）。

三、睾丸后靶点

毒性物质使离开睾丸网后精子受到损害，称为睾丸后靶点的毒性作用，与睾丸靶点不同，一般不常见。在动物实验中，成熟精子比生精细胞对离子辐射引起的 DNA 损害更具抵抗力（Rousseaux et al，1993）。然而，研究还发现环磷酰胺能引起成熟精子基因改变，使其失去授精能力（Hales et al，1993）。附睾的神经肌肉组织受肾上腺素调节，抗肾上腺素药物（如胍乙啶）和拟肾上腺素药物（如甲氧明）能引起附睾精子肉芽肿，进而引起附睾肿胀或破裂。此外，精子通过这种病态附睾时被加速，导致每次射精精液中精子数减少或成熟度不足。棉子酚作用于附睾上皮，可干扰附睾上皮分泌。另一个睾丸后靶点是正在通过附睾的精子，α- 氯醇、6- 氯 -6- 脱氧糖可导致附睾内精子无活动力和不育。这种机制与临床上发现的附睾坏死综合征相似，这种患者的精子在到达附睾前发育正常，但在通过附睾时受到不明毒物的致死性损害（Wilton et al，1988）。

四、常见生殖毒性因素

（一）射线

电离辐射是最早被发现对精子发生有损害作用的物理因素，19 世纪 50、60 年代，对美国监狱犯人进行的详尽研究（包括不同剂量射线暴露后的跟踪性精子计数和睾丸活检）表明，其对精子发生的影响具有明显剂量依赖性（表 6-2）。当辐射剂量达到 25 cGy 时，最敏感的增殖性精原细胞开始受损，精子量开始减少，当达到 75 cGy 时，出现少精症。当辐射剂量再升高时，随剂量增加康复时间也延长，当辐射剂量超过 400 cGy 时，康复时间延长至五年，甚至引起生精干细胞受损，导致不可逆性损害。随后通过对遭受原子弹爆炸、职业性射线暴露和放射治疗患者的研究也证实了上述结果（Neel et al，1998）。

研究表明射线暴露后幸存生精细胞染色体受损，引发染色体修复、可遗传基因突变、细胞死亡和精子质量改变等。发现从事切尔诺贝利事故清理工作的工人精子活动力减弱、精子结构异常。在英国萨斯菲尔德核电站周围，工人后代中白血病发病率上

升。上述结果因为与在其他核电站周围和原子弹爆炸后观察到的结果不一致而受到质疑。最新研究结果提示癌症发病率与父源性射线暴露无关。但是，慢性、低剂量射线暴露的危险性应该继续受到重视。最近发现，男性出生前射线暴露与其后代的死胎发生有关，呈现明显的剂量-效应相关性。

表6-2　离子辐射剂量对人类睾丸影响

剂量（cGy）	影响	恢复能力
<10	微小影响	—
10～50	中度少精症	6个月
50～70	重度少精症	6个月
75～100	无精症	6个月
200～300	无精症	1～2.5年
>300	无精症	5年

（二）放疗和化疗

放疗和化疗是癌症治疗的主要手段。在治疗剂量下幸存的细胞，尤其生精细胞会积累遗传学突变，并将突变传至下一代，严重者导致畸形。因为目前的癌症治疗方法能引起不可逆性的生育能力损害，所以在治疗开始前，常常需要预先低温储存部分精液。对放、化疗开始后才收集到的精子是否也需要低温保存，以及这类患者接受放、化疗后多长时间才可以生育这两个问题，目前还存在争议。造成这种困境的核心问题是：从啮齿类动物实验中获得的结论是否能推广应用到人体。动物实验表明放、化疗能增加次级精母细胞基因异常的危险性，但是Byrne 等在接受放、化疗患者的后代中却未观察到上述结果（Byrne et al, 1999）（表 6-3）。究竟这种矛盾是由于流行病学研究中的缺陷（如未能消除参与者误差，未考虑畸胎所造成的流产），还是由于生精干细胞与增殖性精原细胞的敏感性不同所造成，目前还不明确。

表6-3　放化疗患者与其同胞后代遗传病发生率对比

	实验组（患者）	对照组（同胞）
异常后代数	74	142
总后代数	2198	4544
百分率（%）	3.4	3.1

（三）二溴氯丙烷

在 19 世纪 70 年代发现美国和爱尔兰农民患有不育症之前，二溴氯丙烷一直被广泛应用于农业杀虫剂中。二溴氯丙烷能引起以少精症和无精症为表现的睾丸损害，同时伴血浆 FSH 和 LH 增高，损害程度与暴露时间有关。在随后进行的研究中，发现严重暴露者中只有部分康复，其余为不可逆性损害。尽管二溴氯丙烷不是第一个被确认与不育症有关的化学物质，但却因为其与男性不育的关系如此明确和密切，而常常被作为男性生殖毒物的典型例子。

出于对目前杀虫剂日益广泛使用的重视，人们采取多种方法来减少危险化学物质暴露的可能性，如对农药进行严格的安全性试验，改善农药喷洒技术等。最近研究发现，有些杀虫剂对精子数无影响，这提示至少就这些被研究的化学物质而言，它们对人类生殖健康可能无影响。

（四）重金属

已有大量文献报道铅、汞、镉与男性不育有关，但这些研究因为技术上的缺陷，尤其是操作规程不标准，样本量不足、对照组不严谨等原因而大多数令人难以信服。通过对职业性铅暴露与生育关系进行研究，发现机体高负荷铅与睾丸功能减退有关（Lancranjan et al，1975）。在中国进行的一项研究表明血浆铅水平>400 μg/L 时，对精子总数和精液量有负影响（Alexander et al，1996）。然而，有数据表明低强度铅暴露（例如通过禁止含铅汽油、含铅油漆、含铅管道的使用等措施，日常生活条件下铅暴露强度降低了）却不足以对男性生殖功能造成负影响（对受孕时间无影响）。虽然电池工业工人精液中镉和汞的水平增高，但与其精子生成障碍之间缺乏令人信服的证据。

关于电焊与男性不育关系的研究很多，电焊中含有多种对男性生殖有潜在危险性的因素，如各种重金属的气体、热量和电磁场，是一种职业性暴露。与以前的研究结果互相矛盾，近来发现上述危险因素对患者精液指标、促性腺激素、睾丸激素以及受孕时间无明显影响。

（五）复杂有机氯化合物

复杂有机氯化合物包括二噁英、双环呋喃、多氯联苯等多种物质，广泛分布于人类生活的环境中，被认为对人类生殖功能有毒性作用。很多复杂有机氯化合物是致畸剂，并有微弱雌激素样、抗雌激素样和抗雄激素样作用。具有任何一种上述活性的化合物称为内源性干扰子（endocrine disrutpor）。其中具有雌激素样作用的复杂有机氯化合物被称为外生性雌激素（xenoestrogens），但不少研究者发现其常常合并有抗雄激素样作用。

文献报道出生前外生性雌激素暴露能抑制新生儿睾丸发育，其成年后精子数减少，生育能力受损，这种具有激素样作用的化合物既可能在睾丸水平直接，也可能通过抑制垂体分泌 FSH 间接抑制支持细胞增殖，导致生精上皮中缺乏支持细胞，进而引起生精细胞因为缺乏支持细胞支持而死亡（Skakkebaek et al，1998）。此外，内源性干扰子可能与生殖系统畸形和睾丸癌的发病率增加有关。

上述推测尽管在生物学理论上值得推敲，并且缺乏直接的实验证据支持，但是仍然引起了公众的极大关注。外生性雌激素仅仅有微弱的类固醇激素样作用，所以对子宫内的男性胎儿不会有太多生物学影响，因为此时是人一生中接触环境雌激素最多的时期。在随后进行的一项研究中，通过对怀孕女性分别给予己烯雌酚和安慰剂，结果显示除个别后代出现生殖器官畸形外，子宫内暴露对其男性后代生育能力无影响。

成年鼠暴露于 4- 叔辛基苯酚后，在其体重和饮食发生改变的同时，其促性腺激素水平和精子生成过程也受到影响。只有当壬基酚剂量达到或者超过LD50 时，才能使精子生成过程受到影响。因为重复性的问题，进行类似于常规环境暴露方式的低剂量暴露实验是困难的。最近提出这样一种推测：子宫内雌激素与抗雌激素因素之间的平衡比单独雌激素作用更重要。现在的研究重点是具有抗雄激素作用的化合物，例如塑化剂邻苯二甲酸盐，既不与雌激素受体也不与雄激素受体相互作用，但却能干扰雄激素依赖性雄鼠的生殖系统发育。

（六）吸烟

香烟中含有许多生殖毒性化合物（如丙烯醛），而且能诱导睾丸中生物大分子氧化。多数研究者认为患者精子数目和活动力降低是吸烟的生物学影响，但也有部分学者认为这可能是吸烟者生活习惯的造成的，因为吸烟者更容易暴露于其他危险因素。以受孕时间（time to pregnancy）为衡量标准，对于有生育倾向的吸烟者来说，其生育能力并无减低。但是，若伴有其他危险因素，如从事电焊工作，则吸烟可能与生育有关。

近年来吸烟能够引起 DNA 损害的问题越来越受到重视，研究发现，这些 DNA 损害可表现为染色体畸变，尽管目前还不清楚这些损害是被修复了还是作为一种突变保留在 DNA 中，但是有一点可以肯定，吸烟是一种引起可遗传突变的潜在性危险因素。研究显示父亲吸烟与其后代癌症，尤其是白血病之间具有相关性。

（七）饮食、饮酒和毒品

许多饮食因素能够影响雄性家畜和实验动物的生殖系统，部分原因可能是抑制了 LH 的分泌，人体是否也有类似情况尚不清楚。除个别情况外，人体精子发生对饮食波动具有顺应性。在某些特殊情况下，饮食波动似乎与精子发生有关，但此时常伴有其他生理异常，因此不能确定精子发生受到的影响是否由单一食物因素引起。精子发生过程受损更可能是饮食缺陷与环境毒性物质共同作用的结果。

至于其他生活方式暴露，如娱乐性药物对男性生殖的影响目前还不清楚，也难以对其进行科学的研究，因为这些资料大多是回顾性的，缺乏严谨的对照资料来消除混有的误差。

除引起慢性肝病和营养不良外，酗酒还对男性生殖有直接影响（Pajarinen et al，1994）。是否像中度饮酒对冠心病有益处一样，中度饮酒对睾丸也有益处，目前还无定论。

因为滥用毒品是违法的，所以吗啡、可卡因、鸦片对生殖影响的研究很难进行。在已经进行的研究中，缺乏社会经济条件、营养状况和其他因素（如吸烟、饮酒）等的严格对照。此外，研究表明，尽管鸦片类（包括海洛因、吗啡、美沙酮）能通过中枢作用（抑制下丘脑 GnRH 分泌）来抑制 LH 和睾酮的分泌，但毒品对精子发生只有微弱的影响。

（八）电磁辐射

磁场通常由家用或工业电子设备产生，频率、强度、波长均不同。50Hz 电流（欧洲）、60Hz（北美）电流所产生的磁场属于极低频率（extremely low frenquency，ELF）范围。磁场强度用 Teslas（T）来衡量，与电流大小和距离有关。众所周知低频、高强度磁场（＞10mT，50～60 Hz）对人体有害，但正常环境 ELF 暴露常常低于 0.3 mT。近来人们所关心的移动电话的磁场为高频、中等强度。人们也注意到电磁辐射与其他危险因素（如电焊）的相互作用。

磁场对人体危害的研究重点一般是肿瘤领域，近来其对生殖影响也引起重视，磁场与雌性怀孕的关系研究较多，但与雄性生殖的关系研究很少。目前，比较一致的观点是 ELF 磁场对精子发生无影响。有研究发现移动电话产生的高频、中等强度的磁场能影响仓鼠各种生精细胞的比例，并认为高频磁场可能与睾丸疾病中癌发病率增高有关。

（九）热能

热能已经被明确与睾丸损害有关。短期温度升高能降低实验动物的精子数、生育率，在职业性和实验性热能暴露的人体也观察到类似现象。研究发现山羊接受轻微热能处理后，其后代中出现胚胎期死亡。当雄性鼠睾丸经过轻微加热后，其幼仔出现生长迟缓。应用阴囊局部热疗避孕法的男性中也出现类似现象。然而，在另外一些研究中，阴囊温度升高 1℃，持续一年，未发现对精子数和功能有影响。对于某些职业性热能暴露，如制陶业、电焊业，可能会对男性生殖有负影响。研究发现精索静脉曲张与阴囊温度升高和精子发育不良有关（Lerchl et al，1993）。阴囊温度是否与精液指标异常有关，目前还不能定论。但是，对每天驾驶汽车超过 3 小时的驾驶员进行的研究提示，阴囊温度与精液指标异常有关，但是仍然不能排除其他因素（如身体姿势等）的影响。

（十）特发性因素

人群中精子数量有可能已经发生系统性改变，这种可能性一直引起人们的兴趣。但是，19 世纪 70 年代对超过 1000 例不育患者进行的研究却得出否定的结论。这些结论很快受到质疑：用不育患者而不是一般人群作为研究对象，不具有一般代表性，非随机性很可能掩盖了真实的情况。

1992 年，将过去 50 年来多个中心的 61 项研究结果进行平均精子数 meta 分析，结论是过去 50 年来正常人群精子数下降了大约 50%，这是一个令人震惊的结果，引起了极大的重视。研究者认为这可能是由于日益增加的父源性环境雌激素暴露导致全球性精子数下降。通过对巴黎某一社区男性捐精者为期 20 年的回顾性研究也支持上述结论。但是来自芬兰、美国、法国和澳大利亚的研究不支持上述结论。此外，不同人群中精子数可能有地域差异。然而，对家畜进行的一项研究发现，过去 60 年来没有证据表明家畜的精子数减少了。此外，甚至有学者认为男性不育率一直呈下降趋势。

目前还缺乏前瞻性实验研究来阐明上述两种相互矛盾的推测。作为一种传统的统计学方法，meta 分析将来自于已公布资料的总结性数据作为回顾性调查中的有效点数据看待，用同样的方法，同样的变量，在严格限定的人群中，对有对照组的小样本进行研究，然后将这些结果定量地综合起来。

第三节　毒理学研究的设计与阐释

一、非人体研究的设计

非人体研究目的在于帮助理解人体毒理过程，其价值的大小依赖于实验毒理学的效力（如严格的可对照和可重复性等）和缺陷（如从某一检验系统得出的推论被推广到人体时的不确定性）之间的平衡。随机性对于平衡实验组和对照组的取样协方差非常重要。精确性、可重复性也是理想实验设计所要考虑的关键性因素。对实验结果进行阐释时必须考虑可能影响化学物质吸收、分布、代谢、分泌和作用模式的其他相关因素。

二、人体研究的设计

人体毒理学研究资料通常来源于回顾性流行病学调查和临床工作，因此缺乏用于消除协方差的对照资料。人体研究（尤其是需要收集精液的研究）的一个主要误差来源是受试者的参与率。尽管近年来社会上对提供精液的认可度逐年上升，但除非出于对生育功能的关心，否则人们不愿意参与进来，这就使参与者不可避免地带有"就诊倾向性"，因此带来难以克服的误差。典型的点测量资料包括病史、体检、血液和精液检查，从中得到睾丸大小、精子数目、精子活动力、精子形态、精液量、血浆 FSH 水平及其他检查的数据。重复测量对于消除这些指标的主观测量误差很有帮助。正常值范围能够对判断一个个体是否中毒，尤其对于不能重复测量的指标，提供一些有益的参考。

三、生殖毒理学实验

（一）生殖毒理学实验研究策略

在毒理学术语中，化学物质包括食物中化学物质、治疗用药和环境中化学物质三类。第一类包括食品添加剂和食品外包装中的化学物质。第二类包括药物和人类、动物医疗中的其他化合物，第三类包括因被使用而释放入环境中的其他一切化学物质。因为化学物质的范围广泛，且常常混有其他具有调节作用的物质，使用目的各不相同，各个国家为其制定的使用标准也不尽相同，所以对其进行检测的实验研究也是多种多样的。为了使化学物质安全性检测标准统一化，建立国际上通用的标准，欧盟、美国和日本在采用"药品毒性检测共同策略"上达成了一致。尽管《国际人类药品注册统一技术标准委员会》已经成立，但是统一的生殖毒性评估标准仍然未见提出。以 1966 年美国食品和药品管理局首次提出的"三阶段研究（3 segment design）"为基础，分别对雄鼠和雌鼠的生育情况、怀孕雌鼠的产前和产后情况、鼠和另外一种哺乳动物的畸胎情况进行了研究，发现尽管先前的剂量依赖性研究提供了睾丸组织学、精子活动力和生存能力资料，但是只有第一阶段的研究才能确认某种因素是否对雄性生殖

有直接影响。如果从第一阶段研究能获得满意的资料，那么精液学检查对于生育学研究则是非必需的。值得注意的是，这是第一次明确提出，应该对影响雄性生殖功能的化学物质进行检测。

食物化学物质和环境化学物质的控制在美国受 FDA 和环保局监督，在欧洲受经济合作与发展委员会监督，这些机构都执行统一的检测标准，包括：①两种动物致畸实验；②原代毒性学研究；③两代毒性学研究；此外还需对每一代的睾丸组织学和精液学进行检查。欧盟的 93/21/EEC 标准（67/548/EEC 标准的补充）将生殖毒性物质分为三类：①对生育功能或未出生婴儿具有危险性（分别标记为 R60 或 R61）；②对生育功能或未出生婴儿具有潜在危险性（分别标记为 R62 或 R63）；③对母乳喂养婴儿具有危险性（R64）。这种分类考虑到目前在欧洲人们可能接触到的，对生殖健康可能有影响的所有化合物，反映出目前关于生殖方面的科学知识现状。

（二）生殖毒理学研究的实验方法

雄性生殖毒理学研究越来越更多采用基础研究中的方法。除被广泛应用的基本方法外，还包括①详尽的生精上皮组织学评估；②特征性联系和阶段的确认；③流式细胞技术，不仅能计数精子总数，还能计数睾丸中单倍体、二倍体、四倍体细胞比例；④活细胞染色，确定细胞膜完整的精子数，来评估精子生存能力；⑤应用计算机技术对精子活动能力进行客观评估。此外，一些体内遗传学分析也已经开展，用于检测生精细胞 DNA 上可能存在的遗传性突变，包括：显性致死性突变，特异位点突变，显性 DNA 骨架突变，遗传性转位和非整倍体。其他技术如生精细胞立体定量和生精上皮遗传学评估也已经被广泛应用。

然而，严格地说还没有一种方法能够对所有雄性生殖毒物提供预报。

四、人体毒理学资料评估标准

生殖毒物的危险性评估是一件困难工作，需要综合考虑人体资料（通常是回顾性、无对照资料的观察性数据）和动物、细胞、体外实验资料（通常是精心设计、有对照资料）。前者因为混有未知的干扰因素而科学性不严谨，后者则在将其推广到人体时缺乏可信度。对于许多新的化学物质的评估，因为

人体资料非常缺乏而完全依靠实验资料，但在其他情况下，人体药物暴露或者非药物类化学物质暴露（如职业性暴露或使生活中使用化学物质），能提供尽管数量有限，但却非常重要的信息。

在化学物质对人类生殖影响研究中，有对照资料的实验研究是非常有限的，很大程度上局限于药物最小毒性试验。然而，最理想、最科学的研究应该在职业性暴露中进行，应该一方面能够对职业暴露所涉及的特定化学物质进行检测，另一方面又能够同时进行非暴露组的对照性研究。即使这样，对

这些结果进行分析却又是非常困难的工作，受试者的非随机性、假阳/阴性（例如患者中混有实际上健康的人）、低参与率和自我就诊倾向都增加了系统误差，后两者在对照组尤其。分析资料发现，只有当人们意识到生育能力出现问题或者受到毒物暴露时才就诊，这是男性不育研究中一个长期存在的问题。对照组参与率低（常常低至 10%～20%）是误差产生的一个主要因素。没有令人满意的精液分析，一直是影响这一领域研究可信度的主要原因。

第四节 展　　望

一、实验研究

（一）非人体研究

出生前暴露可能影响出生后的生殖能力，这在目前还只是一种推测。已经进行的几项研究除一项外，均提示出生前或出生后雌激素暴露能影响啮齿类动物的生殖能力。今后研究的重点应放在：①实验结果的可诱导性和可重复性；②动物实验中得到的量-效关系推广到人体时的可信度；③建立动物模型与人体研究之间的相关性；④研究中尽可能采用与人体自然暴露相近似的低剂量、慢性暴露方式，而不是传统的急性暴露方式。

最近的一项研究进展是：成年男性的生精细胞可被人为诱导出可遗传性突变。这表明某种毒物与特定生殖系统受累之间存在着确定的关系，因此我们可以利用从实验中推导出的毒物可能的作用机制，来设计适当的研究方案，对新的、可疑的化学物质进行研究。

（二）人体研究

人们已经认识到许多化学物质能影响男性生殖功能，这是开始进一步研究的出发点。今后，来自于暴露和不暴露工人的生殖信息更加系统化的收集和新药注册前试验结果的进一步公开化，将为那些迄今还未被完全认识到、对人类生殖具有潜在危险性的化学物质筛选提供更早期、更灵敏的检查方法，将有助于降低不育患者中病因不明者的比例。

通过采用统一的 WHO（1999 年第四版）《人类精液和精子与宫颈黏液相互作用实验室检查手册》（Laboratory Handbook for the Examination of Human Semen and Sperm-Cervical Mucus Interaction）标准，将使临床和实验室精液检查标准化。可通过精液分析质量控制计划降低体内和体外精液分析的差异。然而，正常值范围的建立仍然是一件困难的工作。来自于任何人群的资料，不论是以后代数还是精子数为基础，除非能确认一个严谨的对照，否则都是很难阐释的。

因为受试者本身不可避免的偏差和低参与率，实际上收集高危人群的精液资料比较困难，此外对散发性资料的正确解释也很困难，所以精液资料收集工作难以令人满意，这就需要用其他不完全依赖性功能的方法对精液分析进行补充。此外，若能在工作场所收集生殖资料，无论是通过调查问卷还是收集精液，都能在很大程度上提高对潜在生育危险因素的早期预报。

二、临床实践

（一）历史回顾

这真是一个充满矛盾的时代，一方面人类寿命延长到前所未有的程度，另一方面人们越来越抱怨环境中化学物质和射线对人类健康的危害，而且这种抱怨在发达国家比发展中国家（人均寿命短于发达国家）更多。丰盛的饮食和健身潮流成为西方社会时尚的健康观念和生活方式，这是一个世纪

前 Thorstein Veblen 所定义的中产阶级高消费生活方式的现代版。像其他时尚一样，健康观念也很少与理性有关，常常是一种不合理性的极端病态恐惧感，是一种受一点点科学术语所带动起的肤浅的热情，常常受一个充满无休止创造性的、贪婪的市场所左右；常常被怀有商业目的的记者和生态学家所引燃；被人们的无知、迷信和对科技进步的恐惧所培育。

　　与日益增加的健康观念相呼应的是 20 世纪后 50 年所发生的几次健康危机，其中最著名的是反应停致畸性事件，迫使政治上通过相应法规来严格限制、规范医疗、职业、环境、家庭、和休闲娱乐中对化学物质、射线和设备的暴露。不幸的是，超出真正科学知识的草率政治行动所产生的法令经常没有实际效果，反而妨碍了真正科学的运用。这种做法的后果就是虽然造就了许多安全性筛选实验，却忽略了"究竟由什么才能组成一种'安全'化合物？"这样一个基本问题。既然提供一种"完全"的"安全"是不可能的，那么除非进行详细的定性和定量研究，否则定义一种物质是"安全的"就是非科学的。如果认识不到这一点，人们对科学的运用就将像醉鬼对路灯的使用一样，不是利用其灯光来照明，而仅仅是利用灯杆作为倚靠。另外一个存在的问题是：从基础研究所发展起来的新检测方法的长期预报作用不是建立在实验数据的基础上，而是更多地建立在假想和推测的基础上。

　　目前，政府通过进行一些有限的实验来认证"无害"的化合物，颁发给其许可证，供人类使用，但是却忽略了这样一个事实：某些被确认为有潜在危险性的物质在正常环境暴露下却可能对人体无害，而某些表面上无害的物质却可能具有某种不可预见的危险性（如通过与其他物质相互作用而增加其危险性）。因此目前最急切需要明确的是：究竟什么才是评估某种物质潜在危险性的真正标准。

（二）临床应用

　　在临床工作中，尽管对体液（血液、精液等）中的特定毒性物质进行实验室检查有时候会有所帮助，但是并不常用，因为其临床意义尚需进行更多的、有严谨对照的临床研究来验证，否则并不完全可靠。诊断男性不育症和其他男科学疾病时，作为常规，环境污染因素和毒物的影响应该被考虑到，应该尽可能把所怀疑的毒性因素与职业、家庭、休闲方式以及其他潜在暴露史结合起来。完整详尽的职业暴露史在诊断男性不育症和其他男科学疾病时仍然具有重要作用，尤其是所从事的工作类型应该引起足够重视，如果可能的话，最好结合健康监测资料。此外，家庭暴露（如花园内使用除草剂）、休闲方式（假期访问农场或动物园）以及兴趣爱好等也应该被考虑到。患者的生活方式也会给回顾性资料提供一些有益的提示。对于那些自认为受到某些环境毒物影响的人来说，应该对其进行全面的生殖功能评估，以便能确定损害程度或者消除患者的顾虑。

　　总之，通过实验研究和流行病学的研究可以更好地评估环境对男性生殖健康的影响，指导人们避免或减少接触这些危险因素，同时对生殖健康受损的人群进行相应评估或治疗，有助于提高男性的生育力。

（吴意光　唐　渊）

参考文献

Alexander BH, Checkoway H, van Netten C, et al, 1996. Semen quality of men employed at a lead smelter. Occup Environ Med, 53:411-416.

Anderson D, Edwards AJ, Brinkworth MH, et al, 1996. Male-mediated F1 effects in mice exposed to 1,3-butadiene. Toxicology, 113:120-127.

Billig H, Furuta I, Rivier C, et al, 1995. Apoptosis in testis germ cells: developmental changes in gonadotropin dependence and localization to selective tubules stages. Endocrinology, 136:5-12.

Brinkworth MH, Weinbauer GF, Schlatt S, et al, 1995. Identification of male germ cells undergoing apoptosis in adult rates. J Reprod Fertil, 105:25-33.

Byrne J, 1999. Long-term genetic and reproductive effects of ionizing radiation and chemotherapeutic agents on cancer patients and their offspring. Teratology, 59:210-215.

Clegg ED, Cook JC, Chapin RE, et al, 1997. Leydig cell hyperplasia and adenoma formation: mechanisms and relevance to humans. Reprod Toxicol, 11:107-121.

Dubrova YE, Plumb M, Brown J, et al, 1998. Radiation-induced germline instability at minisatellite loci. Int J Radiat Biol, 74:689-696.

Fan YJ, Wang Z, Sadamoto S, et al, 1995. Dose-resonse of a radiation induction of a germline mutation at a hypervariable mouse minisatellite locus. Int J Radiat Biol, 68:177-183.

Giwercman A, Bonde JP, 1998. Declining male fertility and environmental factors. Endocrinol Metab Clin North Am, 27:807-830.

Hales BF, Robaire B, 1993. Paternally mediated effects on progeny outcome// Whitcomb RW, Zirkin BR Understanding male fertility: basic and clinical approaches.New York: Raven, 307-320.

Kerr JB, 1992. Spontaneous degeneration of germ cells in normal rat testis: assessment of cell types and frequency during the spermatogenic cycle. J Reprod Fertil, 95: 825-830.

Lancranjan I, Popescu HI, Gravenescu O, et al, 1975. Reproductive ability of workmen occupationally exposed to lead. Arch Environ Health, 30:396-401.

Lerchl A, Keck C, Spiteri-Grech J, et al, 1993. Diurnal variations in scrotal temperature of normal men and patients with varicocele before and after treatment. Int J Androl, 16:195-200.

Neel JV, 1998. Reappraisal of studies concerning the genetic effects of the radiation of humans, mice, and Drosophila. Environ Mol Mutagen, 31:4-10.

Pajarinen JT, Karhunen PJ, 1994. Spermatogenic arrest and 'Sertoli cell-only' syndrom-common alcohol-induced disorders of the human testis. Int J Androl, 17:292-299.

Rousseaux S, Sele B, Cozzi J, et al, 1993. Immediate rearrangements of human sperm chromosomes following in vivo irradiation. Hum Reprod, 8:903-907.

Skakkebaek NE, Rajpert-De Meyts E, Jorgensen N, et al, 1998. Germ cell cancer and disorders of spermatogenesis: an environmental connection? Apmis, 106:3-11.

Wilton LJ, Temple-Smith PD, Baker HW, et al, 1988. Human infertility caused by degeneration and death of sperm in the epididymis. Fertil Steril, 49:1052-1058.

第七章

男性不育和性腺功能减退的诊断学

第一节 病 史

一些临床表现可以为睾丸功能的评价提供重要信息，如体型异常，胡须减少，勃起频率（特别是自发性夜间和清晨勃起的频率降低），性欲减退和性幻想减少，而这些情况的出现，可能提示雄激素存在不同程度的不足。由于勃起功能障碍的患者也可伴发性欲减退，因此对于性欲低下需要进行鉴别诊断的检查方法也应该因人而异。例如，怀疑垂体肿瘤时应检查视野有无缺损，而怀疑 Kallmann 综合征时应检查嗅觉是否异常。

病史记录应从青春期开始，包括嗓音何时变化，胡须何时长出等。如有睾丸下降不良（隐睾）病史，则药物治疗（hCG 或 GnRH）或手术治疗年龄的记录尤为重要，而疝修补术以及可能造成的继发睾丸损伤也应记录。由于系统性疾病（糖尿病，肝或肾疾病）可以造成性腺功能减退和 / 或不育，因此也应记录。童年或成年后反复发作的支气管炎或鼻窦炎可能提示有和不育有关的呼吸系统疾病（如 Kartagener 综合征，Young 综合征，囊性纤维化）。伴有或不伴有明显的睾丸炎或附睾炎的感染性疾病都有造成雄激素不足或不育的可能。必须记录所患的性传播疾病（梅毒、淋病、AIDS）及接受的治疗。记录包括父母、兄弟及其他亲属生育状况的家族史有助于发现造成雄激素不足和不育的遗传性原因。

准确的用药史也很重要，因为很多药物，如：柳氮磺吡啶（sulfasalazine）、抗高血压药物、抗生素、细胞抑制剂和代谢类激素的副作用可以导致雄激素不足和不育。职业性接触热和化学物质可导致不育。对损害生精功能和睾丸产生睾酮的外源性毒素接触史也应记录。还应记录体育活动、特殊的生活习惯及烟酒嗜好。

因生育是夫妻双方共同关心的问题，询问病史时双方均应在场。对于不育的患者要记录以下内容：不育的时间、无避孕性交和性交的频率、分居情况（如工作变更和经常性的旅游）、有无性交困难的征象、有无造成夫妻间不和的职业性或个人的因素、其他的性伙伴有无妊娠史以及双方接受过的检查及结果。

第二节 体格检查

全面的体格检查可以了解全身器官系统，有无与雄激素不足和 / 或不育有关的疾病。以后的章节将谈及有关雄激素不足和 / 或不育的特殊检查。应当注意的是性腺功能减退的临床表现与出现的时间有关。如果青春期后雄激素不足很明显，那么临床症状会很分散。

一、一般检查

如果在正常青春期开始前就存在雄激素不足，就会因青春期延迟或缺如造成骨骺闭合延迟，形成类似无睾症的体态。其表现为臂展超过身体长度，腿长超过躯干。因为这种身体比例特点，患者的相对高度在坐位时矮，而在站立时高。如果存在其他影响甲状腺或生长因子的中枢性异常患者会出现身材矮小，但是身体的比例与类无睾者体态类似。青春期开始后出现雄激素不足不会影响身体比例，但是肌肉系统会因雄激素不足的时间长短和程度不同而出现不同程度的萎缩。长期的雄激素不足会导致骨质疏松进而造成严重的腰痛和脊柱、髋骨病理性骨折。Marin 等发现雄激素不足虽然不会直接导致皮下脂肪沉积，但是脂肪分布会呈现女性特征（髋部、臀部、下腹部），并且除脂肪增加外体重减少（图7-1，表 7-1）（Marin et al，1995）。

表7-1　不同年龄发生的性腺功能减退的症状

受影响的器官/功能	青春期前	青春期后
喉	嗓音无变化	嗓音无变化
毛发	阴毛上缘水平额部发际整齐，胡须减少	次级体毛减少
皮肤	无皮脂产生，无粉刺，苍白，有皮皱	皮脂产生减少，无粉刺，苍白，有皮皱
骨骼	类阉人体态，骨质疏松	骨质疏松
骨髓	轻度贫血	轻度贫血
肌肉	发育不良	萎缩
前列腺	发育不良	萎缩
阴茎	婴儿型	长度无变化
睾丸	可能下降不良，体积小	体积缩小
生精功能	未启动	退化

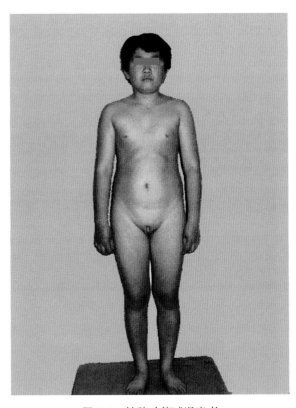

图 7-1　性腺功能减退患者

二、嗓音，毛发，皮肤

如果性腺功能减退发生在青春期前，就会因喉发育不良而造成嗓音无变化。患者经常被认为是女性，有损他们的自尊心。性腺功能减退发生在青春期后，已经变化的嗓音就会固定不变。额部发际仍然平直，无胡须或胡须稀疏，很少或从不刮胡子，阴毛上缘依然水平。Randall 报道此类患者不会发生暂时性的毛发脱落或秃顶，但是继发性的阴毛和体毛会变得更稀疏（Randall，1998）。Santner 等认为将毛发的分布作为性腺功能减退的指标时必须要考虑人种的差别（Santner et al，1998）。另外一个典型的特征是口周和眼眶周围过早出现的细小皱褶。Imperato-McGinley 等发现患者常由于缺乏皮脂腺导致皮肤干燥（Imperato-McGinley et al，1993）。贫血及皮肤血液循环减少使得皮肤苍白。

三、嗅觉

嗅觉减退或嗅觉缺失是 Kallmann 综合征的重要

征象，Kallmann 综合征患者对芳香的物质（如香草属、熏衣草）没有嗅觉。但是他们能嗅到刺激三叉神经的物质，例如氨气（图 7-2）。

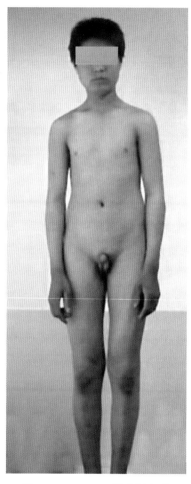

图 7-2　Kallmann 综合征患者

四、乳腺

男性乳房发育是指男性的乳腺增大。必须通过触诊和超声检查来和单纯脂肪瘤相鉴别。大多数情况下男性乳房发育是双侧性的，单侧少见。对于乳房明显增大尤其是单侧增大的患者应仔细触诊并进行乳房 X 线检查以排除乳腺癌。男性乳房发育会造成胸部紧张，乳头触觉敏感。但大多数患者没有症状。

男性乳房发育通常发生在约 14 岁左右的男孩并在 2～3 年内消失。伴发的肥胖增加并延长了临床表现。男性乳房发育会偶尔持续到成年但无临床价值。老年男性也可以出现乳房发育。男性乳房发育伴有小而坚硬的睾丸是 Klinefelter 综合征的典型表现。

其他种类的原发性性腺功能减退和雄激素靶器官疾病也可以出现男性乳房发育。高催乳素血症伴发性腺功能减退比单纯性催乳素增高更容易引起男性乳房发育。

Braunstein 等报道发展迅速的男性乳房发育表明可能存在内分泌活跃的睾丸肿瘤（Braunstein et al，1993）。男乳房发育、睾丸肿瘤和性欲丧失是特征性的三联征。所以，对于所有女性型乳房的男性患者都要进行认真的睾丸触诊和超声检查。

睾丸肿瘤（Leydig 细胞瘤、胚胎癌、畸胎瘤、绒毛膜癌、复合癌）直接或通过升高的 hCG 使 Leydig 细胞分泌雌二醇增多。一般的慢性疾病（如肝硬化，血液透析下的肾衰竭，甲状腺功能亢进）也可以引起男性乳房女性化。许多药物通过不同的机制可使男性乳房女性化加重。

五、睾丸

正常的睾丸有一定的坚硬度。如果丧失了 LH 和 FSH 的刺激睾丸就会变得柔软。小而坚硬的睾丸是 Klinefelter 综合征的典型表现。有波动感或确有弹性说明睾丸鞘膜囊肿，可经透视检查或超声检查确诊。两侧睾丸大小不一，睾丸坚硬或表面不平说明有睾丸肿瘤的可能。睾丸的体积通过触诊或 / 和尺寸固定睾丸形状的模型（Prader 睾丸测量器）对比估计（图 7-3）。

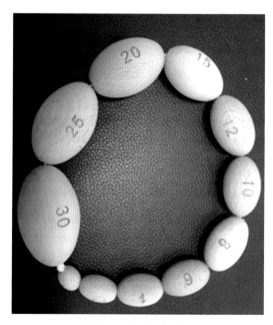

图 7-3　睾丸测量器

表7-2　睾丸体积与生育关系

睾丸体积（ml）	例数	避孕		受孕		不育	
		例数	%	例数	%	例数	%
<10	122	6	4.9	108	93.1	8	6.8
10-	563	42	7.5	487	93.5	34	6.5
20-	183	15	8.2	160	95.2	8	4.8

Meschede 等报道健康的欧洲男性每个睾丸的平均体积为 18ml，正常范围是 12~30ml（Meschede et al, 1997）。睾丸的体积过大称为巨睾丸症。借助超声检查可精确测量睾丸体积，对于未下降睾丸和阴囊处于病理状态时，超声检查尤为重要。睾丸体积正常而精子缺乏提示有输精管道梗阻的可能，也不排除睾丸生精功能障碍的可能（表 7-2）。

一定要记录有无睾丸下降不良或无睾症。隐睾症患者的睾丸位于腹腔内或腹股沟管以上的腹膜后时体检无法触及。腹股沟睾丸指睾丸固定于腹股沟内。回缩睾丸指睾丸位于腹股沟管口并能暂时性地移到阴囊内，或者由于寒冷或性交可自发地在阴囊和腹股沟之间移动。异位睾丸则位于正常下降路径之外。

六、附睾

附睾位于睾丸上方，分为头、体和尾部。平滑的囊性扩张表明远端堵塞；硬结为疾病或附睾炎造成的堵塞所致，多见于尾部；精液囊肿为球状，主要发生在附睾头部。附睾痛性肿大为急性或慢性炎症所致。附睾结核表现为附睾明显增大变硬，可同时伴有输精管的串珠样样改变，附睾肿瘤较为罕见。

七、精索静脉

精索静脉曲张是蔓状静脉的迂曲扩张，通常发生在左侧。患者站立时仔细触诊即可诊断。Valsalva 手法检查是通过深吸气后屏气增加腹压来促进静脉扩张方便检查。根据触诊的结果将精索静脉曲张可分为三度：Ⅰ度：平静呼吸时不能触到，但 Valsalva 呼吸时才能摸到；Ⅱ度：平静呼吸时即可摸到；Ⅲ度：不仅能摸到，肉眼就可看到曲张静脉。

Ⅲ度精索静脉曲张容易诊断，诊断比较小的精索静脉曲张主要靠检查者的经验。但以往的阴囊手术，阴囊积水或睾丸下降不良都会给触诊带来困难。这时 Doppler 超声检查或超声检查可以提供很好的帮助（图 7-4，图 7-5）。

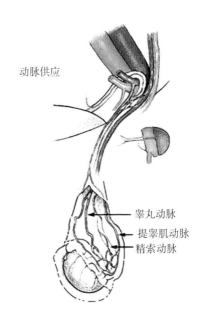
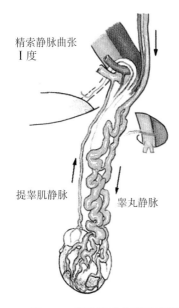
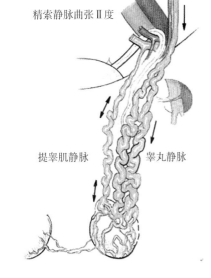

图 7-4　精索静脉曲张示意图

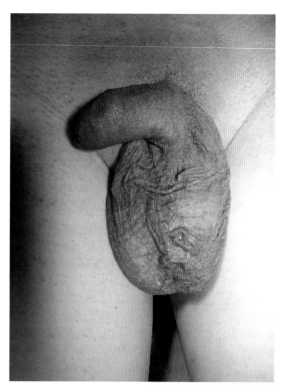

图 7-5　Ⅲ度精索静脉曲张的患者

八、输精管

患者直立位可在精索血管的后方摸到输精管。

输精管缺如会导致梗阻性无精子症。约 2% 的不育患者存在由附睾和（或）输精管先天性畸形（单侧或双侧先天性输精管发育不全）而造成的堵塞性精子缺乏。

九、阴茎

性腺功能不全发生于青春期前，则阴茎表现为婴儿型，发生于青春期后阴茎的大小不再变化。亚洲男性勃起阴茎平均长度为 11 ~ 15cm。即使只有小部分尿道下裂会造成不育，检查时也应注意尿道的开口位置。回拉包皮以诊断有无包茎。可让患者自己记录勃起后阴茎偏斜对性生活造成的影响。

十、前列腺和精囊

直肠指诊时，正常的前列腺表面光滑如栗子大小。性腺功能不全时前列腺体积较小，并且不随年龄增长而增大。整体增大常为良性前列腺增生（benign prostatic hyperplasia，BPH），表面不平变硬应怀疑为肿瘤。经直肠超声检查可同时获得前列腺、精囊的更多更准确的信息。

第三节　辅助检查

一、阴囊超声检查

超声检查可显示阴囊内容物而无副作用。正常的睾丸和附睾同为软组织回声。阴囊积水，阴囊皮肤增厚，附睾纤维化特别是隐睾时触诊很难确定睾丸的体积。超声检查可客观、重复、准确地测量睾丸的体积，Behre 认为这对睾丸的内分泌轴纵向治疗很重要（如用促性腺激素治疗促性腺激素分泌不足引起的性腺功能不足）（Behre et al，1995）。由于不育患者患睾丸肿瘤的机会大，所以对不育患者进行超声检查越来越重要。在生殖医学研究所就医的 8000 例不育患者中发现了 4 例睾丸原位癌（睾丸上皮内瘤通常为癌前病变），19 例睾丸肿瘤（其中 3 例为良性 Leydig 细胞瘤。如将患者分为两组就会发现明显不同的结果：一组不经超声检查的 3800 例患者中只是意外地发现了一例原位癌和一例睾丸肿瘤（分别在活检检查生精功能后和触诊发现异常后发现）。另外一组 4200 例患者中因超声检查异常，发现了 3 例原位癌和 18 例睾丸肿瘤（后经组织学检查确诊）。18 例睾丸肿瘤患者中只有 5 例触诊有所异常，3 例原位癌患者触诊均无异常发现。

急性附睾炎时超声检查附睾表现为增大、低回声图像。严重时伴发鞘膜积液。慢性附睾炎因附睾纤维化而呈强回声。精液囊肿表现为附睾内无回声、甚至是圆形的病灶。

利用超声检查发现到生殖医学研究所就诊的3518 例不育患者中 53% 的患者有病理性表现，其中0.4% 患有睾丸肿瘤。因为超声检查的敏感性和准确性很高，对就诊的不育患者应常规进行超声检查。

二、Doppler 超声检查

Doppler 超声检查可以测量到蔓状静脉丛的血流。利用这种方法在 Valsalva 手法检查时将反流的血液转变为声音信号并可记录双向血流。Doppler 或双向超声检查很适于确定手术或放射治疗精索静脉曲张的效果，并且可作为精索静脉曲张复发的客观指标（图 7-6）。

三、温度记录法

精索静脉曲张使得静脉血液淤滞造成患侧睾丸和阴囊的温度增高，所以两侧的温度差异为精索静脉曲张产生的病生理结果提供了重要信息。可以用温度敏感的胶片测定或用可移动的测量表进行 24 小时测量。但温度记录法并非常规的诊断方法。

四、经直肠前列腺、精囊超声检查

经直肠前列腺、精囊超声检查对于性腺功能减退和男性不育的诊断很重要。经直肠超声检查可发现前列腺的异常，还可以发现前列腺内射精管囊肿和扩张是造成梗阻的原因还是梗阻造成的结果。Tong 等报道经横向和纵向扫描，面积测定或三维成像可以准确地测定前列腺体积（Tong et al，1998）。前列腺体积减小是性腺功能减退患者的特征性表现，睾酮治疗数月后睾丸的体积增到相应年龄的正常范围，但不超出此范围。前列腺特异抗原（PSA）和尿流率是检测前列腺功能的重要指标。对于超过 45 岁的患者定期检测 PSA 对于预防肿瘤很重要，因为睾酮治疗可以促进前列腺肿瘤的生长。

射精前或射精后经直肠超声检查可诊断精囊发育不全和功能障碍。输精管先天畸形表现为：射精量减少、精子缺乏和血浆果糖浓度低，常见的畸形有输精管发育不全、增生或囊性扩张。Purvis 等报道经直肠超声检查可诊断前列腺精囊炎（Purvis et al，1993），见图 7-7。

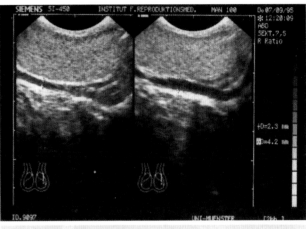

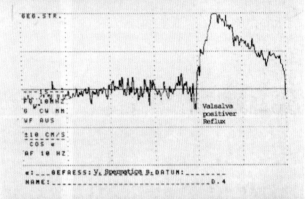

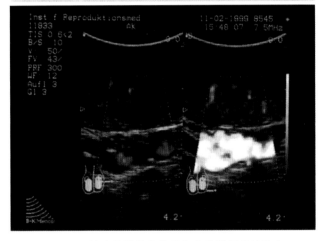

图 7-6　精索静脉曲张的彩色多普勒超声波检查

五、进一步的显像技术

当怀疑病变位于垂体或下丘脑时可考虑使用磁共振显像技术，它优于常规 X 线或计算机体层摄影技术鞍区显像。当怀疑单侧或双侧隐睾或无睾症，超声检查在阴囊和腹股沟未能发现睾丸组织时，可考虑应用磁共振或计算机断层摄影技术。

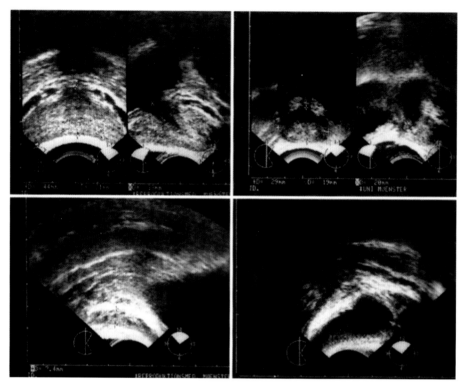

图 7-7　经直肠超声波检查前列腺和精囊

对于年轻的性腺功能不全的患者或青春期延迟的男孩可以用 X 线检测左手骨骺的成熟程度来确定他们的骨龄。到病变的晚期才能用传统的 X 线检测到因雄激素缺乏造成的骨质疏松引起的脊柱改变。骨质疏松在早期就可用面积或体积测定法诊断，准确性和可重复性均好。面积测定法有：双向光子吸收测定法（DPA）和双向 X 线能量吸收测定法（DXA）。体积测定法有：腰椎定量计算机体层摄影术（QCT）和外周胫骨或桡骨定量计算机断层摄影术（pQCT）。

第四节　内分泌实验室检查

睾丸功能异常的内分泌实验室检查包括以下内容：测定垂体前叶分泌的促性腺激素 LH 和 FSH；测定 Leydig 细胞分泌的睾酮；测定支持细胞分泌的抑制素 B（Carlsen et al，1999）。如怀疑下丘脑或垂体的疾病须做 GnRH 刺激实验；对于催乳素增高的患者要做 TRH 刺激实验；hCG 实验评价内分泌的储备能力。对于特殊的诊断还需要做另外的检查，如：男性女性型乳房患者须测定催乳素和雌二醇；怀疑睾丸肿瘤须测定 hCG 和雌二醇。性别分化异常的患者要检测各种类固醇以确定酶缺陷的环节。还要测定雄激素受体水平或双氢睾酮以及靶器官雄激素代谢酶类如 5α 还原酶的水平。

一、促性腺激素

测定睾酮、LH 和 FSH 的血清水平可以明确性腺功能减退的发生部位，这对治疗至关重要。血清促性腺激素水平增高而睾酮水平下降，提示睾丸功能异常引起的性腺功能减退（原发性性腺功能减退）；血清促性腺激素水平降低为中枢性性腺功能减退（继发性性腺功能减退）。至于如何区分生理范围内的偏低和病理性降低，要借助于高敏感性的荧光免疫检测方法。

垂体分泌 LH 的生理性波动造成 LH 的血清基础值也会有变动。正常男性每天有 8～20 次 LH 分泌脉冲。原发性性腺功能减退患者 LH 的血清浓度升高 LH 分泌脉冲增多。下丘脑不能分泌 GnRH 时只能测到少数 LH 分泌脉冲或根本测不到分泌脉冲。LH 和睾酮的血清浓度同时升高说明存在雄激素受体缺陷（雄激素抵抗）。

FSH 的血清浓度变动小，所以测定一次就有代表性。在一定程度上 FSH 的血清浓度反映生精功能。FSH 的血清浓度增高、睾丸小而坚硬（＜6ml）并且精子减少是 Klinefelter 综合征的诊断指标；FSH 的血清浓度降低表明下丘脑或垂体缺陷。如出现以下情况：睾丸体积大于 6、精子减少或严重的精子缺乏，FSH 的血清浓度增高意味着原发性生精功能损害。Bergmann 等报道 FSH 的血清浓度增高的程度和缺乏精曲小管的数目相关（Bergmann et al，1994）。

FSH 的血清浓度正常、精子减少、睾丸体积以及正常精液中葡萄糖苷酶降低说明输精管发育不全或梗阻。如不能明确诊断则行双侧睾丸活检，若双侧睾丸活检无异常，Weidner 认为需要进行附睾或输精管的重建手术或采取其他的辅助生育技术（Weidner，1995）。

可以用来测定促性腺激素的血清浓度的方法有：竞争性方法如放射免疫法（RIA）；敏感的非竞争方法如：免疫放射测定法（IRMA）、免疫荧光测定法（IFMA）、或酶联免疫吸附实验（ELISA）。另外，敏感的体外生物检测方法也可以测定 LH 和 FSH 浓度。Simoni 等认为促性腺激素的免疫活性和它的生物活性是一致的，所以体外生物检测方法没有必要用于常规临床诊断（Simoni et al，1997）。

促性腺激素基因的突变很罕见。LHβ 亚单位基因失活可导致不育和缺少自发性青春期。FSHβ 亚单位基因失活可造成精子缺乏导致不育。与此类似，促性腺激素受体基因的突变分为活化和抑制型突变。LH 受体基因的活化型突变造成早熟，而抑制型突变造成 Leydig 细胞发育不全和性腺功能减退。FSH 受体基因的抑制型突变造成多种生精功能障碍，到目前为止，唯一一例 FSH 受体基因的抑制型突变是 Simoni 等于 1997 年综述的一位垂体切除术后仍保持生精功能的患者（Simoni et al，1997）。

二、GnRH、GnRH 检测、GnRH 受体

因为 GnRH 的血清浓度极低，以免疫学方法在外周血中检测不到。GnRH 检测是确定垂体的促性腺激素储备能力的方法，只有在区分 LH 和 FSH 浓度是生理性还是病理性降低时采用。注射 100μg GnRH 30～45min 后 LH 的浓度至少要增高 3 倍，FSH 的浓度要增高 1.5 倍。但是化验结果要由经验丰富的医师来判定是否正常。怀疑下丘脑病变且首次 GnRH 实验未发现促性腺激素增高，则需要做 GnRH 泵实验。GnRH 脉冲治疗后（每隔 120min 注射 5μg GnRH 持续 36 小时到 7 天）重复 GnRH 实验。7 天后促性腺激素增高说明为下丘脑病变；不增高说明为原发性垂体功能不全。36 小时后做 GnRH 实验可以区分体质性青春期延迟和原发性低促性腺激素性性腺功能不全。如需进一步区分可采用 MRT 等成像技术。促性腺激素基础水平高说明为睾丸功能异常，GnRH 实验不能提供其他的信息。GnRH 受体基因突变也是低促性腺激素性性腺功能不全的原因之一。

三、催乳素、TRH 刺激实验

测定男性不育患者的催乳素不如测定女性的催乳素重要。需要测定催乳素的情况有：原因不明的生育障碍、勃起功能障碍、性欲丧失、男性女性型乳房、溢乳症及其他表明垂体异常或垂体肿瘤可能的症状。测定催乳素的方法有竞争性和非竞争性免疫法。判断结果时要注意多种药物（尤其是抗精神病类药物）和应激状态可以增加催乳素的分泌。多数情况下有内分泌活性的垂体腺瘤可产生催乳素。内分泌刺激实验可以将催乳素瘤和其他原因引起的高催乳素血症区分开来。对男性患者来说促甲状腺素释放激素（TRH）刺激实验很适合。催乳素瘤患者由于肿瘤自发性产生催乳素 TRH 刺激后增高幅度下降，非肿瘤性高催乳素血症患者反应正常。静脉注射 200μg TRH 后催乳素上升幅度小于基础值的 30% 则说明有巨大催乳素瘤的可能。正常人的测试结果很分散所以无法给出针对小催乳素瘤的边界值。

四、睾酮、游离睾酮、唾液睾酮、性激素结合球蛋白

睾酮血清浓度是临床确定性腺功能减退和监测睾酮替代治疗的最重要的实验室数据。判断结果时要注意昼间变化对睾酮的影响，它使早晨睾酮血清浓度比夜间睾酮浓度高出 20%~40%。短时间剧烈运动可使睾酮血清浓度增高，但是长时间剧烈运动使体力耗竭睾酮浓度下降。几乎所有慢性疾病，特别是肝、肾和心血管系统疾病，以及应激、麻醉、毒品和药物（如 ketoconazole）都可降低睾酮。睾酮降低多见于老年人，这种降低部分是生理性的，但也可能是由于疾病特别是多种疾病共同影响所致。考虑到这些因素，成年男性上午的睾酮血清浓度正常值为 12~40nmol/l；低于 10 nmol/l 肯定是病理性的；介于 10~12nmol/l 之间需要进一步检测。青春期前的男孩和去势者的睾酮血清浓度低于 4nmol/l。睾酮血清浓度检测方法有：放射免疫法、酶免疫法、荧光免疫法或化学荧光法。血清反复冻融后睾酮依然稳定。血清中的睾酮大部分和蛋白质结合，主要是性激素结合球蛋白（SHBG）。只有约 2% 的睾酮呈游离状态发挥生物活性。游离睾酮的测定方法有平衡透析法和硫酸铵沉淀法（总睾酮不被硫酸铵沉淀）。

因为总睾酮和游离睾酮浓度相关性很好，所以只在某些情况下单独测定游离睾酮浓度。例如，高甲状腺素血症和抗癫痫药物可使 SHBG 和总睾酮浓度增高，而此时有生物活性的游离睾酮浓度并不同时升高。极度肥胖的患者 SHBG 和总睾酮浓度都降低，游离睾酮浓度依然正常。

唾液中也可测到睾酮，正常值为 200~500pmol/l。唾液睾酮和血清游离睾酮浓度相关，可测定早晨唾液睾酮浓度作为监测睾酮替代治疗的指标。

五、hCG 检查

睾丸的内分泌储备功能可用人绒毛膜促性腺激素（hCG）来测定。hCG 有 LH 活性，可刺激 Leydig 细胞产生睾酮。目前该检查用来区分隐睾症和无睾症。检查的第一天，8：00 和 10：00 取血作为基础样本，随后立即肌肉注射 5000I.E.hCG，48 或 72 小时后取血，睾酮浓度应增高 1.5~2.5 倍。增高值低说明为原发性性腺功能减退；过于增高说明为继发性性腺功能减退；睾酮浓度在去势范围刺激后无增高，提示无睾症或睾丸组织完全萎缩。Leydig 细胞的储备能力下降是老年男性的一个特征。

六、抗米勒管激素

抗米勒管激素（anti-Müllerian hormone，AMH）也称为米勒管抑制物（Müllerian inhibiting substance，MIS）。它由未成熟的支持细胞分泌，可以使男性胎儿的米勒管退化。测定 AMH 血清浓度是一种判定青春期前男孩体内有无睾丸组织敏感而特异的方法。浓度正常说明体内有睾丸组织；如检测不到 AMH 说明为无睾症。和 hCG 检查一样，AMH 检查同样具有特异性，但是更敏感。因此它更适用于青春期男孩的诊断。

睾丸功能正常的青春期前男孩 AMH 血清浓度明显高于异常的男孩。而患有促性腺激素分泌不足性性腺功能减退的成年男性 AMH 浓度异常增高是因为青春期内成熟支持细胞缺乏。hCG 或睾酮治疗可明显降低 AMH 浓度。

七、抑制素 B

抑制素 B 由睾丸的支持细胞分泌，调节垂体 FSH 的分泌（Hayes et al，1998）。男性不分泌抑制素 A。抑制素 B 是反映精原细胞增殖以及其与支持细胞相互作用的指标。当精原细胞增殖停止时其水平迅速下降。当生殖细胞耗竭时，先是抑制素 B 水平下降，随后 FSH 水平升高。抑制素 B 具有明显的昼夜节律性。早晨浓度最高，傍晚最低。健康和不育男性的早晨抑制素 B 血清浓度和 FSH、精子量和睾丸体积相关。抑制素 B 是比 FSH 更敏感的判断生精功能的指标。但对于 ICSI 治疗前接受睾丸取精（TESE）检查的患者来说，抑制素 B 或 FSH，或它们两者联合在一起也不能预测睾丸组织中有无精子。

八、包括分子生物学在内的进一步诊断技术

男性女性型乳房、怀疑睾丸肿瘤、睾酮生物合成过程酶缺陷或靶器官雄激素抵抗等情况时，需测定 17β- 雌二醇、hCG、雄甾烷二酮或 5α 氢睾酮

（DHT）和皮肤成纤维细胞内 5α 还原酶活性。

怀疑靶器官雄激素抵抗时，需对雄激素受体基因和雄激素结合力进行分子检测。即使雄激素受体基因突变后也不影响它的结合力，它们仍可通过异常的信号转导造成明显的精子缺乏并导致不育。

第五节　精液分析

精液分析（semen analysis）用来评价有或无雄激素缺乏症状患者的生育异常情况。为了能做到标准化使不同实验室的结果具有可比性，精液检查应根据世界卫生组织的指导原则来进行。《WHO 人类精液检查与处理实验室手册 第五版》对此有详细的叙述。每个男科学实验室均配有该手册，可作为本书的补充资料。所以，在此章只介绍精液检查的基本方面和某些精子功能检查。为使结果具有可比性，患者检查前应禁欲 48 小时到 7 天。因为多种指标具有正常的波动性，所以 4~12 周内进行两次精液检查后才能对患者的生育能力做出评价。临床上通过手淫获得精液，将精液搜集到一个下端带有刻度的广口玻璃瓶内。应为患者提供合适的场所，可以是配有卫生设备的房间，如有必要还可提供合适的图片，背景音乐和或录像带来营造气氛。

一、物理检查

用带刻度的玻璃瓶测量精液的体积至少为 1.5ml。正常精液外观呈均一的灰白色，不透明。室温下 60min 内液化；液化后进行显微镜检查。精液微黄伴脓性气味说明有感染；外观红棕色说明混有血细胞（血精症）。要将精液混匀后再进行其他化验。如果 pH 值超过 8 应怀疑感染；pH 低于 7.2 且精子缺乏说明有输精管、精囊、射精管、附睾畸形或梗阻的可能。

二、显微镜检查

一般的光学显微镜即可检查，但是相差显微镜的效果更好一些。新鲜标本中精子凝集说明有免疫性不育的可能。但是精子附着在精液中的碎片或其他成分上不应视为异常。

放大 400~600 倍以后观察精子的活动度，应在 37℃或室温（20~24℃）进行。活动度分为四类

a~d，标准如下：

a：快速进行性运动>25μm/s。

b：慢速、迟缓的进行性运动。

c：无进行性运动<5μm/s。

d：无运动。

WHO 手册推荐用定点速度（cut-off velocity）来对精子活动度进行标准化。

将精液用含有甲紫或锥虫蓝的碳酸氢盐-甲醛溶液稀释后用计数池（如 Neubauer 计数池）来测定精子浓度。精液高速离心后沉淀中无精子时才能确切说明精子缺乏。精液中还含有泌尿生殖道的上皮细胞和所谓的圆形细胞（生精细饱和白细胞）。可用过氧化酶染色法特异性的将有活力的白细胞或 CD45 染色法将白细胞和生精细胞区分开来。

自混匀的精液标本中取出部分精液，固定并 Papanicolaou 法充分染色后观察精子的形态。正常精子分为头体尾三部分。头部为卵圆形（长 4~5.5μm，宽 2.5~3.5μm），体部和尾部均完整。显微镜下可见顶体，占头部区域的 40%~70%。精子形态异常表现为以下多种形式：头部过大或过小、头部逐渐变细、头部梨形、头部空泡（>20% 的头部区域为未着色的空泡）、头部呈球形无顶体以及有些精子呈双头形态。头部形态不规则的精子称为无定形精子。体部和尾部也可有多种缺陷。尾部可呈卷曲状、断裂、或双尾畸形。头部和尾部可分离（图 7-8）。

三、生物化学分析

精液中含有多种化学物质，它们分别由生殖系统特定的器官或腔室分泌，可作为反映相应器官或腔室功能的标志物。总的原则是如果某种物质降低则说明相应部分的功能异常或远端的输出管道堵塞。

测定某些特异性物质的浓度可将病变粗略定位，但是对于双侧器官来讲只有双侧的器官均有功能异

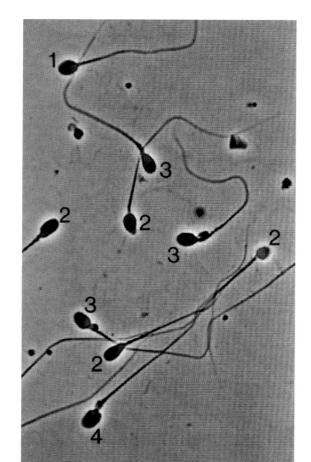

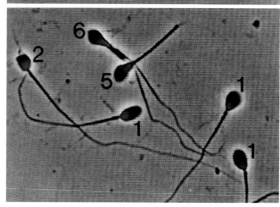

图 7-8　精子形态学检查

可作为附睾功能的标志物。中性 α 葡萄糖苷酶具有更高的特异性和敏感性。FSH 和睾丸体积均正常时，如果中性 α 葡萄糖苷酶下降或测不到说明精子缺乏是由双侧附睾或输精管到阻塞造成的。

四、免疫学检查

新鲜精液中精子凝集说明有特异性的精子抗体存在。并不是所有的抗体均可导致精子凝集。其中一些抗体具有细胞毒性可造成活动性异常。混合抗球蛋白反应（MAR）可明确是否存在 IgA、IgG 类抗体。检查时将新鲜精液标本、经 IgG 或 IgA 包被的乳汁颗粒或羊红细胞与含有抗体的抗血清混在一起。如果精子表面有抗体存在，那么乳汁颗粒或羊红细胞就会结合到精子表面。被结合的精子的比例也可确定。如果被结合的精子＞75% 就有可能是免疫性不育。因为本试验结果变动性大，应据两或三次 MAR 检查或用精子和黏液相互作用试验（性交后试验、Kremer 试验）作为补充才能下结论。测定血清中抗体的检查方法（如 TAT 检查）的意义仍有争议，它们和常规检查没有相关性。

五、微生物学检查

目前，传统的性病如淋病和梅毒在男性不育病因中已经不占重要地位了。意义最大的微生物是沙眼衣原体、分解尿素支原体和革兰氏阴性细菌感染。从尿液、精液、前列腺排出物或尿道拭子中都可检查到这些微生物。精液中白细胞浓度＞1×10^6/ml 或精液培养阳性说明射精管道感染。精液培养确定多种微生物感染。衣原体检查需要特殊的技术。现在利用 PCR（聚合酶链式反应）检查衣原体已成为"金标准"。

六、电子显微镜检查

正常和不育男性的精子外形多样，光学显微镜下很难确定精子是否正常。一小部分不育患者只有在电子显微镜下才能区分异常的精子。这种情况下一定要把有无核缺陷的头部异常和尾部缺陷区分开来。

球形游动精子（globozoospermia）的头部缺陷是一种遗传性生精功能异常。当精子自生精上皮内

常时相应的生化指标才会有明显的异常。

反映前列腺功能的指标有：锌、柠檬酸和前列腺磷酸盐。前列腺素和果糖主要由精囊分泌。精浆中果糖浓度下降说明双侧精囊发育不全或有严重的功能障碍或者是射精管道阻塞。果糖浓度并不像以前认为的那样可以反映内分泌活性。果糖浓度下降的病例应做射精前后精囊的经直肠超声检查进一步诊断。

中性 α 葡萄糖苷酶、左旋肉碱和甘油磷酸胆碱

释放时顶体依然在支持细胞内，因此精子缺乏受精必需的顶体。活动性正常的精子头部呈球形，所谓的针头样精子实际上是具有活动性的精子尾部。

正常精子尾部有 9 根微管二聚体，呈同心圆状围绕着中央的两根中央微管（9+2），微管二聚体具有连接素参与的动力蛋白臂，并且通过放射状的轮辐和中央微管相连。精子活动性缺陷是由于动力蛋白臂，特别是内层臂的缺失，使产生鞭打作用的微管滑动造成的。其他与鞭打作用相关的缺陷有：微管外层致密纤维结构破坏、纤维鞘发育不良、正常的微管 9+2 关系异常、中央微管的缺失。纤毛运动不良综合征的特征是所有相关的器官中纤毛运动不良或缺失，如伴有异位和支气管扩张则称为 Kartagener 综合征。

七、精液参数的记录、正常值、命名和分类

连续数次的精液和激素参数的测定结果最好记录在同一张表格内便于比较。精液检查对男性生育能力的评价有重要作用。因为妊娠能否发生取决于多种因素，尤其是女性的生殖功能。只测定精液的参数对于评价夫妇双方的生育能力作用有限。生育能力正常和不育男性的精液参数差别不是非常明显，只有在精子缺乏时才较显著。同样，精液的参数和女性生殖功能共同考虑时才有价值，因为低于正常的精液参数可被女性良好的生殖功能弥补。

八、精液参数的客观分析

Neuwinger 等认为系统性检查表明，精子浓度、活动性、外形很大程度上受主观因素的影响（Neuwinger et al，1991）。所以应建立客观的精液检查方法，但在临床实践中经典的方法仍起重要的作用。

DNA 流式细胞技术可精确计数精子，Hack-Klom 等发现精液中的单倍体精子的 DNA 染色不同于其他细胞，因而可精确计数（Hacker-Klom et al，1999）。这种方法可在极短的时间内大量计数，使偏差降低到最小，所以准确性也好。

还可用计算机辅助的精液分析（computer-assisted semen analysis，CASA）自动地确定精子浓度。计算机有时会将非精子颗粒（如圆形细胞）误认为是精子，克服这一问题的方法有：①测量卵圆形头部的主轴和次轴及它们的比率作为额外的标准；②尾部突出计数法。除去无尾部突出的非精子颗粒（cell motion analyzer）；③利用 DNA 荧光染色识别精子（Hamillon-Thorne）。但是这些方法的可靠性，特别是在精子数目较少时，仍需进一步验证。

精子活动性更容易受主观因素影响。最好的客观方法是 CASA 摄下的单个精子细胞的运动轨迹。除了可以测定活动精子的比例外还可测定其他参数：精子速度、运动线性、头部外侧移动幅度和振动频率。

精子形态的标准化方法发展得最慢。将来或许计算机辅助视频技术可以应用到临床。

只有一部分精子参数的客观检查方法是成功的，因此临床实践中还是以常规精液分析方法为主，CASA 可以作为补充（表 7-3，表 7-4，表 7-5）。

2009 年第 5 版的《WHO 人类精液实验室检验手册》较第 4 版有了较大的改动。目前正在进行多中心的研究已确定新的参考值。辅助生育的资料表明，如果正常精子低于 4% 时，体外受精的概率就会降低。

九、质量控制

同一精液标本在不同实验室化验得出的精子浓度和形态学结果差距很大，所以应对精液分析实行严格的质量控制。内部质量控制对于常年坚持相同标准以及结果不受人员变动的影响很重要。这包括内部确定经常的技术人员，及有关精子浓度、形态学、活动性评价的变量系数。这种情况下使用视频记录和冷冻的标本更有利。在大的实验室中定期计算每月各种变量的平均值有助于尽早发现使用中方法的系统性误差以及监测新采用方法的各项标准。确定精浆中各种生物化学标志物的浓度应作为临床实验室内部质量控制方案。

所有男科学实验室均应建立外部质量控制方案，这样可以在不同的实验室间达成共识而且对于在不同的中心进行多中心的临床研究也很必要。现在已有监测精子浓度、形态学、活动性和精子抗体指标的方案。假如同一实验室的技师采用相同的标准，那么任何一位都可以分析外来的质量控制标本。应当定期将结果反馈给技术人员，才能强化所用的标准。

表7-3 精液和激素连续检查记录表

姓名					
取样日期					
禁欲时间（天）					
治疗					
取样材时间					
开始分析					
体积（ml）					
稠度					
pH					
活动度（%）（a）快速移动					
（b）慢速移动					
（c）无移动					
（d）无活动					
计数　（百万/ml）					
（百万/每次射精）					
形态　正常（%）					
头部缺陷（%）					
颈或中部缺陷（%）					
尾部缺陷（%）					
胞浆小滴（%）					
特异性缺陷（%）					
Eosin 检查（%）					
HOS检查（%肿胀细胞）					
圆形细胞（百万/ml）					
白细胞　（百万/ml）					
凝集性（%）					
MAR检查 IgG（%）					
IgA（%）					
α葡萄糖苷酶（≥11mU/精液）					
果糖（≥13mmol/精液）					
锌（≥2.4mmol/精液）					
其他检查					
技师					
LH（2~10U/L）					
FSH（1~7U/L）					
催乳素（≤500mU/L）					
睾酮（≥12nmol/L）					
雌二醇（≤250pmol/L）					
SHBG（11~71nmol/L）					
PSA（≤4mg/L）					

表7-4　精液指标的正常值（据WHO1999年的指导原则）

精液体积	$\geq 2.0\text{ml}$
pH	7.2
精子浓度	$\geq 2 \times 10^7/\text{ml}$
总精子计数	每次射精$\geq 4 \times 10^7$
活动性	a+b两类精子$\geq 50\%$或 a类精子$\geq 25\%$
形态	正常形态的精子$\geq 30\%$
活精子数	$\geq 50\%$
MAR检查	$< 50\%$的精子黏附颗粒或红细胞
白细胞	$< 1 \times 10^6/\text{ml}$
α-葡萄糖苷酶	每次射精$\geq 11\text{mU}$
柠檬酸	每次射精$\geq 52\,\mu\text{mol}$
酸性磷酸盐	每次射精$\geq 200\text{U}$
果糖	每次射精$\geq 13\,\mu\text{mol}$
锌	每次射精$\geq 2.4\,\mu\text{mol}$

表7-5　WHO人类精液实验室检验手册第5版与第4版对比

检查项目	最新（第5版）参考值下限	旧的（第4版）下限
精液量	1.5 ml（1.4～1.7 ml）	2.0 ml
总精子数	每次射精39×10^6（33～46）个	每次射精40×10^6 个
精子密度	$15 \times 10^6/\text{ml}$（$12 \times 10^6 \sim 16 \times 10^6/\text{ml}$）	$20 \times 10^6/\text{ml}$
前向运动 PR（相当于 a+b）	32%（31%～34%）	a+b$\geq 50\%$ 或 a$\geq 25\%$
正常形态	4%（3%～4%）	15%
其他次要指标		
PH	≥ 7.2	≥ 7.2
圆形细胞	$\leq 5 \times 10^6/\text{ml}$	$\leq 5 \times 10^6/\text{ml}$
白细胞（过氧化物酶染色阳性）	$< 1.0 \times 10^6/\text{ml}$	$< 1.0 \times 10^6/\text{ml}$
MAR 试验	$< 50\%$	$< 10\%$
精浆锌	每次射精$\geq 2.4\mu\text{mol}$	每次射精$\geq 2.4\mu\text{mol}$
精浆果糖	每次射精$\geq 13\mu\text{mol}$	每次射精$\geq 13\mu\text{mol}$
精浆中性葡萄糖苷酶	每次射精≥ 20 mu	每次射精≥ 20 mu

第六节　精子功能检查

精子功能检查的目的是明确精子在女性生殖道内存活性和运输以及受精各步骤的异常情况。精子功能检查可分为：活力检查、体内体外精子黏液相互作用检查、及有关获能、顶体反应、透明带结合和穿透卵子各个步骤的检查。只有将这些结果结合起来才能判断精子的活力如何。虽然某些检查和体外受精妊娠率相关性很好，但目前尚无通用的标准组合检查方法。

最近确定精子缺陷的方法有了很大改进，包括：DNA 损伤、染色质浓缩和去浓缩效率、精子酶、与精子功能有关的表面抗原、信号传导机制、获能表面结合部位的暴露、氧化损伤。随着研究的进展将来肯定会出现新的检查方法。本章只讨论公认的方法以及 WHO 手册 2009 年版推荐的方法。

一、活力检查

样本的精子活动力百分数低时应做此检查，以明确精子是否因为代谢异常或由于轴索缺陷或已死亡（死精）而失去了鞭打功能。Jeyendran 等报道的 HOS 检查是一项检查精子尾部半透膜完整性和顺应性的简单实验。精液用低渗液稀释后，水就渗透性地进入精子内部（Jeyendran et al，1984）。完整的精子因肿胀呈现各种形状，而死精子的膜不完整它们的尾部仍保持正常的形态。伊红检查法的原理是活精子可将伊红排出，死精子的膜已破坏可被特异地染色。

精子胞浆内注射检查活力法正引起人们的注意，这种方法可以将死精子缺分开来。

二、精子-黏液相互作用检查

宫颈黏液是精子在女性生殖道内遇到的首道屏障。几乎在全部的月经周期内宫颈黏液都是高度黏稠的，只在排卵期前几天水化，精子才能通过。穿越黏液是一种自然选择过程只有活力和形态均正常的精子才能通过。不能穿越的原因可能是黏液的性质不利，如细菌感染会使黏液呈酸性。所以宫颈黏液的质量对精子黏液相互作用很重要。精子功能检查有体内性交后检查和多种体外检查法。

体内性交后检查的程序是在排卵起前几天内，晚上性交第二天早晨检查宫颈黏液内有活力的精子数。另外还要在阴道内取样作为对照。高倍镜下精子计数，将精子活动度分级。Oei 等认为精子的活动度不依赖于精子的数目则说明是正常的结果（Oei et al，1995）。应在不同时间重复几次实验以防检查时间不当影响结果。

体外检查法在夫妻双方禁欲 3 天后进行。黏液取材时间因受试者而异。如果黏液质量不合格可服用乙基雌二醇，但应注意这种情况下的黏液反应不是生理情况。

在宫颈取出黏液后即可根据 WHO 提供的标准进行评分，经过综合评分判断黏液是否适于精子穿过。

体外精子黏液接触实验（SCMC test）检查精子或黏液内有无抗体，以及黏液的其他决定性因素。为模拟生理情况，精液液化后立即开始试验。在载玻片上各滴一滴精子和黏液，接触到黏液后精子仍能继续保持鞭击状游动。正常结果的标准是接触黏液后以及 30min 后"振动精子"仍保持在＞25％的水平。同时用液化的精子作为对照。利用捐献者的精子和黏液进行交换实验以明确精液和黏液中是否有抗体存在。检测黏液体外穿透的玻片法是将一滴黏液滴在盖玻片中心，在盖玻片边缘滴一滴精液孵育 30min 后正常精子在黏液中形成手指状突起，精子活动率＞90％。

体外毛细管法（Kremer test）是将黏液放在毛细管中，然后将管的一端密封，接着放入精液池中。37℃孵育 2 小时后测量先驱精子游动的距离以及管内 1～4.5cm 内精子密度。结果据评分系统分为"良"、"可"、"差"、"无穿透"四种。如结果异常应做交换实验进一步明确原因。

鉴于人类宫颈黏液实验有明显的变动性，高分子量的聚合透明质酸可用作替代品。实验结果和 Kremer Test 实验相关性很好且有可重复性，但尚未作为临床常规方法。

三、精子获能

受精之前精子在女性生殖道内要经历获能过程，它们的表面结构发生变化活动亢进。获能过程的结束点是顶体反应。体外获能状态的测定方法是用 IVF 中所用的含白蛋白的培养基洗涤和孵育精子。

可在 50～200μm 深的小池内观察获能后高活动性的精子。利用计算机辅助的精子分析（computer-assisted sperm analysis，CASA）可以据预先设定的运动标准将各种活动行为不同的精子亚群分开。荧光显微镜检测可观测到精子获能过程中头部可被金霉素染色的特征性变化。除了检测获能状态以外，还能同时检测顶体反应。进行顶体反应的精子的染色特征不同于那些具有完整顶体的已获能的精子。

四、顶体反应

随着荧光显微镜的普及，以前顶体反应的染色方法如三联染色和锥虫蓝染色法已经被能够产生更强、更清晰信号的染色方法所取代，如荧光植物凝集素和抗体染色法。这些方法使人们用细胞流式计数法来检测精子。经洗涤和浓集的精子在获能的条件下孵育后检测，通常加入离子载体 A23187 钙或孕酮来替代生理条件下透明带的刺激。常用体外活体染色法将非特异染色的死精子区分开来。不同的标记物结合在顶体的不同部位，它们产生的结果和反应动力学均不同。这些结果和植物凝集素或抗体进行的生育能力检测结果的相关性很好。因为在体内顶体反应发生在卵子的透明带处，并且透明带是生理性的启动剂，所以检查区带结合的精子相关性最好。

五、区带结合实验

因为人类的精子-区带结合实验是种属特异性的，所以只能用人的卵子区带进行试验。可取材于体外人工授精多余的精子或受精失败的卵母细胞。所用的卵母细胞可以是新鲜的也可是在高盐溶液中储存过的，这样并不影响精子的结合和穿透。同一个体以及不同个体之间的卵母细胞质量相差很大，所以有必要对每个卵母细胞采取严格的质量控制，并且应用多个卵母细胞进行试验。这样才能得到正确的结果。除了生物学方面的差异外，另一个阻碍该实验广泛应用的障碍是卵母细胞的来源有限。人们已经成功的合成了透明带中负责初级和次级精子结合的糖蛋白 ZP3 和 ZP2，不依赖人体材料的标准检查方法不久将会问世。

在半区带实验中透明带在超微操作器下被精确地切为两等份，一份和患者获能后的精子共同孵育，另一份和健康人获能后的精子共同孵育作为对照。结合力用半区带指数（HZI）来表示（HZI= 患者结合精子数 / 健康人结合精子数 ×100）。

竞争性结合实验是将患者和捐献者的精子标记上不同的荧光素（绿色的 FITC 和红色的 TRITC）和卵母细胞区带共同孵育。患者和健康人精子结合比率反应受试样本相对于对照样本的结合能力。

六、仓鼠-卵子-穿透实验

精子、卵子相互作用的最终步骤是精子结合到卵膜上，最终两者膜融合，精子细胞核进入卵浆内。检查精子这种功能的实验是用激素刺激仓鼠过度排卵后搜集卵子来进行的。仓鼠的卵母细胞分别用透明质酸酶（hyaluronidase）和胰酶去除卵丘和透明带。只有顶体反应后的精子才能结合到卵膜上，所以 WHO 于 1999 年指出在和仓鼠卵子孵育之前应将精子和离子载体 A23187 预先短暂或过夜孵育来诱发顶体反应。虽然此项实验已在临床应用了数十年，但对它的诊断价值仍有争议原因是此实验难以优化实验方案易造成假阴性结果。

七、活性氧和精子功能

过去人们对于活性氧（reactive oxygen species，ROS）对于男性生殖功能的影响认识不充分。射出的精子被存在于精浆中，由前列腺产生的抗氧化酶和精子内部的抗氧化酶对精子保护，使其免被氧化。精液中如有炎症，活化的白细胞会产生大量的活性氧，细胞质过多的异常精子也可产生活性氧（Ochsendorf et al，1998）。活性氧可造成过氧化损伤，并且可以使精子的活动性、寿命和授精能力在内的各项精子功能受损。这可能是某些男性不育的潜在性原因。但是正常精子产生的少量活性氧对于精子获能和顶体反应是必需的。影响精子功能的活性氧包括：过氧化物、过氧化氢、过氧化脂及其基团和一氧化氮。

现在应用的检查的功能包括：检测精液或精子产生的活性氧的量、精子清除活性氧的能力、抗氧化酶的保护能力以及检测精子脂质过氧化程度。这些检查能否用于临床精液分析正在进行研究。对于是否应该对精子质量低于正常的患者应用抗氧化剂治疗仍有争议。

第七节　睾丸活检

近年来测定 FSH 和葡萄糖苷酶的方法已经取代了具有侵袭性的睾丸活检这一传统方法。但是当一般检查结果不能确定诊断时，睾丸活检（testicular biopsy）可以将输精管阻塞和生精管损伤区分开来。无精子症时只有睾丸活检才能确定是否存在单倍体生殖细胞及能否用于 ICSI。因此活检后应将睾丸组织冷冻保存。输精管道重建手术前应做双侧睾丸活检以明确生精功能是否正常以及生精上皮的损伤是否是不育的原因。

睾丸活检第二个主要用处是发现睾丸原位癌。睾丸活检具有高度的敏感性和特异性，超声检查发现任何睾丸组织回声不均一时都应做睾丸活检。如果一侧睾丸因肿瘤切除应做另一侧的睾丸活检。这种情况下对侧睾丸肿瘤或原位癌的发病率明显升高（可达 5%）。与此类似，患有隐睾症的成年患者在睾丸固定术后应做双侧睾丸活检以排除原位癌的可能。

一、睾丸活检取材

睾丸活检可在局麻下取材。阴囊切开区域的皮肤也应局麻。然后切开阴囊皮肤暴露睾丸，自白膜下切约 10mm 切口取出约一粒大米大小的组织即可。取材组织应能做 30 张包括睾丸管道的切片。随后缝合各层组织，要避免将皮肤和白膜缝合在一起，否则会产生术后并发症。还要注意不能将正常情况下分离的阴囊皮肤和睾丸的淋巴引流管道沟通，以免发生不可控制的淋巴液混流。

二、固定和进一步的组织处理

进行光学显微镜检查的半薄切片要在 5.5% 戊二醛内固定，如要进行免疫组织化学检测需在 Bouin 液中固定。如要进行半薄组织学和石蜡组织学检查，要采用适合于两者的固定方法。常用的甲醛溶液固定法并不适用，因为用这种方法睾丸组织保存效果差，不能正确评价生精功能和分辨原位癌。

半薄组织学检查时，在溶液 I（5.5% 戊二醛，0.05mol/L 磷酸盐缓冲液）和溶液 II（1%OsO4 磷酸盐缓冲液——sucrose 液）中切片，随后包埋在环氧树脂或甘油内醚（glycide）中。1μm 厚的半薄切片可用半薄切片机制成，再用甲苯胺蓝/派若宁染色。

睾丸活检最佳的诊断方法是半薄组织切片学方法。这种方法组织保存完整，可以检查生殖细胞的细微结构，还可判断精子细胞的发育阶段。这样就可以确定是否适用于 TESE 和辅助生育方法。石蜡切片组织学方法最适用于免疫细胞化学。要求将新鲜组织固定在 Bouin 液（成分是 15ml 饱和含水苦味酸盐溶液，5ml 96% 甲醛和 1ml 冰醋酸）中。脱水固定后的组织转移到石蜡中，通常用切片机制成 5μm 厚的切片。用高碘酸和 Schiff 试剂染色使得管壁结构变化并可看到顶体。通过顶体染色人们可以检查精子细胞的成熟阶段。但这种方法的准确性和显著性均不及半薄切片法。

石蜡切片可用于免疫组织化学检查，临床上应用的胎盘碱性磷酸酶方法对于检测原位癌细胞很重要。这种方法可以发现 90% 的肿瘤细胞。

三、睾丸活检组织学检查

睾丸活检的主要目的是排除肿瘤和原位癌。另外也可以诊断灶性或弥漫性唯支持细胞综合征以及生精功能阻滞。完全性唯支持细胞综合征（Sertoli-cell-only syndrome，SCOS）时精曲小管直径缩小，支持细胞旁无新生精子。灶性唯支持细胞综合征组织中尚可见比例不等的生殖细胞。多数情况下 SCOS 患者都要测 FSH 浓度。FSH 浓度和生殖细胞发育不良的程度呈正相关。生精功能阻滞是指精原细胞发育为成熟精子的过程被阻滞在精原细胞、初级或次级精母细胞或圆形精子细胞水平（图 7-9，图 7-10）。

每次活检要分析 100 张包括睾丸管道组织横切面的切片。每张切片都要检查生精功能情况，中位数代表评分数（表 7-6，表 7-7，表 7-8）。

确定评分数时要根据表 7-7 中的标准。评分数低时必须明确生殖上皮、生殖细胞、睾丸管道和管道间组织的情况。这些情况有助于对生育能力障碍

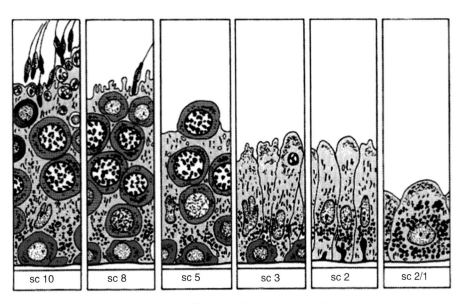

图 7-9 精曲小管生精上皮功能示意图

的本质和原因得出结论。

表7-6 生精功能状态评定表

评分	组织学标准	诊断
10	>20 个成熟精子 / 微管 生殖上皮高度为 80μm 精子放出正常	精子发生功能完整
9	>20 个成熟精子 / 微管 生殖上皮高度 <80μm 精子放出少见	精子发生功能减低
8	<20 个成熟精子 / 微管 生殖上皮高度 <80μm 精子放出不可见	精子发生功能减低
7	无成熟的精子细胞 多数圆形未成熟的精子细胞	精子细胞分化障碍
6	无成熟的精子细胞 少数圆形未成熟的精子细胞	精子细胞分化障碍
5	无精子细胞 多数初级精母细胞	初级精母细胞成熟 受阻
4	无精子细胞 少数初级精母细胞	初级精母细胞成熟 受阻
3	无精子细胞 无初级精母细胞 只有精原细胞	精原细胞阻滞
2	无生殖细胞 只有 Sertoli 细胞	Sertoli-cell-only
1	Sertoli 细胞变性 无生殖上皮	生殖管道萎缩

表7-7 睾丸活检评分参考值

管道直径	精子发生功能完整	>180μm
	精子发生功能减低	180μm
	精子发生受阻	<180μm
	Sertoli-cell-only	~ 150μm
固有层厚度	精子发生功能完整	~ 8μm
	精子发生功能减低	>8μm
	精子发生受阻	>8μm
	Sertoli-cell-only	>10μm
	管道硬化	>12μm
生殖上皮高度	精子发生功能完整	~ 80μm
	精子发生功能减低	<80μm
	精子发生受阻	~ 60μm
	Sertoli-cell-only	<20μm

表7-8 低评分有关的缺陷

生殖上皮	缺少生殖细胞、空泡形成、Sertoli 细胞内脂质积聚
生殖细胞	精子细胞畸形：精子发生受阻、顶体缺陷、顶体缺失、核浓缩异常、尾部缺陷、巨大细胞 精母细胞畸形：巨大精母细胞等 精原细胞畸形：多核或多倍体畸形等
肿瘤细胞	管道内或管道间（CIS= 原位癌 TIN= 睾丸上皮内肿瘤）
管腔	释放的未成熟的生殖细胞、Sertoli 细胞分离、巨噬细胞、淋巴细胞
固有层	增厚、粘连、憩室
Leydig 细胞	数目、分布、形态（增生、发育不全、肥大、肿瘤）
淋巴细胞	弥散、动脉周围或管道周围（睾丸炎？）
细胞外基质	增多、间隙纤维化
细动脉	内膜增厚、硬化

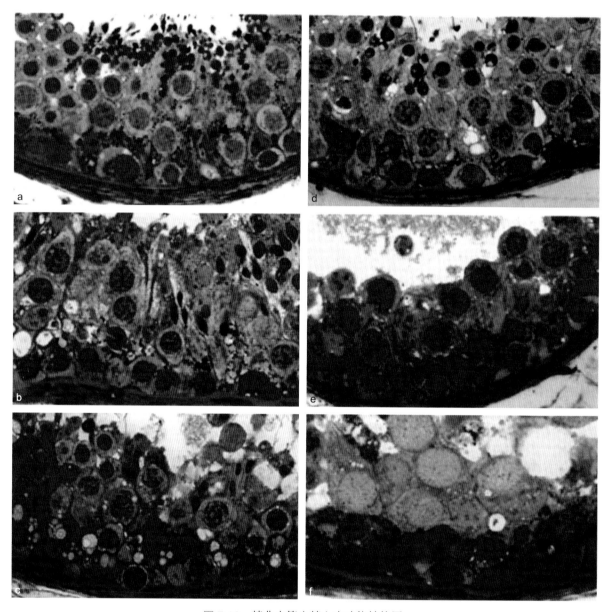

图 7-10　精曲小管生精上皮功能结构图

a. 完整的精子生成功能。生殖上皮由精原细胞、初级和次级精母细胞和精子细胞组成。精子细胞移动到睾丸小管腔内。残存的精子细胞质（残体）重度着色，Sertoli 细胞核染色重。甲苯胺蓝-派若宁染色 ×1100（阻塞性无精子症 34 岁患者睾丸组织切片）；

b. 精子生成功能减退（9 分）。固有层（染成红色）上方的生殖上皮内有精原细胞、精母细胞 I、精子细胞（精子生成第 7 阶段和第 4 阶段；Holstein 和 Roosen-Runge 1981）、内有多个小脂滴的 Sertoli 细胞。Laczkó 染色 ×1100（42 岁的前列腺癌患者睾丸组织切片）；

c. 精子生成功能减退（8 分）。仍能生成成熟精子，生殖上皮变薄。Sertoli 细胞内有多个小脂滴。Laczkó 染色 ×1100（52 岁男性不育患者睾丸组织切片）；

d. 精子生成功能失调（7 分）。仍能生成成熟精子（精子生成第 1 阶段），但缺乏成熟精子。Laczkó 染色 ×1100（36 岁男性不育患者睾丸组织切片）；

e. 生精功能受阻育精母细胞 I 阶段（5 分）。仍能生成初级精母细胞，但无精子细胞。Laczkó 染色 ×1100（26 岁睾丸精原细胞瘤患者的健侧睾丸组织切片）；

f. 初级精母细胞减数分裂异常。一组巨大的初级精母细胞，核巨大染色淡，无染色体配对（减数分裂异常）各年龄段男性的生殖上皮内都可出现小组不能发育成精子细胞的巨大精母细胞，但在某些患者几乎所有的精子细胞均为巨大精母细胞。Laczkó 染色 ×1100（43 岁不育患者睾丸组织切片）。

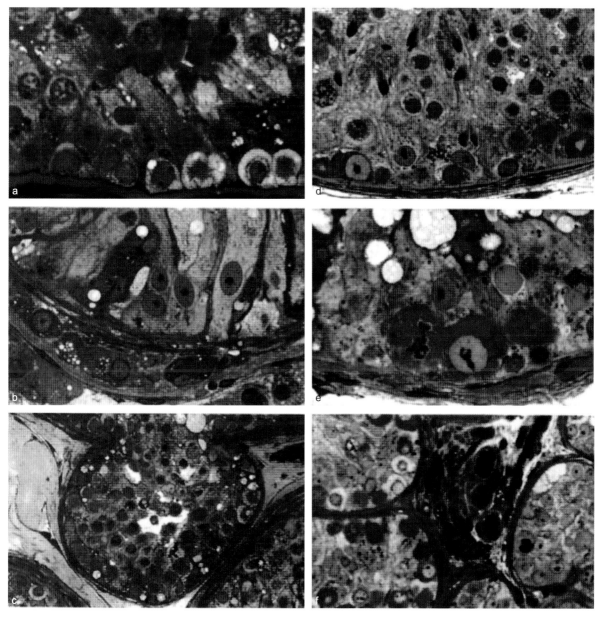

图 7-11　生精功能障碍的睾丸组织图

a. 精子生成功能受阻于精原细胞阶段（3 分）。细胞外基质增多使固有层（染成红色）变薄。可见 A 型苍白精原细胞。但无精子生成。近睾丸管腔侧的生殖上皮内出现大孔泡内含糖原（染成红色）。Laczkó 染色 ×1100（32 岁不育患者睾丸组织切片）；

b. SCOS（2 分）。生殖上皮只有 Sertoli 细胞构成，细胞核外形平滑，几个处于变性过程的 Sertoli 细胞被染成黑色。明显增厚的固有层内可见 Leydig 细胞。这种 Leydig 细胞经常在隐睾症患者中发现。Laczkó 染色 ×1100（41 岁不育患者睾丸组织切片）；

c. 睾丸小管憩室。生殖上皮通过固有层肌成纤维细胞层的开口被挤出来，只被一薄层成纤维细胞覆盖。可见残存的生精活动。憩室是进入老年的一个征象，很少在 40 岁以前的男性见到。Laczkó 染色 ×570（68 岁男性睾丸组织切片）；

d. 早期睾丸肿瘤（原位癌 CIS）肿瘤细胞核巨大，胞浆黑染位于生殖上皮的基底层。胞浆染色重的原因是含有大量糖原。生殖上皮的近管腔侧可见精子生成过程。Laczkó 染色 ×1100（27 岁不育患者睾丸组织切片）；

e. 胞浆糖原染色可将肿瘤内部的肿瘤细胞和精原细胞很好得区分开来，肿瘤细胞胞浆糖原被染成红色。片中可见三个处于减数分裂中的肿瘤细胞；Sertoli 细胞内含有巨大的脂滴，无生精过程。Laczkó 染色 ×1800；

f. 34 岁睾丸精原细胞瘤患者的睾丸组织中可见发育不全的睾丸小管。睾丸小管包含不成熟的 Sertoli 细胞、苍白的 A 型精原细胞和红染的肿瘤细胞。Laczkó 染色 ×750。

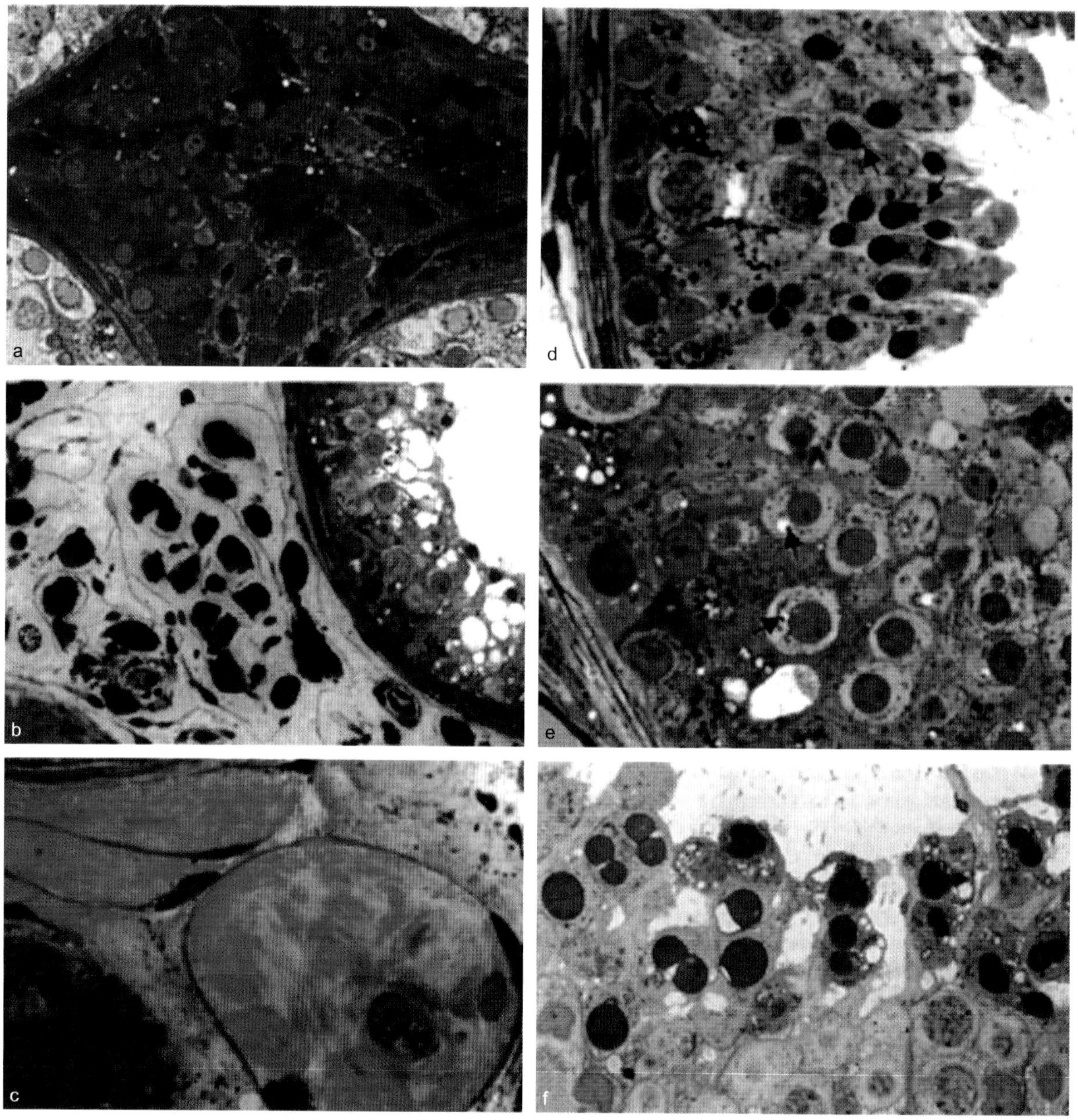

图 7-12 唯支持细胞综合征睾丸组织图

a. Leydig 细胞减生。间质 Leydig 细胞数目减少胞浆多少不一。其中有些细胞呈退化状态。甲苯胺蓝染色 ×750（31 岁患者）；

b. Leydig 细胞发育不全。细胞明显变小，细胞间无细胞外基质。生殖上皮高度空泡样变，无精子细胞生成。甲苯胺蓝染色 ×750（39 岁患者）；

c. Leydig 细胞萎缩。细胞外基质极度增多。Leydig 细胞萎缩。融合细胞在间质内形成小室。Laczkó 染色 ×1100；

d. 精子细胞的特征。未成熟的精子细胞（精子生成第 3 阶段）有帽状顶体，鞭毛插入核内。半薄切片上插入点表现为顶体对侧核膜上的黑色颗粒。这颗粒的作用相当于卵子受精后原核融合所必需的中心粒；

e. 圆形头部和小顶体的精子细胞的形态发生。顶体后颗粒不和细胞核相连。顶体被染成蓝黑色的颗粒无核方向性。这种情况下顶体和细胞核发育不同步，核保持无顶体状态。无顶体的精子不能穿过卵细胞的透明带导致不育。甲苯胺蓝染色 ×1400（33 岁不育患者）；

f. 多核的未成熟精子细胞。两个或四个未成熟精子（精子生成第 1 或 2 阶段）共享一个顶体泡。多核精子成熟后仍无生育能力。一般来讲这种精子细胞已经脱落到睾丸小管腔内，突出说明了精子细胞的分化障碍。

第八节　分子遗传学和细胞遗传学

对不育患者进行遗传学检查很重要。除了已知的 Klinefelter 综合征中的性腺功能减退和不育有遗传学原因之外，目前随着分子遗传学和细胞遗传学方法的改进，在多达 10% 的不育患者中可发现染色体缺陷（这些患者的病症包括：严重的少精子症、无精子症、SCOS、生精功能阻滞或具有不育的家族史如兄弟患不育），但是遗传学和生育能力异常的关系仍需进一步确定。

最常见的染色体异常包括：交互易位、Robertsonian 易位、臂间倒位。Meschede 等报道染色体异常的发病率随着精子质量的下降而上升（Meschede et al，1997）。发病率最高的是无精子症患者。接受 ICSI 诊治的夫妇中染色体异常的发病率男性是 2%（9/432），女性为 5.5%（24/432）。

用颊黏膜细胞涂片检查 Barr 体（性染色体）是一种简单快速的筛选方法。阴性结果也不能排除其他的染色体异常（如常染色体或 Y 染色体异常）。遗传学实验室中利用外周血淋巴细胞进行染色体分析，可发现染色体数目和结构异常。

因为 DNA 高度浓缩，成熟精子只有在仓鼠卵子穿透实验之后才能区分出常规的条带差异。这项技术对常规诊断来讲十分省时。

另一项称为荧光原位杂交（fluorescence in-situ hybridisation，FISH）的染色体分析技术变得越来越重要。荧光原位杂交技术结构经典的细胞遗传学技术和分子遗传学技术，并且代表分子细胞遗传学的基本方法。这种方法的原理是用荧光染料共价结合的特异性 cDNA 序列去识别单一染色体。DNA 探针和染色体的互补序列结合，经紫外线照射后会出现特征性的散射方式。细胞内的光信号可显示出被检测的染色体的拷贝数。根据不同的要求选择不同的探针，以下染色体区域能够被特异性染色：①检测整条染色体；②检测染色体的一个臂；③检测一个或所有着丝粒；④检测亚端粒区；⑤检测任意一个染色体带或染色体区域，理论上人类基因组计划能够为所有这些区域提供探针。因为精子小，所以只能同时检测三条染色体。许多研究最初集中于分辨健康志愿者的染色体异常。结果每条染色体的发病率是 0.1%～0.4%，第 21 号染色体和 X、Y 染色体更易受累。

因为 ICSI 的问世，对于生精功能异常的患者进行研究越来越重要。虽然不能检查用于显微注射的精子的染色体异常，但是 FISH 分析对于估计流产率和非整倍体性的发生率提供重要依据。非整倍体性的发生率在患有精子稀少、无力和畸形（oligoastheno teratozoospermia，OAT）男性的发生率比正常志愿者高 1.5～3 倍。由此推断流产的发生率、非整倍体性后代的发生率也会随之升高。

ICSI 之前进行染色体检查适用于那些具有结构性的染色体畸变和那些化疗后想做父亲的患者。用 FISH 方法检查 Klinefelter 综合征（47，XXY）患者可发现他们精液中非整倍体精子的比例增高。47，XXY 男性中多余的 Y 染色体由于减数分裂选择机制大部分被清除。目前尚无化疗前、中、后患者精液的研究报告，因为经常发现化疗可永久性地破坏生精功能。一些接受化疗和化疗刚结束的患者精液中有双染色体精子的现象，但在化疗后两年这种现象消失了。

一、染色体分析（chromosome analysis）的适应证

在生殖医学中，出现以下情况应进行染色体分析：①性分化异常病例应进行染色体分析，其结果是诊断和合理治疗所必需的。②由精子发生障碍导致的男性不育病例。不育男性染色体畸变的发生率平均为 6%，比新生儿的发生率高 10 倍。染色体异常的概率与精子浓度呈负相关。③有家族史病例。例如，由染色体易位引起的习惯性流产或遗传染色体紊乱的病例。

当预期的染色体改变，如微缺失，无法用传统的细胞遗传学技术检出时，便可采用荧光原位杂交技术进行检测。

将来随着新的分子诊断技术的发展，性腺功能减退和不育的诊断方法一定会有所进步。人们发现 Y 染色体上单一基因的缺陷可以是性发育和生精功

能受损的一种原因。欧洲男科学会已制定了有关指导原则，并启动了 Y 染色体微小缺失分子诊断的外部质量控制标准。

Y 染色体短臂上的睾丸决定基因的突变或缺失使具有男性染色体核型的患者呈现女性特征（XY 女性）。父方减数分裂过程中将 SRY 转移到染色体上可以使具有女性基因型的患者呈现男性表型（XX 男性）。先天性双侧输精管发育不全和囊性纤维化跨膜传导调节基因突变高度相关。目前正在集中的研究 FSH 受体基因的突变是否是男性不育的原因之一。

关于必要的核型指标和 / 或分子遗传学标志在此只能提出总的指导原则。其他章节详细地描述了某些特定的疾病。雄激素水平正常的不育患者进行染色体分析的适应证有：无精子症或严重的少精子症（$<5 \times 10^6$/ml），以及其他不能明确的原因（如梗阻，以前接受化疗等）；有家族性不育史，特别是兄弟不育也应进行染色体检查；内分泌性不育临床表现决定是否进行染色体分析；怀疑 Klinefelter 综合征；既往有病理性妊娠史（流产和死产）时夫妇双方均应进行染色体分析；夫妇双方进行染色体分析的适应证为：非阻塞性无精子症或严重的少精子症（$<5 \times 10^6$/ml）ICSI 之前。AZF 基因位点分子遗传学分析的临床价值尚未确定。它尚未成为不育患者的常规诊断方法。辅助生育治疗指导原则只指出检测 AZF 基因位点的适应证为非阻塞性无精子症或严重的少精子症。应建议先天性双侧输精管发育不全的患者进行遗传学检查，包括囊性纤维化跨膜传导调节基因突变分析，结果如为阳性应进行出汗实验和泌尿生殖道的超声检查。根据结果决定女方是否需要进行分子遗传学检查。

二、遗传学检测的适应证

现已证实超过 20% 的无精子症和严重少精子症患者是由遗传因素引起，这些都是强直性遗传筛查的重点人群。染色体核型分析适用于非梗阻性无精子症，因为这些患者（主要是 Klinefelter 综合征）中约 15% 有染色体异常。约 3% 的严重少精子症患者有染色体易位。这些患者同样需要进行染色体核型分析，尤其是计划行辅助生殖技术的患者。

非梗阻性无精子症和严重少精子症患者应该进行 Y 染色体微缺失的检测，现已公认 Y 染色体微缺失是导致男性生精功能障碍而致不育的遗传学因素之一。应该为那些准备进行 ICSI 或 TESE、ICSI 的患者提供 Y 染色体微缺失筛查服务，因为 AZFa 完全缺失、AZFb 或 AZFb+c 完全缺失都不建议做 TESE。此外，通过辅助生殖技术，AZFc 区微缺失会遗传给男性子代。因此，染色体微缺失诊断具有遗传预测价值，并且能够影响治疗方案的制定。

通常，微缺失筛查适用于精子浓度 $<1 \times 10^6$/ml 的患者。高于此界值，微缺失出现的概率会非常小。

梗阻性无精子症和先天性输精管缺如的患者应该进行 CFTR 基因测序。

已发现几个与 GnRH 神经细胞迁移和功能相关的基因，在有或无嗅觉丧失的单一性低促性腺激素性性腺功能减退患者中，这些基因可能发生突变。在特定的病例，特别是具有家族史的病例应该检测基因突变 并考虑它们的遗传模式。

三、遗传咨询

根据 WHO 的定义，遗传咨询是一个交流过程，主要涉及人们对家族内可能发生某种遗传性疾病所关注的疑问进行解答。

应尝试通过以下途径帮助那些个人或家庭：
- 记录医疗过程，包括诊断、预测病情发展以及可能采取的治疗手段
- 了解疾病的遗传方式，及某些亲属再发风险。
- 认识各种复发风险及可能性。
- 针对患病风险、家庭环境、伦理和宗教信仰做出决定，并据此采取行动。
- 要尽最大的可能消除患病家庭成员的障碍。

在生殖医学领域内，以下情况需要进行遗传咨询：
- 男性不育或女性不孕的遗传学解释。
- 性分化异常的遗传学解释。
- 习惯性流产的遗传学解释。
- 辅助生殖技术子代患病风险的遗传学咨询。

（彭 靖 王 林 刘 涛）

参考文献

Behre HM, Kliesch S, Schadel F et al, 1995. Clinical relevance of scrotal and transrectal ultrasonography in andrological patients. Int J Androl, 18: 227-231.

Bergmann M, Behre HM, Nieschlage E, 1994. Serum FSH and testicular morphology in male infertility. Clin Endocrine, 40:133-136.

Braunstein GD, 1993. Current concept: gynecomatia. N Engl J Med, 328:490-395.

Carlsen E, Olsson C, Peterson JH, et al, 1999. Diurnal rhythem in serum levels of inhibin B in normal men: relation to testicular steroids and gonadotropins. J Clin Endocrine Metab, 84:1664-1669.

Hacker-Klom UB, Gohde W, Nieschlag E, et al, 1999. DNA flow cytometry of human seman. Hum Reprod, 14:2506-2512.

Hayes FJ, Hall JE, Boepple PA, et al, 1998. Differential control of gonadotropin secretion in the human endocrine role of inhibin. J Clin Endocrinil Metab, 83:1835-1841.

Imperato-McGinley J, Gautier T, Cai LQ, et al, 1993. The androgen control of sebum production.Studies of subjects with dihydrotestosterone deficiency and complete androgen insensitivity. J Clin Endocrinil Metab, 76:524-528.

Jeyendran RS, Van der Ven HH, Perez-Pelaez M, et al, 1984. Development of an assay to assess the functional integrity of the human sperm membrane and its relationship to other semen characteristics. J Reprod Fertil, 70(1): 219-228.

Marin P, Oden B, Bjorntor P, 1995. Assimilation and mobilization of triglycerides in subcutaneous abdominal and femoral adipose tissue in vivo in men: effects of androgens. J Clin Endocrinol Metab, 80:239-243.

Meschede D, Horst J, 1997. Genetic counselling for infertile male patients. Int J Androl, 20 [suppl 3]: 20-30.

Neuwinger J, Cooper TG, Knuth UA, et al, 1991. Hyaluronic acid as a medium for human sperm migration tests. Hum Reprod, 6:396-400.

Ochsendorf FR, 1998. Infection and reactive oxygen species. Andrologia, 30 [Suppl]: 81-86.

Oei SG, Helmerhorst FM, Keirse MHNC, 1995. When is the postcotial test normal? A critical appraisal. Hum Reprod, 10:1711-1714.

Purvis K, Christiansen E, 1993.Infection in the male reproductive tract.Impact, diagnosis and treatment in relation to male infertility. Int J Androl, 16: 1-13.

Randall VA, 1998. Androgens and hair.//Nieschlag E, Behre HM.Testosterone- action, deficiency, substitution, 2nd. New York : Springer, 169-186.

Santner SJ, Albertson B, Zhang GY, et al, 1998. Comparative rates of androgen production and metabolism in Caucasian and Chinese subjects. J Clin Endocrinol Metab, 83:2104-2109.

Simoni M, Gromoll J, Neischlag E,1997. The follicle-stimulating hormone receptor: biochemistry, molecular biology, physiology, and pathophysiology. Endocr Rev, 18:739-773.

Tong S, Cardinal HN, McLoughlin RF, et al, 1998. Intra- and inter-observer variability and reliability of prostate volume measurement via two-dimensional and three-dimensional ultrasound imaging. Ultrasound Med Biol, 24:673-681.

Weidner W, Schroeder-Printzen I, Weiske WH, et al, 1995. Microsurgical aspects of the treatment of azoospermia.The BMFT Study Group for Microsurgery. Int J Androl, 18: 63-66.

第八章

雄激素失调的分类

第一节　男性生殖轴

男性生殖功能是通过由下丘脑、垂体和睾丸组成的三级组织结构来控制，下丘脑和垂体均能产生促使下一级组织分泌促性腺激素或性激素的内分泌信使分子。因此，位于视交叉前区的下丘脑神经元的轴突延伸到正中隆起，并分泌促性腺激素释放激素（gonadotropin releasing hormone，GnRH）进入垂体门脉系统，即下丘脑-垂体回路。垂体前叶含有促性腺物质，或者特异性分泌促性腺激素的细胞，GnRH 可刺激促性腺物质的分泌活性。垂体促性腺物质分泌的两种促性腺激素是促黄体素（luteinizing hormone，LH）和促卵泡激素（follicle stimulating hormone，FSH）。除 GnRH 外，垂体的局部产物二聚体肽也可选择性地刺激 FSH 分泌。这两种促性腺激素进入血流并且到达睾丸，LH 通过刺激间质的 Leydig 细胞产生睾酮，而 FSH 通过刺激生精上皮的支持细胞促进精子发生。睾酮的分泌量和生精的频率由睾丸与上位生殖轴之间的负反馈网络来协调。睾酮和其代谢产物，即雌二醇通过 GnRH 神经元和促性腺物质抑制其分泌活性。

抑制素是一种分子量为 32 千道尔顿（kD）的糖蛋白激素，主要由支持细胞产生，可抑制 FSH 的分泌。人类支持细胞分泌的抑制素是由 α 和 β 亚单位组成的异二聚体，且为含有 β 亚单位的 B 变体，故称为抑制素 B。抑制素 B 通过抑制编码 FSH 的 β 亚单位的基因转录选择性地抑制 FSH 分泌。一些学者提出抑制素 B 是睾丸内有精子存在的独立的预测因子，另有学者认为抑制素 B 的水平比 FSH 更敏感，抑制素 B 和 FSH 均可作为不育男性睾丸内存在精子的预测因子。

GnRH 神经元接受大脑其他部位包括杏仁核和嗅觉及视觉皮质的输入信号，其排出量受三种节律性的影响：季节性，春季为高峰值；昼夜节律，清晨时睾酮水平最高；脉冲性，平均 90～120 min 有一次峰值。脉冲式分泌 GnRH 的神经元尚未发现，但季节性和昼夜节律分别由来自松果体和视交叉上核的信号调节，在哺乳类 24h 为一间隔。在胚胎发育过程中，GnRH 神经元的前体从嗅球的基板移动到下丘脑的固定区域。在 Kallman 综合征，即促性腺激素分泌不足性性腺发育不全，GnRH 前体神经元未能正常地移动到下丘脑而导致不能分泌 GnRH。故伴随促性腺激素分泌不足的嗅觉缺失或唇腭裂可诊断为 Kallman 综合征。

垂体有两叶：后叶和前叶。后叶，即神经垂体，是发育过程中形成的位于下丘脑腹侧的囊袋样结构。其分泌的两种激素，即缩宫素和加压素受神经刺激调节。而垂体前叶是有血液中的因子来调控的腺体样结构。LH 和 FSH 由垂体前叶的促性腺物质分泌。除了促性腺物质外，垂体前叶还有特异性地分泌其他糖蛋白激素的细胞：促皮质激素细胞分泌促肾上腺皮质激素（adrenocorticotropic hormone，ACTH）；垂体催乳素细胞分泌催乳素（prolactin，PRL）；亲躯体细胞分泌生长激素（growth hormone，GH）；另外还分泌促甲状腺素（thyroid stimulating hormone，TSH）。这四类糖蛋白素对男性生殖功能有显著的影响，ACTH 在男性生殖系统中的功能尚未被确定。在鼠类，观察到 ACTH 对胎儿的 Leydig 细胞甾体合成的刺激作用，并被解释为肾上腺皮质和 Leydig 细胞共同来源于中肾间充质干细胞的迹象。四种糖蛋白激素——LH、FSH、PRL 和 GH 显著影响男性生殖功能，例如垂体腺瘤导致的 PRL 过剩分泌可抑制精子发生。在正常男性，LH 以平均每 2 小时一次的脉冲式分泌，每次脉冲的幅度为 6IU/L。血流中 LH 的水平为 10IU/L，维持睾酮水平在 5ng/ml。

GnRH 的负反馈抑制是通过存在于下丘脑神经元和垂体的雄激素受体来产生。睾酮在靶细胞内并非必需的活性类固醇：睾酮可分别被芳香化酶和 5α 还原酶进一步代谢为雌二醇和双氢睾酮（DHT）。遗传学的突变导致的雄激素和雌激素受体功能的部分或完全缺失可引起垂体分泌 LH 增多，提示两种性激素均参与负反馈。然而另一些研究提示 5α 还原酶在睾酮通过 DHT 转变为更弱的雄激素即二氢雄酮这一代谢灭活过程中起一定的作用。所以，起因于雄激素受体主要与睾酮结合，协同雌激素受体与雌二醇结合引起的类固醇负反馈是可能的。睾酮的反馈作用主要在下丘脑水平，而雌激素的反馈作用在垂体水平以调节 GnRH 节律引起的促性腺激素分泌。在男性，不同调节作用的促性腺激素分泌导致不同的类固醇激素分泌。而睾酮对 LH 的负反馈作用主要由雄激素本身来调节，对 FSH 的负反馈作用主要由睾酮的芳香化形式即雌二醇来调节，所以雌二醇是男性 FSH 分泌的主要调节因子。

许多年来，睾丸功能的激素控制似乎被简单的概念化了，FSH 刺激支持细胞在精子发生过程中为生殖细胞提供营养，LH 刺激 leydig 细胞分泌睾酮。关于 leydig 细胞这种简单的概念仍然被接受，但遗传学资料表明 FSH 在精子发生中并非必须。具有 FSH 和 FSH 受体基因突变的雄性大鼠仍然可生育，正如缺乏 FSH 受体的男性也只是在精子数量上有所减少。最近的研究提示衰退中的睾丸其睾酮向雌二醇的转化增加，反映出睾酮：雌二醇的比值增加。这种异常可用减少睾酮向雌二醇转化的芳香化酶抑制剂来治疗。同时，在转基因大鼠的研究中发现另外的变异，揭示在臼齿类模型中一些因子比如干细胞因子在精子发生中是必需的。干细胞因子在睾丸中起到局部、或旁分泌的信使分子作用；其由支持细胞分泌并结合到精原细胞、精母细胞、圆精子细胞表面的受体。精子发生的内分泌控制是复杂的，因为精曲小管中履行生殖细胞分化的细胞间的相互关系是复杂的。

睾丸、附睾和输精管是产生和运输精子到射精管的高度特异性器官。精子的产生从开始的有丝分裂逐步成为可射精并生育的成熟精子需要数周的时间。这一奇妙的转化包括：①最初的有丝分裂产生一系列干细胞以抵御外部损伤和大量繁殖的生殖细胞以产生精子；②减数分裂，在睾丸的内环境中，可产生支持细胞和间质细胞，共同导致单倍体细胞的形成；③预期的配子分化为特异性的细胞并适宜于在女性的生殖道内运输以最终达到受孕的目的。

虽然精子在这一复杂的过程中形成其在睾丸内的形状和大小，但只有在通过附睾的一些部位时，才能正常地获得能量和受精能力。辅助生殖的新技术已经应用于精子和其前体，没有辅助卵母细胞则不会受精。发育完好的精子和有潜能的男性配体的显微镜下操作的成功揭示了男性配子在受精和胚胎发育中的重要性。

男性胎儿在宫腔内的发育过程中，leydig 细胞从睾丸精曲小管间的结缔组织基质中的间充质前体细胞中分化出来。这一过程发生在妊娠 7 周后且与循环中出现雄激素有关。leydig 细胞产生甾体类激素的激活与男性生殖系统中雄激素依赖性分化的开始有关。胎盘分泌一种 LH 样促性腺激素，即绒毛膜促性腺激素（hCG）可对 leydig 细胞的发育产生有效的刺激，有研究观察到在异常的，无脑的胎儿中没有 LH 的间隔分泌，但也有 leydig 细胞的分化。在对大鼠的研究中表明，胎儿 leydig 细胞中甾类激素酶基因的表达的出现并不依赖于促性腺激素的刺激。睾丸局部因子的分泌和促性腺激素共同影响 leydig 细胞的分化，共同协调精曲小管的发育过程。

第二节　依据解剖定位的雄激素紊乱分类

男性不育和性功能减退的原因在于器官的不同水平。睾丸本身可能受到影响，不育的原因可能存在于输精管或尿道中，可能由于精子无法正常着床，而且中枢结构如下丘脑和垂体功能失调或者雄激素靶器官可能受到影响。男性不育少精症分类的首要原则是病因的解剖定位。病因的性质如内分泌、遗传、炎症等是分类的第二位原则。

本节所采用的就是这样的分类原则。表8-1概述性显示了这种分类，也揭示了判断某一症状究竟是与雄激素缺乏或不育相关，还是与两者都有关系的诊断原则（Tuttelmann et al，2006）。

表8-1　不同解剖定位的睾丸功能紊乱分类表

雄激素紊乱定位	雄激素紊乱类型	病因	是否雄激素缺乏	是否不育
下丘脑或垂体	Kallmann综合征	先天性GnRH分泌异常；Kal-X基因缺乏	是	是
	个体特发性促性腺激素不足导致的性腺功能减退	先天性GnRH分泌异常	是	是
	Prader-Labhart-Willi综合征	先天性GnRH分泌异常	是	是
	青春期持续性延迟	生物钟延迟	是	是
	继发性GnRH分泌异常	肿瘤、浸润、创伤、放射、血液循环障碍、营养不良、系统疾病	是	是
	垂体功能减退症	肿瘤、浸润、创伤、放射、缺血、手术、GnRH受体突变	是	是
	Pasqualin综合征	孤立型LH缺乏	是	（是）
	高泌乳素征	垂体腺瘤、医疗措施、药物	是	是
睾丸	先天性无睾症	先天缺少睾丸	是	是
	后天性无睾症	创伤、睾丸扭转、肿瘤、感染、手术	是	是
	睾丸下降异常	睾酮、MIH缺乏，先天性睾丸下降解剖障碍	（是）	是
	精索静脉曲张	静脉不健全?	（否）	是
	睾丸炎	感染、生发上皮破坏	（否）	是
	唯支持细胞综合征	先天性/后天性	否	是
	生精受限	先天性/后天性	否	是
	球形精子症	顶体形成缺乏	否	是
	鞭毛不游动症	动力蛋白臂缺乏	否	是
	Klinefelter综合征	减数分裂非结合期缺失	（是）	（是）
	46,XX男性表型畸形	Y染色体部分移位	是	是
	47,XYY男性表型畸形	减数分裂非接合期缺失	（是）	（是）
	Noonan综合征	先天	是	是
	染色体结构异常	缺失、错位	否	是
	永久性输卵管	MIH受体突变	否	（否）
	性腺发育不全	性腺分化的遗传性异常	是	是

续表

	Leydig细胞减生	LH受体突变	是	（是）
	男性假两性畸形	睾酮合成酶缺乏	是	是
	真两性畸形	遗传性性腺分化异常	是	是
	外因或系统性疾病导致的紊乱	药物、放射、发热、环境、毒品、肾移植	是	是
	个体特发性不育	?	否	是
输精管和性腺附件	感染	细菌、病毒、衣原体	否	是
	梗阻	先天畸形、感染、输精管切除术、阑尾切除术、疝修补手术、肾移植术	否	是
	囊性纤维化	CFTR基因突变	否	是
	CBAVD（先天性双侧输精管发育不全）	CFTR基因突变	否	是
	幼小综合征	汞中毒?	否	是
	精液液化异常	?	否	是
	免疫性不育	自身免疫	否	是
精液排出异常	尿道异位	先天性	否	（是）
	阴茎畸形	先天性/后天性	否	（是）
	勃起功能障碍	多种起因	（是）	（是）
	射精障碍	先天性/后天性	否	（是）
	包茎	先天性	否	（是）
雄激素靶器官	睾丸源性女性化	雄激素受体完全缺失	是	是
	Refenstein综合征	雄激素受体不完全缺失	是	是
	阴茎前阴囊及尿道下裂	雄激素受体不完全缺失	是	是
	bulbospinal 肌肉萎缩	雄激素受体缺失	（是）	是
	阴囊型尿道下裂合并假阴道	5α还原酶缺乏	是	是
	雌激素耐受	雌激素受体缺乏	（否）	（否）
	雌激素缺乏	芳香化酶缺乏	（否）	（否）
	男性乳房异常发育	?	（是）	（否）
	雄激素性秃发	?	否	否

除了疾病的这种垂直分类外，作用于几种特殊水平或具有一般重要性的因素也应考虑。全身性疾病可能同时影响所有或几种上述水平，从而发挥它们对睾丸功能和生育的影响；因此，全身性疾病将在一个独立的章节中讲述。毒素和环境因素对不育的影响尚不完全清楚，还有待进一步深入研究。在所有的疾病中，心理因素起着重要作用，其中有一部分甚至是疾病的病因。此外，还有许多患者不育病因不明。这些患者更可能代表有不同病因的所谓特发性不育的一类异质人群。通过进一步研究明确这些病因是男科学的一个迫切任务。在这些患者中，精液的参数可能正常或低于正常，被描述为少、弱和畸形精子。这些症状学描述不能提供任何病理生理学线索。

对于老年男性的繁殖后代问题，生育、不育和遗传风险有其特定的内容；老年患者的内分泌交替以及激素替代治疗的可能性正日益引起人们的兴趣。关于老年男性将有一个特别的章节论述。有一段时间，性别分化失常归结在雌雄兼性病变的范畴。因为从完全正常到兼性表现型的转变尚不清楚，而且性分化失调的病因可根据本文使用的分类水平而发现，所以我们将兼性作为一个独立的疾病纳入疾病分类表。考虑到心理学原因，在处理这类患者时建议取消这个带有歧视性的术语，而采用病理生理学术语。性分化失调的差异（仅就男性而言）按上述原则分类，可以发现既有"睾丸水平的失调"（如：由于睾酮生物合成紊乱所致的男性假两性畸形或Leydig细胞减生）也有"雄激素效应器官异常"（如：睾丸因素造成的女性化和Reifenstein综合征）。

各种目前已知的男科学或生殖个体异常的发病率见表8-2，具体内容将在各个合适的章节予以展开。

表8-2　各种男科学或生殖个体异常的发病率

诊断	发病率（%）
个体特发性（idiopathic）不育	31.1
精索静脉曲张	15.6
（内分泌性）性腺功能减退	8.9
感染（亚临床）	8.0
遗传性畸形睾丸	7.8
精子射出异常（包括勃起功能障碍和尿道下裂等）	5.9
免疫因素	4.5
全身系统性疾病	3.1
梗阻（输精管?）	1.7
男性乳房异常发育	1.1
睾丸肿瘤（偶尔被合并入不育的诊断）	0.3
恶性肿瘤患者精液冷冻保存	6.5
其他	5.5

第三节　依据治疗可能性的雄激素紊乱分类

除上述根据病因和发病部位的分类方法之外，也可以根据治疗特点对雄激素紊乱进行分类（表8-3）。这种分类方法将忽视疾病的发病病因，它所注重的问题在于是否能够对患者进行治疗，以及优先采取何种治疗方法。当与患者交谈应该采用何种治疗方法时，应该对治疗方法逐一进行讨论。正如在以下将要介绍的，部分类型不育症的发病机制已经清楚，并且可以针对这些类型的不育症进行病因性治疗。而对于其他不育症，例如睾丸下降异常和感染，采取预防性治疗可以事先预防不育症的发生。

辅助生殖技术（宫腔内授精、试管婴儿和胞浆内精子注射）为男性不育症提供了有效的治疗手段，但是只能被认为是对症治疗措施，因为它并没有对病因进行纠正。因此这种治疗方法可以不依赖诊断单独进行，也可以不依赖于睾丸或附睾生精后的排出能力如何。

在辅助生殖技术应用以前，人们尝试了多种经验性治疗方法。将这些治疗方法不加选择地用于各种类型不育症患者的现象曾经也将继续存在。这些诊断类型常包括精索静脉曲张、免疫性不育，尤其

表8-3　依据治疗方法进行的男性不育症分类

不育症类型（病因性治疗）	治疗方法
IHH[*]和Kallmann综合征	GnRH或促性腺激素
垂体功能低下	促性腺激素
泌乳素瘤	多巴胺激动剂
感染	抗生素
慢性先天性疾病（肾功能衰竭、糖尿病）	治疗原发病
治疗、药物、毒物	停止
梗阻性无精症	附睾输精管吻合术 输精管吻合术
逆向射精	丙咪嗪
预防性治疗	
隐睾	GnRH/hCG/睾丸下降固定术
青春期延迟	睾酮/ GnRH/hCG
外源性因素（X放射线\药物毒物）	减少
恶性疾病	保护性腺/精液低温保存
无法治疗	
双侧睾丸缺如	[睾酮替代治疗]
完全SCO综合征	
性腺发育不全	[睾酮替代治疗]
经验性治疗	
特发性不育症	多种药物
免疫性不育症	免疫抑制
精索静脉曲张	治疗干预/咨询
对症治疗	
严重的不育症	辅助生殖技术（IUI/IVF/ICSI/TESE）

[*]特发性低促性腺激素性性腺功能减退（idiopathic hypogonadotropic hypogonadism）

是个体特发性不育症；这些类型的不育症大概占到所有不育症的50%。

（高　冰　朱一辰）

参考文献

Tuttelmann F, Luetjens CM, Nieschlag E, 2006. Optimising workflow in andrology: a new electronic patient record and database. Asian J Androl, 8: 235-241.

第九章

下丘脑和垂体疾病

第一节 特发性低促性腺激素性性腺功能减退和 Kallmann 综合征

一、定义和流行病学

特发性低促性腺激素性性腺功能减退（idiopathic hypogonadotropic hypogonadism，IHH）和 Kallmann 综合征是密切相关的疾病。它们的共同特点是下丘脑分泌 GnRH 失调。GnRH 缺乏导致的性腺功能减退是 IHH 唯一明显的临床症状。Kallmann 综合征患者的特点是嗅觉丧失，有时还有其他的异常。

Kallmann 综合征男性的发病率是 1/10 000，比女性发病率高 4 倍。

二、病因学和发病机制

下丘脑分泌 GnRH 不足是 IHH 和 Kallmann 综合征的共同原因。垂体分泌促性腺激素的功能也因此而受损。由于 LH、FSH 分泌不足，性腺不能产生足够的精子和睾酮。人们对于 X 染色体隐性遗传的 Kallmann 综合征患者 GnRH 分泌不足的机制了解较为清楚。正常的胚胎发育过程中 GnRH 先驱神经元从鼻嗅觉上皮迁移到下丘脑基底部。X 染色体连锁的 Kallmann 综合征患者胚胎发育中此过程发生异常。GnRH 先驱神经元不能从鼻嗅觉上皮迁移到下丘脑基底部也就不能刺激垂体分泌促性腺激素（图 9-1）。

阳性家族史或突变分析结果提示，少数 IHH 和 Kallmann 综合征患者有原发性遗传基础。但 65% 的病例为散发性的。分析阳性家族史的家谱发现这种疾病的遗传方式是常染色体显性、常染色体隐性或 X 染色体隐性遗传。该病的致病基因已明确。该基因定位于 X 染色体短臂上，命名为 KAL-1（以前称

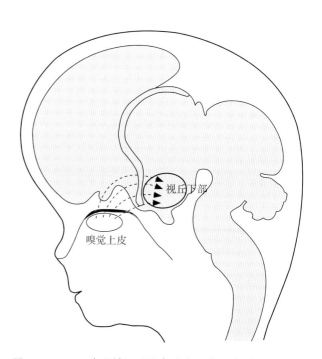

图 9-1　GnRH 先驱神经元从鼻嗅觉上皮迁移到下丘脑基底部示意图

为 KAL、KALIG-1、ADMLX）。它的编码的蛋白称为 anosmin-1。它是一个细胞外调节轴突生长的基因。KAL-1 是一个大基因，约为 200kb。这个基因存在多种突变形式，如完全缺失、单个外显子突变或点突变。IHH 和 Kallmann 综合征散发病例很少有该基因的突变。

分析几个详细记录的家族性患者可以发现一个疾病谱：IHH、Kallmann 综合征和不伴有 GnRH 缺乏的嗅觉缺失症。从前人们认为这些疾病是各自独立的，但现在发现血缘近的亲戚中可发现这样的患者。这种现象可解释为单一基因缺陷的多种表现

形式。

三、临床表现

青春期发育缺失或不全伴有严重的性腺功能减退是 IHH 和 Kallmann 综合征的临床标志。患者睾丸平均体积为 3ml（成年男性≥12ml）。患者常出现单侧或双侧隐睾，或已做过睾丸固定手术。阴囊发育不全或色素沉着不足。其他的征象包括：阴茎和前列腺发育不全；阴毛、腋毛和体毛稀疏和缺如，无胡须；身体比例、脂肪组织分布呈女性特征。男性女性型乳房很少见。未经治疗的 IHH 和 Kallmann 综合征不育的直接原因是无精子症或少精子症。没有内分泌替代治疗患者不会出现性活动。长期性腺功能减退可造成骨质疏松等并发症。

病变程度和发病年龄不同会产生多种多样的临床表现。除了典型病例外还有少数伴有部分青春期发育延迟和成年后发生 GnRH 分泌不足的病例。

IHH 患者不出现嗅觉缺失，嗅觉缺失是 Kallmann 综合征第二位的临床症状。它的原因是嗅球和嗅管发育不全或先天萎缩。嗅觉缺失仅限于对芳香类物质的反应，对于黏膜刺激物质（如氨）的反应正常。除了性腺功能减退和嗅觉缺失之外，5%～10% 的患者还可出现听力受损或口腔异常如唇裂或腭弓过高。部分病例尤其是 X 染色体连锁的患者可能伴发单侧肾发育不全。已有大量个例报道报告了其他类型的畸形或功能异常，但这些有可能是巧合的表现。

四、诊断

IHH 和 Kallmann 综合征最重要的内分泌指标是血清 LH、FSH、睾酮、雌二醇基础水平。检测催乳素、TSH、ACTH、IGF1、生长激素、甲状腺激素和皮质醇可以发现下丘脑－垂体轴的其他异常情况。另外很有必要在 GnRH 脉冲刺激一段时间前后进行 GnRH 实验。

IHH 和 Kallmann 综合征典型病例的 LH、FSH、睾酮水平明显低于正常（低促性腺性激素性性腺功能不全），并且对 GnRH 脉冲刺激反应差或无反应，但不应将这种现象理解为原发性垂体水平异常。下丘脑性的性腺功能减退在一段时期的预处理之后，促性腺激素会对 GnRH 的刺激出现生理性的反应。

为了鉴别真正的原发性垂体病变情况和因以前未接触过 GnRH 而产生的可逆性无反应性，应做 GnRH 泵实验。经可移动性微型泵每隔 90～120min 皮下注射 5μg GnRH 持续 7 天。如果促性腺性激素对 GnRH 的反应恢复正常，则说明为下丘脑性的性腺功能减退。与此相反促性腺性激素对 GnRH 仍无反应说明是原发性垂体异常。另外，还应和体质性的青春期发育延迟进行鉴别，这种情况下 GnRH 预处理 36 小时后进行 GnRH 测试很有帮助。

典型的先天性低促性腺性激素性性腺功能不全患者抗米勒管激素（anti-Müllerian hormone，AMH）血清水平明显增高，hCG 或睾酮治疗可使其降低。应注意一小部分 IHH 和 Kallmann 综合征患者的 FSH 基础水平稍低于正常，LH 基础水平明显低于正常。

Kallmann 综合征患者应检测嗅觉，让患者闭上眼睛分辨芳香性物质如香皂或咖啡。有时需要更复杂的一套标准嗅觉测试剂。Kallmann 综合征患者对黏膜刺激剂和味觉刺激反应正常。

影像学检查包括睾丸和肾超声检查（检测肾发育不全）以及下丘脑－垂体区域的磁共振显像。最重要的是不要忽略任何可能产生有别于 IHH 和 Kallmann 综合征症状的颅内包块影像。常规诊断方法还要包括骨密度测定。

因为 Kallmann 综合征是一种遗传性疾病，所以搜集详尽的家族史很重要。要特别询问患者有无患性腺功能减退、不育或嗅觉丧失的亲戚。怀疑 X 染色体隐性遗传的 Kallmann 综合征则要分析 KAL-1 基因有无突变。

想生育的患者治疗前应进行遗传学咨询。常染色体显性遗传的 Kallmann 综合征和 IHH 的再发率可达 50%。

五、治疗

新近诊断的 IHH 或 Kallmann 综合征患者开始应用睾酮治疗几个月，这样可使患者快速男性化，体质增强，出现性冲动（Schmidt et al，1998）。大多数患者对这种变化反应良好。一旦达到初步目的，治疗的目的要调整为刺激配子形成直至产生成熟的精子。采用的药物由睾酮换为 GnRH 或促性腺激素。这种治疗方法对那些希望短时间内获得生育能力以及那些希望生孩子的患者很有益处。

利用可移动式微型泵进行 GnRH 脉冲治疗最接近生理情况（表9-1）。每隔 120 min 微型泵就释放出 GnRH（每次释放 5～20 μg），GnRH 是经预先置于皮下固定在基座上的针头释放的。GnRH 脉冲诱发垂体分泌促性腺激素，随后促性腺激素刺激性腺分泌睾酮和精子成熟。另外可采用的药物有人绒毛膜促性腺激素（hCG 作用相当于 LH）和人绝经促性腺激素（hMG 相当于 FSH）（Lofrano-Porto et al，2008）。男性患者 hCG 和 hMG 的用法是每周皮下注射 2～3 次（表9-1）。高度纯化的和重组合成的 FSH 均可用于治疗。将来还可能会出现重组的 LH 和 FSH。

表9-1 IHH和Kallmann 综合征刺激精子生成的治疗方法

药物名	商品名	给药途径	剂量
脉冲GnRH	Lutrelef	皮下 体外微型泵	每隔120min给药1次，每次5～20μg
另外可选用的药物： 人绒毛膜促性腺激素hCG	Choragon，Predalon，Pregnesin，Primogonyl	肌注或皮下	1000～2500IU每周2次（星期一和星期五）
联合用的药物： 人绝经期促性腺激素hMG	Humego，Menogon，Pergonal	肌注或皮下	150IU每周3次（星期一、星期三和星期五）
联合用的药物 高度纯化或重组的FSH	Fertinorm，Gonal F，Puregon	皮下	150IU每周3次

治疗可持续到精液中出现精子或成功诱发妊娠。Kallmann 综合征患者获得生育能力的机会很大，几乎所有的患者很快就能诱发精子生成。GnRH 或促性腺激素治疗需要持续 2～3 年。隐睾症患者和睾丸体积明显低于正常的患者也可治疗，几乎所有的患者经治疗后睾丸体积明显增加。

促性腺激素和 GnRH 刺激精子生成的效率相似。

GnRH 和 hCG/ hMG 治疗费用昂贵，适应证为：患者迫切要求恢复生育能力；治疗的开始阶段；被激活的生精功能将要产生精子的时候。一旦达到了这些目的即换为睾酮治疗，这种方法费用低并可以不完全地弥补雄激素不足，睾酮替代治疗要终生应用来维持第二性征和雄激素依赖的功能以及预防骨质疏松（Schopohl et al，1991）。

第二节 Prader–Labhart–Willi 综合征

一、病因和发病机制

Prader-Labhart-Willi 综合征（PLWS）的发病率为 1/10 000。这些患者生理和精神方面发育异常，他们经常就诊于小儿科医师。因为这种疾病要和延迟的和不完全的青春期发育区分开来，所以男科学医师也必须熟悉这种疾病。

该疾病的表型不是由单一基因缺失或功能异常造成的，而是由第 15 号染色体近长臂处 15q11-q13 的一个基因群功能失调或缺失造成的。这个染色体区域带有基因组印迹。基因印迹能根据父方来源调整这些基因的表达。众多候选基因中，比较明确的是 SNRPN（小核核糖核蛋白多肽 N）在 PLWS 病生理过程中的作用。该基因对于 15 号染色体近长臂处的父方印迹是很必要的。

约 75% 的 Prader-Labhart-Willi 综合征患者可检测到染色体 15q11-q13 的缺失。缺失的第 15 号染色体总来自父方。其中一些缺失用常规的染色体分析方法即可检测到，另外一些则是亚显微的微小缺失。PLWS 患者还表现在其他形式的染色体结构异常有：易位或标志性染色体。另外 25% 的患者的病因是母方单亲性 15q11-q13 双染色体畸形。这种情况下关键的染色体区域均来自于母方（正常情况下它们应来自于父母双方）。像缺失突变的病例一样，这样的病例也缺失了相关的基因。一些病例具有"印迹突变"，这种突变干扰了配子形成过程中双亲关键染色体区域的印迹形成。

二、临床表现和诊断

患 Prader-Labhart-Willi 综合征的新生儿和婴幼儿的症状是广泛和重度的肌张力减退。他们幼年活力不佳，初学走路时就开始变胖，常为极度肥胖。饮食过量一直持续到成年且难以控制。约 10% 的患者因肥胖而发生糖尿病。Prader-Labhart-Willi 综合征患者成年后的平均身高为 155cm。除身材矮小外，手足小，手掌窄。1/3 患者全身色素沉着不足。Prader-Labhart-Willi 综合征患者的面容包括：杏状睑裂和前额窄小，面部畸形不明显。大部分患者都会出现精神发育不全，典型的表现是智商为 60 ~ 70。有些病例的精神发育不全很复杂。在儿童或成年病例中还可出现多种形式的行为异常。

大多数 Prader-Labhart-Willi 综合征男性患者生殖器官发育不全。儿童典型表现是小阴茎，单侧或双侧睾丸下降不良，阴囊发育不全，青春期发育迟或缺如。阴茎和睾丸小、男性化差，但是阴毛发育正常（Eiholzer et al，2006）。睾酮、LH、FSH 血清水平低于正常。Prader-Labhart-Willi 综合征患者在几天预治疗后 GnRH 才能激发有效的促性腺激素反应，表明性功能减退是原发于下丘脑的。另外，注射 hCG 后睾酮反应低于正常说明 Leydig 细胞功能受损。睾丸活检可见精曲小管萎缩。可以认为所有的 Prader-Labhart-Willi 综合征男性患者均是不育的，但

这一观点尚未系统进行研究（Lindgren et al，2008）。

Prader-Labhart-Willi 综合征的临床诊断需经 DNA 分析才能确定。

三、治疗

Prader-Labhart-Willi 综合征目前尚无针对病因的治疗方法，可以应用睾酮弥补内分泌性的性腺功能减退。是否采用这种方法要根据包括患者的心理状态在内的个人情况决定。

附 Bardet-Biedl 和 Laurence-Moon 综合征

与 Prader-Labhart-Willi 综合征一样，Bardet-Biedl 和 Laurence-Moon 综合征以前也被错误地认为是原发性的下丘脑性性腺功能减退。Bardet-Biedl 和 Laurence-Moon 综合征是很罕见的家族性的常染色体隐性遗传性疾病。它们的致病基因定位于第 2、3、11、15 号染色体。Bardet-Biedl 和 Laurence-Moon 综合征共同的特征是肥胖、进行性视网膜营养不良和精神发育不全。除此之外，患者还有六指畸形。Laurence-Moon 综合征患者可出现进行性神经系统疾病包括痉挛性截瘫和共济失调（Sedlmeyer et al，2002）。

两种综合征患者均可出现生殖器官发育不全。与过去的观点相反，性腺功能减退似乎是没有下丘脑和垂体性的原因。除了少数成年男性 LH、FSH 血清水平正常之外，实际上 FSH 血清水平升高。GnRH 检查促性腺激素反应正常，并且血清睾酮水平正常。对于这两种疾病适宜进行精液和睾丸活检的系统性研究（Katsanis，2004）。

第三节　小脑共济失调和性腺功能减退

小脑共济失调表现多样，没有公认的分类方案。大多数小脑共济失调由遗传因素决定。已知的有关小脑共济失调特征性的遗传情况约有几十种。所谓纯粹的小脑共济失调是有小脑功能异常；另外还有合并小脑以外的症状和征象的一组患者。对于这种类型的患者要区分高促性腺激素和低促性腺激素两

种情况。小脑共济失调合并高促性腺激素有以下几种情况：Marinesco-Sjögren 综合征、Louis-Bar 综合征（共济失调毛细管扩张）和不典型的 Kallmann 综合征。与此类似的是小脑共济失调合并低促性腺激素也并不代表单一的整体。常染色体隐性遗传的 Boucher-Neuhäuser 综合征的表现是：青春期发育

缺失或不完全；LH、FSH、睾酮、雌二醇水平低于正常；伴有脊髓小脑共济失调和不典型的颅面畸形（Schwanzel-Fukuda et al，1989）。应用 GnRH 甚至是 GnRH 预处理后促性腺激素上升水平低于正常。Boucher-Neuhäuser 综合征、Holmes 小脑共济失调和 Oliver-McFarlane 综合征之间存在相似之处。Holmes 小脑共济失调表现为：低促性腺激素性性腺功能减退、（脊髓）-小脑共济失调、眼球震颤，还可能有精神发育迟缓。Oliver-McFarlane 综合征表现为：低促性腺激素性性腺功能减退、生长迟缓、视网膜变性、眼睑内翻、毛发稀疏。

第四节　先天性肾上腺发育不全伴低促性腺激素性性腺功能减退

巨细胞类型的先天性肾上腺发育不全是一种罕见的 X 染色体隐性遗传的疾病，发病率为 1/12 500（Kaiserman et al，1998）。这种疾病通常和低促性腺激素性性腺功能减退有关，也可和 Duchenne 型肌张力减低和（或）甘油激酶缺乏并发构成"微小缺失综合征"。出生后第一年才出现 LH、FSH 缺乏。性腺功能减退是由垂体或小丘脑引起尚无定论。因此建议要明确每个患者功能障碍发生的首要水平，然后再选择相应的治疗措施。患者终生需要糖皮质激素或盐皮质激素替代治疗，应激状态下特别是外科手术前一定要加大剂量。实验性地去除治疗是绝对禁忌的。大多数病例的病因是 DAX-1 突变。该基因位于 X 染色体短臂 p21.3-21.2 区域。但并不是所有的患者都出现该基因的突变，所以这种疾病的遗传性是多样性的。同一个家族中的患者的临床表现都可以是多种多样的。应注意的是新生儿期就可出现肾上腺功能不全。

第五节　体质性青春期发育延迟

一、正常的青春期开始和青春期延迟的定义

正常男性青春期开始的标志是阴囊的生长、阴囊的皮肤颜色和结构的改变（G2 阶段在 11.2 ± 3 岁；均数 ± 2 倍标准差）。青春期开始的更可靠的征象是单侧睾丸的体积增大到 $\geqslant 3ml$（11.8 ± 1.8 岁）。随后出现的变化有阴毛生长、阴茎增大、进发式生长、胡须生长和嗓音改变。青春期开始的年龄差异很大，13～14 岁的男孩可能出现所有的青春期征象也可能毫无青春期征象。

青春期延迟的定义是 14 岁尚未出现青春期发育的征象。

二、病因学和发病机制

体质性青春期发育延迟（constitutional delayed growth and puberty，CDP）是青春期发育延迟最常见的一种原因。男性的发病率高达 1：40。GnRH 脉冲式刺激以及继发的内分泌器官分泌的激素增多启动青春期发育。CDP 男孩 GnRH 脉冲式分泌延迟。到目前为止尚不清楚哪些神经性、内分泌性或代谢性信号促使下丘脑成熟和启动青春期发育。与此类似，也不知道为什么有些男孩的青春期发育会延迟（Kauschansky et al，2002）。

CDP 男孩的青春期发育一旦开始，相应征象出现的顺序和时间通常是固定的。青春期发育的终点是完全的性成熟和获得生育能力。因此 CDP 可看作是正常青春期发育的极端变异情况。虽然 CDP 本身不是一种疾病，但青春期发育延迟会给青春期男孩造成心理负担。CDP 可呈家族性或散发性出现。

三、临床表现

发现儿童或青春期病例的原因有两个：第一

个是身材矮小。身高低于相应年龄的标准。未达到青春期年龄的患者属于这种亚群。体质性生长和青春期延迟（CDGP）这个名称更适合这类患者（Sedlmeyer et al，2002）。这些儿童经常由儿科医生而不是男科医师发现。

第二个原因是青春期发育延迟或受阻。达到青春期年龄（＞14 岁）属于这种类型。除了外表缺乏男性化外，这种患者常因身材矮而产生心理负担。身材矮的原因是暂时性的生长激素缺乏，应用生长激素治疗并不可取。但需要强调的是身材矮并不是诊断 CDP 的必需征象。

反映个人生理年龄的骨龄常是迟缓的，某些患者的骨龄延迟可达 5 岁。总的来说从骨龄的角度来看发育是协调的。但需要注意的是 CDP 或 CDGP 患者身高不能达到他们的遗传预期高度。青春期进发性生长发生得越晚，生长的幅度越小。CDP 或 CDGP 患者可能轻度表现类无睾者身体比例。原因是他们的青春前期生长阶段过长损害了脊骨的生长。这种轻度的比例失调经常持续到成年期。

四、诊断

除了家族史、生长曲线和全面的体格检查外，放射线确定左手和腕骨（包括尺骨和桡骨骺）的骨龄是最重要的诊断方法。临床征象与骨龄表现相符合时可以确定 CDP 的诊断（前提是排除了其他的可能性以后）。因此排除器质性的性腺功能减退（如多种垂体性激素缺乏、系统性疾病、Kallmann 综合征、肾上腺皮质功能亢进、吸收障碍和严重的慢性疾病）很重要。社会心理的丧失和营养不良也可造成青春期延迟。

诊断方面最重要的问题是将 CDP 和 IHH 区分开来。这项鉴别诊断之所以重要是因为它们的治疗方法和对患者的咨询是不同的。这两种疾病患者的基础促性腺激素和睾酮低于正常。标准 GnRH 试验中 LH、FSH 的反应也是低的。如果实验发现 LH 有明显的升高就意味着青春期发育即将开始。

短时间 GnRH 泵实验是一种理想的诊断方法，因为它能模拟生理状态。以诊断为目的，脉冲性 GnRH 给药 36 小时。36 小时 GnRH 脉冲刺激后（调整）进行的标准 GnRH 实验具有相对好的诊断敏感性和特异性。CDP 患者 LH 增高的水平要高于 IHH 患者增高的水平。标准 GnRH 实验 CDP 患者 LH 增高幅度为 3IU/L。IHH 患者诱发 LH、FSH 分泌的刺激时间要长于 36 小时。虽然有很多检查方法，但对疑难病例 CDP 和 IHH 的鉴别诊断只能在长期随访后才能做出。

五、治疗

大多数 CDP 患者在 20 岁之前开始青春期发育。需要治疗的不是青春期延迟本身，而是由缺乏男性化和（或）身材矮小所造成的心理压力。有证据表明 CDP 患者的骨密度会有所改善。早期治疗能否预防成年后类无睾者体态尚无定论。如果患者表现出青春期发育的临床或生化征象就不应进行人为的治疗措施。某些患者应进行集中的咨询和心理治疗（Houchin et al，1998）。

对青春期年龄无发育征象的患者的治疗方法是 250μg 睾酮庚酸盐肌肉注射每周一次持续 3 个月。这种方法可产生第二性征和引发进发性生长。骨成熟和年龄增长成比例：预期身高无降低。治疗效果应记录在一张标准的生长图表上。

治疗停止 3 个月后，大多数患者的下丘脑脉冲发生器激活并随后产生内源性的青春期发育。首次治疗后如无自发性的青春期发育可以重复治疗。如果患者骨龄≥13 岁还没有自发性青春期发育就有可能是 IHH 患者。除睾酮外，还可用 hCG（1000～2000IU/ 周，肌注）或 GnRH 脉冲治疗持续 3 个月。理论上讲这些方法的好处是可以刺激睾丸生长和精子生成。但为使 CDP 患者达到这些目的，hCG 或 GnRH 脉冲治疗并无益处。

第六节　继发性促性腺释放激素缺乏

一、病因和发病机制

间脑部位的任何障碍都会损伤下丘脑分泌促性腺激素释放激素（gonadotropin-releasing hormone，GnRH）的功能。损伤的部位和程度决定了临床表现。孤立的 GnRH 分泌异常很罕见。

间脑区域的肿瘤（颅咽管瘤和脑膜瘤）和转移性肿瘤会产生 GnRH 缺乏。诸如肉瘤样病、组织细胞增多症、结核、神经梅毒或血色素沉着的肉芽肿性疾病也可造成下丘脑功能失调。颅底骨折、下丘脑区域局部缺血和出血损伤以及放射治疗鼻咽部、中枢神经系统、眶部、颅骨的恶性肿瘤或转移性肿瘤会产生下丘脑和（或）垂体的功能失调。

胃肠道疾病如克隆病或腹腔疾病（即使没有明显的胃肠道症状）也可能造成青春期延迟。明显的营养不良（吸收不良综合征、肿瘤恶病质、神经性厌食等）和慢性疾病（镰状细胞贫血、珠蛋白生成障碍性贫血、肾衰竭）也能产生低促性腺激素失调。这种情况下睾丸功能失调的原因是下丘脑 GnRH 分泌功能紊乱。由于类似的机制年轻的运动员也可产生青春期延迟。

二、临床表现

性腺功能减退的临床表现取决于功能失调出现的时间并且可被其他的症状掩盖。从总的临床表现就可以怀疑是否为下丘脑失调。

三、诊断

诊断应考虑的方面有：既往病史、体格检查、包括区分下丘脑和垂体损伤的刺激性的内分泌检查、影像学检查。

四、治疗

应针对病因进行治疗。如不可能则通过用缺失的激素替代治疗来进行对症治疗。

第七节　促性腺释放激素受体基因抑制型突变

一、病因和发病机制

GnRH 受体属于 G 蛋白偶联受体，位于垂体前叶细胞的细胞膜上。GnRH 受体基因定位于第 4 号染色体上。该基因有三个外显子和两个大的内含子。在几个家族中发现 GnRH 受体基因抑制型突变是低促性腺激素性性腺功能减退的原因。这些突变的遗传是常染色体隐性遗传方式，男女均可受累。目前为止大多数患者的杂合性很复杂。这些突变使信号传导或受体结合减弱或受阻（Falardeau et al，2008）。

二、临床表现和诊断

临床表现多种多样。临床可见从伴发双侧隐睾、微小阴茎和促性腺激素、睾酮水平很低的完全性性腺功能减退的病例到伴发青春期发育延迟或不完全的部分性性腺功能减退的病例。GnRH 受体基因抑制型突变病例在 GnRH 试验中的典型表现是促性腺激素反应缺失或迟钝。GnRH 脉冲治疗无效。据非常初步的资料（目前报道的病例很少），不伴有嗅觉丧失的 IHH 患者中 GnRH 受体基因突变的发生率是 2%。几个家族中发生率可高达 7%。

三、治疗

GnRH 受体基因抑制型突变病例完全性或部分

性地对 GnRH 刺激有抵抗现象。可用 hCG/hMG 或 LH/FSH 来诱导精子生成。患者不想得到生育能力时可用睾酮治疗。

第八节　垂体功能减退

一、病因和发病机制

垂体功能不全最为常见的原因是肿瘤（促性腺激素、催乳素、生长激素、TSH、ACTH 内分泌性或非内分泌性肿瘤）或者是垂体和垂体茎处的转移性肿瘤以及垂体区域手术和放射治疗。另外，创伤、感染、血色素沉着和血管异常也可以导致垂体功能不全。

如果受损组织多于 75% 垂体就会产生内分泌功能不全。获得性内分泌功能不全的第一个征象经常是因 LH、FSH 缺乏导致的睾丸功能异常。其他垂体激素（TSH、ACTH、STH）继发性下降使甲状腺、肾上腺功能失调和身体生长减慢。另外，神经垂体功能失调会产生糖尿病合并尿崩症（全垂体功能减退）。

二、临床表现

临床症状由功能不全出现的时间决定。青春前期垂体功能不全会出现特征性的性腺功能减退的躯体比例。虽然生长激素不足不会出现典型的类无睾丸体态，但患者的身材不高。除了其他雄激素不足的症状外，临床表现还有甲状腺、肾上腺功能不全、糖尿病合并尿崩症、青春期发育不启动或者青春期发育不全或延迟。青春期后垂体功能不全会出现甲状腺、肾上腺皮质功能不全和糖尿病合并尿崩症和典型的青春期后雄激素不足的症状。

三、诊断

诊断方法有鞍区影像学检查特别是核磁共振体层摄影术；视野检查；确定血清激素基础水平（包括 LH、FSH、催乳素、TSH、ACTH、STH、甲状腺

素、可的松、IGF1）；联合垂体刺激试验垂体激素水平有无上升。做法为 100μg GnRH、200μg TRH（甲状腺刺激素释放素）、100μg GRH（生长激素释放素）、100μg CRH（促皮质激素释放素）静脉注射后 30、60、90 min，分别取血检测。如怀疑有大的垂体肿瘤不建议做垂体刺激试验，因为有可能产生如急性肿瘤坏死等并发症。

四、治疗

如果垂体瘤是垂体功能不全的病因则应进行手术切除。手术路径为经蝶骨入路，这样可以尽量地保护正常的垂体组织。术后残存的垂体组织可能会再生。一些肿瘤可被根除。催乳素瘤（微小和巨大的催乳素瘤）用药物治疗。

如果不能进行手术切除或垂体被完全破坏，用缺失的激素进行替代治疗直至垂体功能恢复。青春期前或者尚未充分生长的男童另外加用生长激素。注射 hCG/hMG 可治疗不育（Liu et al，2002）。

五、先天性垂体功能不全

先天性垂体功能不全罕见，但可由转录因子基因的突变造成，这些因子对垂体的发育很重要。转录因子 Pit-1 基因缺陷导致垂体分泌生长激素、催乳素和 TSH 不足，但不产生性腺功能减退。转录因子 PROP1 缺陷还另外导致 LH 和 FSH 的缺乏，这种遗传是常染色体隐性遗传，临床表现多种多样。以出生后身材矮小、低甲状腺素血症表现突出。多数患者有自发性的青春期，以后会出现促性腺激素不足。性腺功能减退在成年期是恒定不变的症状。家族性发病和催乳素缺乏说明 PROP1 基因有突变。

儿童时期垂体功能不全的一个重要的鉴别诊断是视隔发育不全。但是只有 1/3 的患者表现经典的

三联征：视神经异常，透明隔发育不全和垂体激素不足。家族性 X 染色体隐性遗传型全垂体功能不全和不同程度的精神发育迟缓相关。

第九节　孤立性的促黄体素、促卵泡激素分泌不足

除了两种促性腺激素同时不足外，孤立的 LH 缺乏（Pasqualini 综合征）病例罕见。这些患者的一个特点是性腺功能减退的临床表现和几乎正常的睾丸体积很不协调。睾丸组织学检查表明精子生成功能质量尚可，精子数量下降，Leydig 细胞萎缩。内分泌检查 LH 水平下降，FSH 水平正常。GnRH 治疗后垂体分泌 LH 正常说明该疾病的病因是下丘脑性的。应用 GnRH 或 hCG（LH 活性）会使睾酮水平正常和精子数量正常。

LHβ 亚单位基因突变罕见，到目前为止仅有的一例患者表现为检测不到 LH 生物活性、青春期延迟、睾丸体积小。睾丸活检发现精子生成阻滞和缺乏 Leydig 细胞。hCG 长期治疗会使睾丸体积正常，出现男性化和诱发精子生成。

偶见孤立性 FSH 缺乏的病例。FSH 缺乏造成精子生成功能减低，但 LH 活性和雄激素化作用正常。GnRH 刺激试验诱发正常的 FSH 反应，说明病因为下丘脑性的。一些罕见病例中 FSHβ 亚单位基因突变会产生孤立性的 FSH 缺乏。目前为止只报道了两例无精子症患者存在这种突变。

第十节　高催乳素血症

一、病因和发病机制

催乳素是一种垂体前叶分泌的多肽类激素。它在成年男性的生理作用未明。男性高催乳素血症（hyperprolactinemia）的原因很多。生理性或心理性的应激都会使催乳素小幅上升。诊室的气氛或者是取血的提示都会使某些患者的催乳素水平上升。分泌催乳素的垂体腺瘤（催乳素瘤）是高催乳素血症最常见的原因。催乳素腺瘤分为微小催乳素腺瘤（直径可达 10mm）和巨大催乳素腺瘤（图 9-2）。后者较大生长快速可超越鞍区造成周围结构特别是视神经的损伤。催乳素的基础水平和腺瘤的大小相关。恶性催乳素腺瘤极其罕见。大多数的催乳素腺瘤是散发性的。

下丘脑分泌的多巴胺的抑制作用调节着垂体分泌催乳素。因此下丘脑或垂体茎的损伤会使催乳素分泌过多。鞍区无分泌催乳素功能的肿瘤、颅咽管瘤和其他病变也可产生高催乳素血症。原发性下丘脑失调可能通过催乳素释放因子（TRH、血管加压素、血管活性肠肽 VIP）刺激垂体分泌过多的催乳

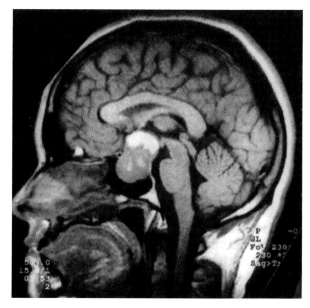

图 9-2　高催乳素血症垂体病变

素（图 9-3）（Karavitaki et al，2006）。

具有拮抗多巴胺作用的药物也可产生药物诱发的高催乳素血症（如丁酰苯、酚噻嗪、丙米嗪）。这些药物的作用有：干扰多巴胺的合成（如 α 甲基多

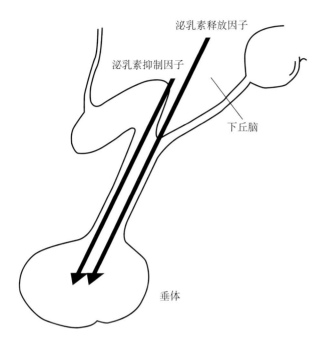

图 9-3 高催乳素血症可能发生原因示意图

诉。鞍区病变可产生另外症状如头痛或视野缺损。

三、诊断

诊断依据为催乳素水平。要检测垂体功能需测定基础激素水平（包括：LH、FSH、TSH、ACTH、甲状腺素、可的松、IGF1）和进行联合垂体功能检测（GnRH、TRH、GRH、CRH）。

应激诱发的高催乳素血症的基础催乳素水平不会超过正常水平 500mU/L 的 2 倍。非常高的催乳素水平（>5000mU/L）是巨大催乳素腺瘤的典型表现。反复检查催乳素水平均升高的病例要做磁共振检查明确下丘脑、垂体有无催乳素腺瘤或产生高催乳素血症的肿瘤。如怀疑肿瘤浸润鞍区上方还应检查视野。TRH 检查可用来将巨大而不是小催乳素腺瘤和应激诱发的高催乳素血症区分开来。

四、治疗

应激诱发的高催乳素血症无需治疗。

催乳素腺瘤可用多巴胺拮抗剂溴隐停治疗。因为溴隐停具有降低血压的作用，治疗开始时要用低剂量并且在夜间休息前服药（1.25mg/d）。缓慢增加剂量并且白天间隔服药（早晨–中午–夜晚）直至催乳素水平正常。催乳素水平降低可能伴有催乳素腺瘤的缩小。治疗开始阶段出现的副作用有：血压降低、疲劳、头痛或胃肠道功能失调。偶见的长期副作用有头痛、鼻黏膜干燥和寒冷时指、趾端血管痉挛。

溴隐停耐受时可用麦角乙脲或甲麦角林。第二代长效多巴胺拮抗剂喹高利特、卡麦角林的效果好副作用少，可用于首次治疗。

由于药物治疗效果很好所以不主张经蝶骨切除催乳素腺瘤。神经手术或神经放射治疗的适应证是由其他肿瘤引起的高催乳素血症。

多巴胺拮抗剂的有效治疗作用下出现 LH 脉冲式分泌，睾酮水平不久也会上升。持久性的雄激素不足要用充足的雄激素替代治疗。但在多巴胺拮抗剂治疗的开始阶段要根据雄激素不足的情况采取观望的方法，或者采用口服雄激素的方法尽量减少对垂体功能的影响。如果性腺功能减退治疗无效或者因神经手术或神经放疗丧失了垂体功能，要用足够

巴）；耗竭多巴胺的储备（如利舍平）或直接刺激催乳素的合成和分泌（如 H2 受体阻滞剂，雌激素）。另外，造成高催乳素血症的原因有慢性肾衰和甲状腺功能低下。

高催乳素血症可通过多种机制影响男性的生殖功能。下丘脑水平损伤 GnRH 的脉冲释放。使 LH、FSH 分泌减少导致伴有睾酮水平低和精子生成功能受抑制的继发性性腺功能不全。催乳素腺瘤在所有的病例中并不都不同时伴有促性腺激素不足。而蝶鞍或蝶鞍上的其他病变产生高催乳素血症的同时会阻止 GnRH 流向垂体的分泌促性腺激素细胞（Liu et al，1988）。

第二种机制也是临床上更加重要的损伤睾丸功能的机制：巨大的催乳素腺瘤取代或损伤了垂体促性腺激素分泌细胞，造成 LH、FSH 水平下降，但尚未见催乳素直接抑制睾丸的报道。

二、临床表现

男性催乳素腺瘤的临床表现为雄激素不足和不育。一些患者主诉性欲和性能力异常。男性女性型乳房和溢乳较少见。有些患者可以无任何症状和主

的睾酮进行替代治疗，还要用甲状腺素和可的松进行替代治疗。持续性促性腺激素抑制的患者要求恢复生育能力时可用 hCG/hMG 开始治疗（Schlechte，2007）。

第十一节　促性腺激素分泌腺肿瘤

垂体分泌促性腺激素的肿瘤相对常见（占垂体肿瘤的 20%~25%），并且多为分泌 FSH 的肿瘤，但促性腺激素水平增高不产生临床症状。该病平均发病年龄为 55 岁，他们的青春期正常并有儿女。首发症状经常是由肿瘤快速生长引起的神经系统症状和视野缺损。

标准的治疗方法是经蝶骨手术切除，但如果肿瘤扩展至鞍区外手术难度大。药物治疗促性腺激素分泌性的肿瘤效果会很理想，GnRH 刺激垂体分泌促性腺激素，所以用药物抑制 GnRH 的活性就可以达到治疗目的。GnRH 拮抗剂治疗 1 年多后肿瘤 FSH 分泌减少，但是肿瘤的体积未见明显减小。对于手术后复发或者残留的肿瘤可以采用放射治疗。

（高　冰　刘武江）

参考文献

Eiholzer U, l'Allemand D, Rousson V, et al, 2006. Hypothalamic and gonadal components of hypogonadism in boys with Prader-Labhart-Willi syndrome. J Clin Endocrinol Metab, 91: 892-898.

Falardeau J, Chung WC, Beenken A, et al, 2008. Decreased FGF8 signaling causes deficiency of gonadotropin-releasing hormone in humans and mice. J Clin Invest, 118: 2822-2831.

Houchin LD, Rogol AD, 1998. Androgen replacement in children with constitutional delay of puberty: the case for aggressive therapy. Baillieres Clin Endocrinol Metab, 12: 427-440.

Kaiserman KB, Nakamoto JM, Geffner ME, et al, 1998. Minipuberty of infancy and adolescent pubertal function in adrenal hypoplasia congenita. J Pediatr, 133: 300-302.

Karavitaki N, Thanabalasingham G, Shore HC, et al, 2006. Do the limits of serum prolactin in disconnection hyperprolactinaemia need re-definition? A study of 226 patients with histologically verified non-functioning pituitary macroadenoma. Clin Endocrinol, 65: 524-529.

Katsanis N, 2004. The oligogenic properties of Bardet-Biedl syndrome. Hum Mol Genet, 13(1): 65-71.

Kauschansky A, Dickerman Z, Phillip M, et al, 2002. Use of GnRH agonist and human chorionic gonadotrophin tests for differentiating constitutional delayed puberty from gonadotrophin deficiency in boys. Clin Endocrinol, 56: 603-607.

Lindgren AC, Lindberg A, 2008. Growth hormone treatment completely normalizes adult height and improves body composition in Prader-Willi syndrome: experience from KIGS (Pfizer International Growth Database). Horm Res, 70: 182-187.

Liu L, Chaudhari N, Corle D, et al, 1988. Comparison of pulsatile subcutaneous gonadotropin-releasing hormone and exogenous gonadotropins in the treatment of men with isolated hypogonadotropic hypogonadism. Fertil Steril, 49: 302-308.

Liu PY, Gebski V, 2002. J, Turner L, et al.Predicting pregnancy and spermatogenesis by survival analysis during gonadotrophin treatment of gonadotrophin-deficient infertile men. Hum Reprod, 17: 625-633.

Lofrano-Porto A, Casulari LA, Nascimento PP, et al, 2008. Effects of follicle-stimulating hormone and human chorionic gonadotropin on gonadal steroidogenesis in two siblings with a follicle-stimulating hormone beta subunit mutation. Fertil Steril, 90: 1169-1174.

Schlechte JA, 2007. Long-term management of prolactinomas. J Clin Endocrinol Metab, 92: 2861-2865.

Schmidt H, Knorr D, Schwarz HP, 1998. Oral testosterone undecanoate for the induction of puberty in anorchid boys. Arch Dis Child, 78: 397.

Schopohl J, Mehltretter G, von Zumbusch R, et al, 1991. Comparison of gonadotropin-releasing hormone and gonadotropin therapy in male patients with idiopathic hypothalamic hypogonadism. Fertil Steril, 56(6): 1143-1150.

Schwanzel-Fukuda M, Bick D, Pfaff DW,1989. Luteinizing hormone-releasing hormone (LHRH)-expressing cells do not migrate normally in an inherited hypogonadal (Kallmann) syndrome. Brain Res Mol Brain Res, 6: 311-326.

Sedlmeyer IL, Hirschhorn JN, Palmert MR, 2002. Pedigree analysis of constitutional delay of growth and maturation: determination of familial aggregation and inheritance patterns. J Clin Endocrinol Metab, 87: 5581-5586.

第十章

睾丸疾病

第一节 无 睾 症

男性单侧或双侧的睾丸缺失即为无睾症（eunuchism）。无睾症应该区别于因诸如精索扭转或是睾丸炎等所引起的部分或完全性的睾丸萎缩，因为在这些情况下，至少组织学上能够发现退化残存的睾丸组织。无睾症可以是先天性，也可以是获得性的。

一、先天性无睾症

男性先天性双侧无睾症发病率仅为 1/20 000，而单侧的发病率是双侧的 4 倍。遗传病、宫内感染、创伤、致畸因子等因素均可导致单侧或双侧的睾丸缺如。Lobacarro 等认为 Y 染色体性别决定区上 SRY 基因异常可能导致无睾症。目前认为宫内睾丸扭转可能是最常见的原因。

孕 8 周时，睾丸组织开始发育并分泌抗米勒管激素（anti-Müllerian hormone，AMH），之后分泌睾酮。如果睾丸组织在分泌睾酮之前丧失，米勒管已经退化，导致雄激素依赖的 Wolff 管分化和泌尿生殖窦以及外生殖器的男性化无法开始。如果睾丸组织原来存在并且分泌了一段时间的睾酮，那雄激素依赖的泌尿生殖道靶器官多少会向男性方向有所发育（Josso et al，2006）。

有 AMH 分泌而无睾酮分泌的先天性双侧无睾症患者表现为男性假两性畸形，具有女性型外生殖器（Josso et al，2005）。患者不但没有米勒管演生的性腺器官（输卵管、子宫和上部阴道），也没有 Wolff 管演生的性腺器官（附睾、输精管和精囊）。如果在胚胎发育过程中睾丸组织分泌了睾酮，那么外生殖器则为男性型，Wolff 管演生的性腺器官就能得以发育。小阴茎在一定程度上就反映了胚胎发育中睾酮依赖性器官发育的停滞。如果不经治疗，先

天性双侧无睾症的患者青春期发育会停滞而呈现典型的类无睾症外貌。因为单侧睾丸已能满足生理功能需要，所以单侧先天性无睾症患者不会出现青春期性别发育异常，但有可能会有单侧米勒管残存，当然这主要取决于睾丸组织丧失的时间。

先天性双侧无睾症患者不但从组织学上不能发现睾丸组织，而且从内分泌功能上也无法发现睾丸功能。儿童时患者的血清 FSH 和 LH 就已经升高，到了青春期时即升高到去势水平，而相比之下，睾酮水平则很低。在鉴别诊断时应排除隐睾症。可以用人绒毛膜促性腺激素（human chorionic gonadotropin，hCG）实验来区分（McEachern et al，2004）。在隐睾症时，可以检测到血清睾酮水平的升高，而在双侧无睾症时，用药 7 天后血清睾酮水平仍然很低。AMH 水平的检测较之睾酮更敏感，同样具有特异性。怀疑单侧无睾症时，必须通过影像学技术（超声、CT 或 MR）确定确实没有睾丸组织，必要时可进行手术探查，因为未下降睾丸组织或发育不全的睾丸组织恶变的概率很高（Lee，2005）。

单侧无睾症无需治疗。男性表型的双侧无睾症患者，应在预期青春期开始时，予以睾酮替代治疗。呈现女性表型的双侧无睾症患者可应用雌激素替代治疗。外生殖器两性表型可以予整形矫正。双侧无睾症所致不育症无法治疗。

二、获得性无睾症

（一）意外性睾丸丧失

外伤、肿瘤、重度炎症、睾丸扭转、手术意外（如腹股沟疝修补术、睾丸下降固定术）或手术切除（如因为前列腺癌）等情况下均可引起无睾症。如果

对侧睾丸生精及分泌睾酮功能正常则无需治疗。在双侧睾丸丧失的情况下，数周内精液中仍可找到精子，可以予以收集保存。

双侧睾丸丧失的临床表现取决于睾丸功能丧失的时间。青春期前睾丸丧失呈现类无睾症的表现，而在青春期之后丧失睾丸呈现青春期后睾酮不足的表现。

双侧睾丸丧失后，应该在预期青春期开始时予以睾酮替代治疗以免青春期发育迟滞。成人则应该立即予以睾酮替代治疗以维持各种雄激素依赖的功能。

（二）医疗性和法律性睾丸切除

如果是因为前列腺癌或者预防性犯罪的法律程序而进行睾丸切除术，当然不能进行睾酮替代治疗，不然睾丸切除的治疗作用就不复存在了。在一些国家性犯罪者可以行睾丸切除代替入狱。在联邦德国（Federal Republic of Germany），1970—1980 年间就有 400 人依法进行睾丸切除术。在其他国家这是属于非法的，在一些国家应用药物性阉割（雄激素拮抗剂），但在伦理道德上也存在争议。目前在德国手术和药物阉割都已不再应用，而是应用心理治疗方法。

（三）社会文化性的睾丸切除

除了医学目的，还有因社会文化的原因而进行睾丸切除的。在一夫多妻的社会里，阉割后的男性在宫廷充当太监，并且具有一定的政治地位。

例如，在中国皇家进行的阉割要在没有麻醉的情况下切除阴茎、睾丸和阴囊。痛苦可想而知，而且常有严重的并发症，约有 25% 的人术后因并发症而死亡。但由于太监地位的诱惑仍有许多人进行冒险。辛亥革命之后，这种"手术"才停止。中国最后一个太监，孙耀庭，也在 1996 年去世，享年 93 岁。

青春期前进行睾丸切除，将会终身保持男童的声音，成年后便会拥有女高音的声音而有男性的音量。这样的嗓音是音乐爱好者梦寐以求的。在 17 和 18 世纪的歌剧院，甚至直到 20 世纪早期梵蒂冈的唱诗班里都能听到这种嗓音。古罗马的医生建议用阉割治疗伤寒和副伤寒，在 17 世纪也曾用于治疗痴呆症。在美国直到 20 世纪初阉割还用于智力发育迟滞的治疗。

获得性无睾症经常被用来证明男性的寿命低于女性是否是因睾丸或睾酮的存在而引起。Hamilton 等通过对美国智力发育迟滞者回顾性研究发现，阉割可以延长生命（Hamilton et al，1969）。然而，这个结果却可能是因为易躁动的患者常被进行阉割手术，而那些缺乏活力的患者本身的寿命就会比较短。事实上，Nieschlag 等通过对从 16 世纪到 19 世纪青春期前进行阉割术和没有进行阉割术的歌唱家生平资料的研究，并不能发现两者在寿命上有所差异（Nieschlag et al，1993）。因为无论是对于智力发育迟滞患者还是对历史资料的研究都不能代表正常人群，只能为我们提供一点参考而已，所以这个问题并未找到真正的答案。

第二节 多 睾 症

迄今为止多睾症（polyorchidism）的报道不超过 100 例。多数情况下是发现第三粒睾丸，而且主要是在左侧。多解释为，在胚胎第 4 周到第 6 周时，生殖脊被腹膜韧带横向分割所致。可以只发生睾丸增加，同时也可以有相应附睾和输精管。

多数患者没有任何的症状，只是被偶然发现。生育力一般正常。然而，第三粒睾丸发生恶变或是扭转则需要及时处理。多数情况下会同时伴有疝或下降不全。拥有附睾和输精管的第三粒睾丸也可能成为输精管结扎术后仍能保持生育力的一个原因。

现代的超声和核磁诊断即可明确，甚至不需要手术探查和病理诊断。

多睾症的治疗因人而异。肿瘤和扭转时需要手术切除，而其他情况则可以保留睾丸，而这种情况时，需要通过检查来排除早期肿瘤。

第三节 睾丸下降不全

一、病理生理和分类

胚胎发育前 3 个月时，睾丸从肾区移至腹股沟管内口。妊娠最后 2 个月时，睾丸从腹股沟管内下降入阴囊。出生时，睾丸一般均已降入阴囊，这也是新生儿发育成熟的一个标志。但是睾丸的下降可以在任何一个位置被终止。按照睾丸的位置睾丸下降不全被分为：①隐睾症：睾丸位于腹股沟管内环以上甚至腹膜后，不能看到也不能摸到；②腹股沟睾丸：睾丸位于腹股沟管内（图 10-1）；③可回缩睾丸：睾丸位于腹股沟管外口处，可以被推入阴囊内，但放松后又缩回到原处。有时，睾丸可以从阴囊内自动缩到腹股沟管而又可回到阴囊内。这种运动可以因提睾反射、寒冷或是性交所诱导发生；④睾丸易位：睾丸位于睾丸下降路线之外的位置，例如股部或腹股部。

可回缩睾丸相对较常见，没有明显的病理意义。其他异常在成年男性中的发病率约为 0.5%。足月男性新生儿，睾丸未降的发生率可达 2%～3%，但 60% 在 3 个月内都会自行下降。早产儿中，睾丸未降的发生率可高达 30%，但在几个月内，绝大多数的睾丸会下降到阴囊内。单侧睾丸下降不全的发生率比双侧高 5 倍。

绝大多数睾丸下降不全（incomplete orchiocata-

basis）的病因不明确，所以 85% 被诊断为特发性睾丸下降不全。一般认为是多因素致病。绝大多数的睾丸下降不全睾丸都已超过腹股沟管内口，而腹股沟管至阴囊部分下降受阻可能是因内分泌紊乱，可能是因为尚未完全发育成熟的生殖神经的神经介质分泌缺陷所引起（Clarnette et al，1997）。

下丘脑－垂体疾病以及睾酮合成或活性异常的患者易合并睾丸下降不全（Bramswig et al，1984）。除内分泌性原因之外，解剖异常也可以导致睾丸下降不全以及腹壁强度减低（如梨状综合征、膀胱外翻，脐膨出和腹裂等）。原发性睾丸疾病如 Klinefelter 综合征、Noonan 综合征以及性腺发育不全等也可引起睾丸下降不全。

二、不育及恶变可能

睾丸位置异常常会导致生精上皮异常。许多即使一侧睾丸下降不全的患者都会存在生育能力损坏。生育功能的损害并不像以前所认为的那样在青春期才开始，而是很早就开始了，睾丸形态学上的改变在几岁时就可以发现。由精原细胞到初级精母细胞的发育过程受到影响。睾丸下降不全存在的时间越长形态学上的改变越明显。Nieschlag 等报导 163 例睾丸下降不全的患者经组织活检发现 28% 有一定程度的生精，而有 2/3 被诊为仅见支持细胞或生精停滞（Nieschlag et al，1999）。9 例患者发现原位癌或精母细胞瘤。睾丸下降不全并不会造成内分泌功能异常。

除生育能力损害外，睾丸下降不全还有发生睾丸肿瘤的可能。即使睾丸手术引降入阴囊仍有恶变可能，即便是对侧正常睾丸亦有这种可能。当然，引降入阴囊的睾丸的检查诊断更为方便。Giwercman 等发现 599 名睾丸下降不全的患者中 2.8% 有一侧或双侧的睾丸肿瘤或原位癌。睾丸下降不全的患者发生睾丸肿瘤的概率较正常人高 4～5 倍（Giwercman et al，1988）。生育能力和恶变可能主要是先天因素所致。在 10 岁前进行有效的治疗可以降低恶变可能性。

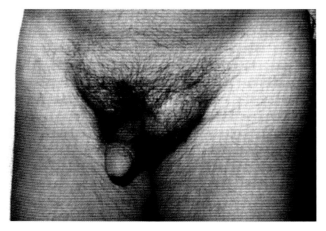

图 10-1 双侧腹股沟管内睾丸

三、诊断

查体时，应首先在患者立位时检查睾丸。如果触诊不满意，还应再取仰卧位检查。应该避免室内过冷，并避免引起提睾反射的刺激。因为这些因素可能诱发提睾反射和睾丸的回缩。有些时候体检前洗个温水浴更有利于检查。可以用睾丸计量器或是超声计量睾丸的体积。超声影像学检查在睾丸位置较高时更为必要。双侧隐睾时 hCG 实验可以用来判断睾酮水平是否低于去势水平（<4nmol/L）。如果 hCG 刺激下睾酮水平升高证明睾丸组织的存在，应用影像学手段如 CT 或 MRI 来确定睾丸的位置。

四、治疗

睾丸下降不全应尽早治疗。如果到 1 岁时睾丸仍未降入阴囊，就应该进行激素治疗。可以应用 hCG 或 GnRH。2 岁以内可应用 hCG 500IU 肌内注射，每周 1 次，共 5 周。2 岁以上，剂量可以增加到 1000 IU 肌内注射，每周 1 次，6 岁以上可增加到 2000 IU，每周一次。也可以应用 GnRH 鼻腔吸入，每侧 200μg，每天 3 次，共 1.2mg，应用 4 周以上。这种方法对婴幼儿更易接受，但前提是不能有鼻炎影响黏膜吸收。应用 hCG 或 GnRH 治疗期间，可能会诱发阴茎勃起，阴部毛发生长，孩子们会表现的更具攻击性。治疗结束后这些睾酮依赖性的表现就会消失。hCG 治疗的有效率在 20%～50%，而 GnRH 治疗有效率为 0～78%，但具体数字各家报道不同。当然，可以两种方法结合，但是，是否会增加有效率并无定论。另外加用 FSH 并不能提高治疗效果。激素治疗应该是首选的，而且治疗前睾丸位置越低，患儿年龄越小，治疗效果越好。

如果激素治疗无效，那就应行睾丸引降术。睾丸引降术前应用激素治疗对成年后精液指标的改善有好处。如果睾丸下降不全合并腹股沟疝或是睾丸易位，那术前不能应用激素治疗。腹腔内睾丸，尤其是双侧隐睾时，应该行自体移植，而且年龄越小越好。但在青春期和年轻人中亦有成功的报道（Bukowski et al，1995）。这里成功是指恢复睾丸位置，并且维持其内分泌功能，但双侧隐睾的生育力很难恢复。睾丸切除只能在无法实现睾丸复位时进行。

成人进行激素治疗是无效的。如果不能行睾丸引降术，必须进行规律检查，如半年或 1 年 1 次，以排除肿瘤可能。超声检查为主，根据其结果决定检查周期。即使成功引降的睾丸也应经常进行触诊和超声检查，因为其肿瘤发生率较高。最后，应该指导患者自行触诊，遇到可疑情况应及时就诊。

睾丸下降不全在 1 岁内就发现了睾丸形态学上的改变，所以一般推荐早期治疗。在青春期前或是青春期进行治疗，不能防止睾丸功能损害。现在我们希望早期治疗可以减少不育和恶变的机会。但因为这种早期治疗普遍被采用还不到 20 年，还没有足够的患者到达生育年龄，现在还不能肯定这种方案是否能提高睾丸下降不全患者的生育力。只有等待足够的病例来澄清这个问题。

对于睾丸下降不全引起的不育症，目前没有有效的治疗方法，可以采用辅助生殖的手段。

第四节　精索静脉曲张

一、病理生理

精索静脉曲张（varicocele，VC）是精索静脉回流受阻而扩张或静脉瓣膜功能紊乱使血液返流致精索内蔓状静脉丛异常扩张、伸长和迂曲的渐进性疾病。

精索内静脉在腹膜后缺乏有效的肌肉压力泵作用，管壁薄弱，所以容易曲张。许多年来都认为精索静脉瓣膜功能不全或发育不良是其重要原因之一。但近年来的实体解剖和血管造影都发现，即使无精索静脉曲张的正常男性的精索内静脉也可能没有瓣膜。可能是因为左侧精索内静脉注入左肾静脉而右侧则直接注入下腔静脉，使左侧血流动力学上相对较差，所以几乎 95% 的精索静脉曲张发生在左侧。当精索内静脉被新生物（如肾肿瘤）压迫时，可以产生继发性精索静脉曲张。

精索静脉曲张是引起睾丸生殖功能障碍导致男性不育症最常见的原因，也是男性不育症各类病因中可矫正的因素。精索静脉曲张影响男性生育功能确切病理机制仍在争论，有待于深入研究。目前有多个理论对精索静脉曲张影响睾丸生精功能的机制进行解释，如缺氧和淤血、静脉反流造成的睾丸静脉高压症、自身免疫性疾病、睾丸温度升高、肾上腺儿茶酚胺回流、氧化应激等。还有认为精索静脉曲张是对其他睾丸损害的自然代偿。

二、流行病学

精索静脉曲张多见于青壮年，好发于左侧，也可双侧发生，是男性不育的重要原因之一。关于特发性精索静脉曲张的发病率，统计数字变化较大。这可能与统计研究中自然条件和人群不同有关。精索静脉曲张的诊断存在很大程度的主观性，尤其是 1 级和 2 级的诊断，想获得客观的数字较为困难。一般来说，精索静脉曲张在男性中的发病率为 10%～15%，在原发性不育症患者中占 21%～41%，在继发性不育症患者中占 75%～81%。在已生育男性中研究表明精索静脉曲张与精液质量下降有关。即使最初的精液指标可能基本正常，但随着病程的延长，这些指标都有可能下降，当然，不同人之间的差异较大。精索静脉曲张对睾丸功能的影响机制有待于深入研究。

三、临床表现

患有精索静脉曲张的不育症患者可表现为少精、精子无活力、畸形精子以及这些表现的不同组合，但是并没有因精索静脉曲张而引起的特异表现。在无精症患者中也会发现精索静脉曲张。精索静脉曲张还会合并血清 FSH 升高，这表明生精上皮的损害，当然也意味着预后不良。要指出的是，并非所有精索静脉曲张的患者都有精液指标的下降和生育力的损害。一些患者会诉患侧睾丸或阴囊内胀压感，有疼痛感，在长时间坐立之后加重。少数严重情况下，尤其是在老人，精索静脉曲张甚至可以影响行动。

四、诊断

站立位时仔细触诊蔓状静脉丛是重要的诊断方法。Valsalva 运动可以增加蔓状静脉丛的充血。长期的精索静脉曲张还可以使患侧睾丸发生萎缩。根据触诊结果精索静脉曲张的程度可以被分为 3 个级别。

亚临床型：在静息或 Valsalva 动作时既看不见也摸不到，但可通过多彩色普勒超声检测到静脉血液返流。

Ⅰ级：在患者屏气做 Valsalva 运动时可触及。

Ⅱ级：静息时可触及，但看不见。

Ⅲ级：静息时可触及，可见。

Ⅲ级的精索静脉曲张诊断较为容易，而较轻的精索静脉曲张的诊断就全凭检查者的经验了。而且，当局部以前做过手术或是合并积水或睾丸位置在阴囊上部时，触诊就更为困难了。这些情况下，超声检查就成为确诊的手段了。曲张静脉内径在超声下可见明显增宽。

五、治疗对生育力的影响

目前研究表明，精索静脉曲张与不育症之间相关性主要立足于 3 个方面：①精索静脉曲张在男性不育症患者中发病率高；②精索静脉曲张与精液质量参数降低和睾丸体积变化具有相关性；③精索静脉曲张治疗后可改善精液质量参数，改善和提高受孕率具有相关性。从 20 世纪 50 年代开始的精索静脉结扎术是精索静脉曲张的主要治疗方法。Mordel 等总结了 50 篇文献 5471 个患者的资料，表明术后的平均生育率为 36%，从 0～50% 之间不等（Mordel et al，1990）。治疗效果的差别可能主要是研究对象数量、组成和研究时间长短不同所致。而要进行更大规模、更有代表性的研究则无形中被理解为手术治疗对提高精索静脉曲张的生育力有益。所以，精索静脉曲张的治疗被看成了男性不育治疗的沙漠之中的一点希望的绿洲了。血管造影进行精索静脉栓塞术的发展在治疗效果相同的情况下又为精索静脉曲张治疗提供了一条新的途径。

虽然不少研究者强调精索静脉曲张手术治疗越早越好，对于其重要性的评价并不一致。首先 Rodriguez-Rizau 等研究认为精索静脉曲张治疗与否对生育率影响不大（Rodriguez-Rigau et al，1978）。但是他们只有 24 例病例，缺乏真正的随机性。Vermeulen 等也得出同样的结论，但是他们缺乏很好的对照组（Vermeulen et al，1986）。所以这两组研究并不能真正的令人信服。而 Nielsson 等的研究则有较好的实验设计，他们对被诊断或进行了手术治疗的精索静脉曲张的 96 位患者夫妇进行 5 年的随访，治疗后 12% 的生育率仍然很低（Nilsson et al，1979）。

这种情况下，按照事实为基础的医学原则，研究人员们又进行了一些精索静脉曲张治疗效果的对照研究。这些研究不仅涉及手术效果的物理检查结果，还包括精液参数特别是术后的生育率，而且还根据是否进行了断流处理对患者进行了分组。Madgar 等的研究认为，侵入性的精索内静脉治疗可以使术后生育力提高（Madgar et al，1995）。他们的这项研究是作为 WHO 多中心研究的一部分，而 WHO 的这项研究也得到了同样的结论。这项研究包括 238 对夫妇，其中精索内静脉结扎组中生育率达到 35%，而未做处理的只有 17%。但是因为这项研究的实验设计仍受到了大量的批评，所以这一研究结果至今仍未能发表。

六、治疗方法

精索静脉曲张治疗目的是阻止进行性的睾丸生殖功能损害或逆转已形成的睾丸生殖功能障碍。目前，尚缺乏行之有效的非手术治疗方式。对于精索静脉曲张引起的不育症，多个研究显示，左旋肉碱、激肽释放酶、维生素、抗氧化剂、锌、叶酸以及中成药制剂等药物对改善精液质量有一定的效果，但配偶受孕率并无显著提高。

治疗精索静脉曲张的外科手术方法很多，包括开放手术、显微外科手术、腹腔镜或经皮精索内静脉栓塞术等。手术适应证包括合并不育症的精索静脉曲张患者、重度精索静脉曲张伴有明显症状者、青少年患者伴有睾丸体积缩小者等。配伍使用一些辅助药物及中药制剂可能有助于术后提高精液质量和受孕率。一般认为，对于精索静脉曲张可触及并确定明显静脉返流且存在精液参数异常的不育症患者，推荐手术治疗。

精索静脉曲张手术治疗应遵循以下标准：
- 想要生育至少持续 1 年；
- 经物理诊断和其他辅助诊断确认精索静脉曲张；
- 患侧睾丸萎缩；
- 精液指标异常；
- FSH 未升高超过正常上限；
- 女性生殖功能正常。

精索静脉曲张可能造成 3 种后果：降低精子数量或质量，减弱睾丸的内分泌功能，以及疼痛。因此精索静脉曲张行精索静脉结扎术的绝对适应证是：①伴有明显的阴囊坠胀或疼痛症状；②伴有精子活力低、精子密度低；③伴有睾丸萎缩。而手术方法主要有以下几种（注：除此之外还包括经皮栓塞或硬化剂注射治疗）：①高位精索静脉结扎术。②腹腔镜精索静脉结扎术。③显微镜下精索静脉结扎术。

总之，精索静脉曲张临床诊断、分级、手术治疗适应证、最佳手术方法、术后随访安全性和有效性评估标准、样本量及随访时间等诸多问题尚需进一步研究。

（一）精索静脉结扎术

近年来，传统的高位精索静脉结扎术在临床应用已经越来越少。目前的手术方式主要是显微镜或经腹腔镜途径。20 世纪 90 年代显微外科手术技术发展迅速，显微外科精索静脉曲张修复术可使 65% 以上的患者精液参数获得 1 项以上的改善，配偶受孕率提高约 40% 以上，而精索静脉曲张复发率和并发症发生率大大降低。近来研究表明，精索静脉曲张显微外科手术治疗效果最佳并逐渐普及应用。北大医院男科中心 5 年来开展精索静脉曲张显微外科治疗千余例，术后随访一年以上，患者精液质量改善率 71%，受孕率提高 44%。对于显微镜外环下精索静脉结扎术，术后精索静脉曲张的复发率小于 1%，鞘膜积液的发生率也小于 1%。非显微镜手术术后最常见的并发症包括精索静脉曲张未改善和复发（5% ~ 20%），以及鞘膜积液形成（3% ~ 39%）。关于显微镜下精索静脉结扎术的具体手术技术将在本书的后面章节介绍。

（二）血管栓塞

为了证明精索内静脉结扎术是否成功而采取的静脉造影术后来发展成精索内静脉血管造影栓塞术。通过向精索内静脉内直接高压注入溶液而使之硬化最早在 20 世纪 70 年代末开始。接下来是应用血管造影精索内静脉内栓塞入高分子组织黏附物、球囊或螺旋性填塞物。通常局麻下经由一侧股静脉插入导管。最近，还有人经阴囊内静脉进行顺行精索静脉硬化术。但是尚无可靠的生育力提高的报道。

并发症当然不会有手术结扎造成的淋巴引流破

坏。但是硬化剂进入睾丸或肾区就会导致血栓性静脉炎、附睾炎、睾丸萎缩或是外周静脉炎。如果应用组织黏附物进行栓塞就不会发生这些情况了，栓塞术的复发率也低于硬化术。Nieschlag 等比较了 71 例高位结扎术和血管造影（硬化或组织黏附物）的治疗效果，两者术后在 12 个月内的生育率基本相同，分别为 29% 和 33%（Nieschlag et al，1993）。血管造影可以在门诊进行而不需住院，相形之下，更节约时间。

（三）青春期的精索静脉曲张

青春期的精索静脉曲张涉及了一个预防的问题。无论从横向还是从纵向来看，精索静脉曲张都是伴随着青春期睾丸的生长的。Niedzielski 等发现 2470 名 10 到 20 岁的男孩中有 18% 存在 I 级精索静脉曲张，II 级和 III 级分别占 12% 和 5%（Niedzielski et al，1997）。青春期结束后精索静脉曲张的发病到达了平台期。精索静脉曲张使患侧睾丸较对侧体积明显缩小，表明局部血流的减少。成人精索静脉曲张中所见的睾丸内血管和生精上皮改变也同样可以见到。青春期男孩精索静脉曲张经外科手术后，可增加患侧缩小的睾丸体积，这一点可进一步佐证精索静脉曲张可引起睾丸损害的假设。尽管如此，并不是所有青春期精索静脉曲张患者经过外科修复后均恢复睾丸生长，这可能与包括患者年龄在内的多个因素有关。为了澄清早期治疗精索静脉曲张的安全性和可靠性，研究必须要进行 10~15 年才行。

对于精索静脉曲张的青年患者，因存在进行性睾丸损伤的风险，即便各项精液检查指标正常，也应每 1~2 年进行一次精液常规检查，以保证发现精子异常后及时治疗。此外，青少年男性患有单侧或双侧精索静脉曲张，如患侧睾丸体积有缩小的客观证据，也应该考虑手术治疗。

第五节 睾 丸 炎

单独的睾丸炎极少见，常与附睾炎伴发，称为附睾-睾丸炎（orchitis testitis）。

常为病毒感染。流行性腮腺炎病毒、柯萨奇病毒、淋巴细胞绒毛膜炎病毒（lymphocytic choriomeningitis virus，LCM）、Marburg 病毒、B 族 arbo 病毒、Dengue 病毒、水痘带状疱疹病毒和许多类似病毒都可以引起睾丸炎。在奈瑟氏菌或其他非特异细菌引起的肾盂肾炎、前列腺炎、精囊炎、附睾炎时也会累及睾丸引起睾丸炎。儿童肺炎球菌和沙门氏菌也可引起非特异性的睾丸炎。特异性感染（梅毒、结核及麻风）少见。非特异性肉芽肿性睾丸炎极少见，被认为是自体免疫性，常见于膀胱功能障碍的老人。

一、临床表现和诊断

成人腮腺炎时，约 25% 会累及睾丸，其中 1/3 为双侧。睾丸炎常在腮腺炎之后，也可先发于腮腺炎。流行性腮腺炎病毒单独引起睾丸炎而无腮腺炎的少见。急性期会有睾丸胀痛，发热和全身症状。睾丸内压升高导致缺血或是病毒本身都会引起生精功能不可逆性的损害。急性期的支持细胞功能减低可以迅速恢复。但如果实质严重受损，炎症后会发生不可逆的曲精小管的硬化和睾丸的萎缩。流行性腮腺炎病毒引起的睾丸炎，睾丸实质超声影像呈不均质性（飞雪征）。精液检查呈现少精或无精，FSH 作为生精上皮受损的标志明显升高。

其他病毒或细菌引起的睾丸炎一般不会产生如此严重的影响。诊断特异性感染则需要微生物学上的证据。

二、治疗

儿童期接种流行性腮腺炎病毒疫苗，可以避免其引起的睾丸炎。

急性病毒性睾丸炎只能对症治疗，包括抬高睾丸、局部冷敷及应用约 10 天的糖皮质激素（每天泼尼松 60mg，然后缓慢停药）。还可以合用抗炎药、退热药等对症治疗。通常情况下可以迅速减轻水肿，消除疼痛。当检测到 IgM 时可以用 α 干扰素，但是这种方法能在多大程度上提高睾丸功能上不能肯定。丙种球蛋白或是抗腮腺炎病毒抗体的应用尚存在争议。细菌性睾丸炎可依据精液细菌培养和药物的敏感性应用抗生素。睾丸炎急性期时精液指标会下降，但以后有可能恢复，当然也有可能永久性不育。

睾丸炎后对精液指标的改善没有特殊方法。只能应用辅助生育方法。雄激素不足应该用激素替代治疗。

第六节　精子发育不全

一、病理生理

精子发育不全并不是一个诊断，而是一个组织病理学表现，由 Del Castillo 等首先描述，因此有时也用他的名字命名（Del Castillo et al，1947）。完全性精子发育不全时曲精小管径缩小，只有支持细胞而没有生精细胞（故又称为唯支持细胞综合征，即 Sertoli-cell-only syndrome，SCOS），患者不育。局灶性的患者不同比例的曲精小管中存在生精细胞，但通常其数量和质量均较低。

大约 30% 的不育症患者的睾丸活检呈现局灶性或是完全性的 SCOS，8% 为双侧。鉴于目前辅助生育技术可以从睾丸组织中获取精子，所以要诊断完全性 SCOS 必须十分慎重，要考虑到睾丸活检组织的代表性，必要时可进行几次活检。

由 Leydig 细胞分泌的睾酮通常很少受影响，所以患者男性性征一般正常，只是因为不育而就诊。

先天性的精子发育不全病因不明，生精细胞不向睾丸曲精小管迁移或是不能在曲精小管内存活。Foresta 等认为 Y 染色体缺失突变是 SCOS 的重要遗传学原因（Foresta et al，1998; Luddi et al，2009）。

精子发育不全还可以由于内源性或外源性损伤所致，如睾丸下降不全、放射损伤、细胞分裂抑制药和病毒感染等。

二、临床特点和诊断

完全性精子发育不全的患者表现为无精症。局灶性的 SCOS 患者可以表现为少精症，也可表现为无精症。通常睾丸体积缩小或是位于正常下限。睾丸超声影像呈非均匀回声。FSH 通常升高，其血清水平可以和精子发育不全的程度呈正相关。抑制素 B 和睾丸损伤的程度呈负相关。

确诊只能由睾丸活检确立，而且可以区分完全性和局灶性。所以睾丸活检应该作为诊断并同时作为取精和体外授精的治疗手段。

三、治疗

完全性 SCOS 无法治疗。目前同样没有办法增加局灶性患者剩余组织的生精水平。可以通过体外受精完成女方的受孕，对于严重的少精症和无精症仍较为困难。

第七节　生精停滞

一、病理生理

精子发育停滞是精原细胞发育到精子的过程中断。像 SCOS 一样，精子发育停滞是一个组织病理的现象，许多病因都可能导致。

精子发育停滞可以发生在任何一个阶段，如精原细胞、初级和次级精母细胞以及精子细胞期。文

献报道 4%～30% 的男性不育患者睾丸活检表现为精子发育停滞，其中大概 1/3 的为双侧。

病因有可能是原发性遗传因素也有可能是继发性感染引起。原发性遗传因素可以是三体征、常染色体异常（如易位和翻转）或是 Y 染色体上的缺失（如 Y11q）。继发因素可以是毒性因素（如放疗、化疗或抗生素）、高温、或全身疾病（如肝、肾功能不全、镰刀细胞性贫血）。一些停滞在精子细胞

期患者会存在 cAMP 敏感性因子调控因子（cAMP responsive element modulator，CREM）的减少或缺失。因为缺少 CREM，精子细胞不会进一步发育，信号通路中成分的缺失可能是这种发育停滞的原因（Behr et al，2001）。

二、临床表现

完全性精子发育停滞的患者表现为无精症。如果是部分停滞的话，可以表现为不同程度的少精症，但也可表现为无精症或是精子只能从睾丸组织提取。睾丸的体积、血清 FSH 和抑制素 B 都可能在正常范围内或相应的升高或降低（Bergmann et al，1994）。

三、诊断

确诊只能靠睾丸活检。无精症和严重的少精症而血清 FSH 和睾丸体积正常时需要做睾丸活检来区分精子发育停滞和输精管道的阻塞。

四、治疗

目前尚无有效的方法用于精子发育停滞。尚无成功增加精子生成的研究报导。可以应用辅助生育方法。

第八节　精子特异性结构缺陷

即使是生育能力正常的男性的精子在显微镜下也会存在显著的形态上的变化，所以"正常"精子本身就是一个模糊的概念。少数不育患者的精子存在特异的细胞结构上的异常，当然往往要在电子显微镜下才能观察到。电子显微镜下可以区分头部缺陷合并和不合并尾部中段缺陷以及尾部缺陷。正常精子尾部有 9 对微管围绕着中央的 1 对（9+2）单独的微管。每一对微管间通过动力蛋白相连，与中央微管周围呈放射状（Carrell et al，1999）。

一、分类

（一）球形精子症

球形精子是因为高尔基复合体没有演变成顶体，而顶体在和卵子受精时发挥重要作用。精液中的精子没有顶体故而头部呈球形。

这种精子在正常男性的精液中偶尔也会发现，但少数患者的所有精子都呈现这种畸形，这种情况被称为球形精子症。有时其发病呈家族性，所以提示可能存在遗传因素。因为精子的顶体在受精过程中发挥重要的作用，所以这些精子正常情况下无法和卵子结合。但它们可以通过微注射进入卵子，但是必须考虑到这些精子可能含有基因异常（Chandley et al，1994）。

（二）9+0 综合征

这种综合征表现为精子尾部结构的异常。尾巴没有中央的一对微管，所以没有活动能力。

迄今为止很少报导，大概 1000 个不育男性中才有 1 个。兄弟间可能同时存在，所以提示一定的遗传基础。通常情况下患者的精子完全没有活动能力。

（三）无动力纤毛综合征

这种极罕见的遗传缺陷病中，精子的尾部结构异常。连接微管之间的动力蛋白臂缺失导致精子尾部无动力（Zuccarello et al，2008）。

同样情况会发生于呼吸道纤毛运动系统，所以患者多伴反复的呼吸道感染。如果同时伴有反向易位和支气管扩张症，则被称为 Kartagener 综合征。

迄今为止，还不能彻底解释这些特异性结构异常的分子病理机制。Merlino 等建立了精子纤毛无动力的转基因小鼠的动物模型。转基因小鼠的研究证明，精子无动力纤毛综合征包括 Kartagener 综合征由遗传决定，是一种常染色体隐性遗传病（Merlino et al，1991）。

二、临床表现

精子结构异常可导致男性不育。精液检查虽然精子密度正常但是多为畸形精子和 / 或无动力精子。而且，无动力纤毛综合征常伴有慢性支气管炎、鼻炎、鼻窦炎和中耳炎。

三、诊断

球形精子时显微镜下精子头部呈球形，而精子的运动正常。在 9+0 综合征和无动力纤毛综合征时精子外形都很正常，但是精子的活动能力明显异常。糖精试验可以用于筛选纤毛功能异常。纤毛从鼻腔向咽部传送糖精的速度可以用来反映纤毛的动力情况。死精子和无动力精子可用伊红染色加以区分。精子尾部的电子显微镜检查可明确诊断。FSH 水平一般正常。Kartagener 综合征需再进行胸部 X 光片检查。

四、治疗

目前，无病因治疗的方法。可以通过将精子微注射入卵细胞内完成体外受精（Liu et al，1995）。

第九节　Klinefelter 综合征

一、发病率和病因

Klinefelter 综合征在男性中的发病率约为 0.2%，是最常见的男性假两性畸形（Bojesen et al，2006a）。

Abramsky 等认为至少有一半的患者终生未被诊断和接受治疗。80% 的患者是因先天染色体数目异常（47，XXY）所致。20% 为 46，XY/47，XXY 嵌合体、一个或多个 Y 染色体（如 48，XXYY）、X 染色体高度非整倍体（48，XXXY；49，XXXXY）或 X 染色体结构异常（Abramsky et al，1997）。

染色体数目的异常可以是在减数分裂时或是胚胎早期有丝分裂时发生的。主要是减数分裂错误造成。有近 2/3 的是卵母细胞减数分裂时同源染色体未分离所致。母方高龄是一个危险因素。和父方的年龄没有明显的相关。与其他的非整倍体畸形不同，Klinefelter 综合征的流产率没有明显的升高。

二、临床表现

Klinefelter 综合征通常到青春期才会引起注意，所以其诊断相对较晚。青春期之前仅有少数生理表现异常，如睾丸体积稍小、腿较长。部分患者会有学习障碍和语言表达能力受限。青春期和成年时的典型表现是：小而硬的睾丸和雄激素不足的表现。47，XXY 核型的成人的睾丸体积一般在 1～2ml，很少超过 4 ml。Klinefelter 综合征患者很少具有生育能力。

男性化的程度变化很大。因为最初血清雄激素水平还正常所以有 60% 的患者阴茎长度正常。患者的身高一般高于正常，臂展很少超过身高，但是下肢明显比躯干长。25 岁之后有约 70% 的患者会出现性欲和精力下降。仅有约 1/5 的患者的胡须生长正常。由于雄激素不足常会出现骨质疏松和肌力下降。1/3 的患者患有下肢静脉曲张性溃疡。常有肥胖、糖耐受力下降和糖尿病（Bojesen et al，2006b）。

青春期约有半数患者会出现不同程度的双侧无痛性男性乳房发育。Hasle 等发现 Klinefelter 综合征患者的乳癌发病率并不比一般男性高（Hasle et al，1995）。他们通过对 696 名 Klinefelter 综合征患者的统计分析发现除了纵隔非精原细胞瘤性生殖细胞性肿瘤外其他肿瘤的发生也没有明显的升高。这种生殖细胞性肿瘤组织学上常为畸胎瘤或绒毛膜上皮癌。发病原因可能和基因异常的生殖细胞的迁移和其自身染色体数目异常有关。

但并不是所有的 Klinefelter 综合征患者存在智力受限、语言和认知能力缺陷。有些患者是因为学习困难而引起注意的，他们与同学相比生理和心理上有较明显的差异，他们可能会变得孤僻，不爱与人交往。这可能就是为什么一些 Klinefelter 综合征患者成为罪犯的原因。严重的性染色体非整倍体畸形（如 48，XXXY 等）常有严重的智力障碍（Oates，2003）。

嵌合型 Klinefelter 综合征患者（46，XY/47，XXY）很少有什么临床症状，有些甚至有生育能力。

三、诊断和治疗

典型的临床表现有助于建立初步诊断。最重要的是睾丸体积很小而且硬实。严重的睾丸损害造成睾丸较软，有别于此。患者往往由于不育而就诊。其他症状诸如腿部溃疡、骨质疏松和糖尿病也可能为就诊原因（Zollner et al，1997）。

发现颊黏膜涂片中的巴氏小体是简洁快速的诊断方法。但由于其存在较大的错误机会，所以只能用来提供线索，而不能代替染色体核型分析。染色体的核型分析是确诊 Klinefelter 综合征的可靠方法。偶然情况下，淋巴细胞的核型检查正常（Lenz et al，2005）。此时应该检查皮肤成纤维细胞和睾丸组织的核型以排除嵌合型的可能性。

约 80% 的 47，XXY 核型的患者血清睾酮水平降低。一般雌二醇水平较正常男性高。同时血清 SHBG 的浓度也升高，使生理活性的睾酮水平更加减少。男性乳房发育的程度取决于血清雄激素和雌激素的比例。LH 和 FSH 水平常升高，FSH 水平甚至会很高。

hCG 试验提示 Leydig 细胞的功能储备减低，GnRH 试验可以是促性腺激素水平极度升高。这两个试验不是常规必需。

47，XXY 核型的患者均表现为无精症。极少数可能会发现精子，Terzoli 等报道过有生育能力的患者（Terzoli et al，1992）。睾丸的组织病理学上呈精曲小管透明样纤维化，无生精细胞，Leydig 细胞相对肥大。因为染色体核型分析的可靠性，睾丸活检并不必要。偶尔的时候睾丸组织内会发现精子，也有睾丸内取精完成授精受孕的报导。胚胎的核型是否正常可以通过受精卵植入前的产前诊断确定，曾有人报道用这种方法生育出正常小孩儿。但是必须要强调的是，这些只是极少数特定病例，对于绝大多数的 Klinefelter 综合征患者来讲是没有办法利用这些技术实现生育的（Weidner et al，2008）。

如果血清睾酮水平降低，应该应用激素替代疗法。为避免雄激素不足引起的后果，这种替代疗法应该尽早进行。早期应用激素替代疗法不但可以减轻诸如贫血、骨质疏松、肌肉萎缩和阳痿，而且可能使患者更好的社交和完善性格。Klinefelter 综合征患者需要终生进行激素替代治疗以保证生活质量。男性乳房发育一般不受激素治疗的影响，如果需要的话，可以行乳房切除整形术（Zitzmann et al，2004）。

雄激素替代治疗时应该监测血清睾酮水平，因为睾酮可能诱发攻击性行为。一般应该使其不要超过正常上限最为适宜。我们还应与心理和社会工作者一起合作，保障患者的心理和社会行为的健康。

第十节　XX 男性综合征

XX 男性综合征时染色体核型为女性的核型 46，XX，但具有男性的表型，没有女性的内生殖器和外生殖器。其发病率为 1/10 000 ~ 1/20 000。这种看似矛盾的疾病实际上是因为 Y 染色体上的遗传信息出现在 X 染色体上所致。Y 染色体上的 DNA 片段在父方减数分裂时易位到 X 染色体。例如，睾丸决定基因（Sex Determining Region Y，SRY）易位到 X 染色体即可使性腺发育成为睾丸。但是易位时其他一些基础的基因如负责诱发生精的基因却丢失了，所以 XX 男性综合征患者均不育。除 SRY 阳性的 XX 男性综合征外还有更为少见的 SRY 阴性的变异型。这些患者较 SRY 阳性者的男性化程度差，常有生殖器官的畸形如：睾丸下降不全、阴囊裂或是尿道下裂。

像 Klinefelter 综合征一样，XX 男性综合征的睾丸小（1 ~ 2ml）而硬，而且睾丸内分泌功能也不足，血清睾酮下降、雌激素和促性腺激素水平升高。患者表现为无精症，脂肪分布呈女性分布，双侧乳房发育，尿道下裂常见。患者智力正常，身高也接近正常人。

XX 男性综合征的不育症无法治疗。如果睾丸内分泌功能不足必须进行激素替代治疗。

一、XYY 综合征

47，XYY 核型的患者的临床表现并不明显。身高较正常人稍高，牙齿较正常人的大。与 Klinefelter

综合征的患者不同，他们有正常的生育能力，而且智力也正常。所以 47，XYY 核型的发现不能作为男性不育的病因。患者的智商（intelligence quotient，IQ）在正常范围内，但是平均水平还是较正常人平均水平稍低。47，XYY 核型的患者有明显的犯罪倾向，尤其是偷窃。当然绝大多数 47，XYY 核型的人的行为都是正常的，而且仅根据核型就对某一人群下论断是不符合伦理道德的。47，XYY 核型的人在儿童期和青春期很容易闯祸，因为他们自身易冲动、忍耐力差、较难平衡心理不适。

这种核型是父亲精子减数分裂过程中 Y 的同源染色体没有分离所致。患者的诊断多是因其他原因进行核型检查时偶然发现。如果患者的精液指标异常，可采用一般特发性不育症的治疗方法。47，XYY 核型患者后代的核型几乎都正常。然而，为了安全起见，还是应该进行产前诊断。

第十一节　Noonan 综合征

一、发病率和病因学

Noonan 综合征是一种遗传病，其发病率估计在 1/5000 ~ 1/1000 之间。以前被称作"男性 Turner 综合征"，因为其临床表现与 45，X 核型的 Turner 综合征有相似之处。因为两者之间并没有相同的病理生理学基础（如：染色体异常），而且所谓"男性 Turner 综合征"容易引起误导，所以已经不再用这个名称了。

这种疾病可呈散发或呈家族性发病。为常染色体显性遗传，存在不同的遗传程度和表达水平。Jamieson 等将 Noonan 综合征的相关基因定位于 12 号染色体的 D12S84 和 D12S366 之间（Jamieson et al，1994）。

二、临床表现

临床上没有症状和病理学检查结果用于诊断 Noonan 综合征，只是凭整体的印象来下诊断。这种疾病可发生在男性也可发生在女性。典型患者的身材矮小但是比例匀称，身高常低于正常人的低限。青春期延迟或青春期发育不完全，骨龄一般延迟 2 年，睾丸下降不全，睾丸体积较小。男性常有不育。常有典型的 Noonan 面容：中度的眼睑下垂、眼距过宽、耳位低垂，鼻梁宽等。身体其他部位的异常表现有：颈项短而有翼状胬肉、肘外翻、小指弯曲、胸骨畸形颅侧膨出而尾部凹陷。最严重的畸形是先天性的心脏发育不全，尤其是肺动脉瓣狭窄和心室肥厚，80% 的患者心脏超声检查有这种表现。有人认为患者的凝血系统也存在异常，但一般没有明显的症状。患者的智力一般正常，但是听力和视力常常受损。伴发 I 型神经纤维瘤的 Noonan 综合征又被称为神经纤维瘤 Noonan 综合征。

三、诊断

Noonan 综合征的诊断主要依据临床表现。病史、体格检查和人体测量的结果提供诊断线索。激素的基础水平和垂体功能试验用来鉴别诊断，同时可以检查凝血功能。内脏系统的相应检查结果有助于 Noonan 综合征的诊断（Marcus et al，2008）。

四、治疗

如果青春期发育受影响可予以相应的激素替代疗法。睾丸下降不全应该尽早治疗。心脏缺陷和听力及视力问题应及时予以相应的治疗。应该注意的是，应该向患者解释本病的发病原因，患者如果要生育的话，应该接受相应的遗传咨询。

第十二节　染色体结构异常

除了染色体数目异常（如 Klinefelter 综合征）之外，染色体结构的异常也是一类重要的遗传疾病。染色体结构的异常可以包括：缺失、易位和反向等。染色体结构异常可以根据其对核型的影响分为平衡型和不平衡型两种。所谓平衡型是指当两条染色体相互之间发生易位时，核型处于平衡状态。而不平衡型是指发生在诸如遗传物质丢失或增多时可能使这段染色体功能同时丧失，核型处于不平衡状态。无论是平衡型还是不平衡型染色体结构异常都会引起男性生殖系统的疾病。几乎所有的非平衡型染色体结构异常即使不致危及生命，也都会导致严重的疾病，例如生理或智力上的障碍。从这方面来讲，非平衡型染色体结构异常在儿科或遗传病科要远比男科多见。只有一种例外，就是发生在 Y 染色体上的缺失，它们会选择性地影响生育功能，因而对男科学很重要。

对染色体结构异常无法进行病因治疗，基因治疗还在研究阶段。对症治疗如辅助生育技术可以用于一些染色体结构异常的不育症患者，但成功率可能会较低。必须进行相关的遗传咨询和产前诊断（Bojesen et al，2003）。

一、性染色体结构异常

Y 染色体的完整无缺是男性保持正常生育功能的基础。位于其短臂的 SRY 基因决定胚胎性腺发育成睾丸。而且 Y 染色体还含有负责生精功能的区域。Y 染色体的长臂对生精功能尤其重要。

Y 染色体的缺失必须要区分缺失发生在长臂或是短臂。如果整个短臂或是短臂的末端缺失，SRY 基因会丢失，从而导致胚胎的性腺分化异常，临床上会出现类 Turner 综合征的表现。如果缺失发生在长臂，患者的表型是男性，而生精功能会随缺失的长度而受不同程度的影响。长臂远端的异染色质部分（q12）没有功能活性的基因，其缺失不会引起不良的后果。但如果缺失扩展到了携带功能基因的长臂的常染色质区（Yq11），就会造成严重的生精功能

障碍，引起无精症或严重的少精症，一些患者会表现身材矮小和男性化不足（Lobaccaro et al，1993）。

除了缺失和显微镜不能观察到的缺失之外，Y 染色体还会出现一系列其他的结构异常。翻转没有明显不良的后果。Y 染色体易位较为复杂，多发生在含有 45，X 细胞的嵌合体内。表型可为男性、女性或不能确定。男性表型的多为不育。Y 染色体和常染色体之间的易位较少见，生精功能多严重受损，报导的数例有这种核型的男性患者均不育。X 染色体和染色体之间的易位有较多变化，多为非平衡型核型。临床表现也较复杂，表型可为男性或女性，生育功能可以正常或异常。有些 X-Y 染色体易位可使患者的生理和智力发育障碍。

X 染色体上有大量人生存所必需的基因。任何一个主要部分的缺失都会造成男性致命的后果。但是短臂远段一小段（Xp22-pter）的丢失并不会致命。而紧靠 Xp22 的基因的缺失就会造成严重的疾患。可以表现为先天性鱼鳞病、局灶性软骨发育不全、身材矮短、智力低下以及 Kallmann 综合征等。Kallmann 综合征则是因为 KAL-1 基因的丢失造成，约占此类患者的一半。与常染色体之间的易位常导致少精症或无精症。而一般情况下 X 染色体上的翻转不会对男性生育能力产生严重的影响。

二、Y 染色体的微缺失

Y 染色体长臂上至少存在 3 个不同的区域，它们的完整性是正常生精功能的保证。3 个位点中任何一个丢失都会导致生育功能的严重影响，所以被命名为无精症因子（azoospermia factors，AZF）AZFa，AZFb 和 AZFc。Y 染色体上的微缺失在无精症中占 5%～10%，在严重少精症中占 2%～5%。AZFc 区域的缺失明显多于 AZFa 和 AZFb 的缺失。（Yang et al，2008）但是哪一个区域和疾病相关仍不清楚，因为这些区域存在着高拷贝的高度同源的片段。位于 AZFc 的所谓 DAZ（deleted in azoospermia）基因好像是最为重要的（Kamischke et al，1999）。

临床上患者会有严重的生精功能障碍，而睾丸的内分泌功能不受这些微缺失的影响。睾丸病理上可以呈完全性或局灶性的 SOCS、生精阻滞或是精子质量正常而数量严重减少。FSH 水平正常或升高（Martin-du Pan et al，1993）。

诊断上需要特异的分子遗传学手段。这种检查利用聚合酶链式反应（polymerase chain reaction，PCR）对 Y 染色体长臂上特定的标志性序列进行扩增和分析。原因不明的严重生精功能障碍的男性都应该进行这项检查。这项检查可以作为特发性无精症而又找不到明确病因的患者的筛选，就这些检查的技术和他们的结果的科学分析以及检测范围等方面还在不断完善。1999 年 Simoni 等在 Y 染色体微缺失方面进行了一系列的尝试，得到了重要的实践经验，有一定的指导意义（Simoni et al，1999）。

这些检查的阳性结果不但为患者的生精功能障碍提供了科学的解释，而且有助于对预后的评估，Y 染色体微缺失患者的男性后代必定会遗传这种缺失而导致不育。

三、常染色体结构异常

常染色体结构异常导致的不育在男性不育中占 1%～2%。同样，以平衡型核型多见，主要是通过对减数分裂的影响导致生精障碍。因此，其对生育能力的损害程度很难预见。同一种染色体异常在一个患者可能引起严重的生育力影响，而在另一个患者可能影响微乎其微。甚至在兄弟之间相同的核型也会引起截然不同程度的生精损害。迄今为止还没有可靠的临床和实验室检查可以证实这种常染色体的结构异常。所以，不明原因的无精症和严重的少精症时应考虑常染色体的结构异常。

染色体间的易位和中心粒旁或周围的翻转可能有一定的病因学意义。这种染色体结构上的异常对于生精功能的影响因人而异，很难预测。但是，不育症的患者中染色体易位和翻转的发生率要远比正常新生儿常见，所以不可否认其致病作用。而此时遇到的问题就是：临床上发现一个不育症的患者存在这种易位或翻转，能否下结论说患者的不育症就是由此产生的。答案是肯定的，当然要先排除其他原因引起的不育症。与染色体数目异常不同，常染色体或性染色体结构的异常导致少精症多于无精症。

易位和翻转常是家族性的染色体遗传病。通常情况下不育患者是家族中首个被发现有这种染色体异常的。所以，发现这种患者时应该动员其家人进行检查，根据情况从兄弟姐妹直到祖父母进行系统的检查统计。通常可以发现与患者相同的染色体异常者。要明确的是，这样的染色体异常的家族中，流产率和严重发育异常的新生儿发生率都会较高。这种患者在进行体外受精或其他辅助生育治疗前必须进行详细的遗传学研究咨询。在产前还必须进行相应的产前诊断。

四、米勒管持续症

自胚胎性腺分化时，如果没有米勒管抑制激素（Müllerian inhibiting hormone，MIH）和抗米勒激素（anti-Müllerian hormone，AMH）的作用，那么在男性米勒管也不会退化。这是在男性生殖器存在的同时，还会有 Fallopian 管和由米勒管发育来的子宫。Imbeaud 等认为 AMH 基因和 AMH Ⅱ型受体基因的突变是导致此病的主要原因（Imbeaud et al，1996）。因为 Leydig 细胞的功能未受影响，所以患者的男性性分化和青春期发育都不会受到影响。但是，也会发生睾丸下降不全或是生育功能损害。通常情况下是在疝修补术或是腹腔手术甚至是尸体解剖时无意发现多出的 Fallopian 管和子宫。治疗上，可以切除输卵管和子宫，术中应该注意不要损伤从圆韧带内穿过的输尿管。

第十三节　性腺发育不全

一、定义

性腺发育不全是指由于遗传因素影响性腺发育的一组疾病。它们的组织学特点是性腺既无生精细胞又无 leydig 细胞，而只有基质细胞。

性腺发育不全可以分为 3 种：

（1）核型为 45X 的性腺发育不全（Turner 综合征）；

（2）单纯性性腺发育不全；

（3）混合性性腺发育不全。

单纯性性腺发育不全时双侧性腺均不发育，而混合型性腺发育不全时一侧性腺发育不全，而对侧性腺有或多或少的分化。

二、临床表现

典型的单纯性性腺发育不全既可发生在 XX 核型又可发生在 XY 核型中。核型为 46，XX 的单纯性性腺发育不全的患者为女性表型，但是在青春期时不会出现性发育，有些患者可能存在残留的卵巢功能，使患者可保持一定时间的月经期。核型为 46，XY 的单纯性性腺发育不全的患者为男性表型，在青春期时偶尔会有一定程度的男性化。

混合性性腺发育不全的患者绝大多数是嵌合型 45，X/46，XY 的核型，其外生殖器呈两性畸形。患者几乎都有子宫、阴道和输卵管，睾丸常在腹腔内，较少在腹股沟或阴囊内。很少有乳腺发育。外生殖器的男性化程度不同，多数患者按女性抚养。男性表型的患者多以尿道下裂或隐睾就诊，年龄稍大的也可表现为无精症或雄激素不足。患者的生长变化较大，可以表现为雄激素不足，也可以正常发育，或类似于 Turner 综合征表现。

三、诊断

除了 Turner 综合征的自身诊断外，单纯性性腺发育不全的诊断只能依赖于性腺活检，可以通过腹腔镜微创进行。46，XX 核型的单纯性性腺发育不全的患者 LH 和 FSH 升高，而雌激素和孕酮降低。46，XY 核型的单纯性性腺发育不全的患者的内分泌改变类似于 46，XX 核型，有时可以发现 SRY 基因的突变（Liu et al，1999）。

混合型性腺发育不全患者的促性腺激素水平升高，其中 FSH 的升高较 LH 更明显。睾酮水平一般低于正常的男性，但高于正常的女性。hCG 试验常有睾酮水平的明显升高，但是总体水平仍较低。腹腔镜检查常可以发现米勒管的遗迹。性腺活检只能见到类似于卵巢基质的结缔组织，而不能发现生精细胞。有时可能会发现少数早期生精细胞，但是没有支持细胞，而 Leydig 细胞肥大。应该进行核型鉴定，因为表型相近的性腺发育不全可能有截然不同的诊断结果。同时应该注意和单纯双侧隐睾以及雄激素不足相鉴别（Kaleva et al，1996）。

四、治疗

在预期青春期时，应该开始予以激素替代治疗。如果是两性畸形，可以手术矫形，以利于社会性别的顺利确立（McElreavey et al，1997）。所有有 Y 染色体的患者，肿瘤（如性腺母细胞瘤、精原母细胞瘤、无性细胞瘤和原位癌等）的发病率较高（Loy et al，1993）。因此，如果不能进行规律的超声等影像学检查，应该切除发育不全的性腺。因性腺发育不全而引起的不育症无法治疗，只能应用辅助生育方法。

第十四节　睾酮合成障碍：男性假两性畸形

一、定义

同真两性畸形不同，男性假两性畸形（male pseudohermaphroditism）只有男性的性腺和染色体核型，而外生殖器呈女性，或是两性。

患者虽然有睾丸组织，但却呈现女性表型，虽然其女性化程度可以有较大差异，患者也往往以女性身份就诊。下面主要讨论一下睾酮合成中酶缺陷导致的两性畸形。

二、病因学

以胆固醇为底物的类固醇类激素的合成中，在每一个酶促环节都有可能出现障碍，而导致相应的盐皮质激素或糖皮质激素功能不足以及性激素功能低下的临床表现。20，22-碳链裂解酶、3β-羟皮质醇脱氢酶和17α-脱氢酶等参与糖皮质激素和盐皮质激素代谢的酶类的缺陷都会导致先天性肾上腺增生。特异性影响睾酮生物合成的酶主要是17，20-裂解酶和β-氢化可的松脱氢酶。在病因学上，常染色体隐性遗传的p45017a基因突变会引起这两种酶的功能缺陷。因为这一基因的蛋白产物既具有17，20-裂解酶又具有β-氢化可的松脱氢酶的活性。

三、临床表现

因为雄激素作用靶位很广泛，所以，这类患者的临床表现会有很大的差异，可以有正常的男性外生殖器而仅有轻度的性欲减退，也可以表现为女性的外生殖器，可有完整的阴道下段、阴唇和阴蒂。睾丸常位于腹股沟，也可以位于腹腔内。青春期时患者的男性化程度会增加，使得一些患者前来就诊。许多女性表型的患者会因为多毛症或原发性闭经就诊。值得注意的是，因为可能存在多种酶的缺陷，所以患者可能合并有肾上腺功能不足或因盐皮质激素过剩而导致的高血压。尤其是在新生儿和婴幼儿，可因肾上腺皮质功能不全而危及生命（图10-2）。

四、诊断

因为雄激素是雌激素的前体，所以患者的血清雌激素水平也降低。应该与雄激素靶器官的原发性疾病相鉴别。

五、治疗

新生儿的两性畸形的治疗要根据具体情况，尤其是外生殖器的情况而定。手术矫形后，还应该在青春期到来时予以相应的激素替代治疗，从青春期开始终生维持。男性表型伴睾丸下降不全应该手术治疗，并且注意睾丸的恶变可能。而准备按女性抚养的患者应该行睾丸切除术。

对于同时伴发的肾上腺疾病，应根据内分泌科的治疗原则进行相应的处理。

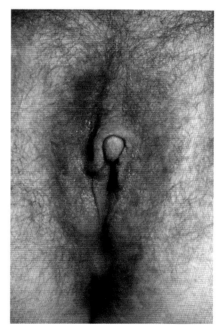

图 10-2　两性畸形外阴图

第十五节　促性腺激素受体突变

促性腺激素 LH 和 FSH 通过特异性的受体作用于睾丸 Leydig 细胞或支持细胞。这些受体的突变导致这些细胞的功能的改变就会引起明显的临床表现。首先要区分抑制型突变和活化型突变。前者导致功能丧失，而后者则可导致靶细胞的不依赖于 LH 和 FSH 的自发活性。促性腺激素受体突变导致的疾病概况如表 10-1 所示。

表10-1　男性促性腺激素受体突变的临床表现

抑制型LH受体突变	男性假两性畸形 性腺功能不全、青春期迟滞 男性化不足和小阴茎
活化型LH受体突变	青春期早熟
抑制型FSH受体突变	不育
活化型FSH受体突变	垂体功能不全，但生精功能正常

虽然对促性腺激素受体的分子生物学进行了研究，但是因为这些疾病很少见，这些研究对性腺功能减退和不育症的贡献不大。

一、抑制型的 LH 受体突变：Leydig 细胞减少

Leydig 细胞减少或发育不全是一种很少见的疾病，发病率为 1 : 1 000 000，只在男性发病，具有一定的常染色体隐性遗传性。Leydig 细胞减少或发育不全这一名称易令人误解，因为存在 Leydig 细胞，但因 LH 受体的抑制型突变不能提供必要的刺激使 Leydig 细胞发育。

表型依赖于子宫内的睾酮分泌量。大致会出现：①男性表型伴有轻度女性化表现和小阴茎；②性腺功能减退伴青春期延迟；③男性假两性畸形。Gromoll 等报道了一例患者：性腺功能减退伴青春期延迟；LH 受体基因第 10 外显子突变，对 hCG 有反应但对 LH 无反应。因此母体 hCG 可以刺激宫内产生睾酮和男性性别分化，但出生后对 LH 不能发生反应（Gromoll et al，2000）。

外生殖器的表型从不明显的女性表型到两性间生殖器到男性表型伴小阴茎不一。大多数下降不良的睾丸中可发现曲精小管。不存在 Leydig 细胞或者 Leydig 细胞处于不成熟的早期阶段。这些患者无子宫、管道或者上部阴道。外生殖器模糊不清，不能做出诊断，据青春期延迟可做出诊断。

这些病例的内分泌情况为：FSH 下降、LH 升高、睾酮降低。这些表现可为诊断提供线索。据 LH 受体缺陷的类型，hCG 可以刺激睾酮升高或无作用。诊断的依据是睾丸活检发现 Leydig 细胞发育不全和利用分子生物学技术发现 LH 受体基因突变。

鉴别诊断包括因睾酮合成不足产生的男性假两性畸形、肾上腺-生殖器综合征、5α- 还原酶缺乏和雄激素受体缺陷。早期性别评定很重要。据性别评定当达到预期的青春期年龄时开始应用睾酮终生替代治疗。

二、活化型的 LH 受体突变

LH 受体活化型突变使 Leydig 细胞具有不依赖 LH 的活性，从而使男性家族成员出现早熟的青春期并且在 4 岁时就已明显。LH 受体活化型突变在有关 Leydig 细胞肿瘤的部分进行了讨论。

三、抑制型的 FSH 受体突变

FSH 受体抑制型突变可能造成不育，Tapanainen 等报道了 5 位男性患者，他们带有常染色体隐性遗传的 FSH 受体基因 Cys-189-Thr 突变（Tapanainen et al，1997）。虽然睾丸体积缩小，其中两例患者具有生育能力，一例没有生育能力。其他的患者的生育情况还不清楚。

精子生成功能由 LH、FSH 提供双重机制保护，LH 也能单独以降低的方式维持精子生成功能，所以很难见到完全性的不育。

FSH 受体基因突变大多局限于芬兰人群中。但是 FSH 受体基因表现出多态性，多数受影响的是307 位氨基酸（Thr 或 Ala）和 680 位氨基酸（Asn

或 Ser）。Simoni 等报道这些 FSH 受体亚型在生育和不育人群中平等分布（Simoni et al，1999）。

四、活化型的 FSH 受体突变

临床上很难区分活化型的 FSH 受体突变男性患者，因为他们不具有特征性的表现。到目前为止只报道了一例患者，虽然他因垂体切除术失去了促性腺激素并且需要睾酮替代治疗，但是他的精子生成功能完整。他的 FSH 受体基因第 567 位氨基酸由 Asp 变成了 Gly，造成了 FSH 受体的激活。

第十六节　真两性畸形

一、定义和病因学

真两性体（hermaphroditism）同时具有睾丸和卵巢组织。性腺可能由单侧或双侧具有睾丸和卵巢组织的两性性腺构成。也可能一侧为卵巢组织另一侧为睾丸组织（Bergmann et al，1989）。

确切的发病率并不清楚，报道的患者只有几百例。24 个患者构成的最大系列由 Niekerk 报道。约 2/3 的患者为 46，XX 核型、10% 为 46，XY 核型，剩余的患者为嵌合型染色体，至少含有一条 Y 染色体（van Niekerk et al，1981）。Bergmann 观察到一例 46，XX/47XXY 嵌合型患者（Bergmann et al，1989）。另一例为 45，X/46，XY 嵌合型病例。McElreavey 和 Fellous 报道所有患者的 Y 染色体均有睾丸决定因子（TDF）（McElreavey et al，1999）。睾丸组织高度分化但无 Y 染色体的病例的病因令人不解。一些 46，XX 核型患者的病因可能是亲代减数分裂时发生了 X 到 Y 的交换，但可以检测到 Y 染色体遗传物质始基。对于那些找不到 Y 染色体的真两性畸形患者，病因可能是 SRY 控制的 X 染色体或者常染色体的基因（Bouayed et al，2003）。SRY 阴性男性和 46，XX 同时发生说明有常染色体显性突变，这种突变会对正常的性别分化造成不同程度的影响。

二、临床表现

就表型而言，90% 的真两性畸形患者出生时具有内生殖器。剩余的 10% 患者具有模糊的雄性或雌性外生殖器，75% 患者成长为男性。青春期出现男性化和男性女性化乳房。约一半的女性表型的患者有月经。Narita 等首次报道了 46,XX 或 46,XX/46,XY 的患者可以怀孕（Narita et al，1975）。1/4 的男性表型患者出现周期性血尿，然而两性性腺排卵会被认为是睾丸痛。两性性腺中见不到正常的精子生成过程，然而 10% 的患者的睾丸组织中可见精子生成。

三、诊断

真两性畸形患者的促性腺激素可能正常或升高。血清雌激素和孕激素浓度依赖于可能有的卵巢周期。诊断有赖于性腺活检发现输精管道以及卵巢基质。鉴别诊断为性腺发育不全、男性假两性畸形、先天性肾上腺增生或雄激素抵抗症。

四、治疗

对于真两性畸形应尽早进行性别评定。如有必要，可对生殖器官进行整形手术。10% 具有 Y 染色体和 4% 不具有 Y 染色体的患者有恶化的可能，这要比性腺发育不全患者的比率低得多。应据患者的生育能力、激素情况和核型决定是否切除性腺。

男性表型的真两性畸形患者应彻底切除卵巢组织。同样，女性表型真两性畸形患者应彻底切除睾丸避免男性化和恶变。如未切除性腺则应进行严密的超声监测。切除性腺后根据青春期的表型终生进行激素替代治疗。

第十七节　睾丸肿瘤

一、发病率

睾丸癌（testicular cancer）虽然相对较少见，但却是 15～35 岁男性群体中最常见的恶性肿瘤，且因为多方面原因深受重视。睾丸癌已成为最易治愈的实体肿瘤之一，并成为多种方式治疗恶性肿瘤的范例。近年来，在诊断技术日益有效、肿瘤标志物发展、联合化疗效果提高和手术方式改进的综合影响下，睾丸肿瘤的生存率显著提高。患者的死亡率已从 1970 年前的超过 50% 下降为 1997 年的不到 5%（Berthelsen et al，1983a）。发病率在高加索人中最高而在黑人中最低。全球睾丸肿瘤发病率近 40、50 年来有所增高。Adamai 等报道发病率最高以及总发病例数最多的国家为：斯堪的纳维亚、德国、波兰、瑞士和匈牙利，每隔 15 年 ~25 年增加一倍（Adami et al，1994）。对此原因不明。Buetow 报道睾丸肿瘤发病率为 0.7（美国黑人）~8.8（瑞士）/ 每 10 万人年（Buetow，1995）。由于治疗手段日益有效，即使对于晚期患者，人们也开始考虑根据患者肿瘤细胞类型的不同制定个体化的治疗方案以降低疾病的死亡率。治疗原则的改变是因为治疗失败后还可能选择其他有效的备用治疗方法。

除地理因素和人种因素以外，还有其他一系列已知的危险因素。以下疾病患者睾丸肿瘤 / 原位癌（CIS）的发病率增高：睾丸下降不良（3%）；对侧睾丸肿瘤（5%~6%）；外生殖腺生殖细胞肿瘤（50%）；性腺发育不良（可达 100%）（Cools et al，2006）。

几种因素可能和不育患者睾丸肿瘤发生有关。睾丸下降不良可造成不育及增加睾丸肿瘤发病危险。睾丸肿瘤比其他一些非睾丸性疾病更易造成生育能力下降。生殖细胞肿瘤患者的精子浓度在（10～15）×10^6/ml 以下。其他预先存在的精子生成功能紊乱和其他因素也与此有关。Berthelsen 和 Skakkeback 报道单侧睾丸生殖细胞肿瘤患者的对侧睾丸组织活检发现精子生成功能严重受阻（Berthelsen et al，1983b）。Giwervman 等报道严重少精子症患者（<3×10^6/ml）睾丸肿瘤发病危险增高与睾丸萎缩和超声回声不均一有关（Giwercman et al，1997）。

由于常规应用超声检查，我们在每 200 位不育患者中发现一例睾丸肿瘤。

Bosl 和 Motzer 报道 59% 的睾丸肿瘤为生殖细胞瘤，其中一半为精原细胞瘤（Bosl et al，1997）。Leydig 细胞瘤和支持细胞瘤只占其中一部分。CIS 很重要，是所有生殖细胞瘤必要的癌前阶段（精母细胞性精原细胞瘤除外）。

二、原位癌

原位癌被认为是睾丸肿瘤必有的癌前阶段。定义是出现一种新生的生殖母细胞，这种新生的生殖母细胞在大体形态和免疫组织化学方面和正常的精子细胞不同，但大体形态和免疫组织化学方面和胚胎生殖细胞有一些共同特征。如不经治疗，几乎所有原位癌都会进展为恶性生殖细胞肿瘤。精原细胞瘤和非精原细胞瘤都可发自原位癌。尚不清楚原位癌是否是在发育过程中出现的或者是否是先天性的。

原位癌的临床表现多种多样。首要的症状是精子指标下降伴有睾丸超声检查回声不均一。诊断只能靠活检确定，随后进行组织学和免疫组织化学检查（P1AP，M2A，c-kit，43-9F，TAR-1-60）。患有原位癌的小管道正常分布于受累的睾丸中，小管道受累程度不一。必须进行双侧睾丸活检。

原位癌的治疗取决于活检结果。如为单侧发病，切除患病睾丸是最安全的方法。如果剩余的睾丸患有原位癌，可采用局部放疗（剂量为 20Gray）。这样做可以在丧失管道功能的情况下保留内分泌功能。如有远处转移或其他征象需做化疗。应在化疗结束后 6 个月再进行局部放疗，这时可做二次活检作为对照。只有在原位癌持续存在的情况下才进行局部放疗，剩余的睾丸受累时可以采取睾丸切除和其他措施。如两侧睾丸均发病，应先切除病变重的一侧，另一侧局部放疗。

三、生殖腺肿瘤

原位癌的恶性细胞可转化为精原细胞瘤（精母细胞性精原细胞瘤除外）和非精原细胞瘤（表10-2）。精原细胞瘤和非精原细胞瘤占睾丸肿瘤的95%（Classen et al，2003）。大多数精原细胞瘤发病率在40岁时达高峰。非精原细胞瘤在30岁时达高峰。几乎所有的生殖细胞瘤和原位癌在12号染色体短臂上有等臂染色体（iso-p12），是一种特异的标志染色体。

表10-2　睾丸肿瘤组织学分类

生殖细胞肿瘤
　　精原细胞瘤
　　（经典性的、退行性变的、精母细胞性的）
　　胚胎癌
　　畸胎瘤
　　（成熟性和非成熟性）
　　绒毛膜上皮癌
　　Yolksac瘤
　　混合型生殖细胞瘤
基质肿瘤
　　支持细胞肿瘤
　　Leydig细胞肿瘤
　　颗粒细胞肿瘤
混合型生殖细胞/基质瘤
　　性腺胚细胞瘤
睾丸旁组织肿瘤
　　睾丸腺瘤
　　间皮瘤

临床Ⅰ期：肿瘤局限在睾丸内。

临床Ⅱ期：可见横膈以下的淋巴转移；ⅡA：≤2cm；ⅡB：2～5cm；ⅡC：≥5cm；

临床Ⅲ期：横膈以上的淋巴转移及淋巴结外转移。

精原细胞瘤和非精原细胞瘤临床表现多样。可出现睾丸疼痛和水肿。肿瘤生长可使精液指标迅速下降并伴睾丸硬度改变。精液指标迅速下降应进行彻底的睾丸检查。可能出现双侧男性乳房发育。腹膜后淋巴结转移可造成精索静脉曲张和腹部不适。

出现症状后应据触诊和超声检查做出诊断。触诊很难发现早期体积较小的肿瘤。如发现睾丸的大小、硬度、体积有变化时应引起怀疑。我们据触诊发现引起怀疑的病例不足1/3，其余病例均为借助超声检查发现的。触诊之后进行超声检查是诊断睾丸肿瘤的重要方法。超声图像中肿瘤表现为回声不均一。

另外在睾丸肿瘤诊治中起重要作用的是肿瘤标志物AFP和hCGβ。它们在1/3到2/3的生殖细胞肿瘤中升高（特别是在非精原细胞瘤中）。其他还有胎盘碱性磷酸酶（PLAP，只适用于精原细胞瘤）和乳酸脱氢酶（LDH），乳酸脱氢酶和转移阶段相关，可作为补充性的标志物。最终确诊有赖于睾丸活检。

因为约一半的患者在发现时已有淋巴结转移，所以应进行计算机体层摄影检查腹部和胸部。随访时为了对比要做选择性的超声检查。而以往检查发现集中的转移灶时应做颅骨CT和骨骼同位素检查（Schmidberger et al，1997）。所有病例均应进行对侧睾丸活检以排除原位癌的可能。

由于建立了多学科治疗理念和顺铂的应用，生殖细胞肿瘤已经成为几乎可以治愈的疾病了。治疗的第一步是切除患侧睾丸。如双侧受累并且患者要保持生育能力时可摘除一侧睾丸。

另外，对进一步治疗来讲，区分纯粹的精原细胞瘤和非精原细胞瘤以及确定临床分期很重要。德国医学会给出了以下的诊断和治疗建议：

Ⅰ期精原细胞瘤：标准治疗为膈下，主动脉旁淋巴结照射（26Gy）。

Ⅱ期精原细胞瘤：膈下，主动脉旁淋巴结，同侧髂淋巴结30 Gy局部照射（ⅡA）36 Gy（ⅡB）。

ⅡC期精原细胞瘤：切除后进行顺铂化疗。

Ⅰ期非精原细胞瘤：无现存的统一做法，可采取保护神经和射精的腹膜后淋巴结清扫术，严密观察，额外的化疗。

ⅡA/B期非精原细胞瘤：保护神经的腹膜后淋巴结清扫术；进行或不进行额外的化疗；或初次化疗和以后的残余肿瘤切除。（对于ⅡC期也是如此，手术切除已是过时的做法）。

对于晚期患者应据国际生殖细胞肿瘤分类（表10-3）制订治疗方案。预后较好或中度的患者可接受三个PEB循环的化疗（顺铂、依托泊甙、博来霉素）。预后较差的患者用四个循环的PEI化疗（顺铂、依托泊甙、异环磷酰胺）。复发的和残余肿瘤的治疗参见肿瘤学和泌尿外科学教材。

表10-3　国际生殖细胞肿瘤分类小组制定的危险分类

低度危险（5年生存率95%）		
非精原细胞瘤	性腺或腹膜后原发肿瘤和低度肿瘤标志物和无肺转移	低度肿瘤标志物：AFP＜1000ng/ml和hCG＜1000ng/ml（5000IU/L）LDH＜1.5倍正常值
精原细胞瘤	任何原发肿瘤和任何标志物升高和无肺转移	低度肿瘤标志物：AFP＜1000ng/ml和hCG＜1000ng/ml（5000IU/L）LDH＜1.5倍正常值
中度危险（5年生存率80%）		
非精原细胞瘤	性腺或腹膜后原发肿瘤和中度肿瘤标志物和无肺转移	中度肿瘤标志物：AFP1000～10000ng/ml或hCG1000ng～10000ng/ml（5000～50000IU/L）或LDH1.5～10倍正常值
精原细胞瘤	任何原发肿瘤和任何标志物升高和无肺转移	中度肿瘤标志物：AFP1000～10000ng/ml或hCG1000ng～10000ng/ml（5000～50000IU/L）或LDH1.5～10倍正常值
高度危险（5年生存率50%）		
非精原细胞瘤	纵膈原发肿瘤或性腺或腹膜后原发肿瘤和高肿瘤标志物和无肺转移	高度肿瘤标志物：AFP＞10000ng/ml和hCG＞10000ng/ml（50000IU/L）LDH＞10倍正常值

进行双侧睾丸切除、化疗、睾丸放疗或腹膜后淋巴结清扫术之前应低温保存患者的精子以保留他们的生育力。

睾丸肿瘤治疗期间，患侧睾丸切除可使精子浓度下降和FSH上升。改良的保护神经的腹膜后淋巴结清扫术后33%的病例会出现射精异常（特别是逆向射精），而局部放疗后会出现可逆性的精子生成功能异常。标准的顺铂化疗后快速出现精子缺乏和FSH上升。至于放射治疗，因个体差异很大很难预测其对精子生成功能的影响。影响这种差异的因素有：放疗剂量、精子基础指标和随访的时间长短。多数患者在化疗后两年到四年后精子生成功能会部分恢复。当顺铂化疗剂量超过600mg/m^{2}时患者会出现永久性的无精子症或严重的少精子症。睾丸切除、化疗或放疗后LH水平上升。睾酮水平仍保持在正常范围。如出现睾酮缺乏，双侧睾丸切除后应用睾酮替代治疗。

四、具有内分泌活性的睾丸基质肿瘤

睾丸基质肿瘤中，少见的 Leydig 细胞肿瘤和支持细胞肿瘤具有内分泌活性。

Leydig 细胞肿瘤一般为良性，占所有睾丸肿瘤的1%～2%。通常小于5cm。肿瘤越大越可能是恶性肿瘤。Freeman 认为青春期前它们几乎都是良性的（Freeman，1986）。青春期前它们产生雄激素，所以会出现早熟的假青春期。青春期后它们产生雌激素。

过去很长时间对 Leydig 细胞肿瘤的病因不很清楚。儿童和成年人 Leydig 细胞肿瘤患者存在LH受体的活化型突变。这些突变为精氨酸突变为半胱氨酸（Arg201cys）或天冬氨酸突变为组氨酸（Asp578his），从而产生肿瘤。

成年男性患者出现女性化三联征：男性女性化

乳房、阳痿和睾丸肿瘤。

临床表现很离散，对侧睾丸和肿瘤旁的睾丸组织会因雌激素对下丘脑-垂体功能的反馈抑制而萎缩。精子生成停止。患者精子减少或无精子。切除病变睾丸后这些症状会迅速消失。10%的肿瘤会恶变。不能据 Leydig 细胞肿瘤的组织学来确定良恶性。当发现转移时要进行化疗，因为 Leydig 细胞肿瘤对放疗不敏感。

支持细胞肿瘤很少见且多发生于青春期。它们大多数为良性并和 Peutz-Jeghers 综合征相关。Gabrilove 报道因雌激素分泌过多，约 24% 的患者表现女性化征象，并且表现 Leydig 细胞肿瘤患者的症状（Gabrilov et al，1980）。16% 良性肿瘤患者和 6% 的恶性肿瘤患者出现男性女性化乳房。治疗方法应选择睾丸切除。

（袁亦铭　饶　可　李维仁）

参考文献

Abramsky L, Chapple J, 1997. 47,XXY (Klinefelter syndrome) and 47, XYY: estimated rates of and indication for postnatal diagnosis with implications for prenatal counselling. Prenat Diagn, 17: 363-368.

Adami HO, Bergstrom R, Mohner M, et al, 1994. Testicular cancer in nine northern European countries. Int J Cancer, 59: 33-38.

Behr R, Weinbauer GF, 2001. cAMP response element modulator (CREM): an essential factor for spermatogenesis in primates? Int J Androl, 24: 126-135.

Bergmann M, Behre HM, Nieschlag E, 1994. Serum FSH and testicular morphology in male infertility. Clin Endocrinol, 40: 133-136.

Bergmann M, Schleicher G, Bocker R, et al, 1989. True hermaphroditism with bilateral ovotestis: a case report. Int J Androl, 12: 139-147.

Berthelsen JG, Skakkebaek NE, 1983a. Testicular cancer: abnormal structure and function of the contralateral testis. Int J Androl, 6: 209-211.

Berthelsen JG, Skakkebaek NE, 1983b. Gonadal function in men with testis cancer. Fertil Steril, 39: 68-75.

Bojesen A, Juul S, Birkebaek NH, et al, 2006a.Morbidity in Klinefelter syndrome: a Danish register study based on hospital discharge diagnoses. J Clin Endocrinol Metab, 91: 1254-1260.

Bojesen A, Juul S, Gravholt CH, 2003. Prenatal and postnatal prevalence of Klinefelter syndrome: a national registry study. J Clin Endocrinol Metab, 88: 622-626.

Bojesen A, Kristensen K, Birkebaek NH, et al, 2006b. The metabolic syndrome is frequent in Klinefelter's syndrome and is associated with abdominal obesity and hypogonadism. Diabetes care, 29: 1591-1598.

Bosl GJ, Motzer RJ, 1997. Testicular germ-cell cancer. N Engl J Med, 337: 242-253.

Bouayed AN, Portnoi MF, Keskes L, et al, 2003. Skewed X-chromosome inactivation pattern in SRY positive XX maleness: a case report and review of literature. Ann Genet, 46: 11-18.

Bramswig JH, Nieschlag E, Schellong G, 1984. Pituitary-gonadal function in boys after high dose testosterone treatment for excessively tall stature. Acta Endocrinol, 107: 97-103.

Buetow SA, 1995. Epidemiology of testicular cancer. Epidemiol Rev, 17: 433-449.

Bukowski TP, Wacksman J, Billmire DA, et al, 1995. Testicular autotransplantation: a 17-year review of an effective approach to the management of the intra-abdominal testis. J Urol, 154: 558-561.

Carrell DT, Emery BR, Liu L, 1999. Characterization of aneuploidy rates, protamine levels, ultrastructure, and functional ability of round-headed sperm from two siblings and implications for intracytoplasmic sperm injection. Fertil Steril, 71: 511-516.

Chandley AC, Cooke HJ, 1994. Human male fertility--Y-linked genes and spermatogenesis. Hum Mol Genet, 3: 1449-1452.

Clarnette TD, Rowe D, Hasthorpe S, et al, 1997. Incomplete disappearance of the processus vaginalis as a cause of ascending testis. J Urol, 157: 1889-1891.

Classen J, Dieckmann K, Bamberg M, et al, 2003. Radiotherapy with 16 Gy may fail to eradicate testicular intraepithelial neoplasia: preliminary communication of a dose-reduction trial of the German Testicular Cancer Study Group. Br J Cancer, 88: 828-831.

Cools M, Drop SL, Wolffenbuttel KP, et al, 2006. Germ cell tumors in the intersex gonad: old paths, new directions, moving frontiers. Endocr Rev, 27: 468-484.

Del Castillo EB, Trabucco A, 1947. Syndrome produced by absence of the germinal epithelium without impairment of the Sertoli or Leydig cells. J Clin Endocrinol Metab, 7: 493-502.

Foresta C, Ferlin A, Garolla A, et al, 1998. High frequency of well-defined Y-chromosome deletions in idiopathic Sertoli cell-only syndrome. Hum Reprod, 13: 302-307.

Fragoso MC, Latronico AC, Carvalho FM, et al, 1998. Activating mutation of the stimulatory G protein (gsp) as a putative cause of ovarian and testicular human stromal Leydig cell tumors. J Clin Endocrinol Metab, 83: 2074-2078.

Freeman DA, 1986. Steroid hormone-producing tumors in man. Endocr Rev, 7: 204-220.

Gabrilove JL, Freiberg EK, Leiter E, et al, 1980. Feminizing and non-feminizing Sertoli cell tumors. J Urol, 124: 757-767.

Giwercman A, Muller J, Skakkebaek NE, 1988. Carcinoma in situ of the undescended testis. Semin Urol, 6: 110-119.

Giwercman A, Thomsen JK, Hertz J, et al, 1997. Prevalence of carcinoma in situ of the testis in 207 oligozoospermic men from infertile couples: prospective study of testicular biopsies. BMJ (Clinical research ed), 315: 989-991.

Gromoll J, Eiholzer U, Nieschlag E, et al, 2000. Male hypogonadism caused by homozygous deletion of exon 10 of the luteinizing hormone (LH) receptor: differential action of human chorionic gonadotropin and LH. J Clin Endocrinol Metab, 85: 2281-2286.

Hamilton JB, Mestler GE, 1969. Mortality and survival: comparison of eunuchs with intact men and women in a mentally retarded population. J Gerontol, 24: 395-411.

Hasle H, Mellemgaard A, Nielsen J, et al, 1995. Cancer incidence in men with Klinefelter syndrome. Br J Cancer, 71: 416-420.

Imbeaud S, Belville C, Messika-Zeitoun L, et al, 1996. A 27 base-pair deletion of the anti-müllerian type II receptor gene is the most common cause of the persistent müllerian duct syndrome. Hum Mol Genet, 5(9):1269-1277.

Jamieson CR, van der Burgt I, Brady AF, et al, 1994. Mapping a gene for Noonan syndrome to the long arm of chromosome 12. Nat Genet, 8: 357-360.

Josso N, Belville C, di Clemente N, et al, 2005. AMH and AMH receptor defects in persistent Mullerian duct syndrome. Hum Reprod Update, 11: 351-356.

Josso N, Picard JY, Rey R, et al, 2006. Testicular anti-Mullerian hormone: history, genetics, regulation and clinical applications. Pediatr Endocrinol Rev, 3: 347-358.

Kaleva M, Arsalo A, Louhimo I, et al, 1996. Treatment with human chorionic gonadotrophin for cryptorchidism: clinical and histological effects. Int J Androl, 19: 293-298.

Kamischke A, Gromoll J, Simoni M, et al, 1999. Transmission of a Y chromosomal deletion involving the deleted in azoospermia (DAZ) and chromodomain (CDY1) genes from father to son through intracytoplasmic sperm injection: case report. Hum Reprod, 14: 2320-2322.

Lee PA, 2005. Fertility after cryptorchidism: epidemiology and other outcome studies. Urology, 66: 427-431.

Lenz P, Luetjens CM, Kamischke A, et al, 2005. Mosaic status in lymphocytes of infertile men with or without Klinefelter syndrome. Hum Reprod, 20: 1248-1255.

Liu G, Duranteau L, Carel JC, et al, 1999. Leydig-cell tumors caused by an activating mutation of the gene encoding the luteinizing hormone receptor. N Engl J Med, 341: 1731-1736.

Liu J, Nagy Z, Joris H, et al, 1995. Successful fertilization and establishment of pregnancies after intracytoplasmic sperm injection in patients with globozoospermia. Hum Reprod, 10: 626-629.

Lobaccaro JM, Medlej R, Berta P, et al, 1993. PCR analysis and sequencing of the SRY sex determining gene in four patients with bilateral congenital anorchia. Clin Endocrinol, 38: 197-201.

Loy V, Dieckmann KP, 1993. Prevalence of contralateral testicular intraepithelial neoplasia（carcinoma in situ）in patients with testicular germ cell tumour.Results of the German multicentre study. Eur Urol, 23: 120-122.

Luddi A, Margollicci M, Gambera L, et al, 2009. Spermatogenesis in a man with complete deletion of USP9Y. N Engl J Med, 360: 881-885.

Madgar I, Weissenberg R, Lunenfeld B, et al, 1995. Controlled trial of high spermatic vein ligation for varicocele in infertile men. Fertil Steril, 63: 120-124.

Marcus KA, Sweep CG, van der Burgt I, et al, 2008. Impaired Sertoli cell function in males diagnosed with Noonan syndrome. J Pediatr Endocrinol Metab, 21: 1079-1084.

Martens JW, Verhoef-Post M, Abelin N, et al, 1998. A homozygous mutation in the luteinizing hormone receptor causes partial Leydig cell hypoplasia: correlation between receptor activity and phenotype. Mol Endocrinol, 12: 775-784.

Martin-du PRC, Campana A, 1993.Physiopathology of spermatogenic arrest. Fertil Steril, 60: 937-946.

McEachern R, Houle AM, Garel L, et al, 2004. Lost and found testes: the importance of the hCG stimulation test and other testicular markers to confirm a surgical declaration of anorchia. Horm Res, 62: 124-128.

McElreavey K, Fellous M, 1997. Sex-determining genes.Trends Endocrinol Metab, 8: 342-346.

McElreavey K, Fellous M,1999. Sex determination and the Y chromosome. Am J Med Genet, 89: 176-185.

Merlino GT, Stahle C, Jhappan C, et al,1991. Inactivation of a sperm motility gene by insertion of an epidermal growth factor receptor transgene whose product is overexpressed and compartmentalized during spermatogenesis. Genes Dev, 5: 1395-1406.

Mordel N, Mor-Yosef S, Margalioth EJ, et al, 1990. Spermatic vein ligation as treatment for male infertility.Justification by postoperative semen improvement and pregnancy rates. J Reprod Med, 35(2): 123-127.

Narita O, Manba S, Nakanishi T, et al, 1975. Pregnancy and childbirth in a true hermaphrodite. Obstet Gynecol, 45: 593-595.

Niedzielski J, Paduch D, Raczynski P, 1997. Assessment of adolescent varicocele. Pediatr Surg Int, 12, 410-413.

Nieschlag E, Nieschlag S, Behre HM, 1993. Lifespan and testosterone. Nature, 366: 215.

Nieschlag E, Behre HM, Schlingheider A, et al, 1993. Surgical ligation vs.angiographic embolization of the vena spermatica: a prospective randomized study for the treatment of varicocele-related infertility. Andrologia, 25: 233-237.

Nieschlag E, Weinbauer GF, Cooper TG, et al, 1999. Reproduktion//Deetjen P, Spechmann EF. Physiologie, 3rd edn. Munich: Urban and Fischer, 525.

Nilsson S, Edvinsson A, Nilsson B, 1979. Improvement of semen and pregnancy rate after ligation and division of the internal spermatic vein: fact or fiction? Br J Urol, 51: 591-596.

Oates RD, 2003. Clinical and diagnostic features of patients with suspected Klinefelter syndrome. J Androl, 24: 49-50.

Rodriguez-Rigau LJ, Smith KD, Steinberger E, 1978. Relationship of varicocele to sperm output and fertility of male partners in infertile couples. J Urol, 120: 691-694.

Schmidberger H, Bamberg M, Meisner C, et al, 1997. Radiotherapy in stage IIA and IIB testicular seminoma with reduced portals: a prospective multicenter study. Int J Int J Radiat Oncol Biol Phys, 39: 321-326.

Simoni M, Weinbauer GF, Gromoll J, et al.Role of FSH in male gonadal function. Ann Endocrinol, 1999, 60: 102-106.

Simoni M, Bakker E, Eurlings MC, et al, 1999. Laboratory guidelines for molecular diagnosis of Y-chromosomal microdeletions. Int J Androl, 22: 292-299.

Tapanainen JS, Aittomaki K, Min J, et al, 1997. Men homozygous for an inactivating mutation of the follicle-stimulating hormone (FSH) receptor gene present variable suppression of spermatogenesis and fertility. Nat Genet,15: 205-206.

Terzoli G, Lalatta F, Lobbiani A, et al, 1992. Fertility in a 47,XXY patient: assessment of biological paternity by deoxyribonucleic acid fingerprinting. Fertil Steril, 58: 821-822.

van Niekerk WA, Retief AE, 1981. The gonads of human true hermaphrodites. Hum Genet, 58: 117-122.

Vermeulen A, Vandeweghe M, Deslypere JP,1986. Prognosis of subfertility in men with corrected or uncorrected varicocele. J Androl, 7: 147-155.

Weidner W, Diemer T, 2008. Re: Reassessing the value of varicocelectomy as a treatment for male subfertility with a new meta-analysis. Eur Urol. 54: 465-466.

Yang Y, Ma MY, Xiao CY, et al, 2008. Massive deletion in AZFb/b+c and azoospermia with Sertoli cell only and/or maturation arrest. Int J Androl, 31: 573-578.

Zitzmann M, Depenbusch M, Gromoll J, et al, 2004. X-chromosome inactivation patterns and androgen receptor functionality influence phenotype and social characteristics as well as pharmacogenetics of testosterone therapy in Klinefelter patients. J Clin Endocrinol Metab, 89: 6208-6217.

Zollner TM, Veraart JC, Wolter M, et al, 1997. Leg ulcers in Klinefelter's syndrome--further evidence for an involvement of plasminogen activator inhibitor-1. Br J Dermatol, 136: 341-344.

Zuccarello D, Ferlin A, Cazzadore C, et al, 2008. Mutations in dynein genes in patients affected by isolated non-syndromic asthenozoospermia. Hum Reprod, 23: 1957-1962.

第十一章

输精管疾病

第一节　输精管道梗阻

一、临床表现

双侧输精管道完全梗阻将使精子无法输出，导致无精子症的发生。发生单侧梗阻时，若对侧睾丸生精功能正常同时输精管道完好，则功能上可完全代偿，精液质量可能正常。双侧部分梗阻时，精子密度显著减少，受影响的程度取决于梗阻的严重程度。

由于精浆大部分来源于精囊腺和前列腺，如果梗阻发生于精囊近端，则精液量一般不受影响。但是，如果梗阻部位位于射精管远端时，射精量将明显减少（射精量＜1.5ml）。

二、诊断

梗阻性无精子症的主要特点是睾丸大小和FSH值正常，但精液及精液离心后的沉渣中未见精子。触诊时可发现附睾饱满，输精管正常或增粗。阴囊超声可显示附睾管扩张，呈"网格"样改变。直肠超声能发现前列腺和精囊的一些病变，如感染、畸形及囊肿等。精浆生化参数也有一定的鉴别诊断价值，如附睾分泌的α糖苷酶、精囊分泌的果糖和前列腺分泌的锌离子等。当发生双侧精道梗阻时，精液中缺乏梗阻以上部位的分泌物，而梗阻部位以下的分泌物水平维持正常。当发生单侧梗阻或部分梗阻时，鉴别诊断较为困难。当诊断有疑问时可以进行睾丸活检检查，以明确睾丸的生精功能。

三、治疗

输精管结扎术后、医源性输精管梗阻（小儿疝修补术）和附睾梗阻可通过显微外科精道重建术来治疗，如附睾-输精管吻合治疗附睾梗阻，输精管-输精管吻合治疗输精管梗阻。Belker等认为手术成功与否关键取决于梗阻的基本病因、持续时间长短及操作者的手术技巧（Belker，2001）。对于梗阻性无精子症患者，显微外科手术的价值要优于辅助生殖技术。即便复通成功后不能自然受孕，采用新鲜的精液进行辅助生殖也可能会提高受孕率。Meacham等研究发现，经尿道切除射精管梗阻或囊肿有助于改善精子质量，提高怀孕率（Meacham et al，1993）。

如果输精管道复通不理想，可采取显微镜下附睾精子吸引术（microscopic epididymal sperm aspiration，MESA）、睾丸精子抽提术（testicular sperm extraction，TESE）联合辅助生育技术（ICSI）来治疗。同时，精子冷冻保存技术将为二次ICSI或将来的二次受孕提供可能。

第二节 囊性纤维化

一、病因病理

囊性纤维化（cystic fibrosis，CF）是高加索人群中常见的一种常染色体疾病。在当地儿童中，每2500名儿童中就有一名罹患此症，此种疾病已引起儿科专家的注意。随着治疗技术的进步，罹患该病患儿可存活更长的时间。在中欧 CF 患者的平均寿命已达到 30 岁，并且在逐步增加（Wellesley et al，1998）。

CFTR 基因突变是囊性纤维化的基本病因。CFTR 是一种穿膜介质调节基因，其编码一种与膜结合的离子通道蛋白，大小约 230 000bp，包含 27 个外显子（Xu et al，2007）。从 1989 年此基因克隆至今，已发现有 800 多种不同的突变体，中欧患者 70% 是由于亲代 ΔF 508 突变型引起的。由于缺失 3 个碱基，导致翻译时苯丙氨酸的缺失，另有 10%~15% 患者是由其他 10 种突变型引起。该病基因表型与临床表型之间相关性不明显，可能还存在其他一些基因参与该病发生（Wilschanski et al，1996）。

二、临床影像和诊断

CFTR 蛋白在呼吸道上皮细胞中强表达，它参与调节电解质的跨膜运输。如果此种蛋白由于突变而缺乏，支气管分泌物将变得异常黏稠。由于气道梗阻和细菌感染，可合并进展性肺功能损害和右心衰等并发症，肺部疾病的迁延过程决定了囊纤维变性疾病的长期性。85% 患者有胰腺功能不全，胎粪性肠梗阻是新生患儿的最严重并发症。

文献报道，汗液氯化物浓度增加可作为 CF 疾病的实验室诊断指标。但是，要获得可靠的诊断结果，相关诊断实验须在严格的标准条件下进行（Stern et al，1995）。汗液氯化物浓度超过 60mmol/L 可以诊断为 CF 疾病，介于 40~60mmol/L 之间时，则很难明确诊断。

超过 95% 的 CF 患者患有梗阻性无精子症，

Kaplan 等发现大多数患者双侧输精管近端或附睾先天性闭塞，但是部分患者的梗阻部位却很难确定（Kaplan et al，1968）。

典型病例表现为阴囊内的输精管道缺损或是输精管闭合，为绳索样结构，附睾体、尾部萎缩退化，附睾头显著扩张。通常多数 CF 患者睾丸实质正常，偶见非特异性的组织学异常。这可能是由于长期输精管道梗阻或一般健康状况较差所致。睾丸超声可显示局部钙化、囊变或低回声区域，同时可发现输精管、附睾发育不全合并精囊畸形等改变。不同患者之间精囊畸变的程度不一致，常见有先天萎缩、梗阻、扩张和囊性退化。由于精囊畸变，导致患者的精液量明显减少。

少数患者生育能力正常或仅出现部分损伤害，他们通常病程较短，胰腺功能一般正常，肺部病变进展也较缓慢。遗传学分析其基因为 3849 + 10kb 处 C→T 突变。

CF 疾病的检查方法与其他梗阻性无精子症基本一致，射精量、pH 值、果糖与 α- 糖苷酶浓度以及其他衡量精囊与附睾功能的检查指标都相当重要（Ezeh et al，1998）。附睾和输精管触诊对部分输精管和附睾畸形的患者具有重要的诊断意义。经直肠超声检查有助于发现精囊、精囊壶腹及射精管等部位的病变。通过睾丸活检，可进行组织学检查，同时能将精子冷冻保存以用于辅助生殖技术。

三、治疗

囊性纤维化是一种自身退行性疾病，仅当父母双亲同时受累或其遗传型是杂合子时，其子代才罹患此症。然而，父母亲同时受累的情形较为少见。在高加索人群中一般都是无症状携带者，遗传型为杂合子的概率为 4%~5%。因此，分析男性 CF 患者的配偶 CFTR 基因是否突变，对诊断该病极为重要。如果常规检查未发现亲代中存在突变基因，并且无 CF 家族史，则子代罹患此症的概率大约只有 0.5%。相反，若亲代存在 CFTR 基因突变，则子代的患病率可高达 50% 以上。

由于 CF 而致不育的夫妇在开始治疗之前应考虑遗传学咨询，并可行产前诊断。对于 CF 疾病所致的无精子症患者，由于附睾输精管，甚至精囊的发育异常，进行输精管道的重建术较为困难，辅助生殖技术是唯一可行的选择。通过显微外科技术，可从附睾或直接从睾丸实质中取出精子（MESA 或 TESE，）行 ICSI。

第三节　输精管先天缺如

一、病因和病理

双侧输精管先天缺如（congenital bilateral absence of the vas deferens，CBAVD）可作为一种单独的畸形发生，也可为系统性 CF 疾病的局部表现。临床上一般认为这两种病变为独立的疾病。然而最近认为，大多数 CBAVD 是 CF 的轻型表现，并且都由 CFTR 基因突变所致。

CFTR 基因突变可分为"重型"和"轻型"，前者导致广泛的囊纤维变性，后者表现为不太明显的表型畸形（如慢性支气管炎），除了"重型"或"轻型"基因突变以外，CFTR 基因 8 号内含子的多态性在CBAVD 的分子病理中也起着重要作用，多态性序列包括 5 个、7 个、或 9 个胸腺嘧啶核苷酸，常称之为 5T、7T 和 9T 等。Rave-Harel 等报道 7T 和 9T 在功能上无作用，但 5T 等位基因却与 CFTR mRNA 的剪切突变密切相关，此种剪切突变导致大量 mRNA 缺乏 9 号外显子，而不能翻译成活性 CFTR 蛋白（Rave-Harel et al，1995）。因此，从功能上预测，5T 等位基因多态性变异是一种"轻型"突变。

分子遗传学结果显示，严重的 CF 患者带有两种"重型"基因突变，而 CBAVD 患者常见的基因表型为"重型"和"轻型"突变杂合体或"重型"突变和 5T 剪切突变杂合体。CFTR 基因筛选显示，"重型"和"轻型"两种突变都同时存在，或者一种突变合并 5T 剪切突变占到 CBAVD 患者的 75%，一种突变或者仅有 5T 剪切突变的占到另 10%，既没有基因突变又没有剪切突变的占 CBAVD 患者的 15%。

通过家系研究和临床分析发现，10% ~ 20% CBAVD 患者并非因 CFTR 基因突变所致，几乎所有的 CBAVD 合并肾畸形（萎缩、异位、马蹄肾）的患者都无任何基因改变。

二、分类

（一）单侧输精管缺如

先天性单侧输精管缺如（congenital unilateral absence of the vas deferens，CUAVD）或发育不全患者生育能力可能正常，许多患者可能无任何临床表现，只是在输精管结扎术中偶然发现。但是，单侧输精管发育不全也可偶见于精液指标异常和无精子症患者。许多 CUAVD 患者常伴有对侧输精管远端梗阻，这种单侧输精管发育不全、对侧输精管远端梗阻所致的无精子症患者常携带有 CFTR 基因突变。相反，CFTR 基因突变在对侧输精管正常的 CUAVD 患者中很少见。与 CBAVD 一样，单侧输精管缺如和发育不全常伴有泌尿系畸形，如单侧肾发育不全（Le Lannou et al，1995）。

（二）双侧射精管梗阻

射精管梗阻常导致无精子症的发生，表现为射精量、精液 pH 值及果糖浓度下降（Pryor et al，1991）。临床上一旦排除 CBAVD，上述改变能为射精管梗阻提供诊断依据。经直肠超声检查可确定梗阻部位。射精管梗阻的常见原因有外源性或医源性损伤、感染、肿瘤、前列腺钙化或囊肿等。患者主诉与急、慢性前列腺炎症状相同，有些患者出现射精痛或血精等表现。射精管梗阻的外科治疗必须依照梗阻情况采取个体化治疗方案（Ludwig，2008）。

部分患者无明确病因。Meschede 等认为这可能是一种全身性系统紊乱的局部表现（Meschede et al，1998）。但是，大多数此类患者被证实存在 CFTR 基因突变，显然，这种类型的射精管梗阻是另一种 CF 疾病的"轻型"变异型。经尿道腔内治疗解除梗阻的方法值得尝试，如果失败，可采用 MESA、TESE 或 ICSI 等辅助生育技术。

（三）临床影像和诊断

与 CF 患者一样，CBAVD 患者也有输精管道畸形和射精改变等临床表现。CFTR 基因突变所致的无精子症患者与正常生育男性相比，射精量、精液 pH 值和果糖浓度显著降低。

CBAVD 患者常合并尿道畸形，这种畸形与 CFTR 突变无关，对于所有 CBAVD 患者，应常规行肾超声检查。

CBAVD 患者常合并有轻度的上呼吸道疾病，如复发性支气管炎和鼻窦炎。消化不良也可偶见报道，可能是因为轻度的胰腺功能障碍导致。汗液氯化物浓度常超过 60mmol/L。

（四）治疗

正如 CF 疾病一样，CBAVD 患者可通过遗传咨询采取辅助生育治疗，亲代 CFTR 突变分析对诊断最为主要，如果母亲无此基因突变，其子代罹患 CF 疾病的风险通常较低，反之，其子代的患病率可达 25%～50%。

通过 MESA、TESE 或 ICSI 等手段，对 CBAVD 所致的不育症患者进行治疗是一种标准的治疗方案，致孕率并不受是否存在 CFTR 基因突变的影响。

第四节　青春期综合征

一、病因和病理

青春期综合征（adolescent syndrome）的典型表现是并发梗阻性无精子症和慢性鼻窦支气管疾病，虽然此病与 CF 疾病和先天性输精管缺损在临床表现上有些类似，但从病因学和临床学上来讲，他们有着明显的差别（Handelsman et al，1984）。

青春期综合征患者精子数目减少是由于附睾中段因分泌物浓缩而引起阻塞。青春期综合征的显著特点是输精管、附睾和精囊的畸形或缺损。射精量和精液果糖浓度正常是此症区别于 CF 和 CBAVD 疾病的另一临床特点。此外，该病睾丸活检无异常，FSH 和其他生殖激素一般正常。电镜检查显示青春期综合征患者精子尾部比正常精子缺乏中心配对的微管，这可能是导致精子尾部功能受损的原因。

二、临床影像和诊断

青春期综合征患者从婴幼儿期开始即有咳嗽、咳痰，反复鼻窦炎、支气管炎等病史，在青春期这些症状通常有所缓解，支气管炎为常见表现，但肺部病变进展并不明显，胰腺功能和汗液氯化物都正常，这些可与 CF 进一步鉴别。目前并不清楚青春期综合征是否是遗传或环境疾病。同胞兄弟姐妹同时受累的情况时有见诸报道，但家族聚集性并不是此种疾病的一般规律。由于其临床表现与 CF 疾病类似，有人对青春期综合征患者进行 CFTR 基因分析，大量的研究结果却表明青春期综合征与 CFTR 基因突变并无明显关系。

三、治疗

外科治疗解除输精管道梗阻效果并不理想。利用 MESA、TESE 和分次 ICSI 方法，对那些想要生育的患者来说是一种理想选择。

第五节　精液液化障碍

通常射精后 20min 内精液会液化，精液不液化会导致不育。精液液化是一个酶促依赖性过程，除了磷酸盐的释放和游离糖原的减少外，肽酶、蛋白酶、胶原酶在此过程中也起到很重要的作用。精液中淀粉酶、糜蛋白酶的升高能增加致孕率。

第六节　免疫性不育

一、病因和病理

减数分裂和减数分裂后期精子会表达表面抗原。这种抗原在体细胞和减数分裂前期细胞上都不存在。由于机体内的免疫细胞将它视为外来抗原，从而可启动自身免疫反应。通常机体通过支持细胞形成的血睾屏障和其他免疫调节机制来阻止此类反应的发生。如果血睾屏障的完整性受到破坏（例如创伤、感染），抗精子抗体就会产生。

精液和血液中可检查到抗精子抗体。精液检查中，IgG 抗体和 IgA 抗体较为常见，其中后者的临床参考价值更大。抗精子抗体能削弱精子的游动性，降低精子穿透宫颈黏液的能力，并干扰顶体反应及精子和卵母细胞透明带的结合，从而导致不育症的发生（Marconi et al，2009）。

二、临床影像

临床上不能解释的不育症患者精液检查常发现抗精子抗体的存在。输精管结扎的患者常有抗精子抗体的产生，它可能在术后升高。因此，在输精管吻合术后，应常规行抗精子抗体检查。

三、诊断

新鲜精液样本发生精子凝集反应常常说明存在抗精子抗体，抗体与精子发生结合。抗体通常用直接 MAR 试验（抗球蛋白混合试验，mixed anti-globulin reaction）检测，这种方法因为准确率较高而优于其他检测方法，如免疫试验和凝集试验（tray agglutination test，TAT）。由于间接 MAR 试验稳定性不高，其临床应用价值较小（Andreou et al，1995）。

但是检测到抗精子抗体并不能作出免疫性不育症的诊断。如果超过 50% 的精子与 IgG 或 IgA 抗体结合，则这种诊断正确的可能性较大。MAR 阳性患者，尤其当其 IgA 抗体阳性时，应全面检查是否存在输精管道感染的可能。如果精液中的白细胞超过 $1×10^6/ml$，在给予抗生素治疗后，应复查 MAR 试验。

精液或宫颈黏液中查到抗精子抗体需用精液-黏液相互作用试验来进一步验证。血清中的抗精子抗体临床意义不大，一般不作为检查指标。

抗精子抗体也可通过流式细胞仪检查。流式细胞仪可在单个精子中同时查到 IgG、IgA 和其他类型的抗精子抗体，因此尤其适合用于免疫性不育症的诊断。这种方法能排除与抗体非特异结合的死精，并在数秒内完成成千上万个精子的检测。流式细胞仪还有其他优点，例如它不仅能检测到抗精子抗体的存在，同时能测定精子表面不同抗体的准确数量（Paschke et al，1994）。通过流式细胞仪检查，是否存在着更为准确的诊断和分类方法；区分抗体结合和非抗体结合的精子，是否能为不育夫妇提供新的治疗选择，这些都需要进一步的随机临床研究验证。

四、治疗

采用皮质醇对免疫性不育症进行免疫抑制治疗能改善致孕率（Hendry et al，1990）。由于需要长期治疗，容易导致皮质激素的副作用产生，例如60%的服用者出现骨密度显著降低（Pearce et al，1998）。骨盆疼痛综合征流式细胞仪检查发现，皮质醇仅对那些结合抗精子抗体数目较少的精子有效果（Grigoriou et al，1996）。

　　抗精子抗体阳性的患者行宫腔内受精或体外受精效果均不理想，皮质醇补充治疗对致孕率也无明显提高（Lahteenmaki et al，1995）。因此，抗精子抗体显著阳性的患者，ICSI应该是一种理想选择。

（彭　靖　许永德）

参考文献

Andreou E, Mahmoud A, Vermeulen L, et al, 1995. Comparison of different methods for the investigation of antisperm antibodies on spermatozoa, in seminal plasma and in serum. Hum Reprod, 10: 125-131.

Belker AM, 2001. Predictors of success in microsurgical correction of vasal and epididymal obstruction. Curr Urol Rep, 2: 443-447.

Ezeh UI, Moore HD, Cooke ID, 1998. A prospective study of multiple needle biopsies versus a single open biopsy for testicular sperm extraction in men with non-obstructive azoospermia. Hum Reprod, 13: 3075-3080.

Grigoriou O, Konidaris S, Antonaki V, et al, 1996. Corticosteroid treatment does not improve the results of intrauterine insemination in male subfertility caused by antisperm antibodies. Eur J Obstet Gynecol Reprod Biol, 65: 227-230.

Kaplan E, Shwachman H, Perlmutter AD, et al, 1968. Reproductive failure in males with cystic fibrosis. N Engl J Med, 279: 65-69.

Handelsman DJ, Conway AJ, Boylan LM, et al, 1984. Young's syndrome.Obstructive azoospermia and chronic sinopulmonary infections. N Engl J Med, 310: 3-9.

Hendry WF, Hughes L, Scammell G, et al, 1990. Comparison of prednisolone and placebo in subfertile men with antibodies to spermatozoa. Lancet, 335: 85-88.

Lahteenmaki A, Rasanen M, Hovatta O, 1995. Low-dose prednisolone does not improve the outcome of in-vitro fertilization in male immunological infertility. Hum Reprod, 10: 3124-3129.

Le Lannou D, Jezequel P, Blayau M, et al, 1995. Obstructive azoospermia with agenesis of vas deferens or with bronchiectasia（Young's syndrome）: a genetic approach. Hum Reprod, 10: 338-341.

Ludwig M, 2008.Diagnosis and therapy of acute prostatitis, epididymitis and orchitis. Andrologia, 40: 76-80.

Marconi M, Weidner W, 2009. Words of wisdom.Re: Value of serum antisperm antibodies in diagnosing obstructive azoospermia. Eur Urol, 56: 215-216.

Meacham RB, Hellerstein DK, Lipshultz LI, 1993. Evaluation and treatment of ejaculatory duct obstruction in the infertile male. Fertil Steril, 59: 393-397.

Meschede D, Dworniczak B, Nieschlag E, et al, 1998. Genetic diseases of the seminal ducts. Biomed Pharmacother,52: 197-203.

Paschke R, Bertelsbeck DS, Tsalimalma K, et al, 1994. Association of sperm antibodies with other autoantibodies in infertile men. Am J Reprod Immunol, 32: 88-94.

Pearce G, Tabensky DA, Delmas PD, et al, 1998. Corticosteroid-induced bone loss in men. J Clin Endocrinol Metab, 83: 801-806.

Pryor JP, Hendry WF, 1991. Ejaculatory duct obstruction in subfertile males: analysis of 87 patients. Fertil Steril, 56: 725-730.

Rave-Harel N, Madgar I, Goshen R, et al, 1995. CFTR haplotype analysis reveals genetic heterogeneity in the etiology of congenital bilateral aplasia of the vas deferens. Am J Hum Genet, 56: 1359-1366.

Stern M, Munkonge FM, Caplen NJ, et al, 1995. Quantitative fluorescence measurements of chloride secretion in native airway epithelium from CF and non-CF subjects. Gene Ther, 2: 766-774.

Wellesley D, Schwarz M, 1998. Cystic fibrosis, Young's syndrome, and normal sweat chloride. Lancet, 352, 38.

Wilschanski M, Corey M, Durie P, et al,1996.Diversity of reproductive tract abnormalities in men with cystic fibrosis. Jama, 276: 607-608.

Xu WM, Shi QX, Chen WY, et al, 2007. Cystic fibrosis transmembrane conductance regulator is vital to sperm fertilizing capacity and male fertility. Proc Natl Acad Sci USA, 104: 9816-9821.

第十二章

阴茎勃起功能障碍

第一节　阴茎勃起的应用解剖与分子生物学机制

男性性功能包括性欲望、阴茎勃起、性交、射精和性高潮等，是一种在神经–内分泌及其他多种生物因子调节下的复杂生理活动。男性性功能障碍可分为性欲减退（decreased libido）、勃起功能障碍（erectile dysfunction，ED）、射精功能障碍（ejaculatory dysfunction）和性高潮障碍（orgasm disorder）。性欲减退表现为性生活欲望或兴趣降低；射精功能障碍包括射精困难（retarded ejaculation）或不能射精（anejaculation）、逆行射精（retrograde ejaculation）、射精痛（painful ejaculation）和早泄（premature ejaculation）。

本章主要介绍阴茎勃起的解剖与分子生物学机制，阴茎勃起的血流动力学、勃起功能障碍的定义、流行病学、发病原因和危险因素，勃起功能障碍的诊断与治疗。

阴茎是由一对圆柱形阴茎海绵体（corpus cavernosum）和一个尿道海绵体（urethra spongisum）及其相应的动脉、静脉和神经组成。尿道海绵体内有尿道通过，作为尿液和精液排出的通道；阴茎海绵体是主要勃起器官，由结构类似香蕉的一对圆柱体组成，外包有内环外纵的致密结缔组织构成的白膜（tunica albuginea），内部充满平滑肌和结缔组织构成的海绵状结构 —— 阴茎海绵体窦（sinusoid），阴茎小动脉分支（阴茎海绵体动脉、阴茎背动脉和球海绵体动脉）、小静脉分支（阴茎中、深层静脉回流系统）和神经末梢（阴茎海绵体神经、阴茎背神经）分布于其中（图12-1）。

性刺激时，在神经调节下通过激活一氧化氮合酶（NOS），促使阴茎内部合成和释放一氧化氮（nitric oxide，NO），NO扩散入细胞内激活胞浆内可溶性鸟苷酸环化酶（solube guanylate cyclase，sGC），后者把5-鸟嘌呤三磷酸（GTP）转化为$3'5'$-环鸟苷一磷酸（cGMP）。cGMP作为细胞内第二信使分子，通过调节一系列激酶降低平滑肌细胞胞浆内钙离子浓度，从而使阴茎海绵体动脉和阴茎海绵体窦平滑肌松弛，增加阴茎海绵体内血液灌注使阴茎海绵体膨胀，阴茎海绵体体积增大而白膜延伸并张力增加，压迫白膜下或穿出白膜的小静脉使阴茎海绵体静脉流出受阻而阴茎海绵体内压力增加而诱发阴茎勃起（Corbin et al，2000；Stief et al，2000）。cGMP又被阴茎海绵体内特异性5型磷酸二酯酶（phosphodiesterase type 5，PDE5）降解成$5'$-GMP而失去活性。因此，性刺激下NO-cGMP-PDE5信号通路对勃起的调节具有特异性，选择性5型磷酸二酯酶抑制剂（phosphodiesterase type 5 inhibitor，PDE5i）可以通过阻断cGMP降解而提高性刺激下阴茎勃起功能，西地那非等一系列选择性PDE5i可用于治疗勃起功能障碍。

阴茎海绵体平滑肌的松弛作用除受NO-cGMP信号通路调控外，还受VIP/PGE1-cAMP信号通路调控。血管活性肠肽神经末梢释放血管活性肠肽（vasoactive intestinal polypeptide，VIP），与海绵体平滑肌上相应特异性受体结合，活化胞浆内腺苷酸环

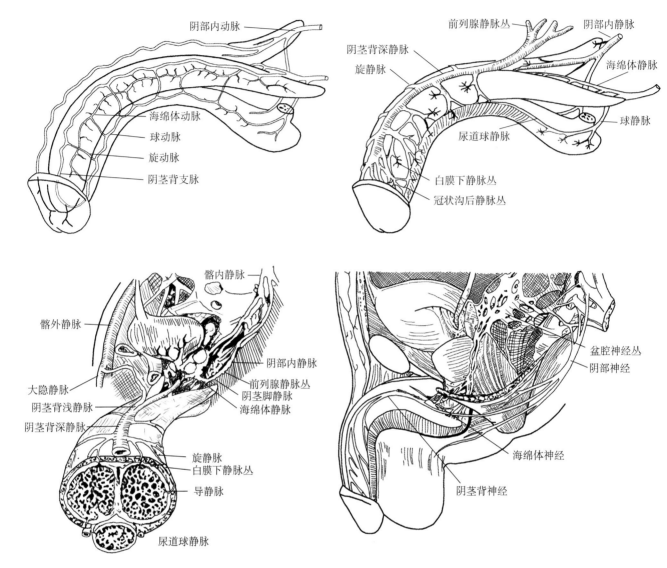

图 12-1　阴茎海绵体结构、动静脉及神经分布示意图

化酶（adenylate cyclase，AC），后者把 ATP 转化为 cAMP 并通过第二信使通过一系列调节作用使胞浆内钙离子浓度降低，细胞去极化而松弛，诱发勃起；而内源性或外源性前列腺素 E1（prostaglandin E1，PGE1）通过与海绵体平滑肌上特异性 PGE1 受体结合，从而激活胞浆内 AC 而引发勃起（Narumiya et al，2001）。但是由于 VIP/PGE1-cAMP 信号通路调节阴茎海绵体平滑肌松弛作用没有特异性，所以作用于 VIP/PGE1-cAMP 信号通路药物如前列腺素 E1，酚妥拉明，罂粟碱等只能通过阴茎海绵体内注射才可以诱导勃起（图 12-2）。

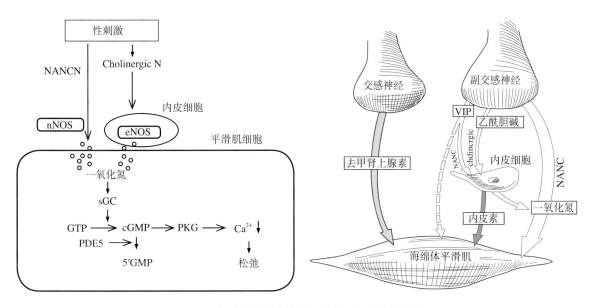

图 12-2 调节阴茎勃起的分子生物学机制示意图

NANCN：非肾上腺素，非胆碱能神经；Cholinergic N：胆碱能神经

第二节 阴茎勃起的血流动力学变化

性刺激时，在 NO-cGMP 信号通路调节下阴茎海绵体动脉和阴茎海绵体窦平滑肌松弛，动脉和小动脉扩张，阴茎海绵窦膨胀，阴茎海绵体内动脉流入阻力降至很低而快速接受大量动脉血流入阴茎海绵体内，使阴茎海绵窦充满动脉血而膨胀，挤压白膜下静脉丛使静脉流出阻力显著增加而提高阴茎海绵体内压力而诱导阴茎勃起（图 12-3）。阴茎充分勃起后，坐骨海绵体肌收缩，挤压阴茎海绵体近端，使海绵体内压超过收缩期血压，阴茎发生强直性勃起。阴茎勃起和疲软过程可分为 7 个期。

（1）疲软期：阴茎海绵体内只有少量动、静脉血流，血气值相当于静脉血气值，阴茎海绵体压力等于 0。

（2）充盈前期：阴部内动脉血流在收缩期和舒张期均开始增加，阴茎海绵体内压及体积不变。

（3）充盈期：阴茎海绵体动脉血液流入量快速增

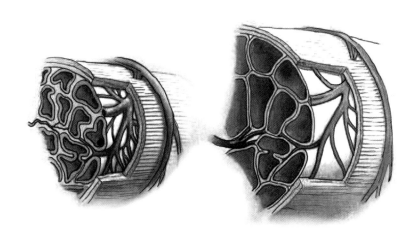

图 12-3 阴茎勃起的血流动力学变化示意图

加，阴茎海绵体内压逐渐增加直至达到充盈胀大。伴随海绵体内压的增加则血流速度逐渐下降，当内压达到舒张压水平时，血液只在收缩期流入。

（4）充分勃起期：由于阴茎海绵体膨胀压迫静脉流出使阴茎海绵体内压升至收缩压的80%～90%，阴茎勃起坚挺。虽然动脉血流较充盈期明显减少，但仍多于疲软期。

（5）强直勃起期：性高潮时由于坐骨海绵体肌的收缩，海绵体内压升至收缩期血压水平以上，导致强直勃起。此期内几乎无血流通过海绵体动脉。

（6）缓慢消退期：射精后或性刺激终止后，交感神经恢复释放递质，导致海绵窦和小动脉的平滑肌收缩。平滑肌的收缩使动脉血流逐渐降低，阴茎海绵体内压开始降低。

（7）快速消退期：随着阴茎海绵体压力降低，静脉通道重新开放，将阴茎海绵窦内的血液回流，快速降低阴茎海绵体压力减至疲软期水平。

第三节　勃起功能障碍的定义、流行病学、发病原因及危险因素

勃起功能障碍（erectile dysfunction，ED）定义是指持续性不能达到或维持充分的阴茎勃起以获得满意的性生活。根据这一定义，阴茎勃起硬度不足以插入阴道，或勃起维持时间不足以圆满地完成性交，而且其发生频度超过性生活频度的50%，即可诊断为勃起功能障碍。据调查，40～70岁成年男性ED发生率为52%（其中轻度20%、中度25.2%、重度9.6%），其发病率随年龄逐渐增高（Braun et al，2000）。

ED按发生原因可分类为心理性和器质性ED，各占50%。因器质性原因导致的ED临床上又分为血管性ED、神经性ED、内分泌性ED以及阴茎海绵体纤维化等病变（Andersson，2001；Feldman et al，1994）。ED的危险因素有：躯体疾病、如心血管疾病、糖尿病和神经源性疾病等；精神心理性因素：精神分裂症、抑郁症等；药物因素：多种抗高血压药物、心血管药物、抗抑郁等药物；外伤、手术以及其他医源性疾病：脊髓骨盆外伤、下腹部和会阴部手术损伤阴茎血管神经；吸烟、酗酒、吸毒、肥胖、失眠等；不良的性生活经历、文化背景、宗教信仰、家庭社会因素、配偶的性反应等。

第四节　阴茎勃起功能障碍的病理生理学

以往糖尿病性、血管性以及神经性动物ED模型研究表明，ED的病理变化主要表现为阴茎海绵体平滑肌和胶原纤维含量和比例变化（图12-4）、弹力纤维退行性变（图12-5）、血管内皮细胞及阴茎海绵体神经损伤性病理变化、阴茎白膜病理变化等，这种病理变化可能与TGF/SMAD信号通路持续激活有关（Zhou et al，2012）（图12-6、图12-7、图12-8）。

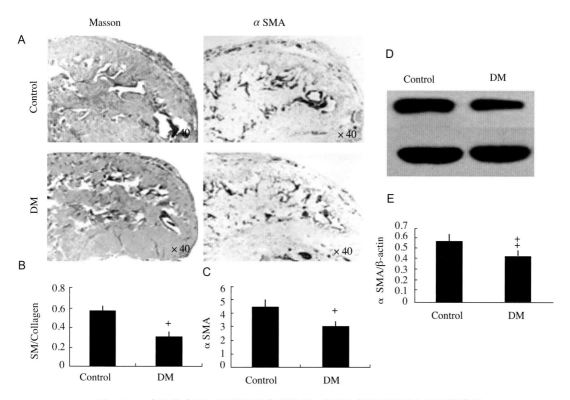

图 12-4　病理状态下，阴茎组织中平滑肌 / 胶原比例及平滑肌含量显著降低

A. Masson 三色染色及平滑肌特异性抗原 α-SMA 免疫组织化学染色；B. 平滑肌 / 胶原比例；C. 平滑肌含量；D. western blot 检测平滑肌含量；E. 平滑肌含量半定量结果。

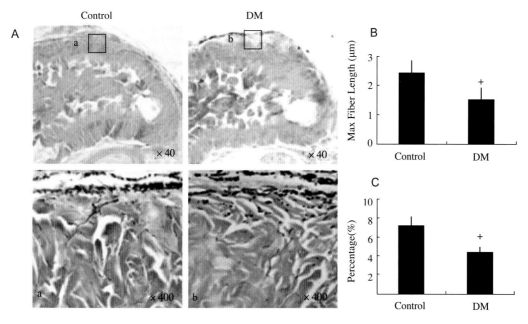

图 12-5　病理状态下，阴茎海绵体内弹力纤维最大长度及含量均较正常时显著降低

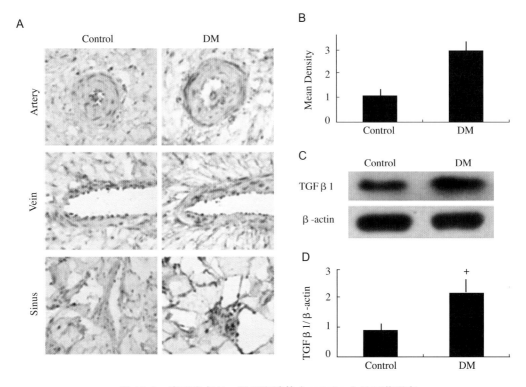

图 12-6　病理状态下，阴茎海绵体内 TGFβ1 含量显著增高

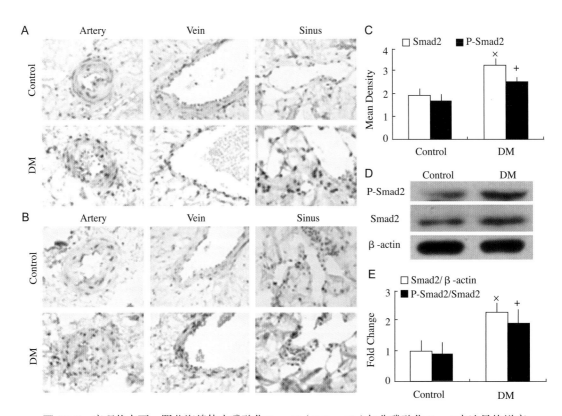

图 12-7　病理状态下，阴茎海绵体内磷酸化 Smad2（P-Smad2）与非磷酸化 Smad 表达量均增高

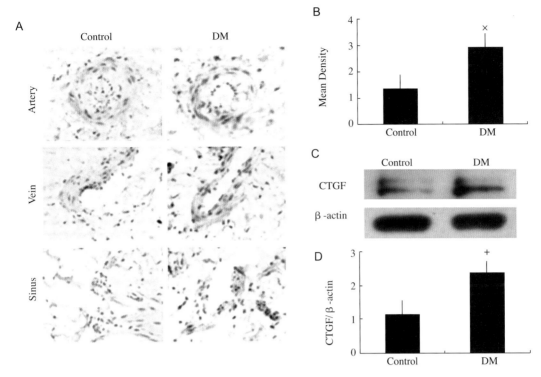

图 12-8　病理状态下，阴茎海绵体内 CTGF 含量显著增加

第五节　勃起功能障碍的诊断

ED 的诊断依靠患者主诉、现病史、既往史、药物使用史、物理检查、实验室检查以及必要的特殊勃起功能检查。最近推出的国际勃起功能障碍评价指数（international index of erectile dysfunction，IIEF）（表 12-1），是根据患者对阴茎勃起硬度、维持勃起的能力、勃起以及维持阴茎勃起的自信度、困难程度、性生活满足度等 5 项（IIEF-5）评分内容，综合量化评价 ED 程度和各种治疗的效果，其临床可信赖性已通过大量临床实验得以证实。

一、体格检查

重点注意第二性征、外周血管、生殖系统和神经系统。

（1）第二性征发育：注意患者皮肤、体型、骨骼及肌肉发育情况，有无喉结，胡须和体毛分布与疏密程度，有无男性乳腺发育等。

（2）外周血管检查：注意触摸股动脉、足背动脉及阴茎背动脉搏动强弱。阴茎背动脉较细小，需仔细触摸。患者取平卧位，将手指轻轻放在阴茎背侧根部即可触到动脉搏动；在动脉硬化、外伤和老年男性中搏动减弱或消失。

（3）生殖系统检查：注意阴茎大小，有无畸形和硬结，睾丸是否正常。

（4）神经系统检查：检查会阴部感觉、腹壁反射、提睾肌反射、膝反射、球海绵体肌反射等。

球海绵体肌反射检查方法：患者膝胸卧位，检查者右手食指伸入肛门，了解肛门括约肌张力。待患者肛门括约肌松弛时以左手两指快速挤压阴茎头，位于肛门的右手食指可以感受到括约肌反射性收缩，若反射弱或无反射提示神经反射障碍。

二、实验室检查

（1）血常规。

（2）尿常规。

（3）血生化：包括血糖、血脂及肝肾功能。

（4）下丘脑-垂体-睾丸性腺轴功能检查：检测上

表12-1   国际勃起功能障碍问卷简表（IIEF-5）

	0	1	2	3	4	5	评分
1.对阴茎勃起功能及维持勃起有多少信心？		很低	低	中等	高	很高	
2.受到性刺激后，有多少次阴茎能够坚挺以进入阴道？	无性活动	几乎没有或完全没有	只有几次	有时或大约一半时候	大多数时候	几乎每次	
3.性交时，有多少次能在进入阴道后保持阴茎勃起？	没有尝试性交	几乎没有或完全没有	只有几次	有时或大约一半时候	大多数时候	几乎每次或每次	
4.性交时，维持阴茎勃起直至性交完成，有多大困难	没有尝试性交	非常困难	很困难	很困难	有点困难	不困难	
5.尝试性交时是否感到满足	没有尝试性交	几乎没有或完全没有	只有几次	有时或大约一半时候	大多数时候	几乎每次或每次	

填写说明：请根据您过去6个月内性生活的情况，选出下面5个问题中适合您的选项，逐次将每项得分相加，就是您的总分。若您的总分小于21分，建议您找医生做进一步检查，以确认是否患勃起功能障碍（ED）。

午8：00～10：00血清总睾酮（T）。如血清总睾酮低于正常水平，应检测PRL、FSH及LH。

三、特殊检查

特殊检查用于口服药物无效而需实行相应有创治疗者，或患者要求明确ED病因及涉及法律与意外事故鉴定等。利用各种阴茎勃起的血流动力学检查（双功能彩色多普勒超声检查、夜间勃起功能检测、药物诱发勃起功能检测等），选择性阴茎动脉、静脉造影，各种神经功能检查方法（体性感觉诱发电位、肌电图测定球海绵体反射等），根据临床需要针对患者进行必要的特殊检查，有利于辨别心理性或器质性ED，进一步明确ED的病理分类，为选择适当的治疗方法提供依据。

（1）夜间阴茎勃起监测（nocturnal penile tumescence，NPT）：夜间阴茎勃起是健康男性从婴儿至成年的生理现象，是临床上鉴别心理性和器质性ED的重要方法。

阴茎硬度测试仪（Rigiscan）：Rigiscan是一种能够连续记录夜间阴茎胀大程度、硬度、勃起次数及持续时间的装置，并可以在家中监测。阴茎疲软状态阴茎海绵体血流速度缓慢（2ml/min），局部氧饱和度较低而接近静脉血，健康男性每天夜间8h熟睡时自发阴茎勃起3～6次，每次持续15min以

上，阴茎根部周径胀大＞3cm，阴茎头部＞2cm，因此，夜间阴茎勃起功能确保阴茎海绵体组织供氧维持组织结构和功能的重要功能（Bannowsky et al，2006）。视每次勃起硬度＞70%，持续15min以上为正常勃起，40%～70%为无效勃起，＜40%为无硬度性勃起。由于该监测方法也受睡眠状态的影响，通常需要连续观察2～3个夜晚，以便更准确的了解患者夜间勃起情况，可作为鉴别心理性和器质性ED的重要依据（图12-9，图12-10）。

近年来，应用口服磷酸二酯酶抑制剂后可视性刺激阴茎胀大的硬度试验（PDE5i+Vistual stimulation

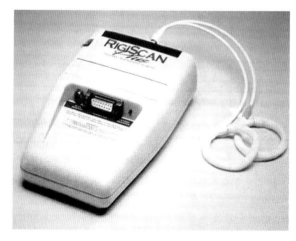

图12-9   阴茎勃起硬度监测仪

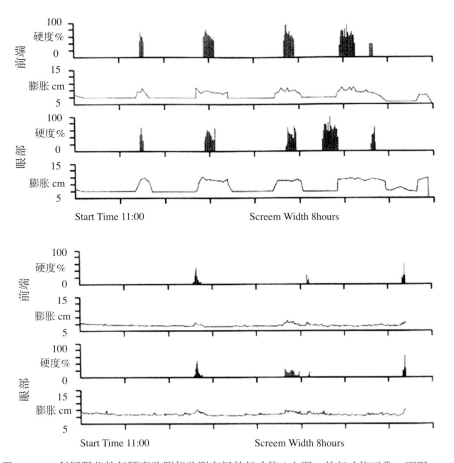

图 12-10 利用阴茎勃起硬度监测仪监测夜间勃起功能（上图：勃起功能正常，下图：ED）

tumescence and rigidity，PDE5i+VSTR）方法，在诊所记录患者口服 PDE5i 后视听觉性刺激诱导阴茎勃起情况具有较好的临床辅助诊断意义。

（2）阴茎海绵体注射血管活性药物试验（intracavernous injection，ICI）临床上主要用于鉴别血管性、心理性和神经性 ED。

注射药物的剂量常因人而异，一般为前列腺素 E1 每次 10～20 μg 或罂粟碱每次 30～60 mg、酚妥拉明每次 1～2 mg。注射方法：患者取平卧位或坐位，用拇指及食、中指轻轻牵拉阴茎，消毒一侧阴茎根部背侧方皮肤，避开浅表血管，选用皮试针头，垂直刺入阴茎海绵体，确认回抽血液后并将血管活性药物注入阴茎海绵体。拔针后，压迫局部穿刺点片刻。注药后 7～10min 开始测量阴茎的长度、周径以及站立位时勃起阴茎与下肢轴线形成的角度。角度＞90°，持续 30 min 以上为阳性勃起反应，表明 ED 是由心理性或神经性原因所致。若勃起角度＜60° 提示有血管病变，60°～90° 可疑。注药 15min 后阴茎缓慢勃起，常表明阴茎动脉供血不

全。若注药后勃起较快，但迅速疲软，提示阴茎静脉阻闭功能障碍。由于精神心理、试验环境和药物剂量均可影响试验结果，故勃起不佳也不能肯定有血管病变，需进一步检查。ICI 试验可发生低血压、头痛、血肿、海绵体炎、尿道损伤和异常勃起等不良反应。规范操作可以减少阴茎血肿及尿道损伤的发生。阴茎根部扎止血带可以降低低血压和头痛的发生率。如注药后需要密切观察患者，阴茎持续勃起超过 4h 诊断为阴茎异常勃起（priapism），给患者造成不可逆性的损伤如阴茎海绵体纤维化和勃起功能障碍，应及时治疗。

（3）阴茎彩色多普勒超声检查（colour doppler ultrasonography，CDU），CDU 是目前用于诊断血管性 ED 最有价值的方法之一。

患者取仰卧位，置超声探头于阴茎背侧，先观察阴茎解剖结构，了解有无血管钙化、海绵体纤维化和硬结等。之后，观察注射血管活性药物前后阴茎血管和血流的变化，常用的药物前列腺素 E1 每次 10～20 μg 或罂粟碱每次 30～60mg、酚妥拉明每次

1～2mg。

评价阴茎内血管功能的常用参数有：血管直径、动脉收缩期最大血流速（PSV）、舒张末期血流速（EDV）和阻力指数（RI）。目前该方法还没有统一的正常值。一般认为，注射血管活性药物后阴茎海绵体动脉血管直径＞0.7 mm 或增大 75 % 以上，PSV＞25cm/s，EDV＜5 cm/s，RI＞0.99 为正常。PSV＜25 cm/s 提示动脉性供血不足。EDV＞5 cm/s 提示阴茎静脉闭合功能不全。单纯性动脉供血不足者，RI 稍低于正常值，约为 0.96，RI 值低于 0.8 常为静脉阻闭功能不全（图 12-11）。

四、可选择性评估项目

（1）阴茎海绵体造影术（cavernosography）：用于诊断静脉性 ED。

阴茎海绵体造影的适应证：①疑有阴茎静脉闭合功能不全，行静脉手术之前；②行阴茎动脉血管重建手术前，排除静脉阻闭功能不全；③疑阴茎海绵体病变者。

造影方法：让患者仰卧于 X 线检查台，局部消毒后，将 19 号碟形针刺入一侧阴茎海绵体内，注入血管活性药物前列腺素 E1 20μg/ 次或罂素碱 30～60mg/ 次、酚妥拉明 1～2 mg/ 次，5～10min 阴茎海绵体平滑肌松弛而阴茎勃起，用 80～100 ml/min 流量快速注入 30% 泛影葡胺 40～100 ml，通过监视器观察阴茎海绵体形态，阴茎和盆腔静脉回流情况。在注入造影剂后 30、60、90、120 及 900s 时分别摄正侧位片。

静脉漏的 X 线表现：①阴茎背深静脉和前列腺周围静脉丛显影；②阴部内、外静脉系统显影；

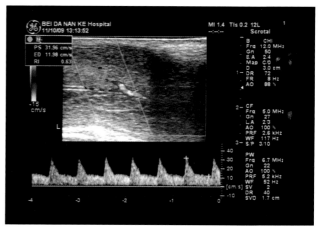

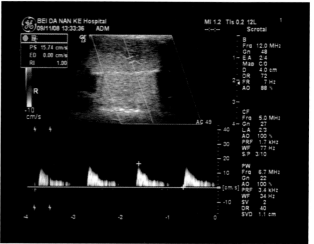

图 12-11　阴茎海绵体彩色多普勒超声波检查结果（左图：勃起功能正常 右图：动脉性勃起功能障碍）

③阴茎浅静脉显影；④尿道海绵体显影；⑤少数患者可发现阴部静脉丛显影（图 12-12）。

（2）选择性阴部动脉造影术（selective pudendal arteriography）：主要适应证：①骨盆外伤后 ED；②原发性 ED 疑阴部动脉血管畸形；③ED 经 NPT

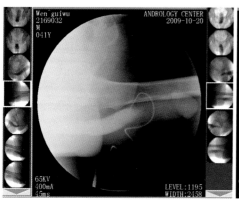
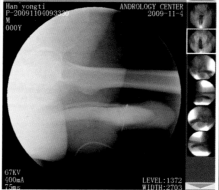
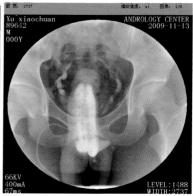

图 12-12　阴茎海绵体静脉造影结果 左图：正常阴茎海绵体 中图：阴茎背深静脉显影 右图：阴部内静脉丛显影

和 ICI 试验反应阴性；④彩色多普勒超声检查显示动脉供血不全并准备行血管重建手术者。

造影方法：患者平卧血管造影检查台，从一侧股动脉穿刺插入动脉导管。在荧屏监视下，导管通过腹主动脉进入对侧髂动脉并伸至髂内动脉。令患者倾斜 30°，阴茎偏向非造影侧，注入造影剂 60 ml（20s 内）。连续每秒摄片，共 30s，再将导管后退至穿刺侧髂动脉，进入髂内动脉后，同样方法注药及摄片。

选择性阴茎动脉造影可以明确动脉病变部位和程度。然而，由于该技术并非绝对安全，可造成出血或动脉内膜剥脱等并发症，所以要慎重采用，目前常用于非缺血性阴茎异常勃起需要栓塞治疗患者。

此外，球海绵体肌反射潜伏时间、坐骨海绵体肌反射潜伏时间、阴茎背神经体感诱发电位以及感觉阈值测定等检查方法对神经性 ED 诊断具有一定的临床意义。

第六节　勃起功能障碍的治疗

随着阴茎勃起生理以及 ED 病理生理机制研究的深入，ED 的治疗近年来有了很大的进步，现将主要治疗方法介绍如下。

首先纠正 ED 危险因素，积极治疗原发疾病：如心血管疾病、糖尿病和神经源性疾病等；精神心理性因素：精神分裂症、抑郁症等；调整药物因素：多种抗高血压药物、心血管药物、抗抑郁等药物；外伤、手术以及其他医源性疾病：脊髓骨盆外伤、下腹部和会阴部手术损伤阴茎血管神经；吸烟、酗酒、吸毒、肥胖、失眠等；不良的性生活经历、文化背景、宗教信仰、家庭社会因素、配偶的性反应等。

一、一般治疗

原发性或继发性性腺功能障碍患者，血浆睾酮水平较低的患者需要长期睾酮补充疗法。通常可选择口服十一酸睾酮 80mg，每日两次餐后服用。十一酸睾酮是脂溶性不经过肝可通过肠道乳糜管吸收，长期口服对肝毒性小，但是对红细胞增多症以及老年人前列腺癌患者禁忌使用。对高血压、高血脂以及糖尿病等高危因素患者需要积极治疗原发病。

二、第一线治疗推荐口服选择性 PDE5i

常用选择性 PDE5i 如西地那非（sildenafil: 每次 50～100mg），伐地那非（vedenafil: 每次 10～20mg/ 次），他达拉非（tadalafil: 每次 10～20mg）为治疗勃起功能障碍的第一线治疗药物。这些药物作为一次性治疗药物，性生活前 1 小时左右口服后通过选择性抑制磷酸二酯酶 5 型作用，阻断 cGMP 降解，提高其浓度而增强阴茎勃起功能（Corbin et al, 2000; Stief et al, 2000）。大量临床研究表明，三种药物治疗勃起功能障碍的临床有效率达 70～80% 左右，临床使用安全，副作用发生率为 15% 左右，程度轻且为一过性，包括一过性轻度头痛头晕、颜面潮红、消化不良、鼻塞等与轻度周围血管扩张作用有关。他达拉非半衰期（17.5 小时）比较西地那非和伐地那非半衰期（4 小时）其疗效持续时间较长，患者可以根据性生活需要选择不同药物（Ali, 2008; Skoumal et al, 2004）。需明确的是，服用上述三种药物后均需足够的性刺激才能起效。上述三种药物与亚硝酸类药物有协同作用，能引起血压显著降低，具有引起严重心血管并发症的危险。同时，性生活本身亦可加重心脏负担，所以口服亚硝酸类药物者以及高危心血管疾病患者为口服上述三种药物的禁忌证。

三、阴茎海绵体药物注射疗法

作用于 VIP/PGE1-cAMP 信号通路血管活性药物（单次治疗剂量：罂粟碱 30mg/ 次、酚妥拉明 0.5mg/ 次、前列腺素 E1 20μg/ 次），经阴茎海绵体内注射后可提高阴茎海绵体内 cAMP 浓度而增强勃起功能，临床有效率达 70%～80%。该疗法必须在医生指导下，药物剂量个体化，开始使用单次治疗剂量的 1/2，利用胰岛素注射器注射在阴茎外上侧注射阴茎海绵体内，严谨注入尿道海绵体，通常注射药物后 5～10min 可以诱导勃起，根据勃起情况适量加减药物剂量，如药物使用过量可引起严重的缺血性阴茎异常勃起 4 小时以上，需要男科急症处置。由于该疗法属于侵袭性治疗方法，可引起疼痛、异常勃起或阴茎海绵体纤维化等副作用，目前作为第二线治疗方法（图 12-13）。

四、真空负压装置

该装置通过利用圆筒形真空负压装置（图 12-14）投入阴茎体，利用机械性负压提高阴茎海绵体动脉血流而诱发阴茎勃起后阴茎根部放置硅橡胶紧缩

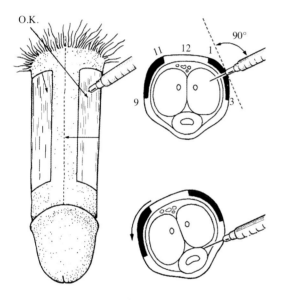

图 12-13　阴茎海绵体内药物注射疗法示意图

环防止静脉回流以维持阴茎勃起。实用方便，临床有效率达 60%～70%，可发生皮下淤血、紫斑，阴茎温度降低、射精困难以及操作麻烦等副作用，目前作为第二线治疗方法。上述疗法作为一次性诱发勃起治疗 ED 的方法，对于轻中度勃起功能障碍患者有效，但对 20% 左右重度 ED 患者效果不佳。

五、阴茎起勃装置植入手术

阴茎起勃装置植入手术是利用现代高科技技术，根据阴茎海绵体结构利用与人体组织相容性良好的硅橡胶材料制作人工阴茎起勃器，通过手术安放到阴茎海绵体内，治疗 ED。我国目前常用三件套可膨胀性起勃器包括一对空心圆柱体分别植入两侧阴茎海绵体、60ml 水囊植入膀胱前间隙，调节泵植入阴囊肉膜下，连接相应导管。患者可通过调节阴囊内的调节泵人工勃起或疲软（图 12-15）。阴茎起勃装置植入手术治疗适用于对第一第二线治疗方法无效的重度勃起功能障碍患者，临床有效率 95% 左右，可发生感染、糜烂、机械故障等并发症发生率 5% 左右，发生机械故障可以再次手术更换，并不影响原有的阴茎感觉、排尿、射精功能和性快感，目前已成为治疗勃起功能障碍的第三线标准治疗方法。

阴茎起勃装置植入手术适应证为持续性，绝大多数时间阴茎不能插入阴道，或勃起维持困难而不能完成满意的性生活的重度器质性 ED 患者，口服 PDE5i 或阴茎海绵体药物注射疗法效果不佳，严重影响夫妻感情和家庭和谐，患者和配偶了解 ED 各

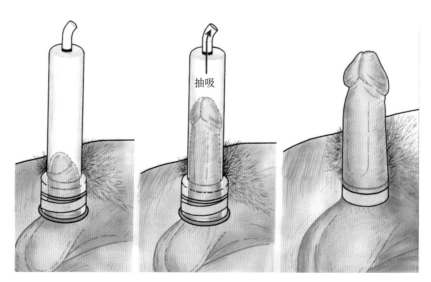

图 12-14　真空负压装置疗法示意图

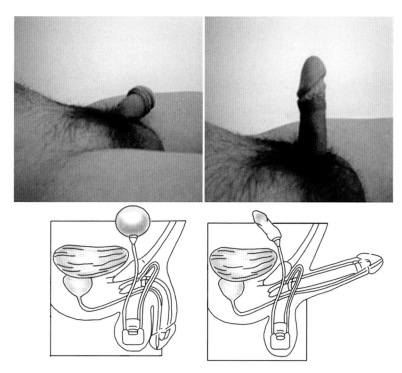

图 12-15　阴茎起勃器植入手术治疗效果示意图

种治疗方法而知情同意的患者。

六、阴茎动脉重建术或阴茎静脉结扎术

年轻人由于外伤引起阴茎动脉损伤并通过选择性动脉造影确诊者，并通过其他特殊检查证明，静脉系统、神经系统以及阴茎海绵体结构与功能正常者，可选择腹壁下动脉与阴茎背动脉吻合手术；静脉造影发现静脉泄漏者，可行选择阴茎静脉结扎术。血管手术疗法由于远期效果不佳，目前仅作为选择性治疗方法。

七、低能量冲击波疗法

自 20 世纪 80 年代冲击波治疗技术成功用来治疗尿路结石以来，高能量冲击波在医学领域得到了广泛的应用，如用来治疗胆道结石、胰腺结石等。低能量冲击波疗法（low-energy shock wave therapy，LESWT）的能量强度小于碎石疗法的十分之一，近年来研究者发现低能量冲击波可转录水平上调血管内皮细胞各种生长因子的表达。临床研究表明，LESWT 对海绵体组织病理变化具有一定的修复作用，对口服 PDE5i 效果不佳的患者安全有效。基础研究发现，LESWT 可以显著提高糖尿病大鼠模型

的勃起功能，增加阴茎海绵体内平滑肌细胞和内皮细胞的含量，上调 nNOS、VEGF 的表达，同时下调终末糖代谢产物（advanced glycation end products，AGEs）受体 RAGE 的表达，其机制可能与调节阴茎组织内源性干细胞有关（Liu et al，2013; Qiu et al，2013）。上述研究表明，LESWT 有望为 ED 提供新的治疗契机。

八、其他

大量基础研究表明，通过海绵体注射干细胞可显著改善不同病理状态下的阴茎勃起功能障碍。目前应用较多的有骨髓间充质干细胞（bone marrow mesenchymal stem cells，BMMSCs）、脂肪干细胞（adipose-derived stem cells，ADSCs）、肌源性干细胞（muscle-derived stem cells，MDSCs） 等（Sun et al，2012）。经海绵体注射 BMMSCs 可以通过分泌血管内皮生长因子（vascular endothelial growth factor，VEGF）、神经生长因子（nerve growth factor，NGF）等改善糖尿病性 ED 模型的勃起功能，可以显著提高神经元型一氧化氮合酶（neuronal nitric oxide synthase，nNOS）阳性神经纤维数量。此外，神经损伤模型经海绵体注射 ADSCs 后同样能提高阴茎背神经中 nNOS 表达阳性的神经纤维数量，且平滑肌含

量和平滑肌/胶原比例也得到了显著提高。上述研究表明干细胞在治疗糖尿病或神经损伤导致的 ED 方面具有巨大的潜力。基因治疗（gene therapy）是指运用分子生物学的技术与方法，将正常基因或具有治疗功能的基因导入机体，用以纠正机体基因缺陷或进行疾病治疗（Melman et al，2005）。鉴于阴茎海绵体的解剖结构特点，血流速度相对较缓慢，将荷载外源基因的载体注入海绵体后可以长时间的停留，针对性较强，其应用前景较好。有学者以重组腺病毒为载体，将 NOS 基因转染到动物海绵体中，结果表明 NOS 基因和蛋白表达均显著提高，同时能显著提高糖尿病 ED 大鼠的勃起功能（Melman et al，2006）。hSlo 通道是介导钾离子出入细胞膜的离子通道之一，对电压和钙离子高度敏感。研究表明将 hSlo cDNA 注入糖尿病 ED 大鼠模型阴茎海绵体后可以显著提高阴茎海绵体内压（ICP），目前 hSlo 的基因治疗正尝试用于临床试验（Melman et al，2003）。PDE5i 的使用为 ED 的治疗带来了革命性的改变，尽管可一次性强烈松弛海绵体平滑肌而促进阴茎勃起，但持续时间短暂且费用昂贵，且对晚期糖尿病或神经损伤导致的 ED 治疗效果不佳。长期以来人们期望找到对 ED "标本兼治"的药物。淫羊藿苷（Icariin，$C_{33}H_{40}O_{15}$）是来源于传统中药淫羊藿的有效成分，具有选择性 PDE5 抑制作用而改善勃起功能，长期服用显著提高勃起功能（ICP），其作用机制可能与改善阴茎海绵体平滑肌/胶原纤维比例，提高 NOS 基因和蛋白表达有关（Liu et al，2011；Liu et al，2005；Xin et al，2003）。此外，研究表明槲皮素可通过抑制氧化应激和促进 eNOS 的表达来改善糖尿病 ED 大鼠模型的勃起功能（Zhang et al，2011）。

（林桂亭　雷洪恩）

参考文献

Ali ST, 2008. Effectiveness of sildenafil citrate(Viagra) and tadalafil(Cialis) on sexual responses in Saudi men with erectile dysfunction in routine clinical practice. Pak J Pharm Sci, 21: 275-281.

Andersson KE, 2001. Neurophysiology/pharmacology of erection. Int J Impot Res, 13(S3): 8-17.

Bannowsky A, Schulze H, van der Horst C, et al, 2006. Nocturnal tumescence: a parameter for postoperative erectile integrity after nerve sparing radical prostatectomy. J Urol, 175: 2214-2217.

Braun M, Wassmer G, Klotz T, et al, 2000. Epidemiology of erectile dysfunction: results of the 'Cologne Male Survey Int J Impot Res, 12: 305-311.

Corbin JD, Francis SH, Osterloh IH, 2000. Effects of sildenafil on cAMP and cGMP levels in isolated human cavernous and cardiac tissue. Urology, 56: 545.

Feldman HA, Goldstein I, Hatzichristou DG, et al, 1994. Impotence and its medical and psychosocial correlates: results of the Massachusetts Male Aging Study. J Urol, 151: 54-61.

Liu J, Zhou F, Li GY, et al, 2013. Evaluation of the Effect of Different Doses of Low Energy Shock Wave Therapy on the Erectile Function of Streptozotocin（STZ）-Induced Diabetic Rats. Int J Mol Sci, 14: 10661-10673.

Liu T, Xin H., Li WR, et al, 2011. Effects of icariin on improving erectile function in streptozotocin-induced diabetic rats. J Sex Med, 8: 2761-2772.

Liu WJ, Xin ZC, Xin H, et al, 2005. Effects of icariin on erectile function and expression of nitric oxide synthase isoforms in castrated rats. Asian J Androl, 7: 381-388.

Melman A, Bar-Chama N, McCullough A, et al, 2005.The first human trial for gene transfer therapy for the treatment of erectile dysfunction: preliminary results. Eur Urol, 48: 314-318.

Melman A, Bar-Chama N, McCullough A, et al, 2006. hMaxi-K gene transfer in males with erectile dysfunction: results of the first human trial. Hum Gene ther, 17: 1165-1176.

Melman A, Zhao W, Davies KP, et al, 2003. The successful long-term treatment of age related erectile dysfunction with hSlo cDNA in rats in vivo. J Urol, 170: 285-290.

Narumiya S, FitzGerald G.A, 2001. Genetic and pharmacological analysis of prostanoid receptor function. J Clin Invest, 108: 25-30.

Qiu X, Lin G., Xin Z, et al, 2013. Effects of low-energy shockwave therapy on the erectile function and tissue of a diabetic rat model. J Sex Med, 10: 738-746.

Skoumal R, Chen J, Kula K, et al, 2004. Efficacy and treatment satisfaction with on-demand tadalafil（Cialis）in men with erectile dysfunction. Eur Urol, 46: 362-369.

Stief CG., Uckert S, Becker AJ et al, 2000. Effects of sildenafil on cAMP and cGMP levels in isolated human cavernous and cardiac tissue. Urology, 55: 146-150.

Sun C, Lin H, Yu W, et al, 2012. Neurotrophic effect of bone marrow mesenchymal stem cells for erectile dysfunction in diabetic rats. Int J Androl, 35: 601-607.

Xin ZC, Kim EK, Lin CS, et al, 2003. Effects of icariin on cGMP-specific PDE5 and cAMP-specific PDE4 activities. Asian J Androl, 5: 15-18.

Zhang W, Wang Y, Yang Z, et al,2011. Antioxidant treatment with quercetin ameliorates erectile dysfunction in streptozotocin-induced diabetic rats. J Biosci Bioeng, 112: 215-218.

Zhou F, Li GY, Gao ZZ, et al, 2012.The TGF-beta1/Smad/CTGF pathway and corpus cavernosum fibrous-muscular alterations in rats with streptozotocin-induced diabetes. J Androl, 33: 651-659.

第十三章

射精障碍

射精障碍（ejaculatory dysfunction）作为性功能障碍中的一种，是男性病中病发率较高的一种疾病，包括早泄、射精延迟、不射精、逆行射精、射精痛和血精等，是导致男性不育症的常见原因，同时严重影响夫妻生活质量。其中，早泄发病率最高，约占所有射精障碍的90%。成年男性发病率高达50%。

男性性功能包括性欲望或性兴趣、阴茎勃起功能、射精、性高潮、阴茎疲软等一系列生理功能。正常的男性性功能不仅是为种族繁衍所必须，而且还是夫妻间情感交流的基本功能。本章重点讨论射精生理、早泄的诊断与治疗。

第一节　射精生理

射精过程依发生的时间顺序可分为三个阶段，第一阶段为泄精，在副交感神经支配下，附属性腺分泌增加，附睾和输精管节律性蠕动可将成熟的精子传送到输精管壶腹和精囊，再通过射精管的节律性蠕动将精液输送到前列腺内的后尿道；第二阶段为膀胱颈收缩，当性反应周期持续进入性高潮时，交感神经张力进一步增加，引起膀胱颈括约肌紧张性收缩，可防止精液逆向进入膀胱，同时防止尿液进入尿道；第三阶段为射精，当交感神经进一步兴奋，尿道前部平直，前列腺节律性收缩，球海绵体肌和坐骨海绵体肌强力收缩，最终使精液呈喷射状由尿道外口排出。在会阴部大部分肌群的协同参与下，将精液通过尿道射出体外。通常，正常男性在射精之前龟头还会有透明的尿道球腺液分泌，利于后续射精。当精液由尿道排出体外后，血液开始由阴茎海绵体消退，阴茎随之疲软，龟头的敏感度随之增加（Xin et al，1996）。从阴茎插入阴道直至射精这一段时间称为"射精潜伏期"，健康男性平均为2～30min。

射精反射的初级感觉器位于外生殖器，特别是阴茎头。早泄患者的阴茎感觉阈值比健康对照组显著降低，且阴茎头感觉诱发电位（glans penis sensory evoked potential，GPSEP）潜伏期比健康对照组显著缩短，这种结果提示早泄患者阴茎头感觉神经过于敏感，这可能是早泄的器质性原因。研究表明，毁损猴的阴茎背神经将使射精消失或延迟。早泄患者有阴茎头涂抹SS-cream可显著提高阴茎生物感觉阈值，延缓GPSEP潜伏期，延长射精潜伏期，临床有效率达80%左右。动物研究表明，雄性大鼠发现发情期雌鼠后，内侧视前区（MPOA）将释放多巴胺，并在交配时释放进一步增加，并在高水平时引发射精。电刺激MPOA可诱发大鼠的泌尿生殖道反射性动作，类似于人类性高潮反应。MPOA释放的多巴胺与下丘脑室旁核（PVN）的D1/D2受体结合或单纯刺激D2受体，可通过中间反应将信号传递至腰骶部脊髓，进而引发射精。多巴胺作用于D2受体可增强性功能，而5-羟色胺是其抑制剂。雄性大鼠射精时，下丘脑侧前区（LHA）释放5-羟色胺。在人、猴和大鼠，多巴胺能药物可增强性行为和射精功能，而5-羟色胺能作用正好相反。LHA内选择性5-羟色胺再吸收抑制剂（SSRI）微注射可使交配冲动下降及交配开始反射延迟。有报道称，可将SSRI（如达泊西汀，Dapoxetine）用于治疗早泄，但存在降低服药者性欲或引发性高潮障碍的风险（Mondaini et al，2013）。

第二节 早 泄

一、早泄的定义及分类

现代医学对早泄（premature ejaculation）的定义是一个逐步演变的过程，目前还没有一个十分准确的定义。不同学术组织或专家对早泄的定义不同，但定义中大多涉及三个共同的因素，即射精潜伏期短、射精控制能力差、性满足程度低，并将早泄分为原发性早泄和继发性早泄两种类型。国际性医学会（International Society for Sexual Medicine, ISSM）从循证医学的角度指出早泄的定义应包括以下 3 点：①射精总是或者几乎总是发生在阴茎插入阴道 1min 以内；②不能全部或几乎全部进入阴道后延迟射精；③消极的个人精神心理因素，比如苦恼、忧虑、挫折感和 / 或逃避性活动等。笔者等利用中国早泄患者性功能评价表（CIPE）观察到以早泄为主诉的绝大多数患者失去随意控制射精反射功能，射精潜伏期在 0～3min（平均 1.57±1.15）间，显著影响患者配偶双方的性生活满足度，而正常对照为 3～35min（平均 10.16±9.45）。显然，射精潜伏期过短引起夫妻双方性生活满足度降低是早泄患者的主要临床特点。

但是，早泄的定义不能片面地强调射精潜伏期或配偶满足度，因为相当数目的人虽然射精潜伏期在 1～2min，但夫妻双方能够达到满意的性高潮，反之部分患者射精潜伏期在 3～5min 却不满足于现状，而且长期禁欲后偶尔发生射精过早却不能诊断早泄。还要考虑到近 30% 的女性患有不同程度的性兴奋或性高潮障碍。因此，较全面的早泄定义应考虑到患者控制射精反射的功能、配偶的性功能状态、对生活质量的影响以及其发生频度。因此，较全面的早泄定义应当是男性在性生活时，由于随意控制射精的功能降低，持续和反复发生阴茎插入阴道之前或插入阴道就很快射精，或不能有效地维持射精潜伏期以达到夫妻双方满意性生活的常见疾病（Rowland et al，2001）。早泄定义的不确定性主要反映了两方面的问题：一是目前早泄的发生机制没有阐述清楚；另外，缺少统一的评估早泄患者的标准以及诊断治疗方法。

早泄根据发生时间可分类为原发性早泄和继发性早泄，前者自从性生活开始就有早泄，占早泄患者的大多数；后者经过一段时间的正常性生活以后发生早泄，多与勃起功能障碍或其他继发性疾病有关。早泄还分为单纯性早泄和混合性早泄，后者常合并不同程度的勃起功能障碍。

二、早泄的病因

对于正常男性，根据年龄、体质、性经验的不同，射精潜伏期差异较大，吴阶平教授认为壮年健康男性的射精潜伏期为 2～6 min。一般来讲，青年时稍短，随着年龄的增长及性经验的增加，多数人的射精潜伏期也有所延长。部分夫妻在婚后由于性经验的积累和性技巧的提高，性生活时间显著延长，射精控制力更好。

目前早泄的病因还不清楚。传统观点认为早泄的原因主要是心理因素，如对自己的性能力持怀疑态度，莫名其妙的焦虑，怕失去爱情或婚姻；青少年时惯用手淫，内心充满愧疚，总以快速达到高潮为目的；女方配合差，仅以满足男性为宗旨；女方不接受性生活要求，对性交缺乏兴趣，男方迫于要求快速结束房事；夫妻感情不融洽，对配偶厌恶；性知识缺乏，担心性行为有损健康，加剧身体的某些固有疾病等。

研究者根据抗抑郁药物对早泄的治疗效果研究，以及阴茎局部生物感觉阈值变化的研究和感觉神经兴奋性的研究结果，提出早泄的原因与射精中枢或感觉区域兴奋性增高导致的神经病理生理学变化的器质性原因有关，但还有待于进一步研究。引起早泄的器质性因素正在探讨中，有人认为脊髓系统疾病如多发性硬化症或脊髓肿瘤、癫痫发作或大脑皮质器质性病变如脑血管意外，可引起射精失控。也有报告提示糖尿病、心血管疾病、骨盆骨折；泌尿生殖系统疾病如尿道炎、前列腺炎精囊炎以及前列腺增生等，均与早泄相关。

三、早泄的诊断

目前的早泄诊断主要依靠患者主诉，如果能够了解夫妻双方的性生活状况将对早泄的诊断提供重要的依据。笔者认为早泄的诊断应该考虑到射精潜伏期长短和双方性生活满意度、性行为状况。评估早泄患者时，必须考虑影响性兴奋持续时间的因素，如年龄、配偶吸引力或身体状况、近期性活动频度等。还要了解抑郁或人格障碍等精神心理紊乱，排除某些物质直接导致的早泄，如成瘾性药物戒断等。但是这些诊断标准有待于进一步完善。无论如何，

早泄诊断需要判定两个主要指标：第一个主要指标为阴茎插入阴道后的射精潜伏期或性交持续时间及射精随意控制能力；第二个主要指标为患者及配偶的性生活满意程度。

早泄患者常主诉性交时间短，需要与勃起维持功能障碍鉴别，如果经常发生射精前阴茎疲软，应诊断为勃起功能障碍。笔者所研究制定的中国早泄患者性功能评价表（Chinese index of sexual function for premature Ejaculation，CIPE）涉及性欲、阴茎勃起功能、性生活满意度、射精潜伏期、控制射精困难程度以及自信感、焦虑及紧张等心理因素十项问题（表13-1）。研究发现，早泄患者的 CIPE 10 项问

表13-1 中国早泄患者性功能评价表

姓名：　　　　　年龄：　　　　　文化程度：	婚姻状况：已婚：（　年）配偶年龄：　　子女数：
地址：	配偶月经：月经正常　　　月经不正常　　　闭经：
主诉：早泻（　年）合并勃起功能障碍（　年）	健康情况：糖尿病、高血压、外伤、其他
既往病史：糖尿病、高血压、外伤、其他	

请根据您过去 6 个月的性生活实际情况回答下列问题，选择适当的编号标记（√）

Q₁. 您平时的性欲望或性兴趣的程度如何？
1. 很低
2. 低
3. 一般
4. 较高
5. 很高

Q₂. 性生活时阴茎勃起硬度足以插入阴道的频度如何？
1. 几乎没有
2. 少数几次
3. 约一半
4. 多数时候
5. 几乎总是

Q₃. 性生活时，能够维持阴茎勃起直到完成性生活的频度如何？
1. 几乎没有
2. 少数几次
3. 约一半
4. 多数时候
5. 几乎总是

Q₄. 性生活时，从阴茎插入阴道直到射精的时间有多少？
1. 极短（<30s）
2. 很短（1min）
3. 短（2min）
4. 比较短（3min）
5. 不短 [>3min(4min)，5min，10min，20min，30、40min]

Q₅. 性生活时，您试图延长性交时间的困难程度如何？
1. 很困难
2. 困难
3. 有些困难
4. 一般
5. 没有困难

Q₆. 总体而言，您对性生活的满意程度如何？
1. 很不满意
2. 不满意
3. 一般
4. 满意
5. 非常满意

Q₇. 总体而言，您的配偶对性生活的满意程度如何？
1. 很不满意
2. 不满意
3. 一般
4. 满意
5. 非常满意

Q₈. 性生活时，您的配偶达到性高潮的频度如何？
1. 几乎没有
2. 少数几次
3. 约一半
4. 多数时候
5. 几乎总是

Q₉. 您对圆满地完成性生活的自信程度如何？
1. 很低
2. 低
3. 一般
4. 自信
5. 很自信

Q₁₀. 性生活时，有多少次感到焦虑、紧张或不安感？
1. 几乎总是
2. 多数时候
3. 一般
4. 少数几次
5. 几乎没有

题总分较正常对照组显著降低（$P<0.001$），敏感度与特异度均较好。早泄患者的射精潜伏期、患者性生活满意度、配偶性生活满意度、控制射精困难程度以及焦虑紧张程度与早泄患者性功能显著相关（$P<0.001$）。CIPE 有利于临床上评估早泄患者性功能并提供比较客观的量化指标，可作为评估治疗早泄药物评估指标。

利用精神心理学分析方法有助于评估早泄患者精神心理状态。研究报道，使用 SCL-90-R 精神心理卫生检查表对早泄患者和正常对照组进行精神心理个性分析，结果两组之间异常结果无显著差异，但早泄患者表现出精神心理异常趋势。MMPI 等其他精神心理评估方法也用于评估早泄患者，而 Rowland 等报道，心理生理学方法可用于区分正常与早泄患者，但无法评估早泄患者射精功能（Rowland et al，2001）。

早泄的神经电生理检查可较客观评价射精神经通路，常用试验方法有以下 5 种：

（1）阴茎生物感觉阈值测定（penile biothesiometry）：是利用生物感觉阈值测定仪测定阴茎微振动感觉阈值，了解阴茎感觉敏感度的方法。研究发现早泄患者的阴茎生物感觉阈值比正常对照组显著降低，而且局部使用治疗早泄的药物（SS-cream）可显著提高其阈值（Xin et al，1997）。

（2）阴茎背神经躯体感觉诱发电位（dorsal never somatosensory evoked potentials，DNSEP）：通过刺激阴茎背神经而记录脊柱和头皮的体感诱发电位。研究发现早泄患者的阴茎头体感诱发电位（GPSEP）潜伏期比正常对照组显著缩短，振幅升高，这些变化局部使用 SS-cream 后得到改善。这种研究结果提示，早泄发病机制可能与阴茎头感觉神经兴奋性增高有关。

（3）阴部运动神经诱发电位（pudendal motor evoked potentials，PMEPs）：运动神经诱发电位（motor evoked potentials，MEPs）用于评价从大脑至靶器官（阴茎球海绵体肌）传出通路（锥体束）功能。

（4）骶反射弧试验（sacral reflex arc testing）：该试验用以评价阴部神经和骶神经（S2-4）的感觉神经和运动神经的功能。

（5）交感神经皮肤反应试验（sympathetic skin responses，SSRs）：该试验用于评价生殖器官皮肤交感传出神经的功能（Waldinger，2002）。

但是，目前还没有对早泄特异性的检查方法。研究表明，原发性早泄患者的阴茎感觉阈值比正常对照组显著降低，阴茎感觉神经诱发电位潜伏期较正常对照组明显缩短，说明早泄患者的阴茎感觉神经兴奋性增高可能是早泄的器质性原因。最近也有研究认为单纯依赖神经电生理检查不能很好的区分原发性早泄，但是，该研究的样本量较小，有待于进一步研究。

四、早泄的治疗

（一）心理治疗

始于 20 世纪 70 年代，早泄心理治疗主要是指行为疗法，包括终止开始训练、阴茎挤压训练、渐进性感觉集中训练、手淫训练和配偶骑跨阴道内静止训练等。行为疗法要求患者单独重复刺激阴茎直至中等兴奋而停止，如此反复数次后再行射精。这些训练的目的是使患者掌握在达到中等程度的兴奋后开始降低其兴奋度。这些训练方法应充分取得配偶的理解与配合，夫妻双方应建立合作、亲密和信任的良好关系。Masters 和 Johnson 报道行为疗法治疗早泄的成功率为 60%～95%，但其他报道差异较大，行为治疗 3 年后成功率降为 25%（Johnson et al，1976）。由于行为疗法历时较长，医生制定行为治疗方案时，应认识早泄发生的心理动力学原因，以使患者能长期坚持，保持其治疗的初衷。

（二）局部药物治疗

使用局部麻醉作用的软膏可降低阴茎头敏感性，有利于延长早泄患者的射精潜伏期。使用时，将麻醉软膏涂于阴茎皮肤上并以避孕套裹敷停留 30min，则效果更好。性交前，应将麻醉软膏洗掉，以防麻醉软膏进入配偶阴道而降低阴道敏感度，副作用包括勃起功能障碍和性高潮障碍等。Atan 等报道，氟西汀合并局部使用利多卡因软膏治疗早泄较单独使用氟西汀疗效更好，但其研究缺乏安慰剂对照研究（Sahin et al，1996）。Yilmaz 等研究发现，氟西汀治疗早泄可能通过提高阴茎感觉阈值发挥作用，但其对骶诱发电位和皮质感觉诱发电位无明显影响。笔者研制纯中药提取制剂 SS-cream 软膏，对于阴茎感觉阈值具有剂量依赖性抑制效用，可用于提高早泄患者阴茎感觉阈值而治疗早泄，该药物除了部分患者轻度局部灼热感外无全身性副作用，对勃起功能和性高潮及配偶没有影响，临床使用安全有效（Xin et al，1995）。

（三）中枢作用药物

自从 5- 羟色胺重吸收抑制剂（SSRTs）治疗抑郁症患者中发现部分患者引起射精困难，目前利用 SSRI 的这种副作用对早泄的治疗效果受到人们的重视，这些药物包括氟西汀、帕罗西汀、舍曲林和氯丙咪嗪等非药物适应证用于临床上治疗早泄观察到一定的治疗效果。SSRIs 长期治疗早泄效果尚有待于深入研究。

近来，新型 SSIRs 达泊西汀（30mg，60mg）以早泄为适应证开发上市，为早泄患者带来福音。达泊西汀口服吸收迅速（T_{max}=1.3h），起效快（$T_{1/2}$=1.5h），半衰期短（24h 血浆浓度低于峰值的 5%），体内可快速清除的药代动力学特点，防止多次用药引起的药物蓄积引起的副作用（Atmaca et al，2002）。达泊西汀通过抑制 5- 羟色胺转运体，能有效地抑制 5- 羟色胺再摄取，提高突触间隙 5- 羟色胺的浓度。达泊西汀高浓度时，可抑制单胺蛋白转运系统，对多巴胺的再摄取也有抑制作用。达泊西汀可增加阴部运动神经元反射的潜伏时间。达泊西汀临床试验观察到，性交前 20 ~ 30 min

服用达泊西汀 30mg、60mg 分别使患者射精控制能力，比较安慰剂显著延长射精潜伏期，其临床效果 51% 和 58%，（安慰剂组仅为 17.9% ~ 38.4%），显著降低了长效 SSIR 的副作用（Lee et al，2013；Razzak，2013）。但是，某些精神类药物本身在不同程度上抑制勃起功能，而且临床上接近 1/3 以早泄为主诉的患者合并勃起功能障碍，对这些患者常需要 5 型磷酸二酯酶抑制剂（phosphodiesterase type 5 inhibitor，PDE5i）联合使用。其他可能对早泄有疗效的药物有单胺氧化酶抑制剂（monoamine oxidase inhibitor，MAOI），主要用于神经性或非典型性抑郁症的治疗。此类药物可提高肾上腺素、去甲肾上腺素、多巴胺和 5- 羟色胺水平。MAOI 对性功能有副作用，发生率 20% ~ 40%。许多苯二氮卓类药物用于治疗广泛性焦虑症和惊恐发作时，在某些患者可抑制射精功能，其可能提高了大脑 γ- 氨基丁酸（γ-aminobutyric acid，GABA）水平。此类药物包括安定、劳拉西泮、氯甲西泮、替马西泮、氟硝西泮、氟西泮、硝西泮、氯氮卓和阿普唑仑。可卡因作为一种成瘾性药物，可通过阻断中枢单胺类物质传递而兴奋中枢神经系统，并引起射精延迟。还有部分研究表明早泄合并不同程度勃起功能障碍患者服用西地那非能够延长射精潜伏期，其本身对射精功能并没有明显效果，但可能与通过增强勃起功能以及获得自信感有关。

第三节　射精障碍的其他类型

不射精：多由外伤等引起的器质性原因引起，如脊柱损伤、交感神经损伤等，糖尿病及其他导致慢性神经性病变的疾病、慢性酒精中毒、服用过量镇静类药物等均可抑制射精。心理性原因可能是某些青年人不射精的常见原因，如性无知，不做阴茎插入阴道后的抽动，女方不会配合、刺激不够或存在精神及感情因素等。

逆向射精：通常由内括约肌或膀胱颈部功能失调导致。患者多存在糖尿病、膀胱炎症、尿道炎症、盆腔手术史等。特别的，经尿道前列腺切除术造成的逆行射精可高达 89%。

射精疼痛：在性交达到高潮而射精时发生性器官的疼痛。最常见的原因有精囊炎、前列腺炎、附

睾炎、前列腺及精囊结石症、生殖系肿瘤、尿道狭窄、严重包茎、阴茎结石等症。

射精延迟：射精时间不适当地延迟。

（辛钟成　李辉喜）

参考文献

Atmaca M, Kuloglu M, Tezcan E, et al, 2002. The efficacy of citalopram in the treatment of premature ejaculation: a placebo-controlled study. Int J Impot Res, 14:502-505.

Johnson VE, Masters WH, 1976. Contemporary influences on sexual response. J Sch Health, 46(4): 211-215.

Lee WK, Lee SH, Cho ST, et al, 2013. Comparison between on-demand dosing of dapoxetine alone and dapoxetine plus mirodenafil in patients with lifelong premature ejaculation: prospective, randomized, double-blind, placebo-controlled, multicenter study. J Sex Med, 10:2832-2841.

Mondaini N, Fusco F, Cai T, et al, 2013. Dapoxetine treatment in patients with lifelong premature ejaculation: the reasons of a "Waterloo". Urology, 82: 620-624.

Razzak M, 2013. Sexual dysfunction: Dapoxetine shown to be safe for premature ejaculation. Nat Rev Urol, 10: 558.

Rowland DL, Cooper SE, Schneider M, 2001. Defining premature ejaculation for experimental and clinical investigations. Arch Sex Behav, 30: 235-253.

Sahin H, Bircan MK, 1996. Re: Efficacy of prilocaine-lidocaine cream in the treatment of premature ejaculation. J Urol, 156: 1783-1784.

Waldinger MD, 2002. The neurobiological approach to premature ejaculation. J Urol, 168: 2359-2367.

Xin ZC, Choi YD, Lee SH, et al, 1997. Efficacy of a topical agent SS-cream in the treatment of premature ejaculation: preliminary clinical studies. Yonsei Med J, 38: 91-95.

Xin ZC, Choi YD, Seong DH, et al, 1995. Sensory evoked potential and effect of SS-cream in premature ejaculation. Yonsei Med J, 36:397-401.

Xin ZC, Chung WS, Choi YD, et al, 1996. Penile sensitivity in patients with primary premature ejaculation. J Urol, 156: 979-981.

第十四章

阴茎异常勃起

阴茎异常勃起（priapism）的英文名称源于希腊神话中象征着生殖与繁殖的神灵 Priapus，他的雕像常被塑造成为一个拥有巨大的勃起阴茎的男性形象。阴茎异常勃起发病原因取决于各种影响阴茎海绵体血流动力学变化的内在因素或外在高危因素（Hinman，1914）。行阴茎血液血气分析发现，缺血性阴茎异常勃起超过 4 小时后即出现缺氧及代谢性酸性产物积聚，并对阴茎海绵体发生不可逆性的影响（Alan et al，2003），因此，阴茎勃起持续 4 小时以上常作为阴茎异常勃起诊断标准，尽管疼痛并不一定为诊断阴茎异常勃起所必需，但是疼痛是一常见的主诉，此种疼痛是由阴茎海绵体组织缺血和内压增高所致。对阴茎异常勃起的正确理解应为不仅勃起持续时间超过 4 小时以上，而且阴茎肿胀、坚硬的一种无法控制的病理性勃起状态，并且此种勃起与性生活目的无关。然而，阴茎勃起器官所固有的、基本的阴茎疲软机制障碍亦被认为阴茎异常勃起发病机制（Burnett et al，2003）。尽管阴茎异常勃起是一种不常发生的病理状态，目前统计学数据虽然不够精确，一些统计报告其发生率在每年 $0.5 \sim 1.5/100\ 000$，近期总体发病率呈现显著增加的趋势（Kulmala et al，1995）。对阴茎异常勃起发病情况的评估同样也取决于所研究的人群，镰状细胞性贫血患者阴茎异常勃起的发病率明显增高，为 $29\% \sim 42\%$。镰状细胞性贫血患者在儿童期最易发生阴茎异常勃起，而且中老年泌尿生殖器肿瘤患者容易发生阴茎异常勃起（Mantadakis et al，2000）。

因此，阴茎异常勃起是一种严重的医学问题，其发病率虽然不高，但是近年来发病率有显著增加的趋势。临床医师必须熟悉阴茎异常勃起的诊断与治疗原则和方法。本章节重点论述阴茎异常勃起的病因、分类、临床诊断与治疗及对男性阴茎勃起功能的影响。

第一节　阴茎异常勃起的分类

根据不同临床表现将阴茎异常勃起分为缺血性及非缺血性两大类。

一、缺血性阴茎异常勃起

缺血性阴茎异常勃起，亦称静脉闭塞或低流量异常勃起，其特点是阴茎海绵体内很少或无血流（Hinman，1914; Muneer et al，2005）。它是一个真正的腔室综合征，具有特征性代谢改变及阴茎海绵体局部压力异常增高。这种阴茎内血流动力学失常造成阴茎海绵体形成静脉血栓。从病因学方面来讲，许多局部和全身性临床情况均与此类型的阴茎异常勃起有关。典型表现是疼痛性坚硬勃起，阴茎海绵体血气分析显示缺氧、高碳酸血症及酸中毒。

二、非缺血性阴茎异常勃起

非缺血性阴茎异常勃起，亦称为动脉性或高流量阴茎异常勃起，其特点是阴茎海绵体内的血流灌注异常增加。首次描述这一较少见类型阴茎异常勃起的病理基础为动脉性失调（Seftel et al，1998）。阴茎或会阴外伤是最常见的原因。然而，无明显外

伤证据时也可引起非缺血性阴茎异常勃起。通常阴茎海绵体并不十分坚硬或疼痛不明显，阴茎海绵体

血气分析并不出现缺氧及酸中毒。

第二节　阴茎异常勃起的病因

阴茎异常勃起可分类为非缺血性和缺血性两种，发病原因不同。

一、非缺血性阴茎异常勃起

非缺血性阴茎异常勃起的原因常与阴茎或会阴部外伤有关。非缺血性阴茎异常勃起可直接由阴茎及会阴部外伤，以及阴茎海绵体内药物注射疗法所用的外伤性针穿刺损伤阴茎海绵体动脉血管引起。在很多病例中，非缺血性阴茎异常勃起的发生是迟发的，多发生于性交后或夜间勃起。在对外伤性原因所导致的非缺血性阴茎异常勃起患者行一侧充血的阴茎海绵体切开并冲洗时，发现所流出的血液是鲜红色，并且仅对一侧阴部内动脉行结扎术即可治疗阴茎异常勃起（Hinman，1914）。其他学者也支持由会阴部或生殖器钝性外伤所引起的血管损害与阴茎异常勃起有因果关系，由于外伤所导致阴茎血管结构破坏，造成难以控制的血液流入，并充满阴茎海绵体，而且血液绕过正常的螺旋小动脉床，在海绵体动脉与海绵窦腔隙之间形成瘘管，从而导致非缺血性阴茎异常勃起（Alan et al，2003; Burnett et al，2003）。

二、缺血性阴茎异常勃起

（一）血液疾病

缺血性阴茎异常勃起与使血液黏滞性增加的血液疾病相关联，最为重要的是镰状细胞性贫血，其次是白血病，尤其是慢性粒细胞性白血病亦与阴茎异常勃起相关，约 50% 的患者发生阴茎异常勃起（Mantadakis et al，2000）。

血栓危险因素也与阴茎异常勃起有关。阴茎异常勃起易继发于应用肝素或华法林的血液透析，原因是两者停用后易导致高凝状态反弹。阴茎海绵体内注射肝素作为一种治疗阴茎异常勃起的方法，反过来又使疾病的病情加重。阴茎异常勃起还与外

周输注 20% 脂肪乳可能相关，阴茎异常勃起还与 Fabry 病相关，此病是一种遗传性鞘糖脂代谢酶缺陷性疾病。

（二）神经疾病

许多神经疾病易引起阴茎异常勃起，如梅毒所引起的神经系统感染、脑肿瘤、癫痫、醉酒，以及脑、脊髓外伤。其他疾病如：腰椎间盘突出、转移性肿瘤对马尾神经的压迫，罪犯行绞行死亡后因颈脊髓损伤出现阴茎勃起也属于此类情况（Alan et al，2003）。

（三）麻醉

不管是全身麻醉还是区域性麻醉（硬膜外麻醉或脊髓麻醉），亦易引起阴茎异常勃起，并且若作为手术过程中的一部分而行生殖器官操作则更加重阴茎异常勃起（Abber et al，1987）。

（四）非血液性恶性肿瘤

局部原发性肿瘤或转移性肿瘤也可易引起阴茎异常勃起，如来源于阴茎、尿道、前列腺、膀胱、肾及乙状结肠的肿瘤（Alan et al，2003）。

（五）治疗阴茎勃起功能障碍药物

随着阴茎海绵体内注射血管活性物质治疗阴茎勃起功能障碍的应用，由此引起的阴茎异常勃起亦引起了人们的重视（Van Driel MF et al，1990）。

（六）其他药物应用

一些药物的应用也易引起阴茎异常勃起。最早被发现的药物是抗高血压药物肼屈嗪及胍乙啶及后来的 α 肾上腺素能拮抗剂（Lue，1999）。阴茎异常勃起还与精神病药物及抗抑郁药物如：酚噻嗪、镇静催眠药、选择性 5- 羟色胺再摄取抑制剂及曲唑酮有关。

大量饮酒也易造成阴茎异常勃起。局部或经鼻腔应用可卡因，雄激素补充治疗及蝎子毒素等亦可

诱发阴茎异常勃起（Teixeira et al，2005）。

（七）特发性

没有任何原因所发生的阴茎异常勃起称为特发性阴茎异常勃起。一些调查者估计特发性阴茎异常勃起占所有文献记载病例数的一半（Kulmala et al，1995）。

第三节　阴茎异常勃起的病理生理学

非缺血性异常勃起由于阴茎海绵体内血氧饱和度接近动脉血，通常对阴茎海绵体不发生损伤性病理变化。但是缺血性阴茎异常勃起持续大于 4 小时即可引起阴茎海绵体病理生理学变化，随着持续时间的延长其最明显的特征阴茎海绵体动脉血流明显减少或没有血流，引起阴茎海绵体缺血、酸中毒、血栓、变性、坏死性以及纤维化性病理变化，引起阴茎肿胀、变形、发绀（Seftel et al，1998; Burnett，2003）。阴茎组织坏死及进展性纤维化是缺血性阴茎异常勃起的终末期表现常合并勃起功能障碍。缺血性阴茎异常勃起 12 小时后阴茎海绵体缺氧，酸中毒以及阴茎海绵体间质水肿；24 小时后血窦上皮细胞脱落，血栓细胞黏附于裸露的基底胶上；48 小时后血窦内血栓形成，平滑肌细胞坏死或转变为成纤维样细胞。在长时间勃起的阴茎海绵体中，血液淤积的一个独特特征是无血栓形成，其原因是相对于全身循环系统，阴茎内有较高的纤溶活动。阴茎血液行血气分析发现，阴茎异常勃起超过 4 小时后即出现缺氧及代谢性酸性产物积聚，并对阴茎海绵体产生不可逆性的影响。

第四节　阴茎异常勃起的诊断

由于阴茎异常勃起持续时间和体格检查体征非常明显，所以对此病的诊断总体来讲非常直接、简单。在进行评价时，关键在于发现有无阴茎海绵体缺血性表现，因为缺血性阴茎异常勃起应作为急症处理。所以在进行临床评估时，应牢记区分缺血性和非缺血性阴茎异常勃起的特点（图 14-1）。在完成最初的评价后，即应作出开始治疗的决定，即使是在等待实验室化验结果或稍后的某些放射影像学检查（表 14-1）。

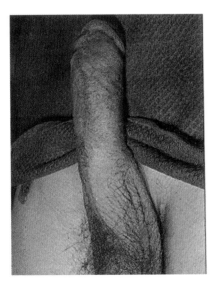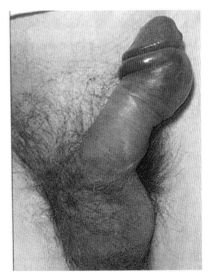

图 14-1　缺血性阴茎异常勃起

表14-1 缺血性与非缺血性阴茎异常勃起比较

	缺血性	非缺血性
病史	白血病、镰刀状红细胞增多症、药物、阴茎海绵体药物注射	会阴部或阴茎外伤
体检	持续性伴有疼痛的阴茎勃起	无疼痛持续勃起
阴茎海绵体血气分析	血氧饱和度降低 pH值降低	血氧饱和度正常 pH值正常
CDDU	无血流	血流速度增强
治疗	急诊治疗	观察治疗

一、病史及体检检查

与其他临床疾病相同，应进行病史采集及体格检查。临床病史采集应包括下列信息：异常勃起持续的时间、伴随疼痛程度、外伤或使用药物史、既往病史、以前发作的次数、应用及成功缓解疾病的操作或以前的治疗方法、病因性条件是否存在，以及在异常勃起发作前阴茎勃起功能状况。检查及触诊阴茎可了解阴茎海绵体和龟头及尿道海绵体肿胀及坚硬的程度、温度变化、青紫程度和皮下水肿程度有助于缺血性和非缺血性异常勃起鉴别诊断。通常阴茎异常勃起时龟头及尿道海绵体常为未勃起状态。腹部、会阴及肛门检查可提示外伤或恶性疾病。

二、实验室检查

一些实验室检查可用于常规评价阴茎异常勃起。这些检查包括：血细胞计数、白细胞分类及血小板计数，以了解有无急性感染或血液系统异常。网织红细胞计数及血红蛋白电泳可用于鉴定有镰状细胞性贫血及其特征，以及有无其他血红蛋白疾病，对所有患者均应进行此项检查，除非有其他明显引起阴茎异常勃起的病因。

三、特殊检查

（一）阴茎海绵体穿刺血气分析

直接阴茎海绵体穿刺抽吸阴茎海绵体内血液进行评价是阴茎异常勃起诊断的关键因素。抽吸的血液应先大体观察颜色后再送血气分析。缺血性阴茎异常勃起患者，阴茎所抽吸的血液由于缺氧，多呈黑色，而非缺血性阴茎异常勃起患者，由于正常氧供，多为鲜红色。由于早期血气分析测定及阴茎海绵体压力检测在缺血性与非缺血性阴茎异常勃起患者不尽相同，所以尽早进行上述检查有重要的意义，并且血气分析已证实有实用性的临床价值。缺血性阴茎异常勃起患者阴茎海绵体内血气分析典型的表现为氧分压（P_{O_2}）<30mmHg，二氧化碳分压（P_{CO_2}）>60 mmHg，pH<7.25；而非缺血性则表现为 P_{O_2}>90mmHg，P_{CO_2}<40 mmHg；pH=7.40，与正常室温下动脉血相一致。正常疲软状态下的阴茎海绵体血气分析相当于正常室温下混合静脉血（P_{O_2}=40 mmHg，P_{CO_2}=50mmHg，pH=7.35）。

（二）影像学评价

彩色多普勒超声又为鉴别缺血性与非缺血性阴茎异常勃起提供了一种可靠方法（图14-2）。缺血性阴茎异常勃起患者阴茎海绵体动脉及阴茎海绵体内很少或缺乏血流；而非缺血性患者阴茎海绵体动脉损伤处有正常至较高的血流速度异常，并且阴茎海绵体内亦存在血流。超声可显示解剖结构异常，如阴茎海绵体动脉瘘或假性动脉瘤，这可协助诊断非缺血性阴茎异常勃起。

阴茎动脉造影作为辅助方法，可用于鉴别非缺血性阴茎异常勃起患者有无阴茎海绵体瘘及其部位（如螺旋动脉破裂）（图14-3）。通常，动脉造影不作为常规诊断方法，而通常作为血管栓塞术过程中的一部分。

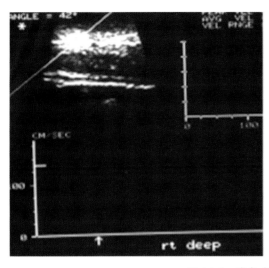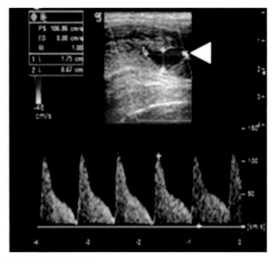

图 14-2　彩色多普勒超声检查结果
左：缺血性阴茎异常勃起；右：非缺血性阴茎异常勃起

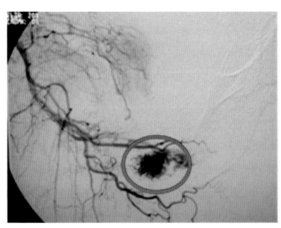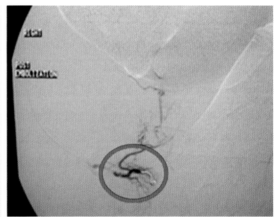

图 14-3　非缺血性阴茎异常勃起选择性阴茎海绵体动脉造影
左：栓塞前，右：栓塞后

第五节　阴茎异常勃起的治疗

治疗在很大程度上取决于异常勃起的临床类型。缺血性、非缺血性阴茎异常勃起的干预方法是不同的。然而，根据疾病的可恢复性和治疗的侵袭性，阶梯性治疗基本上适用于所有类型的阴茎异常勃起（Ercole et al，1981）。

一、缺血性阴茎异常勃起治疗

（一）急诊治疗

缺血性阴茎异常勃起患者给予镇痛镇静剂，静脉输液，碱性药物，阴茎局部肿胀明显者适当给予抗生素治疗的基础上急诊治疗。对于由镰形细胞性贫血或白血病所引起的阴茎异常勃起予以全身系统治疗。

（二）阴茎海绵体穿刺清除积血

对于单次发作的缺血性阴茎异常勃起应立即急诊治疗。一般来讲，不管病因如何，缺血性阴茎异常勃起若超过 4 小时，则提示腔室综合征出现，建议尽快降低阴茎海绵体内压，建立血液循环以缓解缺血所造成的损伤性影响。利用头皮静脉穿刺针（19或21G）直接穿刺阴茎海绵体，一方面进行血气分析，另一方面连续抽吸积血，可以利用肝素-生理盐水溶液（每毫升生理盐水含肝素4单位）灌流冲洗，彻底清除血块以便降低海绵体内压力诱导疲软。

（三）阴茎海绵体注射α肾上腺素激动剂

有确切疗效的第一线治疗缺血性阴茎异常勃起

患者包括阴茎海绵体清除积血并冲洗降低海绵体内压、阴茎海绵体内注射α肾上腺素激动剂（表14-2）（Van Driel MF et al, 1990），使阴茎海绵体平滑肌收缩诱导阴茎疲软。通常12小时以内缺血性阴茎异常勃起，阴茎海绵体穿刺清除积血同时选择去氧肾上腺素10mg/ml利用生理盐水9ml稀释成去氧肾上腺素稀释液，阴茎海绵体内注射去氧肾上腺素稀释液每次2~3ml，观察疲软状态。若缺血性阴茎异常勃起持续时间短，则不必要行放血治疗。

表14-2 缺血性阴茎异常勃起的药物治疗

药 物	分类/机制	剂 量	用 法	副作用	特殊建议
去氧肾上腺素	α1的激动剂	100~200ug每5~10分钟一次直至疲软	阴茎海绵体内注射	高血压、心动过速、心悸、头痛、心律失常、出汗	高选择性，故优先选择
肾上腺素	α、β1/2激动剂	10~20ug每5~10分钟一次直至疲软	阴茎海绵体内注射	高血压、心动过速、心悸、头痛、心律失常、出汗	由于β肾上腺素能受体激活作用，对心脏有潜在的刺激作用。

（四）阴茎海绵体-远端尿道海绵体分流术

第一线治疗包括阴茎海绵体清除积血并冲洗降低海绵体内压，阴茎海绵体内注射α肾上腺素激动剂治疗无效，缺血性阴茎异常勃起持续时间若延长超过48~72小时，应在阴茎背神经阻断或局部阴茎干阻滞麻醉下，应尽快行外科分流术。阴茎海绵体-尿道海绵体分流术在客观上建立阴茎海绵体内血液引流到尿道海绵体回流通道，建立新的血液循环通路，改善阴茎海绵体血液循环，回复阴茎疲软状态。

目前推荐远端阴茎海绵体-龟头分流术（海绵体龟头分流术，图14-4，图14-5）为首选手术方式，并发症少（Ercole et al, 1981）。此种分流方法是局部麻醉下可经皮穿刺龟头置入一大号（直径2mm）活检针从阴茎龟头沿阴茎海绵体远端纵行多点穿刺阴茎海绵体白膜，建立阴茎海绵体与尿道海绵体分流通道。亦可利用皮肤切开刀在从阴茎龟头沿阴茎海绵体远端纵行切开白膜（0.5cm）（EL-Ghorab式分流术），缝合龟头切口皮肤，建立阴茎海绵体与尿道海绵体分流通道。远端阴茎海绵体-龟头分流术对阴茎海绵体内保存部分血液流动的患者有效，但是，异常勃起持续时间48h以上，阴茎海绵体严重水肿，坏死，血栓形成而不能建立血液循环患者则

效果不佳。

异常勃起持续时间48小时以上，阴茎海绵体严重水肿，坏死，血栓形成而难于建立血液循环患者，或阴茎海绵体-尿道海绵体分流术无效患者，可选择阴茎海绵体-尿道海绵体分流术加阴茎海绵体隧道术。利用皮肤切开刀在从阴茎龟头沿阴茎海绵体远端纵行切开白膜（0.5cm），利用8号宫颈扩张器从阴茎海绵体远端沿着阴茎海绵体中心扩张阴茎海绵体到阴茎脚，缝合龟头切口皮肤，阴茎海绵体内建立人工血液循环通道，建立阴茎海绵体与尿道海绵体分流通道。

（五）阴茎海绵体-近端尿道海绵体分流术

阴茎海绵体-近端分流术是指在阴茎海绵体与尿道海绵体之间予以开窗建立分流通道（图14-6）。由于尿道球部海绵体与尿道之间空间较大，推荐在尿道球部海绵体与阴茎海绵体之间开窗建立分流通道，以防止在阴茎体部手术引起尿道损伤，尿道狭窄，尿道-海绵体瘘等并发症。

（六）大隐静脉-阴茎海绵体吻合术

上述分流手术失败患者可选择大隐静脉-阴茎海绵体吻合术，游离一侧大隐静脉远端与阴茎海绵

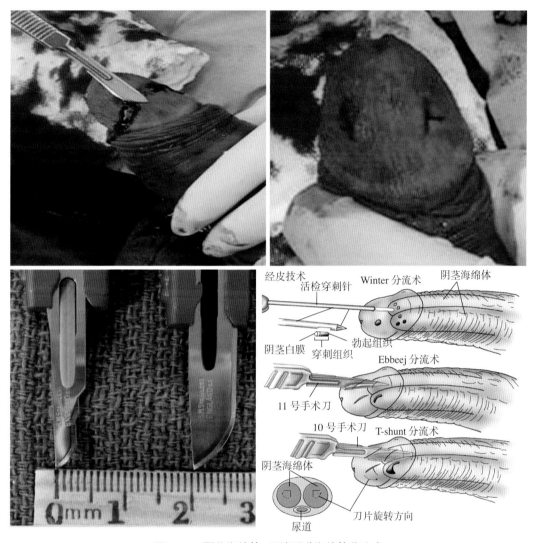

图 14-4　阴茎海绵体-远端尿道海绵体分流术

体开窗吻合，建立新的循环通路。

　　不同的分流术后，均可出现一些严重的并发症，如尿道瘘及化脓性阴茎海绵体炎，也有文献报告在行大隐静脉-阴茎海绵体吻合术可出现肺栓塞。

　　大部分分流术的瘘口可自行关闭，所以如果治疗及时的当可避免发生继发性阴茎勃起功能障碍。然而，瘘口持续存在也是阴茎勃起功能障碍的原因之一，瘘口关闭可利于阴茎勃起功能的恢复。行分流术后的患者阴茎勃起功能障碍可能是阴茎异常勃起持续时间长本身所造成。

　　缺血性阴茎异常勃起患者就诊越延迟阴茎勃起功能障碍越严重，口服药物磷酸二酯酶抑制剂以及阴茎海绵体内药物注射疗法效果不佳，常需要阴茎起勃器植入手术治疗。但是，缺血性阴茎异常勃起患者由于阴茎海绵体已有严重的纤维化，手术相当

困难，并且并发症发生率较高。近来一些学者主张缺血性晚期阴茎异常勃起患者阴茎海绵体坏死组织清除同时植入阴茎起勃器治疗效果良好（Lue et al，2005）。

二、非缺血性阴茎异常勃起治疗

　　观察治疗非缺血性阴茎异常勃起的病例自然治愈率报告达 62%（Muneer et al，2005），因此，非缺血性阴茎异常勃起可以观察治疗。当然，若患者要求，亦可立即行血管栓塞术及外科手术等损伤性干预，但应向患者讲明此病有自愈的机会、治疗后可能出现并发症的风险及推迟治疗并没有严重的负面影响。非缺血性阴茎异常勃起持续时间对以后的并发症没有显著影响，即使持续时间以年计算。

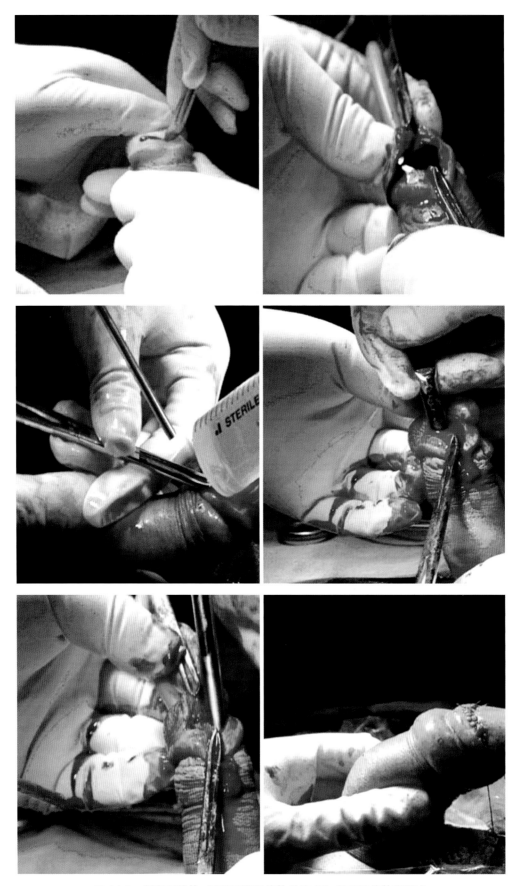

图 14-5　阴茎海绵体–远端尿道海绵体分流术加阴茎海绵体隧道术

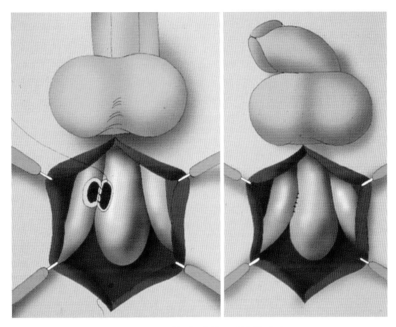

图 14-6　阴茎海绵体-近端分流术

　　若患者强烈要求立即治疗，选择性动脉栓塞。尽管非永久性（如自体血凝块、可吸收的凝胶）与永久性（如螺旋圈、乙醇、聚乙烯酒精颗粒及丙烯酸胶体）栓塞材料同样可获得约 75% 的治愈率，但多优先选择非永久性材料，因为它们阴茎勃起功能障碍发生率较低（5%），而永久性材料为 39%。有人报道行栓塞后可出现会阴脓肿（Lue et al，2005）。作为最后一种选择方法，阴茎探查术或直接外科结扎血窦瘘口或假性动脉瘤，可在术中彩色多普勒超声引导下进行。笔者观察 8 例非缺血性阴茎异常勃起患者螺旋圈栓塞治疗随访 3 年以上不仅手术成功率高，而且对勃起功能没有显著影响。

（辛钟成　廉文清）

参考文献

Abber JC, Lue TF, Luo JA, et al, 1987. Priapism induced by chlorpromazine and trazodone: mechanism of action. J Urol,137(5):1039-1042.

Wein A, Kavoussi L, Novick A, et al, 2007. Campbell-Walsh Urology, 9th ed.Philadelphia : W.B.Saunders.

Burnett AL, 2003. Pathophysiology of priapism: Dysregulatory erection physiology thesis. J Urol, 170(1):26-34.

Ercole CJ, Pontes JE, Pierce Jr JM, 1981. Changing surgical concepts in the treatment of priapism. J Urol,125(2):210-211.

Hinman F, 1914. Priapism. Ann Surg, 60(6):689-716.

Kulmala R, Lehtonen T, Tammela TL, 1995. Priapism, its incidence and seasonal distribution in Finland. Scand J Urol Nephrol, (29):93-96.

Lee M, Cannon B, Sharifi R, 1995. Chart for preparation of dilutions of alpha-adrenergic agonists for intracavernous use in treatment of priapism. J Urol,153(4):1182-1183.

Lue TF, Hellstrom WJG, McAninch JW, et al, 1986. Priapism. A refined approach to diagnosis and treatment. J Urol,136(1):104-108.

Lue TF, 1999. Priapism after transurethral alprostadil. J Urol,161(2):725-726.

Mantadakis E, Ewalt DH, Cavender JD, et al, 2000. Outpatient penile aspiration and epinephrine irrigation for young patients with sickle cell anemia and prolonged priapism. Blood,95:78-82.

Muneer A, Cellek S, Dogan A, et al, 2005. Investigation of cavernosal smooth muscle dysfunction in low flow priapism using an in vitro model. Int J Impot Res,17（1）:10-18.

Seftel AD, Hass CA, Brown SL, et al, 1998. High flow priapism complicating veno-occlusive priapism: Pathophysiology of recurrent idiopathic priapism? J Urol, 159(4):1300-1301.

Teixeira CE, De Oliveira JF, Baracat JS, et al, 2004. Nitric oxide release from human corpus cavernosum induced by a purified scorpion toxin. Urology, 63(1):184-189.

Van Driel MF, Joosten EA, Mensink HJ, 1990. Intracorporeal self-injection with epinephrine as treatment for idiopathic recurrent priapism. Eur Urol, 17(1):95-96.

第十五章

阴茎硬结症

1743 年，Francois Gigot de la Peyronie 首次对阴茎硬结症进行了具体描述，因此阴茎硬结症亦被称为 Peyronie 病。阴茎硬结症是阴茎海绵体纤维化硬结为特点的阴茎弯曲畸形，早期没有明显症状，晚期常合并勃起功能障碍。阴茎硬结症的发病率接近男性人口 1%，但目前认为其发病率正在逐渐增加，保守估计为 4% ~ 5%。有症状的阴茎硬结症发生率约在 1%。在白种人中，阴茎硬结症的最早发病年龄平均约 53 岁。而无症状患病率有 0.4% ~1%。研究表明，对 100 例不确定是否患有阴茎硬结症的男性尸检，发现其中 22% 白膜有纤维变性损伤的病例伴有阴茎硬结症（Akkus et al，1997）。本章重点对阴茎硬结症的解剖学特点、病理生理学机制、临床表现、诊断及治疗进行描述。

第一节　阴茎白膜的解剖学特点

阴茎硬结症的发病机制与白膜的解剖结构密切相关。阴茎海绵体的白膜是由弹力纤维、网状纤维和胶原纤维组成的双层结构（图 15-1）。白膜不仅赋予了阴茎良好的灵活性、硬度和组织张力，而且参与调节阴茎海绵体静脉闭锁功能维持阴茎勃起状态起着重要作用（郭应禄等，2004; 黄宇烽等，2009）。白膜内层为环形纤维束支撑并包容阴茎海绵体组织，内层发出放射状的海绵窦内柱，可对勃起的阴茎海绵体组织进行支撑。白膜外层为纵向排列纤维，但在白膜的 5 ~ 7 点处缺失。不同部位的厚度存在明显

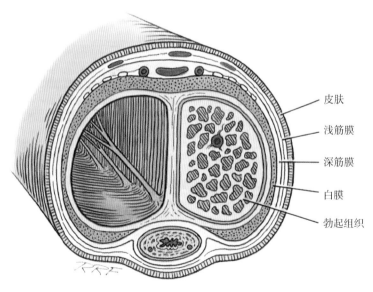

图 15-1　阴茎白膜解剖结构示意图

差别，在 3、5 点和 6、1 点之间，其厚度相对称。外层在很大程度上决定了白膜的厚度和长度，在 6 ~ 7 点之间，白膜厚度是 0.8 ± 0.1mm；在 9 点处是 1.2 ± 0.2mm；而在 11 点处，2.2 ± 0.4mm。阴茎白膜分为内外两层结构，外纵层和内环层，两层之间在纵隔不完全分开。白膜的背面有两层板层结构，因此有可能会因折叠外伤造成板层的脱离。而腹侧外纵层的缺损，会使背面发生折叠外伤的可能性大大增加。

纵隔纤维沿着阴茎海绵体背侧和腹侧正中线附着于白膜内层，阴茎硬结发生于白膜纵隔纤维附着处。

第二节　阴茎硬结症的发病机制

1997 年，Somers 和 Dawson 在研究中指出，阴茎硬结症通常是由折叠外伤造成白膜隔膜嵌插性损伤引起（Somers et al，1997）。慢性阴茎硬结症患者阴茎勃起轻度肿胀造成阴茎在性交过程中弯曲，易使弹性组织疲劳，组织弹性降低，白膜纤维多发性细小破裂，并导致少量出血，从而可能形成多发性瘢痕。急性阴茎硬结症患者，勃起时阴茎过度弯曲使中隔拉紧，造成白膜板层脱离，导致出血，血液淤积，瘢痕生成，并最终引起阴茎硬结症。这些阴茎组织的局部损伤与损伤后的组织修复、胶原沉积、纤维化等过程导致过多的纤维蛋白沉积于阴茎白膜上（图 15-2），病理表现为瘢痕样的硬结或斑块。随后，不同部位的纤维斑块发生钙化或骨化形成硬化斑块。组织学检测发现，瘢痕组织中胶原聚集同时弹性纤维减少（图 15-3）。

现在的观点认为，阴茎硬结症的发生发展是一种损伤与抗损伤过程失调的结果，涉及损伤、修复、纤维化、瘢痕形成及重塑等多个过程，由促纤维化因子和抗纤维化因子共同参与完成（Lin et al，2002）。转化生长因子 β1（TGFβ1）是促纤维化因子，

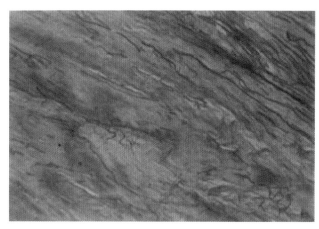

图 15-2　阴茎硬结症斑块内部含有大量纤维蛋白粉红色为纤维蛋白，普鲁士蓝着色为胶原蛋白

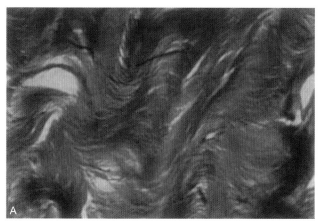
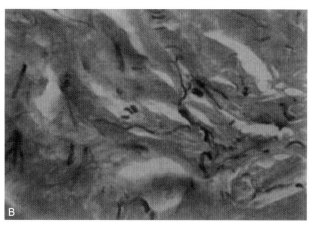

图 15-3　阴茎白膜显微照片

A. 正常白膜内胶原蛋白极化分布；B. 阴茎硬结白膜板片胶原蛋白失极化排列，其间有弹性蛋白分布。绿色为胶原蛋白，黑色为弹性蛋白。

由中性粒细胞及巨噬细胞等炎症细胞分泌，TGFβ1 激活下游信号通路可能是该病形成的关键因素。在激活状态下，TGFβ1与细胞表面受体相结合，最终合成纤维连接组织并抑制胶原酶。血纤溶酶通过激活金属基质蛋白酶（MMP）而降解细胞外基质中的胶原成分，人纤溶酶原激活因子抑制剂（PAI-1）表达增高或MMP表达降低，均有可能参与阴茎硬结症的发生发展。此外，一些蛋白酶抑制剂的表达变化也可能参与了阴茎硬结症的发生发展，如α1抗胰蛋白酶等。还有一些研究发现，氧化应激对阴茎硬结症斑块的发展也有一定作用。

第三节　阴茎硬结症的临床表现

部分阴茎硬结症患者主要表现为阴茎痛性勃起；阴茎畸形（图15-4），伴有松弛、垂直；阴茎勃起缩短；阴茎斑块或硬结形成。病程学研究显示阴茎硬结症常分为两个阶段。第一阶段为活动期，这一阶段患者主要表现为一些炎症表现、勃起疼痛和阴茎弯曲畸形；部分患者在活动期没有疼痛表现，仅表现为阴茎弯曲，约占1/3左右。第二阶段为静止期，发生于急性期后12～18个月，在炎症消退的同时患者阴茎勃起疼痛逐渐消失，阴茎弯曲畸形趋于稳定，病理学表现为成熟稳定的瘢痕。在疾病的炎症阶段患者常会感觉到持续性疼痛，虽然这种疼痛并不明显，但往往会影响到其性功能。一些患者也会主诉在早晨或夜里因勃起疼痛而醒来。事实上，在炎症消退的同时，疼痛也会随之自然缓解。少数患者因为"阴茎外周环形斑块"而产生铰链样反应和阴茎畸形。

部分患者伴有勃起功能障碍（erectile dysfunction，ED），ED可能是阴茎硬结症晚期的临床表现。患者患有阴茎硬结症后产生的心理作用将会造成患者ED的加重，如焦虑、对疾病的不理解及配偶的埋怨等。器质性原因主要有阴茎严重变形、连枷阴茎、阴茎血管功能受损等。

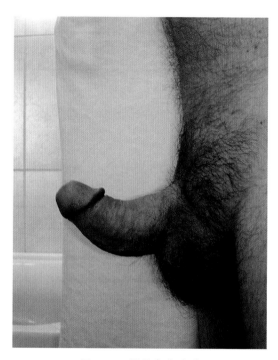

图15-4　阴茎弯曲畸形

第四节　阴茎硬结症的诊断

阴茎硬结症的诊断通过病史及查体常可确诊。在疾病的炎症阶段患者常会感觉到持续性疼痛，虽然这种疼痛并不明显，但往往会影响到其性功能。一些患者也会主诉在早晨或夜里因勃起疼痛而醒来。在炎症消退的同时，疼痛也会随之自然缓解。当医生询问阴茎硬结症患者病史时，需问及发病形式（突发或慢性起病）以及发病时间。而了解病史则可以帮助医生掌握患者先前有无接受阴茎手术、经尿道仪器检测或治疗、外伤、药物治疗或药物滥用，以及纤维瘤性病（包括 Dupuytren 挛缩及 Ledderhose 病）等。同时，不能遗漏患者性生活情况，对于年轻患者，性生活较频繁，动作较激烈，经常采用一些可能损伤阴茎的性交体位。对此类患者，其病因可能主要是性交体位导致的阴茎反复损伤。

体格检查发现，所有患者均有边界清楚的斑块和可触及的硬结。斑块一般位于阴茎背侧表面，直接与嵌插的纵隔纤维相连。详细询问患者性心理史，对诊断也有一定的辅助作用。部分患者因为阴茎弯曲而导致严重的心理障碍，继发 ED，对于这类患者术前勃起功能的检查也必不可少（Lue，2000）。对患者勃起阴茎进行造影检查有助于辨别阴茎弯曲的方向与弯曲的角度。使用超声检查能够准确判断硬化斑块（图 15-5），平片 X 线摄影适用于钙化斑块的成像。核磁共振影像（MRI）技术可以很好的显现斑块，但不能有效表明斑块钙化。

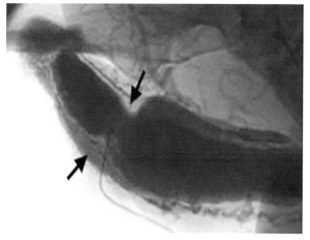

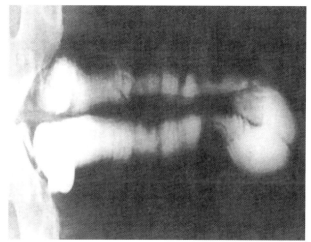

图 15-6　阴茎硬结症海绵体造影
左侧瓶颈型狭窄；右侧连枷阴茎。

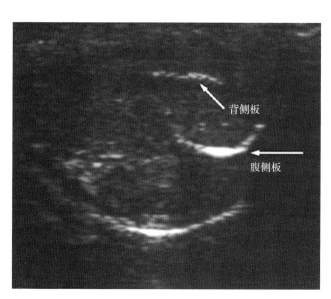

图 15-5　超声诊断阴茎硬结症

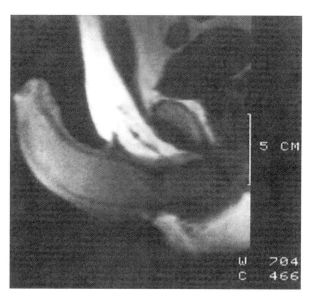

图 15-7　阴茎硬结症 MRI 检测

第五节　阴茎硬结症的治疗

一、非手术疗法

阴茎硬结症治疗首选非手术的保守治疗。但目前仅有少量阴茎硬结症的非手术疗法研究采用了双盲法，其疗效尚待进一步验证。

（一）维生素E

Pryor 等发现，服用维生素E组与对照组之间在斑块大小、阴茎弯曲程度等方面并无显著改善。Gelard 的报道同样表明维生素E组与对照组相比，对勃起疼痛、阴茎弯曲程度及性交能力方面没有显著的治疗效果（Pryor et al，1979）。但维生素E价格低廉、使用安全且具有一定疗效的特性仍使其使用广泛。建议剂量为 800～1000U，分次口服。长期以来，普遍认为服用高剂量的维生素E在一些个体中会引起华法林效应。所以，如果选择维生素E来治疗阴茎硬结症，需警惕患者发生抗凝效应的可能。如发生上述反应，应停止给药。另外，需提高警惕注意患者服用维生素E后对其心功能的影响。

（二）对氨基苯甲酸

1959 年，Zarafonetis 和 Horrax 报道了对氨基苯甲酸钾（potaba）的使用（Zarafonetis et al，1959）。此后，而小型单盲法试验显示对氨苯甲酸钾治疗阴茎硬结症有效。但也有研究显示，随机给药对氨基苯甲酸 12g，安慰剂对照组相比，在改善疼痛方面疗效甚微。Weidner 和其同事挑选了 103 名患者进行研究，患者服药剂量为每次 3g，每日 4 次，结果显示治疗组中弯曲度减少不显著，但斑块缩小明显。有趣的是，在安慰剂对照组中，阴茎弯曲加重，"病情恶化"发生率明显增高。对氨基苯甲酸的用量建议为每日 12g，每 4～6 日为一个疗程。也有研究显示，一些患者因其胃肠道副作用和相对较高的价格，而不能承受氨基苯甲酸治疗，所以目前尚未普遍开展对氨基苯甲酸治疗。

（三）他莫昔芬

他莫昔芬为非甾体抗雌激素类药物，在靶组织内可与雌激素竞争性结合雌激素受体。其治疗依据是他莫昔芬被可以抑制成纤维细胞释放 TGFβ，从而起到抗纤维化作用。Telokon 和其同伴进行了一组小型的对照试验，表明他莫昔芬治疗组较安慰剂对照组无显著治疗优势。但也有研究表明，他莫昔芬可使 80% 的患者减轻疼痛，使 35% 的患者阴茎弯曲减轻，使 34% 的患者阴茎硬结或斑块缩小。目前，他莫昔芬主要用于早期患者的治疗，建议使用剂量为 20mg，每日两次（Teloken et al，1999）。

（四）秋水仙素

秋水仙素具有 4 种功效：它能够与微管蛋白结合，并导致其解聚，因此能抑制粒细胞移行和黏附。同时，秋水仙素能够破坏梭形纤维细胞，抑制细胞有丝分裂，从而达到有效的抗炎目的。另外，它可以在阻碍精氨琥珀酸代谢中的脂氧化酶通路，进一步起到抗炎作用。最后，秋水仙素能够诱发胶原酶活性，减少胶原的合成。Gelbard 最先提出使用秋水仙素治疗阴茎硬结症，但是并没有进行双盲对照试验（Gelbard,1995）。Akkus 和其同事们对 24 名患者做了一项无对照组的研究实验，认为秋水仙素有一定的治疗效果（Akkus et al，1997）。秋水仙素耐受性好，主要副作用是胃肠道反应，约 1/3 的患者可能发生腹泻。目前，秋水仙素已成为治疗急性获得性阴茎硬结症的一线药物，常规剂量为每日 3 次，每次 0.6mg，餐后给药。

（五）左旋肉碱

左旋肉碱可抑制乙酰辅酶A，有助于损伤细胞的修复。Biagiotti 和 Cavallini 比较了他莫昔芬（每日口服两次，每次 20mg，服药 3 个月）和乙酰左旋肉碱（每日两次，每次 1mg，服药 3 个月）对阴茎硬结症的治疗效果（Biagiotti et al，2001）。作者发现左旋肉碱能够有效减轻疼痛，并限制疾病进展，并认为左旋肉碱较他莫昔芬用于治疗阴茎硬结症更为安全、有效。但是，最近一项研究表明，单独应用丙酰左旋肉碱或联合应用维生素 E，与对照组相比在改善疼痛、阴茎弯曲程度、斑块大小方面并无显著优势（Paulis et al，2013）。

（六）磷酸二酯酶抑制剂

研究发现，阴茎硬结症局部磷酸二酯酶（phosphodiesterase，PDE）表达增加，提示 PDE 抑制剂可能会对阴茎硬结症有一定效果。己酮可可碱作为非特异性 PDE 抑制剂，有报道称在治疗阴茎硬结症方面具有较好疗效。因为在组织纤维化中存在氧化和亚硝化作用，而环磷鸟苷，是一种阴茎勃起介质，能够激活鸟苷酸环化酶产生一氧化氮，同时也能抑制阴茎硬结症斑块纤维变性。在小鼠体内，长期给药西地那非（磷酸二酯酶的一种），会抑制环磷酸鸟苷的降解，从而预防阴茎硬结症斑块的形成（Smith et al，2011）。

（七）其他非手术疗法

除口服药物治疗，阴茎硬结症的治疗还包括注射治疗和物理治疗等（Levine et al，2008）。斑块内注射疗法引起明显的副作用，目前已较少使用，这类药物如醋酸确炎舒松 A、维拉帕米、干扰素、胶原酶、泼尼松龙等。此外，各种物理疗法也取得了一定的疗效。放射疗法已被用于阴茎硬结症的治疗，但有研究表明这种治疗方式并没有显著改善患者病情，且存在癌变的风险，世界卫生组织目前一致认为应避免使用（Larsen et al，2011）。1989 年，体外冲击波疗法也被用于阴茎硬结症的治疗，目前尚缺乏科学的对照研究证明其有效性。此外，还有报道称利用真空勃起装置治疗阴茎硬结症具有良好效果，研究发现它可以抑制阴茎纤维化、软化斑块、降低阴茎弯曲度。但是，关于使用真空勃起装置治疗阴茎硬结症的研究仍不充分。

二、外科治疗

阴茎硬结症的外科治疗目的是纠正阴茎弯曲畸形和 ED，手术方法包括阴茎弯曲矫形术和阴茎假体植入术（Bella et al，2006; Kadioglu et al，2011;Carson et al，2014）。外科手术仅限于病情稳定、斑块成熟的患者，病情稳定的特征包括疼痛消失、弯曲度或其他阴茎畸形稳定，且经验丰富医生体查时可触及成熟的斑块。一般认为，自起病后 12～18 个月进入稳定期，而稳定期至少有 6 个月时才能手术治疗。外科治疗适应证包括阴茎严重畸形及由于畸形阴茎所导致的勃起功能障碍妨碍正常性交的患者。

阴茎弯曲矫形术分为两类：一类是缩短弯曲对侧的手术，包括 Nesbit 术、改良 Nesbit 术、白膜折叠术；另一类是延长弯曲侧的手术，如补片移植术。缩短弯曲对侧手术缺点是造成阴茎缩短，适用于病程大于 12 个月，病情稳定大于 3 个月的勃起功能正常或虽有勃起功能障碍但口服 5 型磷酸二酯酶抑制剂（phosphodiesterase type 5 inhibitor，PDE5i）有效的患者。延长弯曲侧手术缺点为破坏白膜完整性，适用于阴茎勃起功能正常、阴茎短小、严重阴茎弯曲或缩窄变形的患者。

Nesbit 术要点是在弯曲对侧切除椭圆形白膜，缝合白膜，通过缩短硬结对侧的海绵体，使两侧阴茎海绵体在勃起时对称等长。其缺点是缩短了部分阴茎长度，破坏了白膜的完整性。Lue 首先提出了阴茎白膜折叠术（16 点缝合法白膜折叠术，图15-8），不切除阴茎白膜，仅折叠弯曲对侧的白膜（Lue et al，1998）。手术要点是：术中人工勃起，在阴茎弯曲对侧凸面中点两侧各取 4 点，形成两条

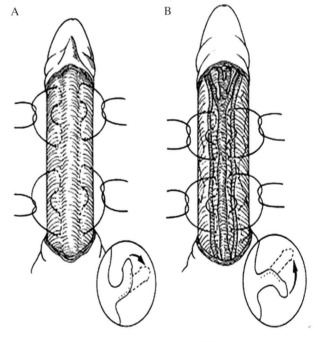

图 15-8　16 点缝合法白膜折叠术

平行于阴茎的结扎线以折叠白膜。16点缝合法白膜折叠术操作简单，是目前比较常用的手术方式，但同样会缩短阴茎，对阴茎硬结症患者效果较好，但对先天性阴茎弯曲患者的效果不能持久。

对于斑块较大或弯曲严重的阴茎硬结症患者，为避免或减少 Nesbit 术式和单纯白膜折叠术所致的阴茎缩短，可采取阴茎病变侧白膜延长的方法。这种方法需要在斑块切除或切开后，利用补片对白膜进行修补。曾使用过的补片材料包括：自体补片，如自体真皮、静脉补片（图 15-9）、阔筋膜、睾丸鞘膜等；合成材料补片，如 Cortex、硅胶、涤纶；尸体来源补片，如人心包；动物来源补片，如猪小肠黏膜下层（small intestinal submucosa，SIS）等。阴茎硬结症的斑块有时范围较大，切除白膜过多则会导致术后 ED（12%～100%）（Kozacioglu et al，2012）。此外，补片移植术后常见问题还包括校正不全和复发、感觉丧失或持续疼痛、移植部位膨出（图 15-10）、移植部位凹陷或老化变形等（Lue et al，1998; Schwarzer et al，2011; Hatzichristodoulou et al，2013）。

世界卫生组织第二次国际性功能障碍咨询大会阴茎硬结症委员会一致认为：应用阴茎假体治疗老年男性血管损伤、勃起功能障碍以及后天性阴茎畸形值得信赖。因此，阴茎假体不仅只用于阴茎硬结症，只要谨慎使用还可以应用于治疗阴茎硬结症合并的严重 ED。以前我们首选半硬式阴茎假体，但随

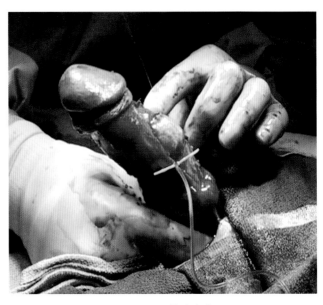

图 15-10　植片膨出

着科技的发展，现在三件套可膨胀性阴茎起勃器则更受青睐。对于那些合并重度 ED 的阴茎弯曲畸形患者，阴茎假体植入术是其最佳选择。

（辛钟成　杨璧铖）

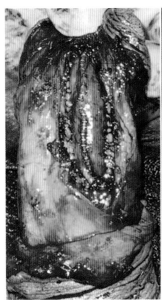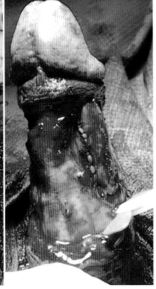

图 15-9　静脉补片修补缺损白膜

参考文献

郭应禄，胡礼泉主编，2004. 男科学. 北京：人民卫生出版社.

黄宇烽，李宏军主编，2009. 实用男科学. 北京：科学出版社.

Akkus E, Carrier S, Baba K, et al, 1997. Structural alterations in the tunica albuginea of the penis: impact of Peyronie's disease, ageing and impotence. Br J Urol, 79(1): 47-53.

Bella AJ, Beasley KA, Obied A, et al, 2006. Minimally invasive intracorporeal incision of Peyronie's plaque: initial experiences with a new technique. Urology, 68(4): 852-857.

Biagiotti G, Cavallini G, 2001. Acetyl-L-carnitine vs tamoxifen in the oral therapy of Peyronie's disease: a preliminary report. BJU Int, 88(1): 63-67.

Carson CC, Levine LA, 2014. Outcomes of surgical treatment of Peyronie's disease. BJU Int,113(5):704-713.

Gelbard MK, 1995.Relaxing incisions in the correction of penile deformity due to Peyronie's disease. J Urol, 154(4): 1457-1460.

Hatzichristodoulou G, Gschwend JE, Lahme S, 2013. Surgical therapy of Peyronie's disease by partial plaque excision and grafting with collagen fleece: feasibility study of a new technique. Int J Impot Res, 25(5): 183-187.

Kadioglu A, Kucukdurmaz F, Sanli O, 2011. Current status of the surgical management of Peyronie's disease.Nature reviews.

Urology, 8(2): 95-106.

Kozacioglu Z, Degirmenci T, Gunlusoy B, et al, 2012. Effect of tunical defect size after Peyronie's plaque excision on postoperative erectile function: do centimeters matter? Urology, 80(5):1051-1055.

Larsen SM, Levine LA, 2011. Peyronie's disease: review of nonsurgical treatment options. Urol Clin North Am, 38(2):195-205.

Levine LA, Newell M, Taylor FL, 2008. Penile traction therapy for treatment of Peyronie's disease: a single-center pilot study. J Sex Med, 5(6):1468-1473.

Lin CS, Lin G, Wang Z, et al, 2002. Upregulation of monocyte chemoattractant protein 1 and effects of transforming growth factor-beta 1 in Peyronie's disease. Biochem Biophys Res Commun. 295(4):1014-1019.

Lue TF, El-Sakka AI, 1998. Venous patch graft for Peyronie's disease.Part I: technique.J Urol, 160(6): 2047-2049.

Lue TF, 2000. Erectile dysfunction. N Engl J Med, 342(24):1802-1813.

Paulis G, Brancato T, D'Ascenzo R, et al, 2013. Efficacy of vitamin E in the conservative treatment of Peyronie's disease: legend or reality? A controlled study of 70 cases. Andrology, 1(1):120-128.

Pryor JP, Fitzpatrick JM, 1979. A new approach to the correction of the penile deformity in Peyronie's disease. J Urol, 122(5):622-623.

Schwarzer JU, Steinfatt H, 2013. The role of shortening procedures for the surgical therapy of Peyronie's disease. Minerva Urol Nefrol, 65(2):125-132.

Smith JF, Shindel AW, Huang YC, et al, 2011. Pentoxifylline treatment and penile calcifications in men with Peyronie's disease. Asian J Androl, 13(2):322-325.

Somers KD, Dawson DM, 1997. Fibrin deposition in Peyronie's disease plaque. J Urol, 157(1): 311-315.

Teloken C, Rhoden EL, Grazziotin TM, et al, 1999. Tamoxifen versus placebo in the treatment of Peyronie's disease. J Urol,162(6):2003-2005.

Zarafonetis CJ, Horrax TM, 1959. Treatment of Peyronie's disease with potassium para-aminobenzoate（potaba）. J Urol, 81(6):770-772.

第十六章

雄激素靶器官功能紊乱

第一节　雄激素不敏感

男性性分化涉及调控基因、细胞信号和激素信号的相互作用。在性发育的第一阶段，性腺原基发挥生物活性，出现 Wolffian 管和米勒管。当存在 Y 染色体时，性腺受性别决定基因和其他基因的影响分化成睾丸。支持细胞分泌抗米勒管激素，诱导米勒管的退化，而不发育为子宫、输卵管和上部阴道。睾丸间质细胞分泌睾酮，刺激 Wolffian 管分化为附睾管、输精管、精囊和部分前列腺。在外周，睾酮转化为双氢睾酮，从而引起外生殖器的分化并刺激前列腺的生长。雄激素只有与功能性受体结合后才能发挥作用；雄激素受体（androgen receptor，AR）基因的突变可引起不同形式的雄激素不敏感综合征（androgen insensitivity syndrome，AIS）。

雄激素不敏感（AI）包括女性表型的完全雄激素不敏感（complete androgen insensitivity，CAI）、生殖器畸形的部分雄激素不敏感（partial androgen insensitivity syndrome，PAI）和男性不育表型的最低雄激素不敏感（minimal androgen insensitivity，MAI）。近年来的分类系统纷纷将雄激素耐受的临床异质性加以考虑，根据 Quigley 的研究，雄激素不敏感程度可以分为七级（Quigley et al，1995）。1 级具有明确发育的男性外生殖器，6 级和 7 级则显示有明确发育的女性外生殖器。7 级完全没有腋毛及阴毛，6 级仅见稀疏腋毛及阴毛。2~5 级外生殖器为不同程度的男性化。

除去各种外源因素（例如某种药物具有抗雄激素作用），雄激素不敏感的常见原因是雄激素受体（androgen receptor，AR）功能障碍。所有的受体功能障碍都是由于雄激素受体基因突变造成的（Rajender et al，2007）。常见的突变类型有：完整和较大的基因缺失；数个核苷酸的缺失和插入；错

义、无义点突变或剪切突变；第 1 外显子 CAG 重复序列的扩展（见于 X 连锁脊髓延髓肌肉萎缩症）。AR 基因的完全和更广泛的部分缺失可见于约 6% 的患者。数个核苷酸的缺失和插入见于约 5% 的患者。点突变发生率最高，而且约 85% 的错义突变位于类固醇结合区域，其余的突变发生于 DNA 结合区域。第 1 外显子的突变很罕见。大多数突变是家族特异性的，迄今只有极少的研究报道重复突变，因此诊断需完整的测序。

在常规的临床检查中 DNA 分析较为常用，但由于突变导致的功能障碍并不是全都能由 DNA 分析发现。并且，由于 AR 基因发生相同突变时患者的临床表型也不尽相同，鉴定突变的临床意义实际不大。在突变类型与临床表型之间有部分相关性：完全或部分 AR 基因缺失、无义突变和剪切性突变常导致严重的雄激素不敏感；错义突变使受体蛋白氨基酸改变，常导致完全雄激素不敏感，仅有少数为部分雄激素不敏感。

雄激素结合试验是在生殖器皮肤活检中取成纤维细胞测定雄激素与受体的结合能力，病理结果有三种情形：①完全缺乏雄激素受体（"受体阴性的雄激素不敏感"）；②雄激素受体数量异常，功能正常；③雄激素受体功能异常，例如低亲和力和热稳定性较差。一些患者有明显的雄激素不敏感症状，但是结合试验与正常相比却无显著变化，这时称其为"受体阳性的雄激素不敏感"。"受体阴性的雄激素不敏感"临床表型为 CAI。除此之外，在雄激素结合试验的结果与临床表型之间无其他必然的相互联系。

当雄激素受体功能正常时，给予甾体激素司坦唑醇（stanozolol），血清性激素结合球蛋白（sex hormone-binding globulin，SHBG）水平明显下降。

这种变化关系在雄激素受体缺陷时受到干扰，并与雄激素耐受的严重程度相关，这种现象称为 SHBG 试验。方法是：司坦唑醇每晚口服（ 0.2mg/kg 体重），连续 3 天，在用药前、用药后 5、6、7、8 天监测 SHBG 水平。如果最低值未能下降到基础值的 63% 以下，是雄激素受体功能障碍的明显证据。

一、完全雄激素不敏感

存 XY 染色体核型的个体中，CAI（原名为睾丸雌性化）的患病率约为 1/20 000。CAI 患者染色体核型为 46，XY，遗传学上为男性，个体有女性的外形特征。因此，称 CAI 患者为"女性"似乎更合适，这与其性心理取向也较一致。

睾丸正常分化过程中，睾丸支持细胞产生肾上腺髓质激素，因而无法形成输卵管和子宫。然而，1/3 的患者可见残存的米勒管。由于雄激素受体缺陷，Wolffian 管退化消失，睾丸未能下降至阴囊。CAI 患者对雄激素的反应完全丧失，导致外生殖器女性化，阴道末端为盲端，阴道变短等变化。

CAI 患者的性腺常在腹部和腹股沟内，很少在阴唇内。常常在患儿腹股沟疝手术时偶然发现。此体征需与女性双侧腹股沟疝鉴别。组织学结果显示，性腺有睾丸特征，但精子发生停止。随着年龄增长，性腺发生腺瘤样改变的可能性大大增加，这种改变到底是增生还是真正的腺瘤形成还有待阐明。临床上，腺瘤样小结可增长到一定大小，容易误诊为转移的卵巢肿瘤，病理切片显示为睾丸生发组织和间质组织成分，支持细胞占主要成分（ Fagouri et al，2014 ）。CAI 发生的性腺恶变将在后面的治疗中涉及。

由于外周循环中的雌激素水平较高，患者的脂肪分布、肌肉大小和乳腺发育都如同正常女性。如果睾丸在原来的位置，雌激素由性腺的直接分泌和外周循环中的雄激素转换而来。与同龄正常女性相比，患者的身材较高、牙齿较大，这可能由 Y 染色体上的基因作用引起。通常，男性和女性代表性征的体毛发育都依赖于雄激素的刺激。由于缺乏雄激素作用，导致 CAI 患者根本无阴毛和腋毛，或分布稀疏。

临床上，CAI 与原发性闭经、难治性不育较难鉴别。闭经是 CAI 的常见症状，通过仔细检查最终可明确诊断。患者在青春期后血浆 LH 水平明显升高，而 FSH 只有中等程度升高或保持原有水平。睾酮水平正常或比正常男性高，雌二醇比正常男性显著升高（ Vierhapper et al，1999 ）。

此病的诊断必须从多方面综合考虑。无法解释的闭经或腹股沟疝中偶然发现睾丸组织时，都应怀疑 CAI。对于遗传性别和表型性别之间的差异，染色体核型分析能够提供进一步的诊断依据。此外，各种内分泌试验（包括针对青春期前患者的 hCG 试验）和 DNA 分析对于明确诊断也是十分必要的。SHBG 试验也可提供必要的诊断信息。雄激素结合试验临床意义不大，不作为必要的临床检查。Imperato-McGinley 等报道，一些 CAI 患者出现原因不明的 5α- 还原酶活性降低，因此，这类患者需与原发性 Ⅱ 型 5α- 还原酶降低疾病（会阴阴囊型尿道下裂合并假性阴道）相鉴别（ Imperato-McGinley et al，1982 ）。

CAI 为 X 染色体隐性遗传。仅仅只有男性发病，女性为无症状携带者。仔细询问病史会发现患者亲属中有 2 或 3 个致病者，并且受累亲属只在母系亲属中出现。从诊断角度来讲，掌握详细的家族史十分重要。必须告诫患儿的母亲再次怀孕子代的发病率为 25%，并且其他家族成员的子代也有罹患 CAI 的危险。因此，一旦家族中出现一个 CAI 患者，建议其他家族成员都进行遗传学咨询和检查。

关于如何与患者就此诊断进行沟通存在争议。这个诊断意味着生殖腺中含有睾丸细胞，染色体核型是男性，这些对女性的自我形象带来严重影响。因此，最近许多医生认为，不应该将诊断结果完全告知患者。个体化诊疗似乎更适宜，即综合考虑患者的年龄、心理状况和患者对病情的知晓度，之后再决定是否完全披露病情。在这种情况下，重要的是让患者明白，雄激素不能发挥实现其生物学效应，导致在性别分化的关键环节中，性别未向男性分化，反而向女性分化。

CAI 患者性腺发生恶变的风险较大。在非生殖细胞来源的肿瘤中，支持细胞腺瘤发生率高于间质细胞腺瘤。按照 Scully 的调查结果显示，到 50 岁时，性腺发生恶性肿瘤的累积概率超过 30%。因此，外科手术切去睾丸组织十分必要（ Scully，1970 ）。

手术时机的选择有一定争论。考虑到所报道恶性肿瘤患者最小年龄为 14 岁，手术创伤对儿童的影响比对青年患者更小，可推迟到青春期时再行性腺切除术。患者最适宜的手术年龄在 16～20 岁之间。

倡导晚期手术的人认为，在性腺分泌以及外周转换来的雌激素作用下，患者可以渡过一个自发的青春期。我们的观点认为早期手术要优于晚期手术。

一旦青春期来临，或者已经切除性腺，需立即开始雌激素替代治疗，通常无需其他任何辅助治疗措施。CAI 的患者应该完全能适应她们的女性角色，并能拥有正常的婚姻生活。心理支持治疗对此类患者十分有效，能使她们直面诊断和无法生育这样一个问题。

二、部分雄激素不敏感

根据 Quigley 的 2 ~ 5 级分类，部分雄激素不敏感（PAI）的范畴较广。5 级的特点是女性表型、阴蒂轻度增大和阴唇部分粘连。另外，青春期时外生殖器男性化水平增加，出现腋毛及阴毛。本级以前被命名为"不完全性睾丸雌性化"。4 级的特点是阴蒂增大、泌尿生殖窦和阴唇阴囊褶皱的融合。Reifenstein 综合征所对应为 3 级病变。它的特点是外生殖器更为男性化、会阴阴囊尿道下裂、小阴茎、隐睾或腹股沟睾丸和阴囊裂口。通常情况下，青春期有男性乳腺发育症。

2 级特点为明显的男性表型，伴有轻度的男性化紊乱，如单纯尿道下裂。1% 的严重单纯尿道下裂患者显示 AR 基因的突变（Muroya et al，2001）。PAI 和 CAI 激素数值的改变具有可比性。LH 水平升高，而 FSH 一般正常。睾酮水平在男性正常范围内。

对于 PAI 患者，睾丸肿瘤的风险取决于睾丸的位置。对于腹腔内生殖腺的 PAI 患者，恶性肿瘤风险可达到 50%。推荐在诊断时即行性腺切除术。而性腺位于阴囊内的 PAI 患者，恶性风险较低。此外，PAI 患者乳腺癌的发病风险增加。国外报道，在 3 例并发 PAI 和乳腺癌的患者中，均被证实结合域存在错义突变。

PAI 治疗需要多学科的合作，尤其是对 3 级和 4 级患者，应针对患者的需求，并考虑恶性肿瘤的风险和进行手术方案的选择。由于 PAI 的临床表现多样性，治疗必须比 CAI 更为个体化。如果患者出现男性的性心理倾向，治疗的目的应为增强其男性特征。尿道下裂、隐睾症、男性乳腺发育和其他解剖异常均可用手术矫正。睾丸切除后，必须予以外源性雄激素替代，在个别情况下，高剂量的睾酮治疗可以达到一定程度男性化。

三、Reifenstein 综合征

Reifenstein 综合征患者的男性化特征比 AI 患者更为明显。目前，没有一个单一的病理结果和实验室诊断来界定此病，若患者有中等男性化程度表现，则应想到 Reifenstein 综合征的诊断。

外生殖器的分化呈间断性，会阴阴囊型尿道下裂是最常见的临床表现，轻度尿道下裂合并阴囊裂也符合诊断。患者阴茎短小，睾丸发育不全，常位于腹股沟，阴囊内和腹部较为少见，阴毛和腋毛分布正常。另一个十分典型的症状是，患者在青春期前后出现乳房女性化发育。

Reifenstein 综合征患者的精液检查表现为少精或精子活力减弱，目前还没有针对该类不育症的有效治疗方法。虽然没有明显的米勒管结构（子宫、输卵管），但是附睾、精囊、精索会有不同程度的发育。

由于 Reifenstein 综合征的临床表现变异很大，因此针对每一个患者都应该单独对待。如果患者的心理性别是男性，那么在治疗时就应该加强性别表型中的男性成分。尿道下裂、隐睾症、男性乳房异常发育等解剖异常可以通过手术的方法矫形。关于Reifenstein 综合征患者性腺恶变，目前还没有充足可信的材料。隐睾患者应该将睾丸下降并固定在阴囊内；如果不能完成睾丸下降固定术，就应将睾丸完全切除。手术后下降至阴囊的睾丸应该定期进行触诊和超声波检查，以尽可能早期地发现睾丸恶变的倾向。应该每年由专业医生进行性腺状态的检查，如果每半年进行一次则更为理想。

未切除性腺的 Reifenstein 综合征患者不会出现睾酮低下的表现，因此是否有必要采用外源性睾酮进行激素补充治疗还不清楚。还没有充足的证据证明这种激素补充疗法具有有益之处。如果患者要求使用激素补充疗法，在专家的严密观察之下可以进行试验性激素补充治疗。采用该治疗可能会达到一定程度的男性性征（Price et al，1984）。如果患者进行了性腺切除术，那么必须采用激素补充疗法。

四、伴有尿道下裂的双侧阴茎前阴囊

伴有尿道下裂的双侧阴茎前阴囊是雄激素不敏感（抵抗）的一种变异类型，表现为双侧的阴囊位

于阴茎之前，并且伴有尿道下裂，同时也可能伴有隐睾症。尽管身体的比例没有明显的变异，可仍然存在阴毛减少、缺少青春期变声以及勃起功能障碍等表现；但是不会出现男性乳房异常发育。曾发现一个家族有 3 个患有该类型变异的兄弟，该家族的雄激素受体的结合能力明显低于正常（Jukier et al，1984）。使用雄激素进行激素补充治疗对于男性性征低下和雄激素耐受（抵抗）并没有效果。

五、X 染色体连锁脊髓、延髓肌肉萎缩症（Kennedy 综合征）

X 染色体连锁脊髓、延髓肌肉萎缩症（spinal and bulbar muscular atrophy，SBMA）或 Kennedy 综合征，是另外一种由雄激素受体异常造成的影响中老年男性的运动神经元疾病（Guidetti et al，2001）。其遗传特征是 X 染色体隐性遗传。因此只有男性患者可能发病，而女性则可能成为隐性携带者。SBMA 的基因突变类型比较特殊，突变类型是扩展的三联体重复序列。雄激素受体基因的第一个外显子含有一个相互衔接的 CAG 三联体重复序列。三联体重复的数目具有分子遗传的多态性，因此每个个体的长度都有所不同。健康人 CAG 三联体重复的数目是 9～36，SBMA 患者的数目则是 38～62。因为正常与异常的三联体重复数目相互并不重叠，因此 CAG 三联体重复的数目可以作为一种特异性诊断方法。因为每一个 CAG 三联体都可以编码一个谷氨酸残基，CAG 重复序列就可以翻译出由单一谷氨酸组成的多肽片段。这种多肽位于受体蛋白的 N 端蛋白分子上，该多肽在雄激素的调控下可以激活雄激素受体基因。如果多肽的长度异常，就会在数量和质量上影响其激活雄激素受体基因的功能。通过复杂的机制，与异常长度多肽结合的雄激素受体蛋白可以降低脊髓、延髓神经元的完整性。SBMA 患者的神经功能是逐渐减退的，导致临床中不能充分进行神经功能观察。

SBMA 典型发病年龄为 30～50 岁。特征性症状为肌肉无力（特别是上肢和腿）、肌肉痉挛、发音和吞咽困难。当患者第一次就诊时往往以逐渐减退的神经功能作为主诉。运动后诱发的肌肉痉挛和不自主的肌颤是 SBMA 的典型症状，也可以表现为起始症状。随之近端肌肉群，特别是下肢，肌力减退越来越明显。然后肌力减退和肌肉萎缩的症状逐渐扩展到肩部、面部和四肢的远端。疾病的进程非常缓慢，甚至可以持续数十年。在 SBMA 的晚期，延髓症状，如构音困难和吞咽困难可以变得很明显。

在神经症状后，内分泌症状也逐渐明显。一半以上 SBMA 患者会出现男性乳房异常发育。睾丸萎缩可以导致少精症和继发性不育。70% 的患者临床上睾丸萎缩症状出现以前大多已有生育。患者 LH 和 FSH 水平常常升高，但这一点对于诊断并不是必须的。只有 1/3 的 SBMA 患者血清睾酮水平低于正常。另外一个不常见的内分泌改变是临床前期的糖耐量异常。

神经系统检查常常发现肌肉的腱反射减弱或消失，以及肌肉萎缩、肌力减退和肌肉纤维化。肌动电流图和病理学检查显示肌肉萎缩是由神经元异常造成的。运动神经的兴奋传导速率基本正常或仅轻微减低。感觉神经的传导速率低于正常，但与临床症状无任何关联性。血清中肌氨酸激酶轻度升高，但并不超过正常范围的上限。SBMA 与其他慢性进展性神经、肌肉疾病的鉴别诊断有较大难度。阳性家族史能为诊断提供有益的线索，必须显示雄激素受体基因突变才能为 SBMA 提供客观的诊断依据。

目前还没有病因性的治疗措施，所有的治疗还只是因人而异、依据不同症状的对症治疗。男性 SBMA 患者使用外源性雄激素治疗是否有效还不能确认。除了一些临床治疗不满意的少数病例外，SBMA 患者的预期寿命基本正常或仅仅轻微缩短。

六、最低雄激素不敏感

根据 Quigley 分级，最低雄激素不敏感（MAI）对应 1 级。除小阴茎外，外生殖器呈男性化。在青春期，通常会有男性乳腺发育。因无精子症或严重少精子症可引起患者不育。作为 MAI 的特点，男性不育症是由雄激素受体（AR）基因突变造成的（Dowsing et al，1999）。然而，迄今为止，只有少数不育男性发现 AR 基因突变。Yong 等观察到治疗的价值，他们发现 AR 基因错义突变的不育男性，在接受雄激素治疗后其生育功能恢复（Yong et al，1994）。MAI 的内分泌特征为 LH 水平升高，睾酮浓度正常或升高。

第二节　合并假阴道的会阴阴囊型尿道下裂

合并假阴道的会阴阴囊型尿道下裂（perineoscrotal hypospadias with pseudovaginal, PHP）是雄激素生理功能紊乱引起的另外一种畸形。基本的病因是由于雄激素代谢异常，而不是雄激素-受体作用异常。雄激素的生理作用是通过其代谢产物双氢睾酮来完成的。所有 PHP 的临床症状都是由于双氢睾酮在其靶器官中分布不足造成的，其基本病因是将睾酮转换为双氢睾酮的 5α- 还原酶 2 缺乏，因此 PHP 还被称为 5α- 还原酶 2 缺乏综合征。

在任何生殖器类型不清的新生儿中，无论其染色体组型如何，都应该在诊断中考虑这种生殖器异常。患有典型 PHP 的婴儿与患有阴蒂过度增生的患儿外阴相似。某些新生儿则的表现则更为男性化一些，因此性别确定为男性。在任何 PHP 病例中都会存在阴囊型或会阴型尿道下裂。与睾丸女性化相反，PHP 的性腺总位于腹腔外，如腹股沟、阴唇下，或者在阴囊内。PHP 与睾丸女性化明显的区别还在于 Wolffian 管状结构（附睾、精索和输精管）开始出现。这些性腺结构出生前的维持及出生后的发育都受到睾酮，而不是双氢睾酮的调控。胚胎期泌尿生殖窦的起源多变，泌尿生殖窦本身可持续存在，或存在单独的阴道开口。在胚胎发育过程中前列腺的形成对双氢睾酮的依赖性非常强，所以在 PHP 患者只有在尿道的背侧可以发现前列腺的起始结构，Wolffian 管的衍变物最后形成假性阴道或泌尿生殖窦。

青春期发育呈睾酮依赖性。患者可有声调改变和典型的男性肌肉发育，却没有 DHT 依赖的胡须生长和粉刺形成。患者头发浓密，前面的发际线笔直。PHP 患者多被当做女孩抚养，但她们在遗传学上却是男性（染色体核型为 46，XY）。患者青春期时无月经初潮或乳腺发育，却有显著男性化发育。患者常常自发地转换成男性角色（Hughes et al，2006）。迄今，尚未有 PHP 男性患者育有孩子的报道。所有研究均发现患者生精功能受到严重损害。

家族史的询问有利于 PHP 的诊断，约 40% 的患者具有阳性家族史。PHP 是常染色体隐性遗传，阳性患者的近亲中往往会出现新的病例。近亲结婚的家族出现 PHP 患者的概率往往高于非近亲结婚的家族。带有致病基因杂合子的父母可无临床症状。有趣的是，带有酶缺陷基因杂合子的女性，如男性患者的妹妹，其临床表现也可以是正常的。很明显，5α- 还原酶 2 缺乏并不严重影响女性性分化。

内分泌检查对于诊断尤为重要。由于儿童患者的内分泌指标低于正常，检测这些指标的意义并不是十分显著。在这个年龄组的患者中，必须使用 hCG 来激活青春期、青春后期处于基础水平以下的体内环境。5α- 还原酶 2 缺乏的最特异性表现是睾酮 / 双氢睾酮比值高达 50/1，明显高于正常人群。血清睾酮的水平基本正常或仅有轻度升高，双氢睾酮的水平轻微异常或在正常范围的下限。血清中可检测到的双氢睾酮是由 5α- 还原酶 1 转换产生的，该酶在生殖器外的器官内具有活性。血清雌激素水平正常，LH 和 FSH 浓度正常或升高。5α- 还原酶 2 的编码基因位于 2 号染色体，该基因类型众多的突变具有特征性，大多数是点突变，少数病例是基因编码区的完全缺失。对怀疑是 PHP 的患者，结合睾酮 / 双氢睾酮比检测，直接进行 DNA 突变分析是有益的诊断措施。

检测生殖器皮肤 5α- 还原酶 2 活性，同 DNA 分析相比，诊断价值较差。在某些睾丸因素的女性化患者中，采用内分泌分析和纤维细胞酶学检测的方法可以检测到 5α- 还原酶 2 的活性减弱。这些只是临床现象的描述，其发病机制还有待研究。PHP 患者的治疗取决于患者的年龄大小和患者的男性化程度。任何治疗方案必须依据不同患者的个体需要进行。有时采取女性化的治疗方案更合适：包括切除男性性腺、外阴手术矫形和雌激素替代疗法等。但是当男性化程度发育较为充分时，则采取相反的治疗方案：手术加强男性外阴、采用睾酮和双氢睾酮补充治疗，后者的治疗经验目前还十分有限。

第三节　雌激素耐受

在探讨雄激素靶器官耐受现象时，由于雌激素耐受导致的特征性改变也应该引起重视。文献报道一名患者具有类似去势男性的体格特征，身高204cm，在28岁时其身体长高的趋势仍然没有停止，骨龄只有15岁，骨密度严重异常，男性化发育程度十分完全，睾丸体积为20～25ml（Smith et al，1994）。分子生物学研究发现雌激素受体突变，说明

该患者存在雌激素耐受的现象。这个病例表明雌激素在男性骨骼功能成熟上具有重要的作用，但该报道没有涉及该患者的生育状况。另有两例临床症状相似的雌激素耐受患者同时还伴有细胞色素450芳香化酶功能异常，此类患者使用雌激素替代疗法后骨骼很快成熟（Carani et al，1997）。

第四节　男性乳房异常发育

一、病理生理学

男女两性在儿童期都存在乳房组织。无论怎样，在此基础上后期乳房的发育都依赖内分泌环境的影响。乳房发育的基本决定因素是由雄激素和雌激素的平衡所决定的。在雌激素占有优势，同时雄激素也具有一定活力的内分泌环境下可以使乳腺腺体充分分化。相反，如果雄激素比雌激素多，那么腺体就不会有任何程度的发育。正常成年男性血清雄激素和雌激素的摩尔浓度比大概是300：1。如果雄激素水平降低或雌激素水平升高，导致两者比率的明显失常，都会刺激原来处于静止状态的乳腺组织活跃增生，因而导致男性乳房异常发育。

即使血液循环中雄激素的浓度正常甚至高于正常，如果在受体水平阻断雄激素的作用，同样可以引起男性乳房异常发育。泌乳素的确可以刺激哺乳期乳房发育，但是大多数情况下它对于正常乳腺发育的重要性是居于次要地位的。因此，没有其他内分泌异常的单纯高泌乳素血症很少会引起男性乳房异常发育。但是，如果高泌乳刺激素造成性腺功能减退，就会导致男性乳房异常发育甚至异常泌乳。即便在雄激素、雌激素比率正常的情况下，肾衰竭和某些药物导致的机体异常也可以导致男性乳房异常发育。这些情况下乳腺异常发育的机制还不是很清楚。大约50%男性乳房异常发育的患者不能找到

明确的原因。所以，即使最先进的诊断方法也大多只能得到"特异性（原发性）男性乳房异常发育"的诊断结果。

二、临床检查

临床体检需要观察的是有否病理性生理改变，仔细触诊可以在很多男性体内触及乳腺组织，这种情况与轻微异常相区分极为困难，是否诊断为男性乳房异常发育往往需要临床综合评价。区分男性乳房异常发育和单纯脂肪堆积十分重要。在特别肥胖的男性，在胸部会有额外的脂肪储存。触诊往往可以区分男性乳房异常发育和单纯脂肪堆积，在不能肯定的情况下，超声检查将有助于诊断。男性乳房异常发育常常发生在单侧，或者一侧异常发育比另一侧明显。这种不对称的原因还不清楚。使用Tanner乳房发育分级方法可以自我估计男性乳房异常发育的程度。

Tanner乳房发育分级方法：

1 期：青春前期

2 期：乳房萌芽期

3/4 期：高度发育期

5 期：成年女性成熟发育乳房

临床体检一定不要局限于胸部检查。体检还应确定男性化性征发育程度；同时要注意询问患者是否有雄激素不足的症状（如：性欲减退或勃起障碍，

乏力，胡须减少）。体检还要排除系统疾病，如肝、肾和系统疾病。怀疑恶性肿瘤时应行乳腺 X 线检查。

三、实验室检查

实验室检查的范围应该针对患者的不同情况而制定，包括内分泌和临床生物化学检查。如果男性乳房异常发育程度轻微或不再发展，或者患者出现青春期男性乳房异常发育的可能大，就不需要进一步的内分泌检查。一般情况下，需要检查患者雌激素、雄激素、LH 和 FSH 的水平。某些复杂病例，需要进一步进行 SHBG、泌乳素、TSH、hCGβ、甲胎蛋白、肝、肾功能等检查。其他的特殊检查，如激素动力学、染色体组型或者 DNA 分析等对于某些特殊患者的诊断可能有帮助，必须询问患者服用药物、毒品或酒精的情况。

四、男性乳房异常发育的病理生理学

年龄是男性乳房异常发育的一个重要影响因素。在新生儿、青少年和老年男性，轻微程度的乳房增长不应该视为病理性乳房发育。由于胎儿出生前通过胎盘受到母体雌激素的影响，男性新生儿常常可触及到乳腺组织，经过一段时间后这种现象会自然消失。

青春期男性乳房异常发育则属于另外一种情况，一般也不需要特殊治疗。约 40% 的青春期男性可以发现乳腺组织，这并不是一种病理性改变，在约 4% 的男性，腺体增生的程度可能会更明显，组织直径甚至大于 1cm（Kumanov et al，2007），可能会在美容和心理等方面对该个体造成一定影响。

诊疗中一定不能忽视内分泌系统的异常，针对某些较明显的乳房增生病例，需采取一定的检查措施。大多数情况下，体格检查和检测睾酮、雌激素、LH 和 FSH 的基础水平就已经足够了。在青春期男性乳房异常发育的患者，并不存在内分泌激素的持续异常。青春期男性乳房异常发育一般从青春期开始，因此儿童或青春期男性的乳房异常发育，如果没有合并其他青春期发育的迹象，应该高度怀疑存在内分泌疾病，特别要排除具有激素分泌功能的肿瘤。

大多数青春期男性乳房异常发育会自发的消失。有少部分人也会不同程度地持续存在，这称为持续性青春期男性乳房异常发育。如果乳房异常增生发生在青春期，增生不再进展，并且没有合并其他内分泌、性腺异常的症状，就可以明确诊断为青春期男性乳房异常发育。

老年男性乳房增生的程度一般都较轻，在老年患者中，常伴有其他系统疾病，许多患者是因为使用药物后影响内分泌系统而造成的。该类患者可以发现雄激素、雌激素比例的轻微失衡。

男性乳腺发育的鉴别诊断，详见表 16-1。

五、乳房异常发育的病症

（一）雄激素合成减少引起的男性乳腺发育

几乎所有雄激素缺乏可表现为男性乳腺发育。Klinefelter 综合征患者绝大多数会有病理性乳腺发育。男性乳腺发育也可见于 XX-man 综合征。相反，完全的乳腺发育是 Kallmann 综合征和特发性促性腺激素分泌不足的不典型症状。类固醇生物合成酶的缺陷常引起雄激素合成减少，同时伴男性乳腺发育，这可见于 17p- 羟脱氢酶缺陷、3β- 脱氢酶或 17，20- 裂解酶缺乏等。

由于睾丸雄激素合成减少，全身性疾病如强直性肌营养不良症或血色病与男性乳腺发育明显相关。

（二）雄激素不敏感造成的男性乳腺发育

男性乳腺发育常伴各种形式的雄激素不敏感，这可由雄激素受体作用减弱来解释（雄激素合成正常），继而可引起雌激素效应增加。这也见于 X 染色体连锁的脊髓延髓肌萎缩症，由于 11 号外显子 CAG 重复序列扩展，其雄激素靶基因的反式激活能力受干扰。

（三）雌激素合成增加所致男性乳腺发育

雌激素效应占优势可能是由于芳香化酶活性增加，也可因为性腺或肾上腺雌激素合成增加。位于 15q21.2 的芳香化酶基因（CYP19A1）受雄激素激活的特定启动子控制。迄今，在几个常染色体显性遗传的男性乳腺发育及性早熟家族中，可有不同的重组例如 CYP9A1 基因的区域倒置，与这些改变相伴的是芳香化酶活性增加。芳香化酶可以将雄（甾）烯二酮和睾酮分别转换为雌酮和雌二醇。当芳香化酶的作用底物充足，特别是有高于正常的雄（甾）烯二酮供该酶转换时，就会有超过正常的雌

表16-1 男性乳腺发育的鉴别诊断

假男性乳腺发育	乳腺脂肪沉积 乳腺肿瘤
生理性男性乳腺发育	新生儿乳腺发育 青春期男性乳腺发育 老年男性乳腺发育
病理性男性乳腺发育	特发性男性乳腺发育 持久性的青春期男性乳腺发育 家族性男性乳腺发育
原发性内分泌紊乱	Klinefelter综合征 XX男性 性发育卵睾紊乱 Kallmanm综合征 特发性促性腺激素分泌不足性腺功能减退 高催乳素血症 甲状腺功能亢进症 先天性肾上腺增生症 肾上腺髓质神经病 Reifenstein综合征 X连锁脊髓延髓肌萎缩症或Kennedy病 强直性肌营养不良症 伴假阴道的会阴阴囊尿道下裂 外周组织中芳香化酶活性增加 17-类固醇还原酶缺乏症 3β-羟脱氢酶缺乏症
内分泌肿瘤	睾丸恶性肿瘤 睾丸间质/支持细胞肿瘤 Peutz-Jegher综合征中生成芳香化酶的睾丸肿瘤 肾上腺皮质肿瘤 生成hCG的异位恶性肿瘤（尤其是肺、肝和肾）
睾丸实质疾病引起的雄激素缺乏	感染性睾丸炎 肉芽肿性睾丸炎 先天性无睾 睾丸切除术
全身性疾病	肝病 肾病 营养不良 营养不良后体重增加
药品和成瘾性药物	安非他明 抗肿瘤药物 钙通道阻滞剂 西咪替丁 地西泮 洋地黄 雌激素 氟他胺 人绒毛膜促性腺激素 血管紧张素转换酶抑制剂 异烟肼 甲酮康唑 大麻 甲硝唑 麻醉剂和类罂粟碱 青霉胺 利舍平 螺内酯 三环类抗抑郁药

激素产物。先天性肾上腺增生患者（21-羟化酶缺陷）和肾上腺性雄激素分泌肿瘤会出现上述现象。芳香化酶活性增加会引起一种少见的遗传性乳房异常增生症。这种病例中，血浆雄激素浓度正常，但是转化为雌激素的酶促反应强度则高于正常10倍，这种异常现象的确切分子机制还不清楚。该疾病的遗传模式是常染色体遗传或X染色体隐性遗传。

雌激素的增加也可能是由肿瘤所致，尤其是支持细胞或间质细胞肿瘤。另外，肾上腺肿瘤合成雄激素前体，也可导致雌激素的芳构化。而且，雌激素的增加也可能是hCG刺激所致，可见于睾丸畸胎瘤或绒毛膜癌以及性腺外（特别是肺或肝）肿瘤。鉴别诊断必须考虑睾丸、肝、肾上腺和胃肠道的癌旁肿瘤（Braunstein，2007）。

（四）雌激素、雄激素利用度改变引起的男性乳腺发育

由于雌二醇和雌酮与SHBG的结合能力低于睾酮，SHBG的增加往往导致游离睾酮减少和游离雌激素相对增加。甲状腺功能亢进症伴随着SHBG增加，这也许可以解释在甲状腺功能亢进患者的男性乳腺发育。

很多药物具有使男性乳腺发育的副作用。例如，螺内酯倾向于取代雌激素而非雄激素与SHBG的结合，从而造成游离雄激素与游离雌激素比值的改变，导致雌激素作用占优势。含有雌激素样物质的化妆品如熏衣草或茶树油也能导致男性乳腺发育症（Henley et al，2007）。对绝经后女性采取经阴道雌激素治疗，过量的雌激素容易通过性交被伴侣吸收，从而引起男性乳腺发育。

（五）男性乳腺癌

男性的乳腺肿瘤很少见。它的发病率为每年（0.5～1）/100 000。由于其预后具有潜在的危险性，在鉴别诊断时必须考虑到这种疾病的可能性。尽管单侧乳房异常增生常常是双侧乳房异常增生的过渡阶段，但是必须高度怀疑该侧乳房肿瘤的可能。乳腺肿瘤通常固定位于外上象限。约10%的病例发生乳头出血。在诊断不明确的情况下，需行乳腺X线检查。

PAI可能出现乳腺癌。与早期的假设相反，Klinefelter患者乳腺癌发病率并未增加。BRCA-2突变的男性患癌风险为7%左右，尤其当家族中有女

性乳腺癌病史时，建议行 BRCA-2 基因突变分析
（Heinig et al，2002）。尽管目前尚缺乏明确依据，
BRCA-1 基因突变携带者患癌风险也会显著增加。
对于经常服用易导致乳腺癌药物的患者，要特别注
意其罹患乳腺癌的可能。根据德国药品委员会的资
料库，应用非那雄胺的患者中，32 例并发男性乳腺
发育症，6 例罹患乳腺癌。

乳腺的无痛性、硬性增生应该使医师警惕乳腺
肿瘤的可能，此时应该进行病理活检。

（六）治疗

男性乳房异常增生的治疗取决于多种因素。治
疗过程中要考虑病因、乳房异常增生的程度、患者
的主观不适程度、病变的预期自然病程等诸多因素。
对于乳腺轻度发育、无明显不适或乳腺发育自行消
退的患者，通常不必要采取任何治疗方案。但是乳
房异常增生仍然可以对患者造成心理负担。女性外
观可能使患者遭受嘲讽和自信心减退，导致性格孤
僻、缺少接触以及继发的个性改变和生活质量降低，
患者可能主动避免体育、游泳或性接触等活动。医
生的关心和指导非常必要，尤其在诊断和治疗之前。

对发育的男性乳腺，正确的决策是并不立即行
切除术。每个患者都必须完善各项检查，推荐手术
矫正前观察疾病的自然进程。否则手术切除的异常
病变仅是潜在疾病的一个症状而已。

如果高雌激素或睾酮不足是男性乳房异常发育
的根本原因，对其进行纠正就可以达到满意的治疗
效果。但是，纠正高雌激素和雄激素不足的治疗方
法不能总是奏效。如果乳腺增生到达中度，即使纠
正了发病的起始病因，乳房异常增生也不可能完全
消退。在长期异常增生的乳腺组织中会出现腺体纤
维化，因此增生的乳腺不可能自发地或经治疗后完
全恢复正常。

某些具有内分泌活性的药物，如睾酮、双氢睾
酮、Danazol、睾丸激素、克罗米芬和他莫昔芬，已
经被试用于没有明显内分泌问题的乳房异常增生患
者。在这些大多没有对照组的研究中，治疗的成功
率差别较大。到目前为止，必须承认这些药物的治
疗效果尚不肯定。由于发生副作用的概率极低，可
以尝试抗雌激素药物他莫昔芬作为治疗方法，即使
对于"非病理性"的乳房异常增生患者也可试用。这
样的治疗方案开始越早，治疗效果越好，尤其是在
增生的乳腺组织纤维化以前。在一项回顾性研究中，
抗雌激素药物他莫昔芬（20mg/d，3 个月）被用于治
疗特发性男性乳腺发育，结果显示 78% 的患者症状
完全缓解。如果采取这样的治疗方案达 3 个月以上，
而治疗效果不显著；或者患者起初就要求进行手术
矫形，可进行增生乳腺切除术。外科医生必须对这
种手术十分熟悉，否则，手术后的美容效果可能比
手术前更令人不满意。最好采用不规则的曲线缝合，
否则疤痕组织会十分明显，手术部位将会凹陷下去，
或者乳头将会不对称。

第五节　雄激素异常性秃发

一、流行病学和病理生理学

雄激素异常性秃发是秃发的最常见类型，既可
以影响女性，也可以影响男性。在白种人中，大概
1/2 的男性在一生中都会出现秃发。在亚洲、非洲和
美洲本土男性中这种发病率和发病程度较低。虽然
雄激素性脱发可以认为是"生理"现象，而且并没有
真正的病理改变发生，它仍然困扰了许多青年男性。
年轻男性受这种疾病困扰的程度要大一些，因为脱
发损害了患者的自我形象，因此多方寻求治疗。

一生中人的毛发始终在生长。不同部位的毛囊
其毛发生长周期依据部位不同而各异。在活跃生长
期后，会有短暂的衰退期，随后又是静止期。静止
期后毛发就会脱落。一般而言，活跃生长期一般持
续 3 年，而静止期只持续 100 天左右，所以活跃生
长期的毛发与静止期的毛发的比例就是 9：1。每天
脱落的毛发的数量是 100 根左右。在雄激素异常性
秃发患者，毛发的活跃生长期将被缩短，从而影响
活跃生长期与静止期毛发的数量比。另外，雄激素
异常还会造成毛囊缩小和毛发生长停止。

雄激素异常性秃发患者的前提条件是睾丸功能
和雄激素功能完全正常。睾酮需要转化为 5α- 双氢
睾酮后才能发挥其生理作用。遗传学研究表明，雄

激素受体基因（SNPrs6152）的变异是雄激素性脱发的病因（Prodi et al，2008）。雄激素受体基因多态性对于脱发的重要性可从 Kennedy 病证实，例如 CAG 重复序列数目较多的男性不易发生脱发（Sinclair et al，2007）。同时进一步研究确认了含有雄激素性脱发易感基因的区域（Hillmer et al，2008）。

二、诊断

雄激素异常性秃发起始症状是青春期末或成年早期短暂性的脱发。进一步发展的症状会因部位和脱发程度而不同，Hamilton 和 Norwood 制定了关于脱发的详细分类。由于该疾病具有常染色体遗传的特征，所以家族史非常重要。但也需要排除其他可引起脱发的疾病，甲状腺功能亢进、侏儒症以及机体系统性疾病如：肝炎、缺铁性贫血、糖尿病等，都可能与脱发有关，所以必须对这些疾病作出鉴别诊断。但是在这些疾病中，脱发可能是弥散性的，这一点也有助于鉴别诊断。高剂量的维生素 A（＞ 50 000 IE）、降胆固醇药物、铊、汞中毒都会导致毛发的迅速脱落。特殊的内分泌检查对于这些患者没有太大用处。

三、治疗

由于雄激素异常性秃发本质上不属于一种疾病，所以原则上并不需要治疗。采用心理诱导使秃发者认为秃发是一种男性化的表现可能更为有效。但是患者在治疗无效的情况下，往往求助于美容方法。一些患者通过带假发来寻找自信。自体毛发移植治疗秃发虽然有效，但是头部的疤痕也影响美观，而且手术费用昂贵。

很早以前人们就知道青春期前去势可以阻止男性秃发的发生。同样，具有秃发易患遗传因素，同时又患有青春期延迟的患者，经过治疗，睾酮水平升高以后才会表现出秃发症状。抗雄激素治疗常常对男性秃发有效。但是这种治疗常常因为性腺功能减退的副作用而不易被患者所接受。

使用特异性 5α- 还原酶 2 抑制剂可以控制秃发的进一步发展，还可以获得较密的毛发。原用于治疗 BPH 的 Finasteride（现商品名保列治）来治疗秃发，对照研究显示它用于治疗脱发也是有效的（Mella et al，2010）。原本用于抗高血压的药物米诺地尔（minoxidil），早期的对照研究结果显示使用 4 ~ 6 个月后发现可以促进毛发生长（Gelfuso et al，2013）。

（姚　兵　吴小军）

参考文献

Braunstein GD, 2007. Clinical practice.Gynecomastia. N Engl J Med, 357: 1229-1237.

Carani C, Qin K, Simoni M, et al, 1997. Effect of testosterone and estradiol in a man with aromatase deficiency. N Engl J Med, 37: 91-95.

Dowsing AT, Yong EL, Clark M, et al, 1999. Linkage between male infertility and trinucleotide repeat expansion in the androgen-receptor gene. Lancet, 354, 640-643.

Fagouri H, Moussaoui DR, Kouach J, et al, 2014. Complete androgen insensitivity syndrome with a Sertoli-Leydig cell tumor. J Pediatr Adolesc Gynecol, 27, 113-115.

Gelfuso GM, Gratieri T, Delgado-Charro MB, et al, 2013. Iontophoresis-targeted, follicular delivery of minoxidil sulfate for the treatment of alopecia. J Pharm Sci, 102, 1488-1494.

Guidetti D, Sabadini R, Ferlini A, et al, 2001. Epidemiological survey of X-linked bulbar and spinal muscular atrophy, or Kennedy disease, in the province of Reggio Emilia, Italy.Eur J Epidemiol, 17, 587-591.

Heinig J, Jackisch C, Rody A, et al, 2002. Clinical management of breast cancer in males: a report of four cases.Eur J Obstet Gynecol Reprod Biol,102: 67-73.

Henley DV, Lipson N, Korach KS, et al, 2007. Prepubertal gynecomastia linked to lavender and tea tree oils. N Engl J Med, 356: 479-485.

Hillmer AM, Flaquer A, Hanneken S, et al, 2008. Genome-wide scan and fine-mapping linkage study of androgenetic alopecia reveals a locus on chromosome 3q26. Am J Hum Genet, 82: 737-743.

Hughes IA, Houk C, Ahmed SF, et al, 2006. Consensus statement on management of intersex disorders. J Pediatr Urol, 2: 148-162.

Imperato-McGinley J, Peterson RE, Gautier T, et al, 1982. Hormonal evaluation of a large kindred with complete androgen insensitivity: evidence for secondary 5 alpha-reductase deficiency. J Clin Endocrinol Metab, 54: 931-941.

Jukier L, Kaufman M, Pinsky L, et al, 1984. Partial androgen resistance associated with secondary 5 alpha-reductase deficiency: identification of a novel qualitative androgen receptor defect and clinical implications. J Clin Endocrinol Metab, 59: 679-688.

Kumanov P, Deepinder F, Robeva R, et al, 2007. Relationship of adolescent gynecomastia with varicocele and somatometric parameters: a cross-sectional study in 6200 healthy boys. J

Adolesc Health,41: 126-131.

Mella JM, Perret MC, Manzotti M, et al, 2010. Efficacy and safety of finasteride therapy for androgenetic alopecia: a systematic review. Arch Dermatol, 146: 1141-1150.

Muroya K, Sasagawa I, Suzuki Y, et al, 2001. Hypospadias and the androgen receptor gene: mutation screening and CAG repeat length analysis. Mol Hum Reprod, 7: 409-413.

Price P, Wass JA, Griffin JE, et al, 1984, High dose androgen therapy in male pseudohermaphroditism due to 5 alpha-reductase deficiency and disorders of the androgen receptor. J Clin Invest, 74: 1496-1508.

Prodi DA, Pirastu N, Maninchedda G., et al, 2008. EDA2R is associated with androgenetic alopecia. J Invest Dermatol, 128: 2268-2270.

Quigley CA, De Bellis A, Marschke KB, et al, 1995. Androgen receptor defects: historical, clinical, and molecular perspectives. Endocr Rev, 16: 271-321.

Rajender S, Singh L, Thangaraj K, 2007. Phenotypic heterogeneity of mutations in androgen receptor gene. Asian J Androl, 9: 147-179.

Scully RE, 1970. Gonadoblastoma.A review of 74 cases. Cancer, 25: 1340-1356.

Sinclair R, Greenland KJ, Egmond S, et al, 2007. Men with Kennedy disease have a reduced risk of androgenetic alopecia. Br J Dermatol, 157: 290-294.

Smith EP, Boyd J, Frank GR, et al, 1994. Estrogen resistance caused by a mutation in the estrogen-receptor gene in a man. N Engl J Med, 331: 1056-1061.

Vierhapper H, Nowotny P, 1999. Gynaecomastia and raised oestradiol concentrations. Lancet, 353: 640.

Yong EL, Ng, SC, Roy AC, et al, 1994. Pregnancy after hormonal correction of severe spermatogenic defect due to mutation in androgen receptor gene. Lancet, 344: 826-827.

全身性疾病引起的睾丸功能障碍

在临床诊疗全身性疾病的过程中，临床医师常将关注重点放在疾病本身，而忽视了男性患者的生殖健康问题。与临床医师重视不足相反的是，全身性疾病对于睾丸功能具有重要的影响。在任何疾病的临床治疗中都要仔细考虑其对于患者生殖健康潜在的影响，包括生殖能力、雄激素状态和性功能等。本章将重点论述全身性疾病对于睾丸功能的影响。

第一节 全身性疾病引起睾丸功能障碍的机制

在不同的年龄阶段，睾丸功能障碍、雄激素缺乏所导致的结局各不相同。出生前雄激素不足可以导致内、外生殖器不同程度的发育不全，包括男性性发育完全缺失、不同程度的尿道下裂、男性乳房异常发育和（或）隐睾。青春期前雄激素不足可以表现为明显的青春期和男性性征发育延迟。青春期后的雄激素不足则可以导致成年人典型的雄激素不足症状。每个时期的雄激素不足的症状变化都极大。由于并不危及生命，因此成年人的雄激素缺乏常被忽略。当合并一些症状更加明显的全身性疾病时，雄激素缺乏更容易被忽视。除了去势的患者有阵发性皮肤炽热感的症状之外，多数情况下雄激素不足表现为较为长久的、中到重度的雄激素缺乏征象。相反，精子生成障碍大多在青春期后才被发现，大多表现为不育。

非睾丸性疾病可以从不同水平破坏下丘脑-垂体-睾丸这一传导通路。严重或慢性的全身性疾病往往引起特征性的下丘脑-垂体调节缺陷，其内在机制类似于青春期阶段的生理性驱动和季节性繁殖动物的年度周期性性腺活动。国外学者提出用"个体发育退化"（ontogenic regression）这一理论来描述疾病状态抑制生殖功能的根本生理机制。其具体特征包括抑制促性腺激素释放激素的分泌、睾丸负反馈敏感性提高及纳洛酮抵抗等。个体发育的回归是一种生殖功能以特定的方式的有序性退化，在有利环境出现后，这种特定的方式能促进生殖功能很快恢复。这种模式适合进化，因为它推迟生殖活动直至更有利于繁殖的环境中出现。

大多非性腺的全身性疾病或创伤，如烧伤、心肌梗死、手术或创伤性损害、急性重症疾病等，都可以抑制睾丸的功能，表现为总睾酮和游离睾酮的水平降低、免疫活性因子水平正常、LH生物活性降低和LH脉冲式分泌的消失等（Woolf et al，1985；Whitehead et al，1982）。这种暂时性的雄激素生物活性减退（即继发性性腺功能减退）非常常见，被认为是严重急/慢性全身性疾病的并发症（Verhelst et al，2000）。雄激素缺乏对于基础疾病的影响尚不清楚，有待于进一步的对照临床研究。

系统疾病的常见表现能够抑制睾丸功能，如发热、体重减退、慢性疾病或分解代谢等，但是难以区分不同因素各自对于睾丸功能的影响。营养状况可以影响睾丸的功能，充足的身体锻炼对于运动员睾丸功能和精子生成能力的影响较小，但是过度的体力活动将严重抑制睾酮的分泌，这种抑制可通过长期无氧训练得到缓解。

对生精过程的干扰可以影响射出精子的数量和活力，从而影响男性生殖能力。生精上皮是细胞聚集和DNA复制的部位，因此容易受到细胞毒作用的影响，包括离子放射、细胞毒性药物、某些环境因素等。这些因素会导致精子发生功能减退，从而出现不同程度的生精功能的下降甚至丧失。

年龄是决定全身性疾病对睾丸影响程度的重要因素。正在成熟过程中的下丘脑-垂体-睾丸内分泌轴易感性升高，因此患有慢性疾病的青少年很容易发生青春期延迟。老年人则表现为与原发慢性疾病和（或）治疗相伴随的内分泌改变：睾酮水平下降、SHBG 和促性腺激素水平升高、睾酮分泌节律的消失、LH 脉冲样分泌模式的改变、下丘脑对类固醇激素和阿片类物质负反馈敏感性降低等。这些变化都反映了个体发育的回归影响下的下丘脑的特异性改变。其他内分泌异常还包括睾丸体积减小，生精细胞数目减少等（Agbaje et al，2007）。

药物通过多种环节和机制影响雄激素的功能。包括：①减少 LH 分泌（如鸦片）；②抑制类固醇合成酶（如氨鲁米特、酮康唑、非那雄胺等）；③提高睾酮的代谢水平（如巴比妥类、抗惊厥的药物和其他肝酶诱导剂）；④通过拮抗雄激素受体阻断睾酮作用（如西咪替丁、螺内酯、醋酸环丙孕酮等）；⑤通过拮抗雄激素生物活性阻断睾酮作用（如地高辛的雌激素样作用、药物诱导高泌乳素血症的作用等）。但是目前为止，关于治疗药物对于男性生殖系统潜在影响的研究还相对较少。

第二节 特殊疾病

一、肾疾病

睾丸功能紊乱主要是由于下丘脑调节的垂体促性腺激素分泌异常所造成的继发性睾丸功能异常。尿毒症患者的性腺功能低下主要表现为青春期发育延迟和睾丸萎缩、少精症、不育、勃起功能障碍和（或）男性乳房异常发育。

对于慢性肾功能不全患者，大多数睾丸功能紊乱在早期就已经出现，在维持透析的过程中生殖功能可能恶化，但是在完成肾移植之后，功能紊乱多可完全恢复。功能性性腺功能低下的表现是睾丸生精和合成激素的功能受到抑制，同时伴有轻到中度的促性腺激素反射性增高，以及睾丸形态学的特征性改变。尿毒症患者促性腺激素清除率明显降低，但是 LH 合成速度没有明显升高、同时 LH 的脉冲样分泌模式消失，都反映了下丘脑调节失衡在尿毒症性性腺功能减退的病理发生机制中所起的重要作用。尽管现在研究一致认为慢性尿毒症患者存在雄激素不足，但是目前还很少有采用雄激素补充进行治疗的临床研究。

对于急性肾衰竭患者，虽然其可以出现睾酮水平降低，但是促性腺激素和 SHBG 水平变化不大，同时仍然保持了对 GnRH 刺激的反应性；所导致的下丘脑性性腺功能减退也可以在肾功能恢复以后恢复正常。最近的试验也证实了下丘脑对垂体功能调节失常在尿毒症期性腺功能减退发病机制中所起的作用。在试验中将大鼠的肾进行次全切除导致急性肾功能衰竭，可以导致睾丸功能失常和不育，其根本原因是 GnRH 分泌的神经内分泌调节失常。治疗尿毒症性睾丸功能失常的有效方法是肾移植；而透析治疗不能纠正或改善睾丸功能。

对于终末期肾衰竭患者，应用睾酮或人工合成雄激素治疗可以有助于治疗肾性贫血和营养不良，且治疗成本要低于促红细胞生成素等治疗方案。

部分学者认为补充锌等辅助治疗方法有助于改善睾丸功能，使用泼尼松、环孢素 A、（硝基）咪唑硫嘌呤等常用的免疫抑制剂对于改善睾丸功能并无明显效果。

二、肝疾病

包括肝炎在内的急性肝病可导致 SHBG 的显著性升高，继而通过反馈调节引起促性腺激素和性激素的分泌，以保持睾丸源性睾酮的产生和组织内雄激素的供给。急性肝病中这种短暂性的生化紊乱的病理意义尚不明了。

慢性肝功能衰竭可以表现出性腺功能减退的特征性症状，包括不育、生精功能减退、睾丸萎缩、男性乳房异常发育、体毛减少和性功能障碍等。睾酮生成的减少可以导致循环中游离睾酮和总睾酮的数量减少，但是循环中 SHBG 水平升高导致的睾酮清除率下降掩盖了雄激素不足的严重程度（van Thiel DH et al，1990）。除了睾酮水平异常外，促性腺激素水平保持在较低或正常的水平，LH脉冲样分泌模式消失，说明下丘脑调节功能失衡在慢性肝病所致性腺功能减退的发病机制中也发挥着重要作用（van Thiel DH et al，1981）。需要注意的是在慢性肝病患者中，循环睾酮增加可能提示肝细胞癌的存在。

酒精仍然是目前导致慢性肝衰竭的常见原因，除了酒精对睾丸的直接损害之外，影响生殖能力的肝疾病主要是肝实质组织减少和门静脉分流（其可能导致大脑多巴胺过量），但两者间的联系仍需要进一步阐明。

使用睾酮可以改善患者自觉症状，提高血清蛋白水平，降低组织水肿，而且没有严重的不良反应。使用非注射性睾酮可以避免注射部位周围出血，但其长期疗效仍需进一步观察。虽然慢性活动性肝炎的男性患者需要免疫抑制治疗，但只要每日使用（硝基）咪唑硫嘌呤的剂量不超过150mg，患者仍可以维持正常的生精功能。有关其他慢性肝病患者精液指标的资料还较少。睾丸功能失常和前列腺的继发性影响的程度与原发的肝疾病病变严重程度相符合，并且在成功的肝移植后上述异常都可以逆转。

遗传性或输血后血色素沉着所导致的全身铁负荷过重常常会引起低促性腺激素型性腺功能减退，其原因是垂体中铁蓄积导致的选择性促性腺物质的破坏。在更多长期进展性疾病中，肝硬化和糖尿病的附加效应可进一步加重雄激素缺乏的表现。这种症状在中年男性患者中尤为明显，雄激素补充疗法效果满意，当有生育要求时还可以使用促性腺激素进行治疗。对于40岁以上的患者，即便采用血液置换或使用螯合剂降低铁负荷也很难有效纠正性腺功能减退。对于此类患者应采用雄激素补充疗法，其在改善症状、纠正雄激素缺乏造成的骨密度降低方面非常有效。对于垂体正常而促性腺激素不足导致的遗传性血色沉着病，使用促性腺激素补充治疗往往有效，但脉冲式的GnRH由于不能诱导促性腺激素释放，疗效较差。通过基因分析和家族史来早期诊断可以避免遗传性铁负荷过重的症状进一步发展。

三、呼吸系统疾病

慢性支气管感染（复发性支气管炎）可以导致Young综合征（Young syndrome）、囊性纤维化（cystic fibrosis，CF）和纤毛运动障碍综合征（包括纤毛不动症和Kartagener综合征）等疾病，进而导致男性不育。CF患者先天性输精管缺失，Young综合征附睾和输精管虽然结构完整，但黏稠的分泌物会阻塞附睾管，因此两者均可表现出梗阻性无精症的症状。相反，纤毛运动障碍综合征的精子虽然输出管道和精子排出均正常，但是由于输精管的纤毛核心纤维束缺失，导致精子运动不能。典型的囊性纤维化（CF）大多存在青春期延迟，其原因是胰液分泌异常所造成的慢性病变和营养不良。几乎所有（95%）囊性纤维化（CF）的男性患者存在先天性输精管发育不全（缺如）属于的一种原发类型。

阻塞性睡眠呼吸暂停与性功能低下和睾酮水平降低有关，但是促性腺激素水平并没有反射性升高，提示中枢性功能低下参与了其发病机制。这种异常并非由阻塞性睡眠呼吸暂停伴随的肥胖来介导，因为在不改变体重的情况下改善呼吸后，性功能低下和睾酮水平降低可以得到改善。组织缺氧和睡眠中断是否与中枢性性腺功能减退有关还有待进一步研究。在体重偏胖的男性麻痹呼吸肌后使用睾酮，可以造成阻塞性睡眠呼吸暂停。并且对于老年人，睾酮会通过影响化学感受器的敏感性等途径对睡眠和呼吸产生短期不良效应。目前的研究表明高剂量睾酮治疗会出现不良效应，低剂量的效果和副作用仍有待评估（Zavos et al，1998）。

哮喘患者需使用糖皮质激素治疗，可以造成青春期延迟。但是除了使用糖皮质激素可以诱导SHBG减少进而降低循环中总睾酮含量外，没有其他关于青春期后使用糖皮质激素对男性生殖能力产生影响的报道。对于遗传性α1抗胰蛋白酶缺乏导致的肺气肿患者，其睾丸功能和生育能力是正常的，严重病例睾丸功能受损的症状出现较晚，一般要到生育年龄以后。

四、恶性疾病

肿瘤的联合化疗和放疗一般直接导致无精症和不育。无精症的持续时间和生精功能恢复速度与程度取决于治疗的疗程和剂量，在治疗结束后几年内可以完全或部分恢复生育能力，但是也有部分患者的生育能力完全无法恢复。睾丸对离子辐射十分敏感，使用20 rads（cGy）的放射剂量就可以导致无精症，生精能力恢复的时间与放射的总剂量相关。

在盆腔放疗过程中采用睾丸屏蔽可以有效地减少睾丸损伤，但是散射的射线仍然可以绕过遮蔽物对睾丸的生精能力造成损害。

随着技术的进步，单纯手术对于生殖的影响正在逐渐降低。前列腺癌根治术、直肠癌手术有损伤盆腔神经、导致术后勃起功能障碍的风险，近年来随着保留神经手术的广泛开展和成熟，术后勃起和射精障碍发生率有了明显下降。对于睾丸肿瘤，当对侧睾丸正常时，单纯单侧睾丸切除很少对生育能力产生持续性的影响。

原则上，生精功能的损害可以通过采用毒性较小的治疗方法来避免，或者通过冷冻保存精子和自体生殖细胞移植的方法来解决。患有霍奇金病的男性若采用标准 MOPP 化疗方案可导致的不育；可以通过减少 MOPP 化疗周期或使用 ABVD 化疗方案来解决，后者的化疗效果与 MOPP 方案相当但对生精功能毒性作用要轻得多。动物实验中使用类固醇和（或）GnRH 激素类药物来抑制化疗期间的睾丸功能损害，意义有限，在人类的应用尚有待研究。

对于此类患者，可以考虑在治疗前进行精子冻存。对于不育患者而言，精子冻存对于恢复生育能力是一种较好治疗准备。目前的限制因素主要是对于睾丸功能障碍的预处理。作为生育保险的一种形式，精子冻存一般只限用于人工授精、男性的 IVF 或 ICSI。肿瘤患者常担心在进行相关治疗后其后代是否可能存在出生缺陷；而选择在癌症治疗前进行精子冻存可以避免精子暴露于具有潜在遗传效应的细胞毒性治疗。

五、神经系统疾病

（一）遗传病症

（1）肌强直性营养不良：肌强直性营养不良是成年男性最常见的遗传性肌肉疾病，与生殖能力减退、睾丸萎缩、生精能力低下、促性腺激素升高、睾酮水平降低有关。睾丸功能减退与肌肉疾病的严重程度、持续时间或治疗效果无关。同样，采用睾酮治疗虽然增加肌肉重量外，却并不能改善肌肉的力量。目前的研究表明，肌强直蛋白激酶基因 3′ 端的 CTG 密码子多态性重复片段（重复次数大于 35），可导致 SIX5 等位基因转录沉默，从而导致男性不育和睾丸体积萎缩（van Raamsdonk JM et al，2007）。疾病的严重程度与发病时间和 CTG 重复的

次数以及雄激素受体结合能力的缺陷有关。

（2）脆性 X 染色体综合征：脆性 X 染色体综合征是导致智力缺陷最常见的原因，其基因基础在于 X 染色体上 FMR1 基因的 5′ 端的 CGG 密码子过度甲基化，重复次数超过 200。它同不同程度的智力缺陷、巨大的睾丸相关联，通常在青春期前就很明显，性腺功能尚正常但是基因的异常变化如何导致疾病的发生，并且同时殃及睾丸和神经系统，原因还不甚明了。

还有其他一些遗传性神经系统疾病导致的先天异常与性腺功能减退（多表现为低促性腺激素）有关，其原因可能是下丘脑 GnRH 神经元或 / 和其中的脉冲起搏点之间的神经通路异常所致。这些先天异常包括 Prader-Labhart-Willi 综合征（由于 15 号染色体缺失或单亲性二聚体 15 号染色体导致的智力缺陷、肌张力减退、身材矮小及肥胖症）、Laurence-Moon-Biedl 综合征（色素性视网膜炎、肥胖、智力缺陷、多指 / 趾畸形等）、Friedreich 及其他小脑共济失调综合征；多色斑综合征、类固醇硫酸酯酶缺乏综合征（先天性 X 连锁疾病）及其他一些少见的先天神经系统疾病。这些患者常常会因为社会因素的需要而进行雄激素补充治疗。

（二）获得性（后天性）病症

治疗癫痫所使用的抗惊厥药物可以造成性腺功能减退和不育，其中仅有少数需要补充雄激素。癫痫本质上并不会导致睾丸内分泌功能异常。抗惊厥药物可以促进肝分泌 SHBG，从而降低了睾酮的代谢清除率，提高了总睾酮和促性腺激素的水平、但降低游离睾酮的水平（Zelissen et al，1998）。精子产生的数量虽然正常，但是长时间使用苯妥英钠治疗后，精子的形态和活力会受到损害。尽管动物实验证实雄激素可以预防上述精子异常，但目前还没有严格的临床对照研究来证实雄激素的治疗效果（Adachi et al，2005）。

脊髓损伤导致的睾丸功能障碍的程度取决于脊髓损伤的程度和范围。脊髓损伤患者的体温调节失常，反复发作逆行性泌尿系感染（留置尿管、神经源性膀胱等）以及医源性因素（诊断性放射、药物等）都可以造成患者的睾丸功能异常。尽管此类患者的性欲仍可基本正常，但是调节勃起和射精的神经通路破坏不可避免地会造成勃起功能障碍。性功能还与脊髓损伤的平面和程度有关。长期脊髓损伤

的患者可以出现精子合成减少和睾丸萎缩，但是通过适时的精子冻存和辅助生殖技术，仍然可以保留生育能力。头部损伤可以造成垂体的门静脉血流受到干扰，造成促性腺激素合成障碍。

六、胃肠系统疾病

腹部疾病可以导致生精数量、精子形态和活力异常，以及血清睾酮、促性腺激素水平升高，引起生育能力下降。通过提高饮食中粗粮的含量，可以有助于激素水平恢复正常。

炎性肠病常影响精子生成，但睾丸内分泌功能不受影响。克罗恩病患者经常会出现精子生成减少，可能是由该病的发热、慢性消耗和营养不良造成。服用柳氮磺胺吡啶的溃疡性结肠炎患者可表现精子生成和精子功能方面的损害。改用 5- 氨基水杨酸治疗可有助于精液各项指标的改善。此外，炎症性肠病患者出现抗精子抗体的概率更高，可能是由于肠道通透性增加和对肠道菌群抗原的免疫反应所致。抗精子抗体也被发现在志贺菌或沙门菌感染的腹泻患者中表达增加。

治疗胃溃疡使用的 H2 受体阻滞剂西咪替丁可以拮抗雄激素受体的功能，影响睾丸功能。目前尚无其他 H2 受体阻滞剂或抑酸药物对雄激素受体和睾丸功能产生影响的报道。

七、血液系统疾病

血红蛋白病与青春期延迟相关。在患有 β 珠蛋白生成障碍贫血需规律性输血的患儿中，输血导致的铁负荷过量可以导致获得性促性腺激素缺乏，其症状与遗传性血色沉着病导致的促性腺激素缺乏相似。青春期前采用铁螯合剂治疗可以促进发育成熟，推测其机制是防止垂体的铁沉积过多。

一般认为缺铁性贫血对睾丸功能不产生影响，但是有报道认为叶酸或维生素 B12 缺乏造成的巨幼红细胞贫血抑制了骨髓 DNA 复制，并进而导致表面上皮功能停滞（Agbaraji et al，1998）。但是，目前还没有针对巨幼红细胞贫血男性患者中表面上皮功能的研究来验证该假说。血友病可以引起男性生育能力的明显减退，由于没有血友病患者睾丸功能的相关研究，所以不能肯定其是否完全由于自发性生

育抑制造成（Abbasi et al，1979）。

八、内分泌疾病

甲状腺疾病往往导致血液循环中的 SHBG 水平改变而显著影响男性生育能力。甲状腺激素可以促进肝 SHBG 的合成，因此，甲状腺功能亢进患者血液循环中 SHBG 水平升高，而甲状腺功能减退患者则出现 SHBG 水平降低。当甲状腺功能恢复正常后上述异常可消失。SHBG 水平上升可以降低睾酮的血浆清除率，从而导致总睾酮、雌二醇和促性腺激素水平升高。甲状腺素对雄激素效应的调节作用尚不清楚。甲状腺功能亢进和青春期前长期甲状腺功能减退都可以导致生精能力减退，但是青春期后甲状腺功能减退则难以对生精能力产生明显影响。

各种原因导致的皮质醇增多症都可以在下丘脑-垂体-睾丸这一性腺内分泌轴的多个环节抑制睾丸功能，导致血液循环中睾酮和促性腺激素水平的降低（Urban et al，1998）。阻断糖皮质激素的过度增生可以纠正上述异常（Verhelst et al，2000）。

糖尿病对男性生育能力的影响主要是其神经、血管并发症导致的勃起功能障碍和 / 或射精异常，而针对糖尿病对睾丸功能直接影响的报道则较少。并且，性功能正常的糖尿病患者的精子发生和生育能力很少受到影响。目前的部分研究发现 2 型糖尿病患者睾酮水平轻度降低、而 1 型糖尿病患者具有正常的睾酮和促性腺激素水平。在一些初步的试验中，睾酮替代治疗能够提高睾酮水平低下的健康男性的胰岛素敏感性，对改善肥胖人群、2 型糖尿病患者的胰岛素抵抗及降低血糖均有治疗意义（Agbaje et al，2007）。

男性的神经性厌食症较为罕见，一旦发生则会严重影响睾丸的内分泌功能。轻度的营养不良对男性睾丸功能的影响还不清楚。

肥胖抑制睾丸的内分泌功能，但是对于精子生成的影响还未见相关报道。肥胖症导致总睾酮和游离睾酮以及 SHBG 水平降低、雌激素水平升高、促性腺激素水平保持不变，显示了肥胖症对于下丘脑的广泛作用。其基本病理机制可能涉及功能性生长激素低下和 / 或胰岛素抵抗，导致肝 SHBG 分泌减少，既而降低了循环中睾酮的水平。这些激素的改变并没有引起明显的雄激素不足的临床表现，体重

减轻后激素的改变即可恢复。轻度的肥胖对于男性生育几乎没有影响，但是与老年人的下丘脑、垂体和睾丸的功能减退相关。

九、免疫性疾病

行输精管结扎术后大概 70% 的患者会出现抗精子抗体，进而影响精子的功能和生育能力，但对整个机体健康没有明显影响。在非输精管结扎术的男性不育症患者中，约 5% 可查到存在抗精子抗体，并且这些患者出现其他自身抗体的概率也较高。病理检查显示，在男性不育患者的精曲小管表面上皮基底膜可以见到不明性质的免疫复合物沉积。

女性自身免疫性疾病的发病率明显高于男性（超过 5:1），例如系统性红斑狼疮、慢性活动性肝炎、慢性胆汁性肝硬化等，其机制尚不清楚。男性患者中除结节性大动脉炎可以通过睾丸活检确诊外，其他自身免疫疾病很少累及睾丸。风湿性关节炎在疾病活动期可以导致睾酮水平的持续降低，而在缓解期可自行恢复。长时间患病情况下则无论是否采用糖皮质激素治疗都很可能造成睾丸内分泌功能损害。患者强直性脊柱炎、系统性红斑狼疮或骨关节炎男性一般具有正常的睾丸内分泌功能。使用细胞毒药物（如烷化剂）治疗免疫性疾病可能会导致严重的、甚至是不可恢复的睾丸生精功能损害。

自身免疫性睾丸炎是一种少见的器官特异性免疫疾病；自身免疫性垂体炎也可以导致单纯的促性腺激素缺乏或垂体功能减退。直接导致睾丸淀粉样变性的疾病很少见，常常继发于系统性淀粉样变性。

十、传染病

即使不引起睾丸炎，全身性传染病也会影响睾丸功能，这其中涉及了许多机制，包括发热（TNFα 和其他细胞因子的作用）、体重下降、慢性分解代谢对睾丸的作用等。感染对睾丸的影响取决于炎症的严重程度和持续时间，最明显的例子是艾滋病（AIDS）患者的睾丸功能受损程度与 AIDS 疾病的临床阶段及治疗效果相一致，通过尸检可以发现男性 AIDS 患者几乎普遍存在睾丸生精功能损害，而在无症状的血清 HIV 阳性男性患者中，睾丸生精功能并未受到明显影响（van Leeuwen E et al，2008）。症状性 HIV 阳性的男性采用睾酮代替治疗对机体有益，能提高具有雄激素缺乏的艾滋病消耗综合征患者的生活治疗（van Leeuwen E et al，2008）。

青春期前的男孩很少发生附睾睾丸炎，但曾患腮腺炎的青春期或青春期后男性有 15%~30% 可发生附睾睾丸炎，并且 15%~30% 可发生双侧附睾睾丸炎。其病理生理学机制包括直接的病毒感染、睾丸白膜水肿压力导致的精小细管坏死以及严重的炎症反应。急性期睾丸的损害非常明显，伴有血清睾酮的显著下降。有报道提出采用干扰素治疗腮腺炎所致睾丸炎可以预防睾丸萎缩、保护生育能力，这种方式尚有待进一步证实。目前为止，接种疫苗仍是腮腺炎所致不育的最好防治方法。

性传播疾病可能通过精子发生（如解脲支原体可导致弱精子症和 DNA 致密化的破坏）、引起尿道狭窄以及附睾睾丸炎（如淋病）影响生育能力。男性衣原体感染可以传染给女性，但有关衣原体对男性生育的直接影响尚不确定。

十一、心血管疾病

高血压与循环中总睾酮和游离睾酮水平降低有关，而且使用抗高血压药物可以导致其进一步降低。但这种因降压治疗造成的睾酮轻微降低并不能充分解释这一人群中较高的勃起功能障碍的发病率，这也反映了勃起功能障碍的主要病因是严重的动脉粥样硬化和血流动力学因素，而不是降压药物导致的内分泌改变。

动脉粥样硬化性心血管疾病和勃起功能障碍密切相关。器质性勃起功能障碍患者大多伴有已知的或尚未诊断的心血管疾病（如心绞痛、心肌缺血、心肌梗死、中风或外周血管供血不足），这些心血管疾病是造成器质性勃起功能障碍的重要病理基础。最新的研究认为，勃起功能障碍与心血管疾病应视为同一种全身性疾病的两种表现形式，勃起功能障碍经常早于心血管疾病出现并可以视为是心血管事件的征兆（van Thiel DH et al，1990）。此外，由于 5 型磷酸二酯酶抑制剂（phosphodiesterase type 5 inhibitor，PDE5i）可以与治疗心血管疾病的硝酸盐类药物发生协同反应，在使用其治疗勃起功能障碍时需注意其可能导致的严重副作用。

十二、其他疾病的影响

银屑病（牛皮癣）可以造成睾丸生精功能损害，损害与疾病的严重程度和范围有关。使用氨甲蝶呤或皮质类固醇的治疗不会对此造成影响。

吸烟对健康男性的生精功能、精子活力和男性生育能力有一定程度的影响，但是戒烟后生育能力是否能恢复正常还不清楚（Zavos et al，1998）。由于酒精对睾丸可产生直接或间接的、不可逆性的毒性作用，慢性酗酒可以对男性生殖功能造成多重的、可累积的损害。大麻、可卡因、鸦片等毒品对睾丸功能的影响还不清楚。针对于营养不良、多种药物叠加、心理因素和社会经济因素对睾丸功能影响的研究还很少，特别是缺乏设计严密的对照研究（Zitzmann et al，2003）。

第三节 治 疗

急、慢性疾病对生殖功能的可逆性抑制的意义尚不清楚。

对于因非性腺相关的全身性疾病导致的性腺功能低下，治疗的必要性主要依据性腺功能低下的严重程度、持续时间和症状来确定。最微弱的影响是全身性疾病可能改变睾丸功能的常规检查结果，从而可能影响对性腺功能的判断。对于出现性腺功能低下的慢性疾病患者，目前对于是否采用雄激素补充治疗以纠正局部的雄激素缺乏尚无定论。在某些特殊病例，如由于铁负荷过重而导致的双侧睾丸炎、或者某些获得性性腺功能减退，针对典型的雄激素缺乏应该采取激素补充治疗（Yadav et al，2008）。某些急性全身性疾病，如某些传染病、急性创伤或手术，下丘脑对全身疾病产生反应并继发雄激素缺乏，这种状况尚未证明对于机体健康会产生持续影响。当雄激素急性减少时，睾酮补充疗法的意义还不明确。在慢性疾病导致的雄激素持续缺乏，或者严重的慢性消耗性疾病中，睾酮补充治疗具有一定的意义。这些患者使用睾酮可能会避免慢性疾病所导致的骨密度降低或肌肉重量减轻。曾有短期研究表明，睾酮替代治疗的早期可以降低机体的分解代谢率、增加基础合成状态，但是持续使用睾酮的远期疗效并不肯定。未来进行该方面的临床对照研究非常有意义。

总之，包括勃起功能障碍在内的性功能异常是许多老年男性、慢性病患者的常见并发症。慢性疾病患者并发不育的现象越来越多，包括需要进行肾移植及肝、心脏、骨髓移植的患者。研究表明，随着器官移植的成功，原来由于器官功能衰竭导致的性腺功能减退得到纠正或缓解。另外，一些睾丸肿瘤、恶性血液病患者的睾丸功能也有严重损害。这些患者可能会对生精功能是否可以恢复、是否应该采取避孕措施以及如何正确采取人工辅助生殖技术，如精液冻存、IVF/ICSI 等问题进行咨询，医生应予以耐心解答。这些生存期有限的患者可能遇到诸如有限生存时间所应担负的父母责任、由于父亲可能导致的胎儿畸形、死后授精等各种问题，解决这些问题时必须考虑到心理因素和伦理因素。对于因治疗其他疾病而导致生育功能受损的患者，自体生殖细胞移植技术的出现提供了一种全新的解决办法。

（田 龙 方 冬）

参考文献

Abbasi AA, Prasad AS, Ortega J, et al, 1979. Gonadal function abnormalities in sickle cell anemia.Studies in adult male patients. Ann Intern Med, 85: 601–605.

Abs R, Verhelst J, Maeyaert J, et al, 2000. Endocrine consequences of long-term intrathecal administration of opioids. J Clin Endocrinol Metab, 85: 2215–2222.

Adachi H, Katsuno M, Minamiyama M, et al, 2005. Widespread nuclear and cytoplasmic accumulation of mutant androgen receptor in SBMA patients. Brain, 128: 659–670.

Agbaje IM, Rogers DA, McVicar CM,et al, 2007. Insulin dependant diabetes mellitus: implications for male reproductive function. Hum Reprod, 22: 1871–1877.

Agbaraji VO, Scott RB, Leto S, et al, 1998. Fertility studies in sickle cell disease: semen analysis in adult male patients. Int J Fertil, 33: 347–352.

Urban MD, Lee PA, Migeon CJ, 1978. Adult height and fertility in men with congenital virilizing adrenal hyperplasia. N Engl J Med, 299: 1392–1396.

van Leeuwen E, Wit FW, Prins JM, et al, 2008. Semen quality remains stable during 96 weeks of untreated human immunodefi ciency virus-1 infection. Fertil Steril, 90(3): 636-641.

van Leeuwen E, Wit FW, Repping S, et al, 2008. Effects of antiretro-viral therapy on semen quality. Aids, 22: 637–642.

van Raamsdonk JM, Murphy Z, Selva DM, et al, 2007. Testicular degeneration in Huntington disease. Neurobiol Dis, 26: 512–520.

van Thiel DH, Gavaler JS, Spero JA, et al, 1981.Patterns of hypotha-lamic-pituitary-gonadal dysfunction in men with liver disease due to differing etiologies. Hepatology, 1: 39–46.

van Thiel DH, Kumar S, Gavaler JS, et al, 1990. Effect of liver transplantation on the hypothalamic-pituitary gonadal axis of chronic alcoholic men with advanced liver disease. Alcohol Clin Exp Res, 14: 478–481.

Whitehead E, Shalet SM, Blackledge G, et al, 1982. The effects of Hodgkin's disease and combination chemotherapy on gonadal function in the adult male. Cancer, 49: 418–422.

Woolf PD, Hamill RW, McDonald JV, et al, 1985. Transient hypogonadotropic hypogonadism caused by critical illness. J Clin Endocrinol Metab, 60: 444–450.

Yadav R, Mehta SN, Kumar A, et al, 2008. A prospective analysis of testicular androgenic function in recipients of a renal allograft. Int Urol Nephrol, 40(2): 397–403.

Zavos PM, Correa JR, Antypas S, et al, 1998. Effects of seminal plasma from cigarette smokers on sperm viability and longevity. Fertil Steril, 69: 425–429.

Zelissen PM, van Hattum J, Poen H, et al, 1998. Influence of salazosulphapyridine and 5-aminosalicylic acid on seminal qualities and male sex hormones. Scand J Gastroenterol, 23: 1100–1104.

Zitzmann M, Rolf C, Nordhoff V, et al, 2003. Male smokers have a decreased success rate for in vitro fertilization and intracytoplasmic sperm injection. Fertil Steril, 79(3): 1550–1554.

第十八章

男性生殖医学相关的妇科学

第一节　病史和生理因素

一、年龄

众所周知，随着年龄的增长，女性生殖能力将会下降。30～34 岁的女性怀孕可能性为 25.8%，而 35～39 岁的女性则降至 20.4%，大于 40 岁女性降至 11.7%。女性怀孕率降低为年龄相关的排卵功能下降所致。1994 年，Ebbiary 等研究发现女性从 25 岁起，FSH 的水平与年龄呈平行关系（Ebbiary et al，1994; Speroff，1994）。FSH 水平、卵泡形成早期的抑制素 B 以及雌、孕激素是诊断排卵功能下降的最重要指标。辅助生育研究发现，当年老不育妇女从年轻供者那里接受了卵细胞移植后，怀孕率恢复正常，但即使如此，大于 35 岁妇女的怀孕率仍低于正常。

不可否认，随着年龄的增长，妇女生殖器官发生病理改变的机会增加，而且，对于未采取保护性交多年未孕的妇女，其生育能力随着年龄增长会变得更差。以上例子均说明年龄是引起不育的主要因素之一。Knuth 等随访了 26～35 岁具有正常生育能力接受胚胎移植术的妇女，发现其分娩之后再次妊娠的潜在怀孕率与上者相同（Knuth et al，1991）。

女性的生育能力随年龄增长逐渐下降，开始于约 32 岁，在 37 岁之后生育能力显著下降。因此，鉴于预期与年龄相关的生育率下降，损害生育能力疾病发生率增加，而妊娠丢失的风险较高，美国妇产科医生学会（American College of Obstetricians and Gynecologist，ACOG）建议，35 岁以上的女性应快速接受评估，6 个月尝试受孕失败后尽早接受治疗。

而年龄超过 40 岁的女性，更积极的评估和治疗是十分必要的（American College of Obstetricians and Gynecologist，2014）。

二、性交频率

James 研究认为年龄增加后生育能力下降是因性交频率减少所致（James，1979），而 2013 年的一项研究（Perlis et al，2013）表明，男性年龄增加及勃起功能障碍为不育症男性中性交频率减少的独立危险因素。另一些研究也认为，在治疗不孕症时，性交频率是应该考虑的因素之一。

France 等在研究了正常怀孕后的夫妇后，发现在排卵前 6 天至排卵后 3 天内，如果发生性交往往可引起怀孕（France et al，1992）。Dunson 等回顾了以往的研究结果发现在排卵前的性交可引起最高的怀孕率（Dunson et al，1999）。因此医生可以建议患者在排卵前和排卵期间内性交。此外，增加性交次数可增加精子到达输卵管的概率，由此认为只要发生在排卵时的低频率性交仍可引起正常怀孕率。但是 Agarwal 等发现如此想法与事实不符，因为规定一定时期甚至一定时刻的性交会给双方带来很大的心理压力，经常导致正常性交失败，无阴道内射精（Agarwal et al，1994），因此医生不应该建议患者一天性交的次数和时间。但是，最近的一项研究表明，通过测试排卵时间决定性交时间与未规定一定时期一定时刻性交的方式相比，夫妻双方的精神压力指数无明显差异（Tiplady et al，2013）。但是，目前关于这方面的研究仍很匮乏，特定时刻的性交是否会增加夫妻双方的精神压力进而对受孕率产生影响仍存在争议。

三、不育年限

不育年限是预后的重要参数。Eimers 等调查了969 对夫妇后发现：随着不育时间的增加，每年怀孕率下降 11%，也就是说有 7 年不育病史的夫妇与有 1 年不育病史的夫妇相比，怀孕的可能性下降一半，但继发性不育的妇女与原发性不育妇女相比，妊娠的概率高 74%（Eimers et al，1994）。

四、感染危险

因输卵管因素造成的不育率与过去性伙伴的数目以及第一次性交年龄有密切关系。

五、心理因素

女性性欲与月经周期有关，排卵期性欲增加，导致性交次数增加，而易于怀孕（Dennerstein et al，1994），但在不育患者接受治疗期间，业已存在的性无能会被夸大，严重干扰夫妇的性欲，打乱正常生理现象，导致功能性不育。Herms 总结了三组症状：无性欲、性高潮丧失、阴道内性功能障碍。

（一）性功能障碍

原发性性欲丧失（alibidinia）极为罕见，性欲降低或消失多因继发引起，心理因素包括恐惧、忧郁均可引起厌倦反应，导致性欲降低甚至完全消失。器质性因素包括长期性高潮障碍、内分泌失衡、消耗性疾病等，精神病类药物如：抗高血压药物、镇静剂、止痛药都可改变患者的性欲，一些不良行为也可导致性冷淡，性欲降低甚至错乱，这些都会引起性交频率减少，导致不育，这些引起性欲改变的因素还可影响性高潮的产生。

（二）性高潮障碍

与性欲降低和性高潮丧失相比，性高潮障碍多因心理障碍引起，主要因素是生理不适，但性交疼痛可由器质性或心理性因素导致；在治疗不孕症期间，性交时间的限制也是诱发这一症状的主要因素。

在一些患者中，盆底肌肉不自主的痛性痉挛也可抑制性交，并常伴有整个身体的保护性反应，脊柱前驱，下肢极度内收，这些反应多是心理性的，患者常有性恐惧或既往有性伤害史，这些患者必须进行心理治疗，而不需手术治疗。

六、激素与女性性欲

激素对女性性欲的影响并不十分清楚，睾酮被认为与女性性欲有关，早在 1940 年，Loeser 就提出雄激素影响男性及女性的性欲，这一观点最早在1942 年被 Greenblatt 和 Salmon 等研究证实（Traish et al，2009）。Arlt 等研究发现女性雄激素缺乏患者的一个重要临床表现就是性欲丧失，这种性欲丧失可用适当的雄激素或雄激素替代物如脱氢表雄酮进行治疗（Arlt et al，1999），但是 Bancroft 还发现：与男性相比，激素对女性的作用往往被心理因素改变，并且存在较大的个体差异（Bancroft，1993）。Dennerstein 等研究了雄激素与性行为之间的关系，发现机体雄激素水平的下降与女性性唤醒及性活跃下降存在平行关系（Dennerstein et al，2006）。此外，多项研究都表明，雄性激素对性活动频率、性高潮、性唤起、性满足等方面均发挥着重要的作用（Davis et al，2006；Goldstat et al，2003；Myers et al，1990；Penteado et al，2008）。目前临床上常使用雄激素（Braunstein et al，2005）或 5 型磷酸二酯酶抑制剂（phosphodiesterase type 5 inhibitor，PDE5i）（Panay et al，2010）来治疗性欲下降或丧失等疾病，治疗效果显著。

但是，雄激素不是影响女性性欲的唯一因素，研究发现，抑郁、丧偶、离婚及对未来的焦虑等因素均对女性性欲的减退产生一定的影响（Schwenkhagen，2007）。此外，雌激素对女性性唤起方便是必不可少的。围绝经期女性雌激素水平的波动导致更年期综合征的发生，部分妇女出现潮热、失眠、抑郁、焦虑等情绪，导致性欲下降，而绝经后女性因雌激素水平的下降，阴道干涩，性交时疼痛及困难，均会引起女性性欲的下降及缺失（Basson，2006）。

七、应激

应激是导致女性不孕症的原因之一，但是由于研究方法及衡量手段的局限性，目前其对不孕症的作用仍存在很大争议。应激是指许多影响健康的负面因素的总和，如：过度劳累、睡眠缺乏、紧张、现实或想象中的压抑。基础医学研究已经证实，应激可以影响下丘脑-垂体性腺轴，进而对月经周期产生影响（Chrousos et al，1998）。但是，压抑是否是不孕症的独立危险因素仍存在争议。Hjollund 等对 420 对不育夫妇进行了问卷调查，发现有高压抑指数（＞80%）的夫妇在接受第一次治疗时，怀孕率仅为 12.8%，而一般怀孕率为 16.5%（Hjollund et al，1999）。除了这些系统研究外，目前医学上已有多项研究报道不孕育症的夫妇收养孩子后自然受孕率提高（Mai，1971；Rock et al，1965），也间接证明应激是导致不孕症的原因之一。

此外，Ramezanzadeh 等进行的一项随机对照试验也证明，患有抑郁症的不育女性给予抗抑郁药物及心理治疗后，其妊娠率明显高于未给予治疗组，表明改善患者的抑郁症状可以降低不育率（Ramezanzadeh et al，2011）。但是，Banks 发现收养孩子的不育夫妇的怀孕率为 4.3%（Banks et al，1961），这一结果与不收养孩子的不育夫妇的怀孕率相似。Holmes 等也发现在高度压抑情况下如强奸时，怀孕率仍高达 5%（Holmes et al，1996）。

最近人们更多地研究了压抑与人体免疫的相互关系，特别在女性，免疫因素可促进压抑因素，进一步降低怀孕率。Negro-Vilar 和 Chrousos 研究都发现促肾上腺皮质激素释放激素（corticotropin releasing hormone，CRH）的增加伴随着肾上腺皮质激素（ACTH）的分泌增加，这将导致糖皮质激素的高分泌，它将进一步调节前列腺素、血小板激活因子、5-羟色胺、细胞因子、白介素 1、白介素 6 和肿瘤坏死因子的合成与分泌，CRH 是阿片促黑激素皮质素原系统的一部分，因此 CRH 也参与了 α-MSH 和 β-内啡肽的分泌，它们与甲基内啡肽共同影响了免疫功能和免疫细胞的激活（Chrousos，1995；Negro-Vilar，1993）。研究表明，机体在应激状态下可通过自身免疫因素影响受精卵着床。我们都知道，卵巢功能与女性不孕症的发生密切相关，女性机体精神因素的改变会破坏卵巢内分泌环境的稳态进而影响排卵及受精。Tatone 等研究发现，精神应激程度重的不孕症女性其体内甲基乙二醛及二碳基超载，进而损伤卵细胞及卵母细胞，而人糖基化终末产物（AGEs）可能成为不孕症女性的预测指标之一（Tatone et al，2014）。这些结果都提示压抑因素可通过自身免疫系统而影响孕卵的种植。但是，有关应激与不孕症之间复杂的相互作用仍需进一步研究。

八、环境因素

人们经常认为环境因素也可导致不育，但是，人们很难在一对不育夫妇身上明确指出到底是哪类环境因素在起作用。

（一）定义

WHO 早就开始了环境因素与不育的相关性研究，为了研究可能有害物质的影响，人们采用了不育率为测量指标，即将正常人群的不育率与一定环境因素影响下的人群的不育率进行比较（Baranski，1993）。但是不育的定义有 3 种之多：①无保护性交 1 年后仍不能怀孕。②无保护性交 1 年后无临床可检测到的怀孕。③无保护性交 1 年后不能分娩出活婴儿。由此可见，就是否怀孕 3 个定义采用了 3 个不同的指标，这必然影响到怀孕率的检测和其结果。

机体不可能只暴露在唯一一种有害因素下，而经常是多种因素综合影响的结果，如：烟碱、酒精、咖啡因等，此外，与社会-经济因素相关的一些行为模式均会对怀孕率产生影响。大量的研究发现，酒精的过量摄入、吸烟、熬夜、住宅装修、接触放射性物质及重金属、农药等化学物质，甚至精神应激、进食油炸食品等都与不孕症的发生具有相关性（Liu et al，2013；Tinneberg et al，2013）。

（二）流行病学

尽管有很多环境因素都可能影响到男性的生育功能，但它们对于不育夫妇来说实际应用价值并不大。流行病学研究显示：一个人群暴露在有潜在危险的环境中，该人群的不育率仅有轻度升高，当妇女长期接触一些有害物质，如麻醉剂、石棉、纺织染料以及干燥清洁剂时，她们的不育率会升高。Racgootin 和 Olsen 还发现当妇女暴露在充满噪音的环境中，不育率也会升高（Rachootin et al，1983），尽管目前环境中重金属浓度超标危害健康得到了广大群众的重视，但是环境相关的重金属浓度对夫妇生育力的影响仅做了有限地研究。在 2005—2009 年，

Buck Louis 等对 501 对渴望怀孕且未采取避孕措施的伴侣采集他们血液样本中镉、铅的浓度并随访 12 个月，发现血清中镉、铅浓度超标的伴侣需要更长时间才能受孕，间接提示了镉、铅等重金属的生殖毒性（Buck Louis et al，2012）。但有关毒性物质对人类生殖能力的影响还缺乏准确的数据，在 6 万多种有毒的化学物质中，仅有不到 1% 的物质被研究过。

就一定因素对生殖能力的影响来说，即使严格的实验也很难给出一个明确的过程，例如，Rowland 曾研究过牙科医师，她们暴露于汞蒸汽中，研究结果显示：那些每周要补 30 颗牙的医师，她们的怀孕率仅为正常妇女的 63%，但奇怪的是那些暴露在少量汞蒸汽中的医师，她们的怀孕率却高于正常妇女（Rowland et al，1994）。

（三）烟碱

与其他难以确定的环境因素相比，研究烟碱对生育能力的影响对人类有实际价值，因为它可以被完全避免，尽管文献报道烟碱对人类生育的影响结果并不完全一致。但是，平衡社会-经济因素后，吸烟并不影响男性生育能力，但大规模的调查还是清楚的显示烟碱对女性生育能力有负面影响（Allen，2014）。烟碱能导致子宫内膜成熟障碍，干扰内膜血管形成及滋养细胞浸润，此外，也会对子宫肌层的收缩机松弛产生影响，导致 IVF 移植失败利率升高（Dechanet et al，2011）。Hammarberg 对 462 对不育夫妇进行调查发现，吸烟不仅影响女性的生育能力，也影响男性的生育能力，59% 的不育女性及 36% 的不育男性均存在吸烟的不良嗜好（Hammarberg et al，2013）。前瞻性研究还发现女性吸烟者的生育力要比不吸烟者低（53% : 95%），尤其怀孕期间吸烟影响更大（Jensen et al，1998）。女性吸烟者排卵功能也较早消失（Practice Committee of American Society for Reproductive，2008），因此，在不育的治疗中，首先要劝导、说服患者停止吸烟。

（四）放射线

尽管吸烟对女性生育的影响已被证实，但多数人仍不愿放弃吸烟，与此相反，X 线和其他放射线对生育的影响经常被夸大。

流行病学研究显示放射线对育龄妇女的生育能力并无明显影响（Task Group on Radiation Quality Effects in Radiological Protection，2003）。Dottorini 等调查了 627 名患甲状腺癌的女性，她们都用放射性 ^{131}I 治疗，调查结果显示她们的生育率与正常妇女无明显差别（Dottorini et al，1995）。Izembart 调查了 50 位接受放射治疗的患者，她们卵巢受到的放射剂量为 1.14 ± 0.34Gy，调查发现 50 人中有 12 人发展成闭经，38 人月经正常并对停经年龄无明显影响（Izembart et al，1992）。

此外，目前人们普遍关注关于放射线对妊娠女性的影响。实际上，大多数操作正确的诊断程序的放射线剂量不会造成可测出的出生前死亡、畸形或智力发育障碍危险度增加，不会超过这些疾患的本底发病率。更大的剂量，例如在放射治疗中产生的，可以对胎儿造成重大的危害。在整个妊娠过程中有与辐射有关的危险度，它们与妊娠的时期和胎儿吸收剂量有关。器官形成期和胎儿早期的辐射危险度最大，妊娠的中期危险度稍微小一些，晚期危险度最小。

儿童患肿瘤接受全身放疗时，放射剂量往往较高，达 20～30 Gy，存活下来并且卵巢功能尚存的患者，经常产下低体重儿，这可能是因为子宫发育不良和血管增生受损所致（Critchley et al，1992）。霍奇金病患者接受放疗和化疗时，卵巢的放射剂量达 4Gy 时，有 30% 的育龄妇女不育，40 岁以上的妇女 100% 不育（Ogilvy-Stuart et al，1993）。

多环芳香烃（polycyclic aromatic hydrocarbon，PAH）、二硫代氨基甲酸盐（dithiocarbamate，DTC）、代森锰锌（Mancozeb）、1，3-丁二烯（1，3-butadiene）和 4-乙烯基环己烯（4-vinyl cyclohexene）等化疗药物均对卵巢功能产生毒性作用，导致卵巢早衰和不育的发生。放疗也有类似作用（Iorio et al，2014）。

（五）电磁场

受放射线辐射的患者毕竟是少数，而几乎每一个不育患者均抱怨说曾经或现在受到弱的电磁场辐射，以致有人称所谓的"电磁烟雾"是引起不育的原因之一。但是即使在极端条件下，如从事 MRI 检查的工作人员，其生育率并无明显改变（Kanal et al，1993）。超声波对胎儿的影响将在以后章节讨论。但是，2013 年的一项研究发现，长期暴露于电磁场的男性生育能力会下降（Carpenter，2013）。

（六）阴道润滑剂

研究发现，阴道润滑剂并不降低妇女的生育能力（Steiner et al，2012）。

九、相关病史

问诊过程中，对于夫妇双方既往史的询问尤为重要，可能因此获得治疗方案，而且妊娠可使某些疾病加重，这些疾病就需事先治疗。

妊娠期间的改变可能是心血管系统和免疫系统的适应性反应，妊娠早期肾血流量增加50%，全身血流量增加27%～64%，妊娠晚期心输出量由4.5L/ml 增至5.5L/ml，脉搏从70次／分增至85次／分。呼吸系统并无明显变化。

妊娠期间子宫扩张、受压，易引起感染和肾积水。肠道蠕动减弱，肝功能基本没有变化，甲状腺功能增强，碘蛋白含量增加，碳水化合物代谢基本正常，但由于肾糖阈降低，可有轻度尿糖。

（一）肺部疾病

妊娠不会使肺结核、哮喘发生恶化，妊娠还有助于早期结节病的治疗，可使肺门淋巴瘤体积减小。

（二）心血管系统

由于妊娠期间心血管系统的生理变化可使原有的心血管疾病恶化，因此患者在进行不育治疗时应先咨询心血管医生，现在有心脏移植后再怀孕的报导（Morini et al，1998）。

（三）胃肠道疾病

免疫性肠炎对生育无影响，但是对于严重的克隆病和溃疡性结肠炎的患者，最好等症状减轻或非活动期怀孕。

肝炎在不育治疗中应引起重视，在甲型病毒性肝炎流行的地区，妇女在育龄期前已对甲型肝炎病毒（hepatitis A virus，HAV）产生免疫力，妊娠期间孕妇即使感染 HAV 对孩子也不会有影响，而且，HAV 通过消化道传播，一般不通过胎盘传播给胎儿，故垂直传播的可能性极小。因此，甲型病毒性肝炎对不育的治疗影响较小，但是为了确保安全，孕妇可以在妊娠期接种疫苗。

乙型肝炎病毒（hepatitis B virus，HBV）的感染就较为严重，人体感染 HBV 后可造成急性、慢性或无症状携带者，少数可以并发重症肝炎。乙型肝炎孕妇的流产、死产、死胎及新生儿窒息、死亡率明显升高，而乙型肝炎的不孕症妇女行 IVF 术失败率也高于正常不孕症女性。胎儿在宫内受到感染的概率极少，90%多被感染的婴儿是因为在阴道分娩时直接接触了母体的血液。

丙型病毒性肝炎比乙型病毒性肝炎更严重，被动免疫对这种肝炎病毒几乎不发挥作用。该病毒易转化为慢性肝炎，文献报道，80%的丙型病毒性肝炎患者将发展成慢性持续性或慢性活动性肝炎，20%～30%的患者将发展成肝硬化。感染丙型肝炎病毒（hepatitis C virus，HCV）后，可采用α干扰素、利巴韦林等治疗，但是这些药物在妊娠期禁用。HCV 多通过输血、血制品等途径传播，宫内传播也是其常见的传播方式之一。Resti 等随访了403名 HCV 抗体阳性的产妇，结果显示：她们的新生儿中有3.2%（13/403）的阳性率，这些孩子的母亲都是病毒 RNA 阳性者，有6个新生儿出生后病毒 RNA 即为阳性（Resti et al，1998），这说明宫内传播必然存在，因此，医生在对不孕症的治疗中，如发现患者既往有丙型病毒性肝炎病史或处于感染期，应向患者讲清楚此病对胎儿的影响以及干扰素的治疗效果。

部分研究发现，妊娠期感染丙型肝炎病毒并不会对孕期及新生儿出生体重产生影响，并且母亲患丙型病毒性肝炎通过垂直传播传染给胎儿的概率仅为3%～5%。如果联合感染人类免疫缺陷病毒（human immunodeficiency virus，HIV），则丙型肝炎病毒垂直传播的发生率可上升到19.4%。而且，怀孕本人并不会加重丙型病毒性肝炎的病情（Floreani，2013）。

丙型肝炎病毒携带者是否会传染给配偶尚不清楚。此外，部分研究报道，丙型病毒性肝炎的孕妇采用剖宫产终止妊娠并不能降低新生儿 HCV 的感染率（Ghamar Chehreh et al，2011）。

妊娠期间慢性肝炎一般不会好转，但是对于慢性进展性肝炎患者来说，妊娠并不会影响自身免疫的形成。对于因肝硬化而致食管胃底静脉曲张的患者，在计划妊娠前应先行预防硬化治疗。

妊娠前或妊娠期间发生溃疡病并不会带来大问题，此病很少在妊娠期首发，而胆囊炎的发病率要高于十二指肠溃疡，但需手术治疗的仅占患者的

1/1300，因此在进行不育治疗时，这些病无妨大碍。

（四）人类免疫缺陷病毒

人类免疫缺陷病毒（human immunodeficiency virus，HIV）感染阳性的妇女希望怀孕的仅占少数，但当母亲血清反应阳性时，HIV 可经由感染母亲妊娠分娩传播给新生儿，大约 90% 的儿童感染艾滋病都是通过母婴途径。未接受治疗的 HIV 感染儿童大部分将会在 5 岁之前死亡（Newell et al，2004）。艾滋病母婴传播风险在未采取任何干预措施的情况下为 15%～45%，可发生在妊娠、分娩和哺乳的各个过程中，但大约 2/3 都发生在分娩前后。而不同分娩方式的 HIV 女性其新生儿感染 HIV 感染率是否不同仍存在争议。

阴道分娩过程中由于子宫收缩使胎盘剥离，绒毛血管破裂，母体血可混入胎儿体内；胎儿经过母体产道时，阴道内的血液、分泌物和脱落细胞也可直接与胎儿皮肤接触，或经由胎儿口腔进入胎儿体内。Loussert-Ajake 和 Gaillard 等从 HIV 感染孕产妇阴道分泌物、脱落细胞及新生儿口咽分泌物中检测出 HIV-1 核糖核酸和脱氧核糖核酸，支持了 HIV 可通过阴道血液、分泌物等物质进入胎儿体内发生艾滋病母婴传播的说法（Loussert-Ajaka et al，1997；Gaillard et al，2000）。

一些研究者提出，HIV 感染母亲剖宫产分娩者母婴传播风险较阴道分娩者低，剖宫产可作为预防艾滋病母婴传播的一个干预手段（European Mode of Delivery，1999）；而另一些研究者则认为，分娩方式与 HIV 母婴传播无关，不能通过分娩方式的选择来预防 HIV 母婴传播（Tess et al，1998）。随着近年来抗病毒药物尤其是高效抗反转录病毒疗法和人工喂养等干预措施，使艾滋病母婴传播风险下降到一个较低的水平（2% 以下），一些研究开始发现在对抗病毒用药等混杂因素进行控制后，剖宫产预防艾滋病母婴传播的作用已不明显（Shah，2006）。越来越多的研究者已不再倾向将分娩方式选择作为减少艾滋病母婴传播的主要干预措施。

Garcia 对美国 552 名 HIV 感染孕产妇及其所生儿童进行了多中心前瞻性队列研究，首次发现 HIV 感染孕产妇所携带的病毒载量与母婴传播风险存在强联系（P＜0.001）。其中 HIV-RNA＜1000 拷贝 /ml 的孕产妇发生艾滋病母婴传播风险为 0。而多因素分析后显示，分娩方式与艾滋病母婴传播无关联（Garcia et al，1999）。自此，HIV 感染孕产妇所携带病毒载量被逐渐证实是影响艾滋病母婴传播的重要因素。之前对分娩方式与艾滋病母婴传播风险关系的一些研究，由于未考虑病毒载量的混杂作用，研究结果的可靠性受到质疑。为此美国妇产科学会于 2000 年重新修订了学会建议，对 HIV-RNA＜1000 拷贝 /ml 的孕产妇，不再推荐将择期剖宫产作为预防艾滋病母婴传播的干预措施（Committee on Obstetric P，2001）。但由于病毒载量的检测尚不普遍，综合病毒载量和分娩方式对艾滋病母婴传播风险研究的数据仍较为缺乏。

当母亲血清反应阳性，但未治疗时，如行剖宫产，胎儿宫内感染率为 20%，如果治疗（如用叠氮胸腺嘧啶），胎儿感染率将降至 3%，就胎儿的感染率而言，流产儿和死胎的感染率要比正常胎儿高 4 倍（Brocklehurst et al，1998）。但是，妊娠对 HIV 的疾病发展不会有太大影响（French et al，1998）。

（五）泌尿系统

某些泌尿系统疾病在妊娠期可诱发严重的并发症，因此有些患者不适合进行不孕症的治疗。急性肾小球肾炎患者就不能怀孕，已被治愈的泌尿系结核可以怀孕，肾结石、先天性肾盂积水矫形术后可以怀孕（Chinnappa et al，2013）。多囊肾患者当肾小球肾小管功能受损时，妊娠会使预后不良，因此应避免怀孕。慢性肾小球肾炎和糖尿病性肾小球肾炎有可能诱发子痫和胎儿宫内死亡（de Almeida Chaves Rodrigues et al，2013）。有肾病综合征的患者应依据肾功能的情况决定是否可以妊娠，但是肾移植术后 2～3 年的患者可在肾移植医生的配合下进行不育治疗（Josephson，2009；Levidiotis et al，2009）。

（六）肿瘤

女性的恶性肿瘤如乳腺癌、宫颈癌、卵巢癌在疾病的不同阶段对妊娠的影响也不同，因此，应该依据患者的病情、病理分级、妊娠周数、患者意愿等多方面因素决定个体的治疗方式（Liu et al，2014）。总体来说，妊娠不会导致乳腺癌恶化或影响预后。宫颈原位癌患者应在癌细胞转阴后 6～12 个月开始不育的治疗。恶性卵巢肿瘤患者在行保守的单侧输卵管卵巢切除术后，因为多数肿瘤会在 2 年内复发，所以应避孕 2 年（Amant et al，2014）。

第二节 排卵周期与排卵

一、卵泡

女性生殖生理的关键环节在于月经周期中卵细胞的成熟，因此对卵泡成熟、排卵和黄体期的评估就成为治疗不育患者的中心问题。

（一）卵细胞的早期发育

卵细胞的成熟经历了一个较长过程，它起始于胚胎发育期，完成于受精时。从开始卵细胞发育到终止约需 30 多年，在妊娠中期胎儿有 6~7 百万配子细胞，出生时，大部分细胞闭锁，新生儿有 200 万个卵细胞，这时卵细胞经历了第一个减数分裂，到达第一个停止期，这个停止期直到青春期开始排卵时才结束。

（二）减数分裂

当排卵时，减数分裂得以继续，配子染色体的一半进入第一个极体，此时卵细胞为单倍体，此期叫分裂 II 期，此时的卵细胞叫二级卵细胞，这些发生在排卵时，如果卵细胞未受精，它将停留在这一期，如果受精，有一半的染色体就进入第二个极体。与男性精子的发生相比，女性减数分裂开始于胎儿期，结束于成人时受精时刻。

（三）卵泡发育

卵泡周围组织的发育是与卵泡相平行的，在妊娠第 8 周时，初级卵泡被一层梭状细胞包围，这些细胞是颗粒细胞和膜状细胞的前体，卵细胞和颗粒细胞被一层膜包围，这层膜将初级卵泡从基质中分隔出来，带有颗粒细胞层的卵泡称为二级卵泡。在妊娠 7 个月时，颗粒细胞层内形成一个腔，此时的卵泡称作三级卵泡或 Graafian 卵泡。

（四）调节机制

在妊娠 5~6 个月时，颗粒细胞开始表达 FSH 受体，每个细胞的受体数目是恒定的，但随着颗粒细胞数目的不断增加，卵泡内 FSH 受体的绝对值也就增加，在进一步发育期间，雌激素受体、孕激素受体、睾酮受体和糖皮质激素受体都出现，FSH 是卵泡进一步发育所必需的，这一点可被雌激素的正反馈作用所证实。当卵泡液中存在极少数量的 FSH 时，都会影响雌激素的正反馈作用。值得注意的是只有当雌激素与雄激素的比大于 1 时，即雌激素为主时，FSH 才能被检测到，如果雄激素升高，FSH 就无法检测到。

除了雌激素和 FSH 外，其他因素也影响颗粒细胞的减数分裂，如芳香酶和 LH 受体，它们都与 FSH 浓度和分裂时期相关，芳香酶可促进雄激素转化为雌激素，在主要卵泡内 LH 受体的发生是为在中期 LH 高峰时排卵所准备的。另外，在黄体后期，LH 受体是分泌孕酮所必需的，在卵泡发育期间，雌激素可协同 FSH 共同促进 FSH 受体的发生，在后期雌激素可提高 LH 受体的密度和活性，如果雌激素合成受阻，三级卵泡的直径将小于 2.2mm，如果 FSH 的作用受阻，FSH 和 LH 受体数目将减少，并且颗粒细胞会死亡。细胞选择：有关卵泡发育的知识，对于理解卵泡成熟障碍至关重要。排卵前的雌激素升高引起一个负反馈，抑制垂体 FSH 分泌，将要排出的卵泡受体密度高与其他的小卵泡，将要排出的卵泡可进一步发育成熟，而小卵泡最终将退化为闭锁卵泡。泌乳素和性腺类固醇激素可调节 FSH 的功能，雌激素、胰岛素和其他一些促生长因子可影响芳香酶的活性和 LH 受体的发育。FSH 诱导的芳香酶、LH 受体和泌乳素受体都分布在颗粒细胞膜上，在卵泡发育成熟的过程中，有许多内分泌、旁分泌机制可干扰卵泡成熟。

两细胞理论：在三期卵泡的内膜细胞里的 LH 受体将进一步发育，内膜由围绕整个卵泡的间充质细胞组成，在 LH 影响下，内膜细胞转变成上皮细胞，上皮细胞能分泌雄激素，其中最重要的是雄烷二酮，它是卵泡雌激素的主要前体，也是卵泡发育的主要因子，如果有过量雄激素产生，超过了芳香酶将它转化为雌激素的能力，就会使雌激素/雄激素的比例下降，卵泡将会闭锁，如前所述，当环境中雄激素较多时，雄烷二酮将不会转化成雌激素，而转变成其他雄激素，在膜细胞内产生雄激素，在颗粒细胞内转化成雌激素，这有利于卵泡的发育，这就是所谓卵泡雌激素产生的双细胞理论，其他激素也都影响到颗粒细胞和膜细胞。

卵巢功能的旁分泌调节：最近研究发现，除了经典的卵巢调节模式外，卵泡的选择、生长、成熟和排卵还被一些卵巢内机制和促性腺激素、性腺类固醇激素所调节。这些局部因子通过旁分泌和自分泌途径起效，在旁分泌系统中，局部分泌的信使类物质作用于同一器官中周围的靶细胞，而自分泌则是指通过细胞表面受体作用于分泌细胞自身。

自分泌、旁分泌因子的种类不断增加，如最近研究的胰岛素样生长因子（insulin-like growth factor，IGF）系统，除了肝外，卵巢也是胰岛素样生长因子 1（IGF1）的主要来源，颗粒细胞可分泌 IGF1 和 IGF2，IGF1 可增加 LH 和 FSH 的功能，并可协调膜细胞和颗粒细胞的功能，雌激素也可增加颗粒细胞上 FSH 和 LH 受体数量，在膜细胞内，IGF1 可促进类固醇形成。总体来说，IGF1 在促进 FSH 和 LH 受体形成、类固醇形成、抑制素的分泌、卵细胞成熟方面均起重要作用。

除了 IGF1 受体外，颗粒细胞还有胰岛素受体，它直接与 IGF 受体相连，胰岛素也可调节卵巢功能，这种交叉作用是卵巢病理生理的重要原因之一，在调节机制中，IGF 结合蛋白也起重要作用，它可与 IGF 分子结合，并使之失活，因此，IGF 结合蛋白的浓度直接影响到细胞调节。另外，转化生长因子 TGFβ 基因家族也是重要因子之一，它包括许多因子，如：苯丙酸诺龙、抑制素和生长分化因子 9，它们对促性腺激素既有促进作用又有抑制作用，生长分化因子 9 是卵细胞特异性生长因子，它不只是对原始卵泡的发育有重要作用。另外，Udoff 还发现卵巢内白介素 1 系统，该系统与 LH 共同调节排卵前的卵巢功能（Udoff et al，1999）。

在卵泡成熟和排卵过程中，除了与细胞数目增加的生长过程外，清除多余的细胞对于维持正常卵巢功能也极为重要，凋亡已成为目前研究的热点（Chun et al，1999）。

临床上大多数旁分泌参数没有定量，为了评估卵巢发育过程中的正常与病理过程，人们一直依赖于性腺类固醇激素和促性腺激素的传统测量。抗米勒管激素（anti-Müllerian hormone，AMH），又称米勒管抑制物（Müllerian inhibitory substance，MIS），

属转化生长因子（TGFβ）家族成员（Dumesic et al，2009），是由 560 个氨基酸残基组成的糖蛋白，由 Alfred Jost 教授在 1947 年首次提出。最初发现 AMH 是睾丸内的成分，命名为米勒管抑制激素，抑制男性胚胎的米勒管发育。Donahoe 及 Josso 实验室首次将分离纯化的 AMH 蛋白称为米勒管抑制物，Josso 实验室后来命名为抗米勒管激素（Seifer et al，2007）。在胚胎期 AMH 与性分化及男性性腺发育有关，而在生育期女性 AMH 主要由次级卵泡、窦前和窦状卵泡颗粒细胞表达，在卵泡的生长发育中起调节作用，从初级卵泡期开始到窦前及小窦卵泡期达到高峰，随着卵泡发育其表达水平逐渐降低（Dumesic et al，2009）。已有实验证明，雌鼠过度表达人 AMH 可导致类似先天性子宫阴道缺如的发生，支持 AMH 与人类米勒管的退化不全有关的假说，具体机制尚未阐明（Sandbacka et al，2010）。

正常生育期女性血清 AMH 范围为 0.06～6.05（2.85 ±1.00）ng/ml，与年龄呈负相关（Seifer et al，2011）。18～25 岁女性血清 AMH 平均值最高，达 4.25 ng/ml，随着年龄的增长逐渐下降，36 岁后女性血清 AMH 水平显著性下降，至 41～47 岁平均水平降至 1.12 ng/ml。虽然血清 AMH 水平的分布与年龄相关性很强，但是在各个年龄阶段，AMH 的正常参考范围均较大（Shebl et al，2011）。

生育期女性中，AMH 是通过旁分泌途径和临近的卵泡颗粒细胞膜表面的 AMH 受体结合，抑制原始卵泡的初始募集，减少原始卵泡的耗损，AMH 可降低生长卵泡对 FSH 刺激的反应性，影响卵泡的选择（Steiner et al，2011）。AMH 抑制卵泡生长，并可能参与了卵泡形成的 2 个重要调控，即始基卵泡募集和周期募集。FSH 阈值低的卵泡将成为优势卵泡，AMH 抑制 FSH 敏感性的作用在卵泡选择中可能发挥作用，高水平的 AMH 可能会降低卵泡对 FSH 的敏感性（Dumesic et al，2009），从而导致卵泡发育障碍，继而无排卵。随着卵泡的生长，AMH 水平降低，其抑制作用也发生转移。

AMH 在月经周期内的变化也存在争议（Rosen et al，2012）。AMH 主要由窦前卵泡和小窦状卵泡分泌，在血液中的浓度主要受始基卵泡的募集速度及卵泡生长速度的影响。有研究表明（Streuli et al，2008），AMH 水平在自然周期各个阶段均无明显波动，不具有周期性变化，因此其检测不受月经周期的限制，而且在不同的月经周期也相对稳定；在口

服避孕药或外源性性激素影响下，AMH 也都保持稳定（Streuli et al，2009）。但 Overbeek 等的研究表明，AMH 在月经周期内有大的波动，无明确的模式（Overbeek et al，2012），年轻女性波动量更大，年轻女性也有卵巢储备功能下降的风险（Shebl et al，2011）。另有学者认为（Streuli et al，2008），年轻健康女性较低的血清 AMH 可能与早绝经有关，但并不预示生育能力降低，仍有 1 个卵泡等待自然受孕，较低的 AMH 并不能反映这个卵子的质量。

AMH 可以作为早期评价卵巢储备降低的理想指标（Gracia et al，2012）。POF 患者血清 AMH 水平明显低于正常同龄女性，与绝经期水平相当，低于检测范围。POF 患者窦前卵泡尤其是颗粒细胞存在缺陷，导致 AMH 水平降低，而 AMH 缺乏又加速原始卵泡的募集及耗竭，因而陷入恶性循环（Meduri et al，2007）。POF 患者卵巢中窦前卵泡的 AMH 表达是正常的，而在早窦状卵泡中的表达下降，随着原始卵泡的耗竭，进入卵泡生长期的卵泡减少，导致分泌入血清中的 AMH 降低，表明了卵巢早衰患者血清 AMH 水平可用于评估妇女的卵巢储备以及剩余卵泡数（Gracia et al，2012）。

二、月经周期

（一）激素变化

正常月经周期分为两个阶段：即卵泡期和黄体期，月经第一天代表了周期的第一天，卵泡期从月经第一天至排卵前 LH 高峰，排卵发生在 LH 高峰后 36～38 小时，通过上述讨论我们已知在卵泡发育过程中，雌激素浓度逐渐升高，并导致在卵泡期的前半段的 FSH 分泌减少，相反，雌激素的升高对 LH 的分泌是正反馈作用，因此引起月经中期的 LH 高峰。在临床实践中，人们一般认为排卵前的单卵泡发育，血清雌激素浓度为 250pg/ml。在排卵过程中，卵泡被排出，三级卵泡、卵泡的剩余部分发育成黄体皮质，它产生孕激素、雌激素和 17α- 羟孕酮，这些激素的产生是因 LH 和绒毛膜促性腺激素作用所致，孕酮的分泌连同雌激素的分泌负反馈地抑制了促性腺激素的分泌，使血清浓度逐步下降，直至黄体期末。

LH 的分泌是脉冲式的，在卵泡期，两尖峰间隔 60～90 min，振幅和频率逐步升高，直至月经中期，排卵后，频率降至 100～300 min，但在黄体期，振幅仍较高，LH 的脉冲式释放是因 GnRH 的脉冲式释放引起，这种不连续的释放对于不育的治疗极为重要。

黄体期：排卵后孕激素的分泌可以引起下丘脑的温度效应，因此，在卵泡发育和排卵还不能用超声的方法探及的时候，测量人体基础体温就提供了月经周期质量的第一印象，晨起体温升高说明孕激素水平大于 3ng/ml，但这个水平并不能代表正常的黄体功能，因此，即使有高温期的基础体温曲线，并不能代表正常的卵泡发育和正常的黄体期，另一方面，有些妇女即使在排卵后产生了可升高体温的孕激素，也不显示基础体温的升高，因此，无基础体温的升高并不能说明无排卵，现今，基础体温（basal body temperature，BBT）图不再是唯一的诊断工具。

人们不能依据 BBT 图来决定授精或性交的时间，因为在排卵前 1～2 天后孕激素水平才会升高，基础体温曲线仅适用于月经周期质量改变和 / 或决定诊断性操作的时间。

月经周期的第二阶段即黄体期相对恒定，多数妇女持续 13～14 天，但是即使黄体期保持恒定，由于第一阶段变化较大，因此月经周期在 21～35 天内变动仍视为正常。

排卵：月经周期的中点是排卵，在评估月经周期中，排卵必须记录，排卵后，宫颈和子宫内膜发生周期性变化，在评估精子-黏液相互作用时，宫颈黏液的变化尤为重要。

（二）宫颈和宫颈黏液的改变

宫颈口是进入宫腔的通道，含有许多褶皱和裂隙，被统称为宫颈腺管和内膜宫颈腺，内膜宫颈腺由分泌上皮和纤毛上皮按 10∶1 的比例组成，分泌细胞分泌黏液并主要位于宫颈上部，关闭子宫入口，宫颈上皮细胞的分泌活动随月经周期变化，因此根据它可以得到月经周期的阶段性信息，例如：黏液量、宫颈外口宽度、黏液成丝现象和干燥后的结晶均是重要信息。如果在性交后宫颈黏液图片检查中，发现每个视野至少存在 1 个精子（400 倍视野至少分析 6 个视野），提示该不育夫妇后期治疗效果会较好（Hunault et al，2005）。在每个患者中，雌激素的水平刺激了宫颈黏液分泌，在一些患者宫颈黏液的分泌可在排卵前几天，在另一些患者则在 LH 高峰前几个小时，因此当判断精子-黏液相互作用时，这些方面必须考虑进去，宫颈的变化情况可根据 Insler 宫颈指数判断。

宫颈和宫颈黏液对精子进入宫腔极为重要，它们可保护精子免受阴道的酸性环境，宫颈还为精子提供了营养物质，以利于精子从阴道进入宫腔，并为在宫腔腺管内的精子提供了贮存器，另外，它还起到过滤器作用，可将正常精子与畸形精子分离出来（Robinson et al，2011）。

（三）子宫内膜

子宫内膜的周期性变化就如宫颈的变化一样，反映了卵巢周期性功能，并对受精卵着床起重要作用，卵泡期子宫内膜增厚，子宫腺体拉长，因此月经第一阶段又称增生期，排卵结束后，子宫内膜血管增多、水肿、腺体迂曲、分泌清亮液体，因此这一期又叫分泌期或黄体期。

如果没有妊娠，黄体皮质萎缩，子宫内膜失去激素的刺激作用而萎缩，加上动脉迂曲和局部出血性坏死，最终坏死融合，引起子宫内膜脱落，血管坏死的原因不清楚，子宫内膜和月经血中含有高浓度的前列腺素，而前列腺素 PEG2α 的渗入可引起内膜坏死，并可引起血管收缩，因此推测是前列腺素引起了血管的坏死。

月经血中 75% 来自动脉，它含有坏死的内膜细胞，前列腺素和相对高比例的纤维蛋白溶酶，这就是月经血中无凝血块的原因，月经期一般持续 3~5 天，一次月经平均失血 30ml，可以从少量至 80ml 间变化，如大于 80ml，则认为月经量过多，而应考虑病理因素，月经后子宫内膜基底层再次增殖形成新的子宫内膜。

（四）阴道上皮细胞

阴道上皮细胞与内膜细胞一样，均受雌激素影响，而发生周期性变化，尽管阴道上皮细胞的周期性改变可以反映月经周期的阶段，但变化不够明显，因此，通过阴道上皮细胞的细胞学分析很难明确判断月经周期的阶段。

三、月经周期的诊断性评价

评价月经周期最重要的有 3 点：①优势卵泡的发育及排卵；②黄体的正常发育；③子宫内膜的生理性周期变化。但是，所有用来评价月经周期的检查均是间接性的，有一定适用范围，具有一定的局限性。

（一）超声

尽管基础体温图以及测定血清、尿、唾液中激素的浓度变化，间接提供了有关排卵和卵泡成熟的信息，但超声却可以跟踪卵泡成熟过程和确定排卵，因此，在女性不孕患者中，超声检查具有重要作用。

传统的经腹超声已经由经阴道超声所取代，好处之一是患者不需要为看清子宫、卵巢而充盈膀胱，阴道探头可以极度贴近骨盆，因此可使用高频探头，得到较好的分辨率，另外，多普勒超声可探测血流，也可用来提供更多信息。动物实验曾发现超声波有一定的副作用，但动物实验使用的超声波输出量远远大于临床使用量，因此，在临床用于诊断时，超声波对组织无损伤作用。

卵巢的超声图为一旋转的椭圆形，体积约 6ml，病理改变较易被发现，如多囊卵巢（polycystic ovarian，PCO），其典型超声图为直径 1cm 以下的小囊，如葡萄般，分布于卵巢伴有卵巢增大，间质增多，除了多囊卵巢综合征（polycystic ovarian syndrom，PCOS）外，子宫内膜异位症和其他卵巢囊性改变也可通过超声检查发现，如：输卵管积液是由于输卵管远端闭锁，输卵管内液体积聚所致，超声便可诊断，如果不育妇女通过超声发现有输卵管积液，那么可在行 IVF 治疗前先行输卵管手术（Arora et al，2014；Parihar et al，2009）。超声对于不育治疗的最重要方面是在正常或治疗期间监测卵泡发育，另外也可监测子宫内膜变化而避免创伤性操作。

（二）子宫内膜评估

在增生期，超声所示子宫内膜相对较薄，回声均一，增生后期增厚，前后径约 5mm，因间质水肿，宫腔周边可显示一高回声，因此在排卵前，子宫内膜呈"三线征"，在黄体期，子宫内膜厚度可达 7~9mm。

（三）卵巢评估

超声的最佳分辨率是能看清卵巢内大于 2mm 的结构，早在月经周期的第 5 天，就可用超声将主要卵泡（将要排出的卵泡）从其他初级卵泡中分辨出来，在月经第 8 天和第 12 天，优势卵泡直径可达 14mm，在排卵前 4～5 天，优势卵泡直径每天增加 2～3mm，因此排卵时优势卵泡直径可达 16～28mm，但仅根据超声所看到的卵泡大小来预计排卵时间是不准确的，应与雌激素、LH 高峰等检测指标共同来判断（Queenan et al，1980）。根据超声波所见来预测 LH 高峰也是不准确的（Buttery et al.1983），经阴道超声加上内分泌的检测方法可使授精治疗的成功率成倍提高（Bhal et al，1999）。

LH 高峰后，卵泡膜组织逐渐血管化，颗粒细胞层与卵泡膜细胞分离，这个过程可在排卵前 24 小时通过超声观察到，此时伴有血浆孕激素水平轻度升高，另外超声可发现大于 18mm 的卵丘，约为卵泡 1/5 大小，如果彩色多普勒超声发现卵泡有血液供应，就说明卵细胞质量较好，受孕概率较大。

排卵后，超声波检查有 25% 的患者卵巢上可见液性空腔，在从卵泡向黄体的改变过程中，超声可观测到此宫腔内回声逐渐增强。但是，因黄体皮质为高度致密结构，有时不易被超声观察到。

（四）未破裂卵泡黄体化综合征

排卵障碍经常因卵泡成熟障碍所致，是不育的原因之一。它的诊断经常需要通过超声波检查确定。未破裂卵泡黄体化综合征（LUF 综合征）首先是 Kase 等报导（Kase et al，1967），该病在临床病理中激素均在正常范围，但无卵泡破裂从而无排卵，5% 月经正常的人有这种变化，但因这种综合征并非持续性不排卵，因此有些患者也可怀孕，通过超声检查发现 LH 高峰后 36h，囊性卵泡保持不变并无萎缩，便可诊断。研究表明，在氯米芬的刺激下，LUF 综合征发生率可能会增加 25% 以上（Quban et al，2006）。

即使月经周期均正常也可无排卵，但无排卵时，黄体期的雌激素、孕激素水平较低，因此测量黄体期时雌激素水平成为评估是否排卵的重要信息，当然要除外上述所讲的 LUF 综合征。

（五）子宫内膜厚度及容受性

超声除可用于卵泡生长的诊断性评估和黄体发育的评估外，还可用于评估黄体期子宫内膜的厚度，Deichert 等比较了子宫内膜厚度和激素指标，发现当子宫内膜小于 10mm 时，不利于胚胎着床，需要激素或激素类似物治疗（Deichert et al，1986）。de Geyter 等进行了一个大样本前瞻性研究，比较了

1186 名不育妇女，发现子宫内膜厚度与体外受精（in-vitro fertilization，IVF）或卵胞浆内单精子显微注射技术（intracytoplasmic sperm injection，ICSI）后的妊娠率无关，但是，子宫内膜薄的妇女行人工授精术后怀孕率相对较低（de Geyter et al，2000）。

目前，生殖医学认为，成功的体外受精妊娠除依赖于良好的胚胎质量以外，子宫内膜容受性也至关重要。子宫内膜容受性是指胚胎能够黏附，穿入内膜并诱导内膜间质发生一系列变化，最终植入内膜的一种状态。子宫内膜容受性是影响胚胎着床的主要因素之一，正常子宫内膜仅在一个极短暂的关键时间（即"种植窗"）内才允许胚胎着床，并且子宫内膜达到一定的厚度才有利于胚胎着床。

近些年来，超声凭借其简单，廉价，高分辨率，非创伤性等特点逐渐取代了具有创伤性的内膜活体组织检查以及不稳定性的激素水平测定等方法，而作为一种常规检查方法被各生殖中心所青睐，其各项超声学指标（子宫内膜厚度，形态，内膜容积及内膜下血流，血流阻力等）常常用于评估子宫内膜容受性的问题。在临床实践中，hCG 日子宫内膜厚度（EMThCG）通常用于预测体外授精-胚胎移植（in vitro fertilization-embryo transfer，IVF-ET）妊娠结局，并认为 EMThCG＜ 7 mm 或＞ 14 mm，胚胎移植后的着床率，妊娠率会显著降低（Weissman et al，1999）。然而，也有学者（Senturk et al，2008）认为采卵当日或移植当日的内膜厚度会更好地反映内膜容受性。但是，Detti 等学者最新研究认为 GnRH 拮抗剂周期中子宫内膜厚度动态变化与 IVF-ET 妊娠结局无关，且 ET 日三线子宫内膜形态似乎比内膜厚度动态变化更能预测 IVF-ET 妊娠结局（Detti et al，2008）。而且，Bassil 等学者研究认为卵巢刺激周期任何阶段子宫内膜厚度及形态变化和 IVF-ET 妊娠结局并无相关性，阴道超声所评估的子宫内膜事件并不能提供预测价值，胚胎质量才是决定妊娠结局最重要的因素（Bassil，2001）。

（六）子宫内膜活检

多数妇科医生认为通过活检进行子宫内膜的病理学检查是判断黄体功能的重要方法，常规上，检查应安排在月经前 1～2 天进行，最好内膜组织通过刮宫获取，组织应包括子宫内膜功能层及基底层，以便均能被检查，为了评估活检质量，应记录下一次月经时间，如果周期是 28 天，月经前 2 天进行的

活检所呈现的组织学图像应该的是第 26 天的组织结构，如果与月经周期偏离 2 天，就可诊断为黄体功能不全。部分患者子宫内膜仅在黄体早期表现为病理状态，这种病态往往会在下一次月经来潮前很快恢复正常，因此在黄体早期行内膜活检就极为重要。此外，子宫内膜腺体和间质的同步发育也是很重要的（Blasco，1994）。

（七）孕激素水平和黄体功能评估

在临床研究中，内膜活检是评价黄体功能的标准方法，但因它是创伤性的操作，故并不常用，而常在黄体期测量雌、孕激素含量，但孕激素是脉冲式分泌，因此有人认为该法差异太大，但相较于在黄体期监测基础体温、黄体期持续时间、排卵时卵泡直径，黄体期 1 次检查血清孕激素含量低于 10ng/ml（31.8nmol/L）或 3 次检查孕激素含量总和小于 30ng/ml（95.4nmol/L），更能准确的反应黄体的功能。Jordan 等研究认为血清孕激素水平在判断黄体功能方面比内膜活检还好（Jordan et al，1994）。

孕激素是黄体皮质的主要激素，并对受精卵着床、维持早孕极为重要，如果在妊娠第 7 周时切除卵巢会导致流产，在第 9 周时切除卵巢仅会引起血清孕激素短时间下降，但仍能妊娠，如果在妊娠第 7 周时加用外源孕激素补充体内下降的孕激素，仍可继续妊娠（Munoz et al，2013）。

卵巢无功能的妇女在行卵泡移植后，在怀孕第 1 周应补充外源孕激素，使血清孕激素水平达到 20ng/ml，每天给予 50mg 孕酮即可。生理上，在黄体期孕激素每日分泌量为 25mg，在黄体中期，孕激素水平低于 3.1ng/ml，即说明无排卵。妊娠时，孕激素含量的中位数是 17.8ng/ml，但也有少数病例只有 3.8ng/ml。临床上，在排卵后 8 天，黄体中期时，孕激素水平大于 10ng/ml，就说明黄体功能正常。

血清孕激素水平的每日波动经统计学处理后发现，尽管黄体功能正常，仍有 1/3 的标本孕激素低于 10ng/ml，在排卵后第 8 天测定雌、孕激素含量可临床上评价卵巢是否成熟及排卵。经过几个月经周期的观察，可以判断患者有无持续性黄体功能不全，那么在进一步治疗前应先找出卵泡成熟障碍的原因。

四、卵泡成熟障碍

在卵巢成熟障碍的患者中，不排卵及闭经的发生率远低于月经周期尚正常的其他症状，但是它们是卵泡成熟严重受损的表现。

（一）闭经

闭经是妇科疾病常见症状，表现为无月经。生理因素、病理因素及医源性因素均可导致闭经的发生。闭经分为原发性和继发性两种，原发性闭经指年龄＞14 岁，第二性征未发育者；或者年龄＞16 岁，第二性征已发育，月经还未来潮者。继发性闭经指正常月经周期建立后，月经停止 6 个月以上，或按自身原有月经周期停止 3 个周期以上。此外，按生殖轴病变和功能失调的部位，闭经又可分为下丘脑性闭经、垂体性闭经、卵巢性闭经、子宫性闭经以及下生殖道发育异常性闭经。

1. 原发性闭经

多数原发性不育患者并不因为不育而就诊，因为多数病例是因先天性原因，所以早在青春期或成人早期就诊。原发性闭经常见原因有：①生理因素：妊娠或特发性青春期发育延迟；②病理因素：具有正常第二性征发育的原发性闭经最常见于生殖-泌尿系统畸形，包括处女膜闭锁、阴道横隔、阴道缺失或子宫缺失等。无第二性征发育的原发性闭经多见于卵巢早衰，例如 Turner 综合征，下丘脑-垂体功能失调等。

其中，Turner 综合征核型为 45，XO，极少数患者可以有月经，以后当卵巢功能不足时，发展成继发性闭经。

米勒管发育不全为原发性闭经另一个常见的原因，表现为子宫、输卵管和阴道先天性发育不全，如 Rokitansky-Kuster-Hauser 综合征，临床表现为阴道发育不全，始基子宫，输卵管正常。在米勒管发育不全的患者，卵巢功能正常，促性腺激素和性腺激素均正常，诊断主要是通过妇科查体、影像学检查、子宫镜检、腹腔镜检等手段发现解剖异常。

低体重的患者可能出现原发性闭经，Knutu 等认为体重对下丘脑-垂体-性腺轴的发育有着重要影响，他还认为：在达到一定体重后，月经才会来潮，除了这些常见的原发性闭经的原因外，很多先天性和外源性缺陷也会干扰下丘脑、垂体功能，导致激素调节失衡。

2. 继发性闭经

在不孕症患者中，继发性闭经发生率明显高于原发性闭经。继发性闭经的主要原因是妊娠，因此当遇到一位继发性闭经患者时，首先考虑妊娠的可能性。甚至有些患者因其他原因导致的闭经，也必须记住妊娠可以发生在既往月经还没有恢复时，这种病例常见于高泌乳素血症性闭经的治疗期间。

继发性闭经常见原因有：①生理因素：妊娠、哺乳期、绝经；②医源性因素：长期服用孕激素避孕、放射线照射及可卡因等；③子宫因素：宫颈粘连、Asherman 综合征等；④卵巢因素：卵巢早衰、化疗等；⑤下丘脑功能失调：低体重、饮食紊乱、过度锻炼、精神压力较大、抑郁、慢性系统性疾病等；⑥垂体性因素：垂体泌乳素瘤、席汗综合征等；⑦甲状腺因素：甲状腺功能亢进或减退；⑧内分泌因素：多囊卵巢综合征、Cushing 综合征、先天性肾上腺皮质增生等；⑨分泌雄激素的卵巢或肾上腺肿瘤等。

其中，Asherman 综合征是因为子宫内膜因宫腔粘连而导致破坏，它常是感染性流产时清宫或过分清宫等导致的并发症，也可因非特异性或结核性子宫内膜炎所致。既往史对于诊断很重要，Asherman 综合征黄体期雌、孕激素水平均正常，或通过给予外源雌激素刺激而持续闭经来证实诊断，确诊要通过宫腔镜或子宫输卵管造影术（条件有限时）。治疗上，采用宫腔粘连松解术，术后必需应用外源性雌、孕激素的假孕疗法，同时，可用宫内避孕器（intrauterine device，IUD）来阻止内膜增生时新的粘连发生。

下丘脑性闭经是一种排除性诊断，说明促性腺激素分泌缺乏，常见原因有体重过快下降或上升、系统性疾病、过度体力劳动和（或）极度外界压力。下丘脑性闭经是卵泡成熟严重受损的表现，因为上述病因发生于继发性闭经之前，这种患者黄体功能缺陷或无排卵伴月经正常。高泌乳素血症可引起闭经，早期表现多为黄体功能缺乏，无排卵而月经正常，垂体腺瘤或甲状腺功能低下是高泌乳素血症的常见原因。

（二）多囊卵巢综合征

多囊卵巢综合征（polycystic ovarian syndrom，PCOS）是卵泡成熟障碍的一个重要原因也是闭经的一个重要原因，最初 PCOS 被认为是肥胖患者雄激素升高的表现，并有典型的超声诊断图像，但是，现在认为所谓的 PCOS 或 Stein-Leventhalt 综合征却是各种各样病理改变的最终结果，以卵巢功能障碍导致雄激素/雌激素比例升高和 LH/FSH 比例失衡为特点，主要病变基础为高雄激素血症及胰岛素抵抗。

1. 高雄激素血症

雄激素的分泌增加在 PCOS 的发病机制中起重要作用，在卵巢和肾上腺皮质中类固醇的生物合成过程与男性激素合成过程一致。卵巢内雄甾烷二酮是合成睾酮和雌激素的共同底物，不像在男性，LH 和 ACTH 不能通过特异性的负反馈机制抑制雄激素的分泌，因为雄激素仅仅是雌激素和皮质酮合成的副产品，而且卵巢内雄激素分泌是被精确调控的。在卵巢内，雄激素的分泌是必要的，一方面，它是产生雌激素所必需的，并能加速小卵泡的生长；另一方面，过多时它能防止形成主导卵泡，并引起闭锁。PCOS 患者的类固醇分泌模式为雄激素分泌失调，特别是影响了 17- 羟化酶和 17，20- 裂解酶的活性，这种失调可表现为卵巢或肾上腺皮质的雄激素含量过高，但两个器官很少同时发病，遗传上 PCOS 可因肾上腺皮质内雄激素病理性分泌所致。

促性腺激素和性腺类固醇激素的分泌失去正常节律可以引起持续无排卵，血清内睾酮、雄甾烷二酮、17- 羟孕酮和雌酮均升高，雌激素的升高并不是因卵巢分泌，在卵泡早期，多囊卵巢病患者与正常妇女的雌激素的每日分泌量相同。血清内雌激素含量增高的原因是雄甾烷二酮在外周脂肪组织内被芳香化转变成雌激素。

多囊卵巢疾病患者 LH 与 FSH 比值大于 3，但也有 20% ～ 40% 的患者虽有典型的多囊卵巢改变，但 LH 与 FSH 之比并无改变。PCOS 患者的 LH 脉冲分泌形式与正常人相同，但在卵泡的早、中期时，每个脉冲的振幅与正常人（6.2 ± 0.8mU/ml）相比仍升高（12.2 ± 2.7mU/ml），这可能是因 GnRH 脉冲频率改变的结果（Kazer et al，1987）。

GnRH 脉冲幅度增加伴外周 FSH 含量持续性的降低以及 LH 的正常，引起了 LH/FSH 比率反转，研究结果显示：促性腺激素分泌的改变以及多囊卵巢疾病是因 GnRH 分泌的频率和幅度改变之故，而且 LH 的最初改变并不会引起 PCOS 发生。

内源性阿片类物质影响着下丘脑 GnRH 的分泌，与正常人相比，多囊卵巢病患者体内内啡肽的代谢就发生了改变，β- 内啡肽和 ACTH 源自同一前体，该前体被称为前阿片黑素细胞皮质激素（pro-opiomelanocortin，POMC），当 ACTH 分泌增加时，β- 内啡肽的含量也增加，在 PCOS 患者中 ACTH 和皮质醇含量正常，但这并不能排除这些物质的较高水平的代谢，因为 β- 内啡肽在压力环境下会升高，PCOS 患者都有较大的心理压力反应，这可能是正常的调节机制障碍的中心原因。

睾酮含量的升高，降低了游离性激素结合球蛋白（sex hormone-binding globulin，SHBG）的浓度，因此，在多囊卵巢无排卵的妇女因继发性的高雄激素血症使 SHBG 含量减少，使游离雌激素含量升高，游离雌激素含量的升高再加上外周雄甾烷二酮转变为雌激素，这使得 FSH 水平降低，导致 LH/FSH 比例升高，但是，FSH 的残余活性仍可持续刺激卵巢内卵泡发生，下丘脑－垂体轴正常，这成为多囊卵巢疾病进一步发生的基础。

但是，PCOS 患者体内卵泡的成熟并不会引起排卵，较小的卵泡的成熟在几个月后可扩大为 2 ~ 6mm 大小的卵泡囊，因此而得名。因为卵泡由增生的鞘膜层包绕卵泡间质增生，并在促性腺激素刺激下持续分泌类固醇，这种恶性循环使疾病不断发展，卵泡消失后，颗粒细胞层破裂，鞘膜层仍然存在，因此根据上述的双细胞理论雄甾烷二酮和睾酮分泌增加，升高的睾酮进一步抑制 SHBG 和促进游离雌二醇，同时游离睾酮的增加也会影响到雄激素依赖性组织。

2. 胰岛素抵抗

多囊卵巢患者中有 40% 表现为胰岛素抵抗，尽管肥胖和高龄也可引起胰岛素抵抗，但在 PCOS 患者中即使是不肥胖和年轻患者仍有糖耐受，注射葡萄糖后引起胰岛素的大量分泌，估计糖耐受的患者中有 10% 是因 PCOS 诱导的胰岛素抵抗所致，在 II 型糖尿病晚期患者中有 15% 的病史中有 PCOS。

尽管雄激素可以诱发轻度胰岛素抵抗，但在 PCOS 患者体内雄激素的含量不足以引起胰岛素代谢紊乱，如果雄激素分泌被抑制，胰岛素的敏感性也并不恢复正常，相反，当给予雄激素时，如在女性变为男性的性别转变后，胰岛素仅轻微增加，可忽略不计，循环中胰岛素升高的机制加上在膜细胞上胰岛素与 IGF1 受体结合，这些使膜细胞对 LH 刺激反应增加，雄激素分泌升高，因此升高的胰岛素抑制了肝产生 SHBG 和 IGF 结合蛋白 1，尽管这些都说明高雄激素血症可引起高胰岛素血症，但大多数实验显示胰岛素代谢的紊乱先于雄激素代谢的紊乱。

典型的临床改变是双侧卵巢增大，有光滑的珍珠白一样的囊，体积增大约 2.8 倍，原始卵泡数目不变，但成熟和闭锁卵泡加倍，每个卵巢有 20 ~ 100 个囊泡，膜增厚 50%，门部细胞体积增大 4 倍，皮质和皮质下间质细胞增大。典型的超声图像对于诊断并不足够，在卵泡期，检测睾酮、雄甾烷二酮、DHEAS、雌激素、LH、FSH 和泌乳素水平将有助于确定个体化的治疗方案，当怀疑有肾上腺病变时，应辅以检测皮质醇和 17- 羟孕酮水平。

PCOS 的诊断标准现阶段推荐采用 2003 年欧洲人类生殖和胚胎与美国生殖医学学会的（ESHRE / ASRM）鹿特丹专家会议推荐的标准在中国使用，诊断标准：①稀发排卵或无排卵。②高雄激素的临床表现和（或）高雄激素血症。③卵巢多囊性改变：一侧或双侧卵巢直径 2 ~ 9mm 的卵泡≥12 个，和（或）卵巢体积≥10mL。④上述 3 条中符合 2 条，并排除其他高雄激素病因：先天性肾上腺皮质增生、库欣综合征、分泌雄激素的肿瘤。

PCOS 的治疗注重生活方式的调整：通过低热量饮食和耗能锻炼，降低全部体重的 5% 或更多，就能改变或减轻月经紊乱、多毛、痤疮等症状并有利于不育的治疗（Moran et al，2006; Panidis et al，2014）。其次，治疗高雄激素血症，目前首选达英 -35。达英 -35 每片由 2mg 醋酸环丙孕酮（CPA）和 35μg 乙炔雌二醇（EE）配合而成。乙炔雌二醇可以升高性激素结合球蛋白（SHBG），以降低游离睾酮水平；CPA 抑制 P450c17 /17-20 裂解酶活性，减少雄激素合成并在靶器官与雄激素竞争性抢占受体，阻断外周雄激素的作用。通过下丘脑－垂体轴的反馈降低高雄激素生成，增加对氯米芬（CC）的敏感性。研究发现，应用二甲双胍和曲格列酮可以纠正胰岛素抵抗，雄激素水平改善，建立排卵周期，但现在这种治疗仅为实验性的，尤其是曲格列酮在美国已经不准上市了。

对于有生育要求的患者可以促排卵治疗。一线促排卵治疗是氯米芬，但其有弱的抗雌激素作用，二线促排卵治疗包括促性腺激素和腹腔镜下卵巢打孔术。具体来讲，促排卵治疗治疗方法如下：

（1）抗雌激素（如克罗米芬）；

（2）糖皮质类固醇激素（地塞米松 0.25 ~ 0.5mg）；

（3）通过循环泵进行脉冲式治疗；

（4）hMG 刺激；

（5）外科手术切除卵巢间质；

（6）口服降糖药。

方法（1）~（3）可以产生卵泡成熟的反馈和调控机制，相对而言 hMG 或 hCG 直接作用于卵巢水平，易引起过度刺激，手术切除产生雄激素的卵巢间质仅适用于其他方法无效时。

研究结果显示：在多囊卵巢病的不育患者中，应用克罗米芬治疗后，有 63% ~ 95% 的患者可排卵，克罗米芬有弱的抗雌激素和升高促性腺激素水平的作用，治疗开始于月经周期的第 3 天和第 7 天，50mg 每天，连续 5 天，有 27% ~ 50% 的患者在此剂量下就可排卵，有些患者可加大剂量至每天 150mg，排卵率可进一步提高 26% ~ 29%，如果在此剂量下仍不排卵，可加用地塞米松（每日 0.25 ~ 0.5mg），根据血清内硫酸 DHEA 含量决定用药量，如果超声和血浆激素水平显示有卵泡成熟而无排卵时，可肌注 hCG 5000 ~ 10000 IU 诱发排卵，一般正常夫妻 3 个月内妊娠率 50%，1 年内约 80%，因此如果超声和血激素水平都说明黄体功能足够好时，可以维持治疗至少 6 个月，在排除不育的其他因素后，这种治疗可使应用克罗米芬的治疗率达 90% 以上。他莫昔芬的作用与克罗米芬相似，但未被批准用来治疗不孕症（Steiner et al，2005）。

hMG 和 FSH：如果克罗米芬不能诱发排卵或妊娠时，可用促性腺激素治疗，高雄激素血症患者的成功率低于单纯下丘脑性闭经的患者，因为多囊卵巢患者对 hMG 的刺激很敏感，因此治疗位于诱发排卵和过度刺激诱发多胎妊娠之间，纯化 FSH 的应用希望能恢复 LH/FSH 的正常比率，以达到更好的治疗效果，但临床结果显示并非如此，FSH 治疗的优点在于可用于皮下注射，无对照的研究中显示有更高的妊娠率和更低的过度刺激。

GnRH 的低调控：用纯化的 hMG 和 hCG 的刺激常可导致 LH 高峰提前出现和卵泡的黄体化，一些学者认为 LH 高峰的提前出现是后期流产的主要原因，这种流产常见于多囊卵巢病，但临床数据并不清楚，因此在应用 hMG 和 hCG 治疗多囊卵巢病时，并不需要 GnRH 的低调控。

GnRH 的脉冲治疗：20 世纪 80 年代的大规模研究表明：这种治疗形式有较高的妊娠率，同时无过度刺激的危险，当患者用克罗米芬治疗无效时，应用 GnRH 的脉冲治疗可使每个周期的妊娠率达 26%，当先用低调控再用 GnRH 脉冲治疗时，妊娠率升高至 38%，但同时流产率也升至 38%（Filicori et al，1994）。

卵巢楔形切除：如果上述治疗均无效，为减少卵巢间质分泌的雄激素，可行卵巢楔形切除，术后超过 90% 的患者可恢复正常的排卵周期，但术后 1 年内约 1/3 的患者表现为月经稀发（Buttram et al，1975），每个周期的妊娠率降至 1.8%，这可能是因手术后宫腔粘连所致（Adashi et al，1981），现在卵巢楔形切除已被微创手术和内窥镜所替代，如：热疗、激光汽化、电凝等就可避免粘连形成，106 名患者电凝后妊娠率达 70%，且无多胎妊娠（Farquhar et al，2007）。

除了以上原因可引起继发性闭经和卵泡成熟障碍外，罕见原因有：下丘脑肿瘤和囊肿、下丘脑或垂体的浸润性疾病如结核、结节病、组织细胞增多症等。

（三）高泌乳素血症

泌乳素与生殖的关系早已被人们所发现，1972 年当人们检测到人泌乳素时，发现 Chiari-Fkommel 综合征（产后闭经伴持续泌乳）、Argonz-Ahumada-Castillo 综合征（溢乳和尿雌激素含量降低）、Albright-Forbes 综合征（溢乳、闭经和尿 FSH 含量降低），它们均有泌乳素升高情况。

与腺垂体分泌的其他激素不同，泌乳素主要通过下丘脑的抑制因子来调控，主要的抑制因子是多巴胺，在大鼠实验中发现，当阻断内源性多巴胺合成，而给予外源性多巴胺可抑制 70% 的泌乳素分泌，γ- 氨基丁酸（GABA）是另一个抑制因子，但作用弱于多巴胺。

人们发现很多物质可以刺激泌乳素的短期分泌，如：甲状腺激素释放激素（TRH）、血管活性肠肽（VIP）、血管紧张素、5- 羟色胺的前体也可升高泌乳素的含量，因此阻断 5- 羟色胺的合成也就抑制了泌乳素的分泌，内源性阿片样物质可通过抑制多巴胺合成而促进泌乳素分泌，组胺和 P 物质均可促进泌乳素分泌，但它们作用机制尚不清楚。

因为多种因素参与泌乳素的分泌，因此多种原因可导致高泌乳素血症，血清泌乳素的轻度升高可能是中枢神经系统功能失调的表现，如应激反应。高泌乳素血症也可因服用药物，原发性甲状腺功能低下也可引起泌乳素分泌增加，而一些靠近腺垂体的无激素分泌功能的肿瘤，改变了垂体门脉系统的血液循环，也可引起高泌乳素血症，但过高的泌乳素往往因分泌泌乳素的肿瘤引起（泌乳素瘤）（Mehta et al，2012; Schlechte，2003）。

继发性闭经患者中有 1/3 存在垂体腺瘤，伴有泌乳的患者中有一半妇女蝶鞍不正常，除少数病例外，高泌乳素血症与这些患者的不育更为密切。垂体腺瘤多有压迫症状，临床表现包括：头痛、视力下降、视野缺损和其他颅神经压迫症状、癫痫发作、脑脊液鼻漏等（Trogrlic et al，2012）。

泌乳素瘤可引起下丘脑多巴胺浓度升高，反过来，抑制 GnRH 分泌，导致无排卵。不是所有高泌乳素血症都有典型症状，因此对于女性不孕患者应常规检查血泌乳素浓度。最好在清晨基础条件下抽取血样，但常规上，临床上很难做到这一点，因此，在评价激素水平时，必须考虑抽血时的生理节律和主观条件，如果诊断高泌乳素血症，需要重新复查。泌乳素在血里的含量变化很大，可以受各种因素的影响，如营养、睡眠、压抑、劳累等，另外，服用对泌乳素有刺激的药物也可影响检查结果。

在对轻、中度高泌乳素血症（低于 50nm/ml）用泌乳素抑制剂治疗前，需要同时测定 TSH 水平（小于 $3\mu U/L$），以排除甲状腺功能减退的可能，这种病例与甲状腺治疗相关，在没有生理刺激因素情况下，泌乳素含量高于 50ng/ml，应进行蝶鞍的影像检查。

当血清泌乳素含量大于 50ng/ml 时，垂体腺瘤的发生率为 20%，当含量达到 100ng/ml，发生率也升至 50%，当含量进一步升高，几乎所有患者均有微小腺瘤，如果含量大于 1000ng/ml 时，巨大泌乳素瘤有很大可能。

（四）垂体腺瘤

分泌泌乳素的腺瘤是腺垂体中最常见的肿瘤，尸检发现有 50% 的人患垂体腺瘤，9%～27% 为泌乳素瘤，并在 60 岁时高发，男女发病率相等，但女性患者易出现临床症状，因此在临床上，女性高泌乳素血症患者是男性的 5 倍。

近几年，放射学有了巨大进步，当腺瘤大于 10mm 时，蝶鞍的改变即可被发现，CT 扫描结合放射学检查可发现蝶鞍 2mm 大小的损伤，MRI 更适于发现微腺瘤，是排除腺瘤的最佳诊断方法，只有当腺瘤直径大于 10mm 时，才需要进行眼科检查。

垂体催乳素腺瘤不论是微腺瘤还是大腺瘤，都可以首选多巴胺激动剂治疗；由于微创技术的发展，手术治疗垂体催乳素腺瘤，尤其是垂体催乳素微腺瘤的疗效已经明显提高，对于某些患者也可以作为

首选治疗方案。对于药物疗效欠佳，不能耐受药物不良反应及拒绝接受药物治疗的患者应当选择手术治疗（Miller et al，2012）。

（五）空蝶鞍综合征

由于蝶鞍隔先天性发育不全，或肿瘤及手术破坏蝶鞍隔，使充满脑脊液的蛛网膜下腔向垂体窝（蝶鞍）延伸，压迫腺垂体，使下丘脑分泌的 GnRH 和多巴胺经垂体门脉循环向垂体的转运受阻，从而导致闭经，可伴 PRL 水平升高和溢乳。这个综合征并不少见，尸检发现率为 5%，85% 为女性，空蝶鞍综合征为良性病变，但放射学有时会误诊为肿瘤，这种患者禁忌手术治疗，确诊后，应每年查泌乳素的浓度，如果有高泌乳素血症，应开始用泌乳素抑制剂治疗。

近几年，高泌乳素对卵泡成熟的直接抑制作用受到质疑，大鼠动物模型中发现病理性增多的泌乳素水平可引起卵泡闭锁、无排卵、黄体功能不全以及过早黄体溶解，但是否适合于人类尚不清楚。近几年，越来越多的学者认为以上改变是因下丘脑病变引起，因中枢神经系统的调控失调，首先引起脉冲式的 GnRH 分泌改变，接下来是外周的高泌乳素血症，GnRH 的分泌模式的改变导致正常促性腺激素分泌失常和卵巢成熟障碍。Richardson 等发现，手术受损的恒河猴下丘脑，用外源性脉冲式 GnRH 治疗时，可表现正常的排卵后血孕激素水平，且不依赖于泌乳素水平（Richardson et al，1985）。Soules 发现，与正常对照组相比，在黄体功能缺乏的女性患者中不存在孕激素与泌乳素的相关性（Soules，1993）。

（六）高泌乳素血症的药物、手术及放射治疗

在治疗方法的选择方面，医生应该根据患者自身情况，如年龄、生育状况和要求，在充分告知患者各种治疗方法的优势和不足的情况下，充分尊重患者的意见，帮助患者作出适当的选择。

1. 药物治疗

泌乳素抑制剂的合成对于高泌乳素血症具有重要意义，1970 年溴隐亭的首次应用使得高泌乳素血症的闭经、不育等症状的治疗成为可能。

溴隐亭是具有多巴胺激动剂功能的麦角酸衍生物，通过与多巴胺受体结合抑制泌乳素分泌。根据泌乳素浓度，1.25～2.5mg 每晚一次的剂量可使泌

乳素降至正常。在垂体腺瘤的患者，剂量需大于等于 10mg/ 天。但是虽然这种治疗方法有效，但副反应使患者的依从性很差。在治疗初期，可出现头痛、恶心等症状，因为去甲肾上腺素能神经递质被影响，还可出现体位性低血压，进而引起头晕。这些反应可通过缓慢增加剂量而减轻。治疗通常是从每晚半片开始，每三天可增加 1.25mg 直到达到最终剂量。阴道内置入无包被的溴隐亭片剂可明显减少副反应（ Ginsburg et al，1992 ）。这种用法可使吸收率和肝的首过清除率更高，每日更低的剂量也可达到同样效果，已被广泛应用。

研究数据表明 80% 的高泌乳素血症的闭经患者在应用溴隐亭治疗后可以出现规律的月经。50%～75% 的患有垂体腺瘤的患者，应用多巴胺激动剂对肿瘤大小有显著的影响。长期治疗后，25%～30% 的患者病变已检测不到。就此而言，对垂体腺瘤，药物治疗也应作为一个选择（ Trogrlic et al，2012 ）。经蝶神经外科手术应在溴隐亭不能减小肿瘤大小之后再进行，包括泌乳素水平恢复正常的患者。

现有许多新的泌乳素抑制剂，如：

Lisuride 有更高的活性，更长的半衰期，能被患者很好耐受，因此如果患者不能继续溴隐亭治疗可换用 Lisuride。

Meagoline 是一个抗血清素能的物质，它通过非多巴胺机制，可作为一个备选药物（ Bohnet et al，1986 ）。

Cabergoline，一个新的泌乳素抑制剂，只需每周服用 1～2 次，而且在临床实验中比溴隐亭具有更好的耐受性。

2．手术治疗

近年来，随着神经导航及内镜等仪器设备的发展及手术微创技术水平的提高，使经蝶窦人路手术更精确、更安全、损伤更小、并发症更少。因此，经蝶窦人路手术也是垂体催乳素腺瘤患者除药物治疗之外的另一选择。

手术适应证：①药物治疗无效或效果欠佳者。②药物治疗反应较大不能耐受者。③巨大垂体腺瘤伴有明显视力视野障碍，药物治疗一段时间后无明显改善者。④侵袭性垂体腺瘤伴有脑脊液鼻漏者。⑤拒绝长期服用药物治疗者。手术也可以治疗复发的垂体腺瘤。在药物治疗之前或之后也可以采用手术治疗。

经蝶的神经外科手术可使 80% 的微腺瘤患者恢复月经周期，使 40% 的大腺瘤患者恢复正常，但微腺瘤中有 30% 的患者可复发，大腺瘤的复发率达可 90%，严重的并发症有垂体功能低下，瘘液等。

3．放射治疗

放射治疗的效果不如手术，主要适用于大的侵袭性肿瘤、术后残留或复发的肿瘤；药物治疗无效或不能耐受药物治疗副作用的患者；有手术禁忌或拒绝手术的患者以及部分不愿长期服药的患者（ Sheplan Olsen et al，2012 ）。

4．高催乳血症患者合并妊娠的处理

基本的原则是将胎儿对药物的暴露限制在尽可能少的时间内。未治疗者，催乳素微腺瘤患者怀孕后约 5% 的患者会发生视交叉压迫，而大腺瘤患者妊娠后出现这种危险的可能性达 25% 以上（ Serri et al，2003 ）。

垂体微腺瘤的患者在明确妊娠后应停用溴隐亭治疗，因为肿瘤增大的风险较小。停药后应定期测定血催乳素水平和视野检查。正常人妊娠后催乳素水平可以升高 10 倍左右，患者血催乳素水平显著超过治疗前的催乳素水平时要密切监测血催乳素及增加视野检查频度。一旦发现视野缺损或海绵窦综合征，立即加用溴隐亭，可望在 1 周内改善缓解。若不见好转，可考虑手术治疗。

对于有生育要求的垂体大腺瘤妇女，需在溴隐亭治疗腺瘤缩小后方可允许妊娠；所有患垂体催乳素腺瘤的妊娠患者，在妊娠期需要每 2 个月评估 1 次。妊娠期间肿瘤再次增大者给予溴隐亭仍能抑制肿瘤生长，但整个孕期须持续用药直至分娩。药物对母亲和胎儿的影响可能比手术小。药物治疗需要严密的监测。对溴隐亭没有反应及视力视野进行性恶化时应该经蝶鞍手术治疗并尽早终止妊娠（妊娠接近足月时）。

没有证据支持哺乳会刺激肿瘤生长。对于有哺乳意愿的妇女，除非妊娠诱导的肿瘤生长需要治疗，一般要到患者想结束哺乳时再使用多巴胺激动剂。

此外，由甲状腺功能低下引起的高泌乳素血症，应该对甲状腺疾病进行充分治疗。

（七）肥胖与低体重性闭经

因为体重增加和腹部脂肪组织可引起高胰岛素血症并降低糖耐受，因此人们推测肥胖是多囊卵巢病的主要病因，女性脂肪组织在髋部的分布并不起主要作用，检测脂肪组织分布的一个客观方法是测量腰围和臀围的比例，如果比例大于 0.85，就可能是男性样分布，有可能为高胰岛素血症，如果比例小于 0.75 就可能是女性样分布，很少伴有胰岛素代谢改变。

肥胖患者也应该控制体重，多囊卵巢病患者的肥胖可加重甚至诱发激素失调（Domecq et al，2013），但低体重患者有卵泡成熟障碍和闭经的危险，多数下丘脑性闭经患者都属于这一类，临床特点为脉冲式 GnRH 分泌不足，诊断时必须排除垂体的其他疾患。另外，明显的低体重，特殊的环境压力如飞行、异地等均能诱发下丘脑失调，这类患者的促性腺激素含量极低或测不到，泌乳素位于正常范围的低限，蝶鞍无病理变化，孕激素刺激实验时，较大剂量（如 G-Farlutal 5mg，每日 2 次，连续 10 天）并不诱发出血，说明子宫内膜缺乏雌激素的刺激。

低体重性闭经的最极端形式是神经性厌食，但在不孕症的治疗中，此种形式极少见，多为较轻的形式。

神经性厌食可以导致中枢神经失调，而低体重可能是卵泡成熟障碍的原因，常被忽略，但内分泌失衡与厌食具有可比性，激素研究显示有低 FSH 和 LH 水平，高皮质醇，泌乳素正常，TSH 和 L- 甲状腺素正常，低 FT3，高 T3 水平，极度体重下降可导致与睡眠相关的阵发性 LH 分泌丧失，这常见于青春期患者，体重恢复至 85% 正常体重时，症状会有明显改善（Jappe et al，2014）。

（八）其他闭经

除了低体重外，劳累可引起月经周期失调，很多研究显示运动员有月经周期失调，特别是长跑和芭蕾舞演员，闭经发生率与每周长跑距离呈正相关与体重呈负相关，降低体重可使无排卵的周期发生率升高，并降低黄体期功能，发病机制为 GnRH 分泌受损，因而改变了雌激素的代谢，雌激素被转化成儿茶酚雌激素，它具有抗雌激素的特性。

过度劳累如长跑导致运动员发病率高的原因被认为与内源性阿片类物质有关，这些物质可激发促皮质激素释放激素的分泌，反过来抑制促性腺激素的分泌，下丘脑 GnRH 的分泌也可能被抑制，在 66 名患卵巢成熟障碍，下丘脑失调的患者中，有 49 人服用 Naltrexon 25～125mg，而恢复了正常的月经周期，妊娠率也与正常人相同（Wildt et al，1993），

也可换用 GnRH 的脉冲治疗或 hMG 和 hCG 刺激。

（九）原发性卵巢衰竭

在继发性闭经患者中，必须排除原发性卵巢衰竭，在初诊时可检测 FSH 和雌激素水平，如果月经稀发的患者有高 FSH 低雌激素时，可诊断为原发性卵巢衰竭，其中，FSH 的水平在卵泡期时应比平均值高 2 个标准差，并应再次取样证实。

1% 的卵巢衰竭妇女 35 岁以前会有提前闭经，病因不清，有时可因染色体异常、自身免疫病、病毒感染，既往的放疗和 / 或化疗引起。

Turner 综合征是最常见的染色体缺失病之一，每 2500 个活产女婴中就有 1 例，典型患者为身材矮小和性腺发育不良。早在 1989 年，Massarano 等对 104 名年轻的 Turner 患者行超声检查，就发现仅 1/3 患者中有肉眼可见的卵巢（Massarano et al，1989）。

这类妇女中部分为 X 染色体的不完全缺失，因此在 XO 综合征和部分 X 染色体缺失的妇女，卵巢衰竭前有可能妊娠并分娩。

多种遗传学异常可伴有高促性腺激素和低性腺激素，但在临床不育治疗时，极少遇到，因此可以不列为常规检查。

其他的遗传性染色体疾病如半乳糖血症也可引起卵巢早衰。

化疗、放疗均可使卵巢功能受损，这些均可在患者的既往史中发现。

其他外源性毒物能否引起卵巢早衰并不清楚，与男性睾丸炎相比，有人认为流行性腮腺炎之后可发生卵巢炎，但仅有几例报导，对此尚不能清楚阐述。

自身免疫性疾病：有证据表明自身免疫性抗体可引起卵巢早衰，在一些典型的自身免疫病中，如：桥本甲状腺炎、Basedow 病、Addison 病、甲亢、幼年型糖尿病、恶性贫血、局限性脱发、白斑和重症肌无力患者均伴有卵巢衰竭，患者常有多种自身免疫病，被称为"多腺体衰竭综合征"，最常见的为甲状腺疾病和 Addison 病。

在原发性卵巢衰竭患者的血清内发现有抗卵巢间质的自身抗体，但并不清楚这些抗体是原发的还是继发的，另外，在卵巢内可见淋巴细胞浸润，说明有细胞型自身免疫病。

免疫因素引起卵巢早衰的第 4 种论据是人类白细胞抗原（HLA）与自身免疫病间存在明显的统计

学上的相关性。

除了上述原因可引起高促性腺激素和低性腺激素外，尚有少见病例，如：FSH 受体缺乏，促性腺激素的生物活性丧失等，但这均不列为临床常规检查（Themmen，2005）。

治疗：卵巢早衰确诊后可行雌、孕激素替代治疗，少数患者症状缓解可以妊娠，但多数无效，在美国，卵细胞和胚胎移植的成功妊娠率为 22% ~ 50%。

雌激素替代治疗也适用于正常停经妇女，以减少骨质疏松和心血管疾病，最低剂量为 2mg 雌激素，经皮注射可避免肝的首过清除影响，没有做子宫切除的患者应加用孕激素以防发生子宫内膜癌，可用 0.35mg 的炔诺酮，5mg 的乙酸羟孕酮或 10mg 的去氢孕酮（dydrogesterone）10 ~ 14 天，也可连续应用 1mg 的乙酸炔诺酮，在治疗闭经时，这种形式的药物常在使用 2 ~ 6 个周期后再加用。

第三节　配子迁移障碍所致的不育

在不育妇女检查完排卵功能后，应注意在精子和卵细胞运动通道是否正常，阴道、宫颈、输卵管和盆腔腹膜均有可能发生病变。

一、阴道和宫颈

阴道的解剖异常有阴道横隔或纵隔、阴道发育不全等，阴道内环境的改变也是造成不育的原因，阴道内存在乳酸杆菌，分解糖原使阴道保持酸性环境，pH 值为 4 ~ 4.5，这种环境不利于精子生存。排卵时产生的生理性宫颈黏液是精子进入生殖道的先决条件。

阴道感染时，分泌物增多，pH 值改变，白细胞迁移都将影响精子的活动和上移，体检时，应先行阴道分泌物检查以排除可能性。细菌、病毒、真菌、滴虫都有可能，最常见的是阴道加德纳菌、淋菌、衣原体、支原体、脲原体、病毒感染可以是疱疹和巨细胞病毒，白色念珠菌是最常见的酵母菌感染。有学者报道，与内、外生殖器感染有关的女性不孕所占比例高达 50%，成为当前导致女性不孕的重要病因之一（Hajishafiha et al，2009）。

所有形式的阴道炎都可以引起宫颈炎，导致宫颈黏液 PH 值改变，引起不育，治疗可根据病原体类型分为局部或系统治疗。宫颈感染后的改变可致狭窄或累及宫颈腺，而使黏液分泌异常。而有研究发现，不育患者宫颈涂片中有 12% 为支原体感染，31% 为需氧菌感染。电凝、冷冻、激光汽化、锥形切除手术后精子仍不能进入宫腔，是宫内授精的适应证。

二、女性生殖道异常

泌尿生殖系统的胚胎发育是复杂的，可导致很多先天异常，发育过程中任何一种障碍均可导致生殖道部分或完全的发育不良。

（一）子宫

米勒管的不对称发育或发育不全可导致单角子宫，女性中有 0.1% ~ 3% 存在米勒管融合障碍而发生各种子宫异常，从单角子宫到双子宫、宫颈、阴道，只有在确定不育是因发育异常所致才应手术治疗，因为有时纵隔子宫并不是不育的原因。

获得性子宫异常包括子宫肌瘤、宫腔粘连，20% ~ 25% 的育龄妇女有子宫平滑肌肌瘤，她们多无症状，这类肌瘤可以是浆膜下的，但更为重要的是宫腔内黏膜下和（或）有蒂的肌瘤，它们可以是不育的原因，在 9 个前瞻性的研究中发现：肌瘤切除术后 8 ~ 20 个月，妊娠率达 57%（48% ~ 65%），但这些研究均无阴性对照（即无未做手术患者），因此肌瘤切除能否提高生育率尚不确定。

（二）输卵管

输卵管先天缺损少见，特别是当其他组织均正常时，当一侧卵巢、子宫发育不全时，常有一侧输卵管发育不全，输卵管先天性缺损为何很少发生，原因尚不清楚。

1. 输卵管解剖

输卵管在形态上分为 4 个部分：

间质部：它是输卵管通过子宫壁的部分，由子宫肌层包绕，内膜包括分泌细胞和纤毛细胞，它们形成星形的纵形皱襞，输卵管直径约 0.4mm。

峡部：它组成输卵管远端 1/3 部分，内膜的分泌细胞多于纤毛细胞。

壶腹部：它组成输卵管剩余的 2/3 部分，朝子宫方向摆动的纤毛对于卵细胞和胚胎的运输极为重要，峡部的手术操作后，妊娠率仍可达 80%，但壶腹部手术切除可造成极低的妊娠率。另外，因为受精和早期胚胎发育均在此部，因此异位妊娠也常发生于此。

漏斗部：以伞部为界，与卵巢紧密接触，排卵时卵细胞可进入输卵管口，但机制不清。因炎症、粘连或手术导致该部的病理变化常引起不育，并且很难手术治疗。

2. 输卵管的生理功能

输卵管的运动、分泌、纤毛摆动是精子运输、获能、卵细胞的获取、受精、配子发育、卵细胞和配子运输等复杂过程的先决条件，输卵管呈现一种持续性、自发性收缩的复杂形式，收缩与配子运输间的关系尚不清楚。与胃肠道持续性、不规律、长距离的运动相比，输卵管各段可同时、相反方向、短距离的收缩，卵细胞的运输是不连续的，忽前忽后的，但主要是向着子宫方向移动，最终可达子宫腔。

输卵管收缩对于精子运输的意义并不清楚，人们认为它可能是精子运动的一个通道，但受精后 5 分钟，可在腹腔内发现精子，因此输卵管的收缩对最初的精子运输起到重要作用。人们进一步认为性交时子宫和输卵管的运动对精子的运输也起一定作用，但以此种方式到达输卵管的精子对于受精并不起重要作用。

输卵管纤毛朝着子宫方向摆动，因此精子要想朝其他方向运动必须有其他机制作用。输卵管的分泌活动对精子运动有重要作用，排卵时输卵管液大量分泌，各种糖蛋白减弱了纤毛摆动，精子可依靠自身力量通过输卵管，正如在月经中期通过宫颈黏液一样。当输卵管液分泌降低时，纤毛恢复了向子宫方向的摆动，因此受精卵就能向正常方向移动了。

雌激素能促进输卵管黏液分泌，而孕激素起抑制作用，黏液内有许多血清里没有的蛋白质，这些对生殖功能极为重要。

与睾丸相比，女性配子要通过一个开放的系统，离开卵巢表面后，卵细胞要经过腹腔进入输卵管。显微研究发现：排卵时输卵管的伞部和开口直接与卵巢相连，这种直接接触是因输卵管、输卵管系膜和伞部的运动所致，有趣的是，当只有一个卵巢和对侧输卵管时仍可妊娠。

在伞部粘连患者，行输卵管复通术后，妊娠率仍很低，说明输卵管的捡拾机制很重要。阴道内射精后，只有很少一部分精子能到达输卵管，只有形态和运动最好的精子才能通过女性生殖道的滤过和筛选机制到达受精地 —— 壶腹部。

受精也可发生在壶腹部的远端，精子在女性生殖道内可生存 24 ~ 48 小时，有时也可长达 96 小时，但卵细胞只能在 24 小时内受精。在输卵管内受精卵开始分裂，人的配子无营养储备，在运输过程中也不和细胞持续接触，正在发育的配子靠输卵管的分泌物维持营养，直至 1 周后种植于宫腔内。

3. 输卵管疾病

输卵管因素导致的不孕占女性不孕的25% ~ 50%，且发病率呈上升趋势。不孕症患者中存在的输卵管病变可分为三大类：原发病变、继发病变、两者皆有。原发病变是指输卵管本身先天发育异常，继发病变则是指由盆腔病变或全身疾病继发引起输卵管病变。继发病变发现最多的是由盆腔粘连引起的输卵管问题，如因子宫内膜炎或感染引起的粘连，其中衣原体感染最为重要。

输卵管感染衣原体后有 30% ~ 40% 引起输卵管不同程度堵塞而致不育，因不育而行腹腔镜检查发现 4% 的患者衣原体培养阳性（Hunter et al，2014；van Gemert et al，2014）。因为盆腔炎常无症状或症状不特异，因此对于那些黄体功能良好，但 6 个月后仍不怀孕的患者应检测输卵管是否通畅。尤其是那些可明确排除男方因素的夫妇，可考虑对女方行进一步有创性检查。

在继发性不育夫妇中有淋病史者，其不育的可能性升高 7.5 倍，有阑尾炎病史者升高 4.7 倍，有宫外孕病史者升高 21 倍，既往有盆腔炎者 32 倍（Thonneau et al，1993）。

输卵管伞部闭锁可引起输卵管肿胀，管壁变薄。研究显示输卵管积液可导致不育。当输卵管积液患者行 IVF 时，妊娠率比单纯子宫端梗阻患者下降一半，因此可认为一侧输卵管积液而对侧正常的患者妊娠率下降。前瞻性、随机的多中心研究发现，输卵管积液患者腹腔镜术后行 IVF，妊娠率明显高于不手术者，双侧输卵管积液患者对妊娠影响更大（Arora et al，2014；He et al，2010）。但是，一些研究认为，对输卵管积水的患者实施保守治疗，例如注射硬化剂也可以提高输卵管积水患者的 IVF 妊娠率，甚至高于切除输卵管积水组（Na et al，2012）。

三、宫腔和输卵管通畅性实验室诊断

目前，输卵管性不育的诊断方法多种多样，且在不断地发展和改善，有输卵管通气术、通液术、子宫输卵管碘剂造影术（hysterosalpingography，HSG）、子宫输卵管超声造影（hysterosalpingo-contrast sonography，HyCoSy）、输卵管镜检查、宫腔镜及腹腔镜检查等，各种方法对输卵管通畅性的准确性及灵敏度不同，具有不同的优缺点。

（一）输卵管通气及通液术

该方法出现于 20 世纪 20 年代，但结果并不可靠。通过向宫腔缓慢推注液体，根据推注药液时有无阻力、液体有无外溢、患者有无腹痛等来初步判断输卵管是否阻塞及其阻塞程度。该技术不能明确输卵管病变部位及阻塞程度，即使显示输卵管通畅亦不能判断是一侧还是双侧通畅。若术中通液管气囊前端过长，有可能阻塞一侧输卵管开口，造成假阳性此外，与腹腔镜相比，此法结果重复性差，因此不作为常规检查。

（二）子宫输卵管碘油造影术

该技术是在 X 线下通过碘剂（76% 泛影葡胺和 40% 碘化油）造影剂显示宫腔及输卵管情况的一种简便、安全且价廉的检测方法，已普遍用于输卵管通畅性的检查。

如果术前 1～2 小时给予止痛药如消炎痛，便可用于门诊患者，输卵管的检查要通过 X 射线照射，部分患者因输卵管痉挛而误诊为闭塞，可用抗痉挛药如东莨菪碱 1～2ml 防止。

如造影时采用透视则卵巢受到的辐射为 1.7mGy，采用点片时，辐射为 2.8mGy，为不影响妊娠，应在月经后 3～7 天操作。

该操作有引起感染的危险，发生率为 1%，通过检查白细胞、C 反应蛋白、血沉可发现有感染危险的患者。

有些学者推荐使用预防性抗生素，如术前 2 天给予多西环素 200mg，术后 100mg 连服 5 天，但并无统一给药方案，我们一般不预防性使用抗生素。

HSG 时可看见宫腔内异常情况，如子宫中隔、息肉、黏膜下子宫肌瘤。Stovall 等研究发现：在使用供精的患者中，子宫输卵管碘油造影显示正常的患者妊娠率为 46%，如果子宫异常或缺陷而双侧输卵管通畅，成功率降为 34%，而子宫解剖正常一侧输卵管闭塞，妊娠率为 40%（Stovall et al，1992）。

研究发现，HSG 与腹腔镜对输卵管阻塞的诊断符合率可达 63%（Mallarini et al，2010），其敏感性和特异性分别达 79% 和 58%（Pereira et al，2010），且在结节性输卵管炎及输卵管积水方面的诊断上有特异性表现，诊断输卵管积水的准确率可达 77.8%（Mallarini et al，2010），被多数学者推荐为一线检查方法（Torre et al，2010）。

但是，HSG 与腹腔镜输卵管通液术相比，重复性仍较差，根据 HSG 得出的结论似乎并不是最准确的。Adelusi 等用 HSG 与腹腔镜检查了 104 名患者，相关性仅为 62%，如果 HSG 诊断正常，有 96% 的患者腹腔镜检查也正常，如果 HSG 诊断异常，有 63% 的患者腹腔镜诊断异常，输卵管异常时，两者的诊断相关性仅为 54%（Adelusi et al，1995）。因此，Opsahl 等认为当 HSG 诊断正常的妇女不能受孕时，必须作诊断性腹腔镜，如果 HSG 能对每个输卵管单独灌注时，便可以测量每个输卵管内的压力，正常时压力为 429 ± 376mmHg，病理时为 957 ± 445mmHg（Opsahl et al，1993）。

综上所述，如果一个妇女无明显既往史，衣原体阴性，不育时间不满 1 年，那么可用超声 -HSG 来筛选输卵管的通畅程度，如果上述条件无法达到，应做腹腔镜和色性扰动监测。

（三）子宫输卵管超声造影

HyCoSy 是在超声监视下通过向宫腔注入造影剂，观察造影剂通过宫腔、输卵管时的流动及进入盆腔后的分布情况，以判断输卵管的通畅性，同时还能观察子宫、卵巢及盆腔情况。目前常用的造影剂有过氧化氢、过氧化碳酰胺、声诺维等，其准确性及特异性文献报道不同。

Bulletti 等将 2560 例不孕症妇女分为 3 组，对比 HSG、HyCoSy 及腹腔镜检查对输卵管性不育的诊断准确率，发现 HyCoSy 的阳性及阴性预测值分别为 75.8% 和 91.2%，均高于 HSG 的阳性及阴性预测值，分别为 71.8% 和 88.2%（Bulletti et al，2008）。而 Luciano 等对比了 HyCoSy 和 HSG 对宫腔和输卵管病变的诊断情况，发现两者符合率达 100%，且 HyCoSy 检查不接触放射线，术后无需避孕（Luciano et al，2011）。

目前认为 HyCoSy 可能代替 HSG 而成为不孕症的一线诊断方式（Lim et al，2011；Luciano et al，2011）。此外，国内有研究发现，采用声诺维造影剂进行三维子宫输卵管成像，对输卵管通畅的阴性预测值可达 94.7%，对输卵管阻塞的阳性预测值可达 86.5%，且该检查方法无过敏反应，对后续周期卵巢功能无影响，有望成为检测输卵管通畅与否的首选方法之一。

（四）宫腔镜和腹腔镜

判断盆腔状况和输卵管通畅的标准方法是做腹腔镜输卵管通液联合宫腔镜检查，与 HSG 相比，外科医生较容易发现子宫内膜粘连、输卵管变细、卵巢病变等。

（1）宫腔镜：如果仅作宫腔镜检查时，不需麻醉，硬式或软式内窥镜可通过子宫颈口进入宫腔，因为它常为塌陷状，故需介质扩充，如高分子量糊精、CO_2 或 5% 葡萄糖溶液，可以需要借助钳子、电灼、激光等装置送入宫腔。

（2）腹腔镜：腹腔镜可在插管后基础麻醉下操作，脐下切口，腹腔内充入 CO2 气，送入套针和腹腔镜，操作时存在的危险在于胃肠道或大血管穿孔，发生率约 0.1%，借助 1～2 个辅助切口，可插入更多仪器，染料可通过宫腔内导管送入，如果染料从输卵管伞端溢出，就证实输卵管是通畅的。

Bulletti 等对比 HSG、HyCoSy 及腹腔镜检查对输卵管性不育的诊断准确率，发现 HSG 的阳性及阴性预测值分别为 71.8% 和 88.2%，HyCoSy 的阳性及阴性预测值分别为 75.8% 和 91.2%，均低于腹腔镜检查结果（Bulletti et al，2008）。

（五）输卵管镜

当腹腔粘连伴输卵管病理改变时，输卵管是否通畅常不易发现，可采用一种新的诊断方法——输卵管镜，它有很细的内窥镜，借助于宫腔镜或腹腔镜观察，但是，既往文献报道指出，输卵管镜手术并发症发生率相对较高，如输卵管穿孔等发生率为 2.2%～5.1%（Dechaud et al，1998）。而且，目前输卵管镜存在苍白图像（发生率＞7%）、图像质量不理想等缺点，且该技术需宫腔镜或导管引导，费用昂贵，技术上较难掌握，目前较少用于临床。

四、治疗

根据输卵管的病理情况，粘连松解术、伞部成形术、输卵管切除术或吻合术均可操作。粘连松解术包括所有的微创手术，以恢复输卵管和卵巢的活动性。伞部松解术可恢复伞部的活动，但谨防损伤腹膜。伞部成形术适用于输卵管部分或完全梗阻的患者，在完全梗阻的患者行伞部成形术可开通伞部并外翻浆膜，以形成输卵管口，壶腹部的梗阻可行输卵管切除术，切除梗阻段，输卵管的任何部位均可行吻合术。

Schippert 等对 462 例输卵管性不育患者行腹腔镜下粘连松解术、输卵管伞端成形术或输卵管造口术等治疗，术后妊娠率达 43.4%，分娩率达 29.2%，127 例既往行输卵管绝育术的患者行复通术后，妊娠率达 73%，分娩率达 50.6%（Schippert et al，2010）。此外，Schippert 等总结了 1997—2008 年间采用腹腔镜对有生育要求的绝育妇女进行治疗的研究，发现行输卵管伞端成形术、造口术或粘连松解术术后妊娠率达 39%～59%，而输卵管复通术术后妊娠率可达 40%～84%，异位妊娠率仅为 4%～10%（Schippert et al，2011）。

术后可发生输卵管感染，此类患者的妊娠率仅有 25%，在决定治疗方式时，医生的经验也需考虑，如果不能直接进行 IVF，患者应向微创手术的专科医生咨询。

第四节　子宫内膜异位症

一、病因和流行病学

子宫内膜异位症（endometriosis）是指正常的子宫内膜或子宫内膜样的组织出现在宫腔外的部位生长、浸润、反复出血，可形成结节及包块，引起疼痛、不育等。这些异位组织可包含病理成分，也有正常月经周期的内膜组织，此病的病因不明，尚存在各种理论，到目前为止，多数人认为子宫内膜异位症的发生是因为在月经期内膜细胞和碎片通过输卵管逆流至腹腔，种植而成，这些细胞种植在腹膜表面，生长形成内膜性损伤，进一步增生形成子宫内膜异位病灶。

5%～10% 的育龄妇女有子宫内膜异位症，但在不育妇女中发病率更高。本病特点如下：①生育年龄妇女的多发病，主要引起疼痛及不育；②发病率有明显的上升趋势；③症状与体征及疾病的严重性不成比例；④病变广泛、形态多样；⑤极具浸润性，可形成广泛的、严重的粘连；⑥激素依赖性，易于复发。

二、症状

子宫内膜异位症的主要症状是盆腔痛、月经过多和不育，该病导致不育的病理生理是多因素的，包括机械因素、腹腔异位病灶的毒性产物和免疫及激素紊乱。70%～80% 患者有不同程度的盆腔疼痛，该疼痛的特点是与病变程度不完全平行，表现为 4 种形式：①痛经：典型者为继发性，并渐进性加重；②非经期腹痛：慢性盆腔痛；③性交痛以及排便痛等；④卵巢内异症囊肿破裂可引起急性腹痛。

不育的主要原因是在子宫内膜进展期时的粘连现象，腹膜和卵巢周围组织粘连阻止了子宫、输卵管与卵巢间的相互作用，而这种作用在排卵时显得极为重要，也可形成输卵管远端梗阻。子宫内膜异位症常发生在卵巢，如果病灶较小可能不会导致不育，大的异位内膜可侵及卵巢间质，破坏正常组织，称为"巧克力囊肿"。

内膜异位在特殊部位，可表现为不同的临床症状。各种症状常有周期性变化，可合并盆腔内异症的临床表现：①消化道内子宫内膜异位症，大便次数增多或便秘、便血、排便痛等症状。②泌尿道内子宫内膜异位症，尿频、尿痛、血尿及腰痛，甚至造成泌尿系统梗阻及肾功能障碍。③呼吸道内子宫内膜异位症，经期咯血及气胸。④疤痕内子宫内膜异位症：腹壁剖宫产等手术后切口疤痕处结节，经期增大，疼痛加重；会阴切口或伤口疤痕结节，经期增大，疼痛加重。

子宫内膜异位症患者血清中 CA125 水平多为轻中度升高，超声检查具有辅助诊断作用。典型的超声影像为附件区无回声包块，内有强光点。MRI 对卵巢内异囊肿、盆腔外内异症以及深部浸润病变的诊断和评估有意义。

三、病理生理

生理上，卵巢和输卵管周围有腹腔液包绕，排卵时液体约为 20ml，发生子宫内膜异位症时，液体量的调节发生障碍，并出现一种胚胎毒性物质，用这种液体孵浴精子，可致精子活动性下降，可能是前列腺素和巨噬细胞抑制了精子活动。

腹腔液中前列腺素浓度的升高可改变输卵管的收缩，结果精子、卵细胞和配子的运输均发生改变，正常情况下，平均每毫升腹腔液中含 50 万～200 万个白细胞，主要是巨噬细胞。在子宫内膜异位症患者，巨噬细胞比例上升，但腹腔液的这些改变是子宫内膜异位症的原因还是结果尚不清楚。

子宫内膜异位症患者的 IgM、IgG、IgA 都升高，并且免疫球蛋白的含量与疾病的严重程度呈负相关，有人认为子宫内膜异位症是一个自身免疫性疾病，但尚未证实。

子宫内膜异位症的诊断主要是在腹腔镜或剖腹探察时直接肉眼观察或组织学检查，为明确内膜性损伤，必需系统的查找整个盆腔腹膜，仅通过腹腔镜看到部分棕黑色的损伤而轻易诊断为子宫内膜异位症，这种做法并不可取，只有组织学证据才能显示典型的内膜改变。

内异症的临床病理类型分为 4 型：①腹膜型子宫内膜异位症（PEM）；②卵巢型子宫内膜异位症（OEM）；③深部浸润型子宫内膜异位症（DIE），包括宫骶韧带、阴道直肠窝、直肠结肠壁、阴道穹隆等；④其他部位的子宫内膜异位症（OtEM），如消化道内、泌尿道内、呼吸道内、疤痕内子宫内膜异位症等。

四、分期

子宫内膜异位症一旦确诊，就必需分期，分期常根据美国生育协会 1985 年修订的内异症分期（γ-AFS）法，主要根据腹膜或卵巢病变的大小及深浅、卵巢与输卵管粘连的范围以及粘连的程度，子宫直肠凹的封闭程度进行评分。

在德国，有人根据 Semm 的方法利用内窥镜分期，将该病分为 4 期。

Ⅰ期：输卵管正常通畅，病灶直径小于 5mm。

Ⅱ期：异位病灶直径大于 5mm，可累及膀胱、卵巢周围组织并引起输卵管周围组织粘连和（或）子宫输卵管狭窄、过长。

Ⅲ期：子宫腺肌瘤或输卵管内腺肌瘤、巧克力囊肿，病灶累积骶子宫韧带。

Ⅳ期：生殖器官外的子宫内膜异位症。

因为腹腔镜具有创伤性，过去人们希望找到一种对子宫内膜异位症的筛选办法，常用肿瘤标记物 CA125，它是一种上皮来源的膜抗原，可在血浆中检测出来，当存在上皮性卵巢癌和其他盆腔肿瘤时，CA125 升高，子宫内膜异位症有时也有轻度上升，但在某些轻度子宫内膜异位症患者可保持正常水平，因此该病方法敏感性和特异性均较低。

五、治疗

治疗的目的是减灭和消除病灶，缓解并解除疼痛，改善和促进生育，减少和避免复发。治疗时，主要因考虑的因素为年龄、生育要求、症状的严重性、病变范围、既往治疗史以及患者的意愿。治疗措施要规范化与个体化。对盆腔疼痛、不育以及盆腔包块的治疗要分别对待。治疗的方法可分为手术治疗、药物治疗、介入治疗以及辅助生育治疗等。

典型的药物治疗方法包括：①孕激素类药物；②达那唑；③ GnRHa 类药物。

在极少数患者中可使用雌激素 + 孕激素形成假孕以治疗该病。部分动物研究报道，散结镇痛胶囊是治疗子宫内膜异位症的有效药物之一（Zou et al，2012）。

（一）达那唑

1971 年，在 GnRHa 类似物出现以前，达那唑是主要的治疗药物，但双盲研究显示达那唑与纯孕激素疗法相比并无更好疗效。在理解它的作用机制之前，人们首先需知道，在异位内膜上存在雌激素和孕激素的受体，中和这些受体将导致异位内膜的萎缩，这是药物治疗子宫内膜异位症的主要原则。

但在绝经前妇女，并不会出现促性腺激素分泌严重不足的状态，更加重要的是达那唑似乎干扰了性激素与其受体的结合，达那唑能与孕激素和雄激素受体结合，而不能与雌激素受体结合。达那唑能将睾酮和雌二醇从性激素结合球蛋白中替换出来，并能将孕酮和皮质醇从皮质类固醇结合球蛋白中替换出来，因此，游离孕激素及雄激素升高，引起相应临床症状，如高雄激素血症，另外，达那唑可抑制肝合成性激素结合球蛋白，因此血浆游离雄激素水平进一步提高。

达那唑每片 200mg，用法每日需 800mg，分 4 次服用，疗程一般为 6 个月，治疗期间大部分患者出现闭经，不会怀孕。较低的剂量可减轻副作用，但其疗效也下降。在轻度患者血浆雌激素水平应小于 40pg/ml，而重度则应小于 20pg/ml。

达那唑治疗后的妊娠率为 28% ~ 72%，如果子宫内膜异位病灶的直径大于 1cm，应行手术治疗，但子宫内膜异位症的患者是否都需手术治疗尚无定论。Seibel 等发现较小的子宫内膜异位症患者在接受达那唑治疗 6 个月后，12 个月内的妊娠率为 37%，而不治疗的患者妊娠率为 57%，因此，研究者对是否每例内膜异位症患者都需要接受治疗提出了质疑（Seibel et al，1982）。

达那唑的治疗是非治愈性的，当停止治疗后，萎缩的异位内膜组织可以增生，复发率为 33% ~ 39%，多数妊娠发生在治疗后几个月内，因此如果这段时间没有怀孕，必须考虑其他治疗方案（Kitawaki，2010）。

雄激素的升高可在一些患者中引起男性化，达那唑的副作用有体重增加，痤疮、多毛症、乳房变小，少数会出现声音变粗，但副作用是可逆的。

（二）GnRHa 类似物

GnRHa 类似物是一种较好的治疗方法，它可以诱发可逆性的停经，使促性腺激素和雌激素水平下降，达到临时去势的效果，本书其他章节将会谈及它的作用机制，男女的作用机制相仿，疗效与雌激素降低的水平相关。

GnRHa 类似物并不直接作用于卵巢，治疗成功的关键是降低雌激素，治疗后的妊娠率与达那唑相似，但无高雄激素血症的副作用。

GnRHa 类似物的主要副作用是过度的低雌激素血症，包括：潮热、阴道干燥、性欲降低，有时还有抑郁，但并不影响血浆脂蛋白，在 6 个月的治疗期结束后，骨密度的降低可逐渐恢复正常。

应用 GnRHa 3 个月以上，多主张应用反向添加方案（add-back），根据症状的严重程度，也可以用药第 2 个月开始，治疗剂量应个体化，有条件时应监测雌激素水平。

GnRHa 反向添加方案的理论基础是依据"雌激素窗口剂量理论"，不同组织对雌激素的敏感性不同，将体内雌激素水平维持在不刺激异位内膜的生长而又不引起更年期症状及骨质丢失的范围（雌二醇水平在 110 ~ 146pmol/l）内，既不影响治疗效果又可减轻副作用，以延长治疗时间。Add-back 方案包括：①雌孕激素联合方案：结合雌激素 0.3 ~ 0.625mg/d（或补佳乐 1 ~ 2mg）＋醋酸甲羟孕酮 2 ~ 4mg/d。②替勃龙：1.25mg/d。

（三）手术治疗

手术治疗对不育夫妇的适应证是：病变严重、卵巢增大、药物无法缓解的疼痛以及年龄较大的不孕症患者，但是治疗必需因人而异，因为在微创手术中外科医生经验是治疗成功的关键因素。

内异症的手术根据术式不同分为：①保守性手术：保留患者的生育功能，尽量去除肉眼可见的病灶及卵巢内异症囊肿，同时分离盆腔粘连。适用于年轻或需要保留生育功能者。②半根治手术：切除子宫和病灶，但保留卵巢，主要适用于无生育要求者但希望保留卵巢分泌功能者。③根治性手术：切除全子宫、双附件以及所有肉眼可见病灶。适用于年龄较大、无生育要求、症状重或者多种治疗无效者。④辅助性手术：如子宫神经去除术以及骶前神经切除术，适用于中线部位的疼痛者。

术中首先分离盆腔粘连，以恢复解剖；要尽量切除或破坏腹膜型内异症病灶，达到减灭的目的；对较小以及较表浅的病灶，可进行烧灼或汽化；深部浸润病灶，应进行切除。

子宫内膜异位症患者尤其是中重度患者往往存在不育，行 IVF 手术的成功率极低，但也有报导妊娠率可达 28%（Hickman，2002）。此外，Ⅲ ~ Ⅳ 期子宫内膜异位症患者行 IVF 手术，其卵巢刺激反应、胚胎移植数量、胚胎移植成功率等均低于 Ⅰ ~ Ⅱ 期子宫内膜异位症患者（Dong et al，2013；Mekaru et al，2013）。

第五节　精子抗体

如果不育妇女的激素和临床因素均被排除，下一步就得考虑免疫性因素。据文献报道，除了遗传因素、内分泌失调、感染、全身性疾病及生殖器官畸形外，40% ~ 65% 自然流产与免疫因素有关。免疫性不育的检查现已引起临床的重视。

近年来对免疫性不育的研究，发现与不育有关的自身抗体分两类：非器官特意性自身抗体和器官特异自身抗体。所谓非器官特异性自身抗体是指针对存在于不同组织的共同抗原的抗体。如抗磷脂抗体（APA）、抗核抗体（ANA）、抗 DNA 抗体等。

所谓器官特异性自身抗体是指针对某个特异性器官组织自身抗原的抗体，如抗精子抗体（AsAb）、抗子宫内膜抗体（AEA）、抗卵巢抗体（AOA）和抗甲状腺抗体、抗平滑肌抗体等。

研究资料表明，体内若存在 AsAb 可导致不育，这类情况占不育患者的 10% ~ 30% 以上，而且在不育患者中 AsAb 的检出率明显高于生育人群。2005 年中国的一项有关 3496 名不孕症女性的调查发现，AsAb 的检出率为 23.11%。因此，AsAb 导致的免疫性不育在临床上受到广泛关注（Du et al，2005）。

一、精子抗原

人类精子抗原的种类繁多，目前已涉及 100 多种，位于精子质膜、顶体、核、中段、线粒体等部位。不同的抗原成分从不同方面影响精子功能，包括精子凝集、运动能力；穿越宫颈黏液的能力；顶体反应、结合与穿越透明带的能力；精卵结合（精、卵）原核的形成等。Shetty 等针对表达于精子头部不同抗原的同型单克隆抗体，可阻碍精子吸附于透明带或精卵膜融合（Shetty et al, 1999）。此外，针对同一精子表面抗原的不同抗原决定簇的抗体，也可能以不同方式影响精子功能。Bohring 等从膜蛋白中分离出 6 种蛋白质：HSP70、HSP70-2、二硫化物异构酶 ER60、惰性半胱氨酸天冬氨酸蛋白酶以及两种蛋白酶的亚单位（蛋白元件 2 和 Z 链），对这些蛋白质进行生化鉴定可进一步了解 AsAb 影响精子功能和受精过程的机制（Bohring et al, 2001）。精子抗原的种类和抗原决定簇的性质、数目和空间结构的多样性，决定不同的抗原诱导机体产生不同类型的抗体。主要组织相容性复合体（MHC）的多态性决定免疫应答的强弱，对特定个体而言，其所携带的 MHC 基因型由遗传决定，因此不同个体对同一抗原的反应不一，有些男性体内虽然存在 AsAb，但这些抗体也许只针对那些对生育影响较小的精子抗原，这部分人仍具有生育能力。因此找出那些在生育过程中起重要作用的抗原，对免疫性不育的诊断和治疗将有所帮助。

性生活频繁的女性接触精子的机会增多，精子对女性来说是潜在抗原性物质，其中，部分女性发生免疫应答而产生 AsAb。

二、抗精子抗体的产生机制

抗精子抗体（AsAb）是机体产生的与精子表面抗原特异性结合的抗体，它抑制精子穿透宫颈黏液，抑制精子获能、顶体反应及减少精子存活率而降低受孕能力，甚至导致不育。目前认为 AsAb 是免疫性不育的重要因素，AsAb 已被列入人类不育的确定指标之一。

在正常情况下，女性生殖道的血液屏障作用及男性精子胞浆中存在的免疫抑制物，可以抑制女性的淋巴系统对精子抗原发生免疫应答，故不会发生

免疫反应，因此女性体内一般不产生 AsAb。但由于女性生殖道损伤或炎症会导致生理屏障受到破坏，使淋巴细胞与精子抗原相遇，发生免疫应答而产生 AsAb（Koyama，2010）。

AsAb 的产生与年龄无相关性，其在生育的主要年龄段均可引起不育，因此进行 AsAb 的检测是对不孕症患者有效治疗的前提。有文献报道显示 AsAb 主要以 IgM 与生育力降低关系最为密切。

三、抗精子抗体对生殖过程的影响

AsAb 可阻止精子穿过宫颈黏液：无论是精液还是宫颈黏液中存在 AsAb，抗体与精子接触后均会产生凝集反应，使精子不能进入宫腔，并被补体或细胞介导的杀伤作用损害，失去活动能力。此外，精子抗体还能抑制精子在子宫和输卵管中的运动，可在精子黏液接触试验（将精液与宫颈黏液在玻片上混合，镜下观察精子有"颤拌现象"或有凝集或制动现象）观察到这一现象。有研究显示，AsAb 阳性组精液一氧化氮（NO）水平明显高于 AsAb 阴性组，而精子运动能力与精液中 NO 水平呈正相关，精液中的自身抗体不仅影响精子密度和运动能力，还影响精液对抗体依赖的细胞毒作用（ADCC）的抑制作用，导致对精子的细胞免疫攻击（Samuel et al, 2008）。

此外，AsAb 产生后还会影响精子质膜颗粒的流动性，而阻碍精子获能抑制顶体反应。并且可以抑制透明质酸酶的释放，阻断卵丘的消散及精子在卵丘细胞上的识别位点，干扰精子与卵丘细胞的黏着，影响精子通过卵丘，从而阻止精子穿过透明带。AsAb 还可以通过介导补体、巨噬细胞和杀伤细胞直接杀伤受精卵和早期胚胎及阻碍受精卵种植（Feng et al，2008）。

四、抗体检测

由于血浆抗体与生殖道分泌抗体水平不一致，因此血浆抗精子抗体的检测临床意义有限。

检测女性抗精子抗体的最好方法是间接免疫珠检测，将精液与待测体液一起孵育，并多次用缓冲液漂洗，加入抗 IgA、IgG 和少数 IgM 的抗体形成的小乳胶颗粒，计数结合于免疫珠的精子数。世界卫生组织（WHO）建议：用 IBT 法检测

AsAb，当＞10% 的精子结合有抗体时被认为是阳性，10%～50% 的精子结合有抗体时被疑为可能不育，≥50% 的精子结合有抗体则很可能不育（Menkveld，2010）。

2%～3% 的妇女有抗精子抗体，宫腔内授精能否引起免疫反应尚不清楚。性交后试验的活精子数与宫颈黏液的抗精子抗体数量呈负相关。虽然 AsAb 对生育的影响与其滴度有直接关系，但由于 AsAb 对生育影响的复杂性，对个体而言，只要存在一定数量的未与 AsAb 结合的游离精子，即使AsAb 滴度很高，精子也可能与卵子结合而致受孕，而针对在生育过程中起重要作用的抗原的特异性AsAb，在理论上即使滴度很低也可能导致不育，因此对免疫性不育的诊断和治疗在综合其他因素的基础上应个体化。

五、治疗

AsAb 不一定绝对导致不育，不同的治疗方案适用于不同患者。目前对 AsAb 所致的免疫性不育的治疗方法及疗效令人不满意。建议的治疗方法包括：

（1）屏障避孕局部隔绝：使用避孕套 6～12 个月以抑制过强的免疫反应，但这种方法也不一定会使妊娠率提高。

（2）免疫抑制治疗：使用免疫抑制剂如糖皮质激素，包括局部疗法、低剂量持续疗法、大剂量冲剂疗法和大剂量间歇给药法。局部疗法适用于宫颈黏液中存在 AsAb 的患者。低剂量疗法适用于 AsAb 阳性的少精症患者。大剂量间歇疗法由于副作用较严重，适用于丈夫精子计数等其他指标正常且妻子确定正常排卵者。

（3）精液处理后宫腔内人工受精：宫腔内授精并不能明显提高妊娠率，临床研究显示宫腔内授精6 个月后，患者的妊娠率与那些性交后试验异常但无精子抗体患者的妊娠率相似（42.4% v.s 40.5%）（Check et al，1994），这说明 AsAb 在不育患者中似乎不起主要作用。

妇女的抗精子抗体是否会影响 IVF 的结果尚不清楚，Check 等调查了 2363 名患者，发现在有抗体的妇女和无抗体的妇女之间妊娠率无明显差异（Check et al，1995）。但是也有部分研究显示这类患者妊娠率较低，认为 AsAb 对胚胎具有毒性作用。表面附着 AsAb 的精子与卵子受精后，影响胚胎的代谢与胚胎发育而导致流产。AsAb 活化巨噬细胞及其他免疫细胞，对胚胎产生直接免疫攻击。有研究认为 AsAb 既影响受精过程又影响胚胎发育其机制可能是：早期胚胎在发育过程中可以获得各种抗原，其中包括与精子蛋白有交叉免疫性抗原。AsAb阳性的女性可以见到流产或胚胎吸收。但是从 ICSI、IVF 治疗不育的资料不支持这种观点。

第六节 早期妊娠异常

一、种植

受精在输卵管壶腹部发生后，细胞开始快速分裂，6～8 天后胚泡种植于宫腔，hCG 的分泌为种植的标记，一旦确定怀孕，妇产科医生会估算妊娠时间，以便监测妊娠和推算预产期（EDC）。根据Nagele 法则，预产期应是末次月经的月份减 3，日期加 7，这是根据正常月经 28 天得出来的，如果排卵发生早于或晚于 14 天，EDC 需相应调整。

二、流产

授精和种植并不说明不育治疗已经成功，因为很多夫妇会流产。如果胎儿娩出时体重低于 500g，则为流产，如果胎儿体重大于 500g 但出生时死亡，则为死产。约 15% 的流产妊娠妇女在妊娠 4～12 周时流产，50% 的在 2～4 周时流产，此时在 hCGβ 往往未被检测，此时常没有妊娠的临床证据。妊娠反应也不明显。

80% 的自发性流产发生在妊娠的前 12 周，70% 的流产是因染色体异常，但年轻妇女流产率为 12%，年老妇女流产率为 26%。如果受精卵植入延迟，流产率明显升高（Wilcox et al，1999），如果 B 超证实胎儿正常，晚期流产率降至 5%，但是有反复流产史的患者流产率升高（van Leeuwen et al，1993）。

1994 年，Clifford 等调查了 500 例习惯性流产的患者，76% 的流产发生在妊娠 13 周以前，仅 3% 在此以后，并列出了发生流产的可能原因（Clifford et al，1994）：① 3.6% 的夫妇有染色体异常，最常见的为平衡移位。② 56% 的妇女有多囊卵巢综合征的临床表现，12% 的妇女卵泡中期 LH 高峰大于 10 IU/L。③进一步分析每天清晨尿 LH 浓度，显示 57% 的妇女有 LH 高分泌。④在 372 名早期流产的妇女中，14% 有抗磷脂抗体。⑤ 9 个妇女有子宫异常，6 个为子宫纵隔，3 个为双角子宫，这些患者没有进行 HLA 分型检测。

有化疗或放疗病史的男性可增加染色体异常的机会，引起胎儿异常，导致流产率升高。

环境因素和其他有毒因素如吸烟、大量咖啡因摄入、酗酒等均可能是流产的诱因，麻醉气体和清洁剂可能是有害的工作环境。

黄体功能不足和多囊卵巢综合征的意义如前所述，但尚不清楚能否用孕激素或 hCG 治疗来提高黄体功能不足者的妊娠率，部分研究显示，GnRHa 类似物充分下调黄体功能后给予 hCG 或孕激素替代治疗，患者受孕率无明显改变。

子宫畸形：在多次流产的妇女中有 12% ~ 15% 的妇女有子宫畸形，这可以通过阴道内超声检查或 / 和子宫输卵管造影检查发现（Wiebe et al，2000）。在 1200 例 HSG 检查中有 188 例有先天性子宫异常，轻度子宫畸形与严重畸形患者的流产率相似。在通过子宫成型术后，84% 可正常妊娠，而 74 名没有进行手术治疗的妇女，94% 在妊娠 12 周前会流产（Makino et al，1992）。这说明在多次流产的患者中，对子宫畸形的检查有重要意义。

感染：妊娠 12 周后发生的流产中感染占重要因素，微生物标本应检查衣原体、脲原体、弓形虫和支原体。

自身免疫：习惯性流产的妇女中有 10% ~ 16% 抗磷脂抗体阳性（Plouffe et al，1992），该抗体可阻断前列环素合成，导致血栓素活性增加和血管收缩，血栓形成，引起胎儿生长延迟或死亡，导致多次流产。抗磷脂抗体引起血栓素升高，可以作为筛选方法，如果考虑抗磷脂抗体是习惯性流产的原因，可在一怀孕时就服用小剂量阿司匹林和肝素，也可点滴糖皮质激素直至检查正常为止。

同种异体免疫：多数人认为女性免疫系统有一定的耐受性，存在保护性抗体或其他保护因素而使滋养层免受排斥，这些因素也可阻断对胎儿的排斥反应，但具体机制不明，如果保护性因素不能产生，则会发生妊娠排斥反应，通过检测 HLA 发现习惯性流产的女性往往有相容性抗原。

根据这一理论，是可以考虑使用伴侣的淋巴细胞进行免疫刺激，使习惯性流产的患者获得免疫耐受。有研究指出，该方法的妊娠率为 70% ~ 80%（Porter et al，2006），但随后的临床实验结果常是矛盾的，并且不能证明以前的结果。如果确实是免疫因素影响的话，治疗成功率往往小于 5%，并且免疫治疗是有一定危险的，医生在使用时应慎重。另一种治疗方式是使用非特异性的免疫球蛋白，但大量的多中心研究指出 HLA 分型的诊断和治疗价值有限，静脉注射免疫球蛋白和白蛋白的成功率与安慰剂相同。

第七节　特发性不育

如果上述所有检查结果均正常，而且不能发现不育的原因时，称为"特发性不育"。这与男性的特发性不育不同，它是指不可解释的精液质量降低。不育夫妇中有 10% ~ 15% 属于特发性不育（Crosignani et al，1993），该病的预后与患者年龄、不育时间长短有关。

正常夫妇每月的受孕率可达 25%，而特发性不育夫妇仅为 1.5% ~ 3%，随着试孕时间延长，60% 的特发性不育患者可以妊娠（Verkauf，1983）。在不能明确不育病因的情况下，不应贸然治疗，但一些辅助性的方法可提高妊娠率。如果特发性不育达 3 年，可考虑用 hMG 联合宫腔内人工授精治疗，在

4～6个月内仍不能怀孕，可行IVF，实际上这也是一种诊断方法，如果能授精而不能妊娠，可调整hMG剂量，在6个周期的超排卵或3个周期的IVF后，总妊娠率可达40%。此外，行IVF的特发性不育患者同时采用静脉注射免疫球蛋白治疗可以提高IVF的成功率及活产率（Li et al，2013）。

如果所有的治疗方案均无效时，应及时停止治疗，并明确告知患者结果，以便其安排今后的生活。心理咨询不仅在治疗期间是治疗的一部分，在治疗结束时，也是其重要组成部分。必需以一种仔细的、同情的态度与夫妇商讨其他替代方案，如异体授精或收养等。

（白文佩　张　婧）

参考文献

Adashi EY, Rock JA, Guzick D, et al, 1981. Fertility following bilateral ovarian wedge resection: a critical analysis of 90 consecutive cases of the polycystic ovary syndrome.Fertil Steril, 36: 320-325.

Adelusi B, al-Nuaim L, Makanjuola D, et al, 1995 .Accuracy of hysterosalpingography and laparoscopic hydrotubation in diagnosis of tubal patency. Fertil Steril, 63(5):1016-1020.

Agarwal SK, Haney AF, 1994. Does recommending timed intercourse really help the infertile couple? Obstet Gynecol, 84: 307-310.

Allen S, 2014. Cigarette smoking among women: how can we help? Minn Med, 97: 41-43.

Amant F, Halaska MJ, Fumagalli M, et al, 2014. Gynecologic cancers in pregnancy: guidelines of a second international consensus meeting. Int J Gynecol Cancer, 24: 394-403.

American College of Obstetricians and Gynecologists. Committee on Gynecologic and Practice Committee of the American Society for Reproductive Medcine.Female age-related fertility decline.Committee Opinion No.589. Obstet Gynecol, 2014,123:719-721.

Arlt W, Callies F, van Vlijmen J C, et al, 1999. Dehydroepiandrosterone replacement in women with adrenal insufficiency. N Engl J Med,341:1013-1020.

Arora P, Arora RS, Cahill D. Essure for management of hydrosalpinx prior to in vitro fertilisation-a systematic review and pooled analysis. BJOG, 2014, 121: 527-536.

Bancroft J, 1993. Impact of environment, stress, occupational, and other hazards on sexuality and sexual behavior. Environ Health Perspect Suppl, 101(2): 101-107.

Banks A, Rutherford R, Coburn W, 1961. Fertility following adoption: report of 31 cases. Fertil Steril ,12: 438-442.

Baranski B, 1993. Effects of the workplace on fertility and related reproductive outcomes. Environ Health Perspect Suppl, 101 （2）:81-90.

Bassil S, 2001. Changes in endometrial thickness, width, length and pattern in predicting pregnancy outcome during ovarian stimulation in in vitro fertilization. Ultrasound Obstet Gynecol,18:258-263.

Basson R, 2006. Clinical practice.Sexual desire and arousal disorders in women. N Engl J Med,354:1497-1506.

Bhal P, Pugh N, Chui D, et al, 1999. The use of transvaginal power Doppler ultrasonography to evaluate the relationship between perifollicular vascularity and outcome in in-vitro fertilization treatment cycles. Hum Reprod, 14: 939-945.

Blasco L, 1994. Dyssynchrony in the maturation of endometrial glands and stroma. Fertil Steril, 61: 596-597.

Bohnet H, Kato K, Wolf A, 1986. Treatment of hyperprolactinemic amenorrhea with Metergoline. Obstet Gynecol,67:249-252.

Bohring C, Krause E, Habermann B et al, 2001. Isolation and identification of sperm membrane antigens recognized by antisperm antibodies, and their possible role in immunological infertility disease. Mol Hum Reprod, 7: 113-118.

Braunstein G, Sundwall D, Katz M, et al, 2005. Safety and efficacy of a testosterone patch for the treatment of hypoactive sexual desire disorder in surgically menopausal women: a randomized, placebo-controlled trial. Arch Intern Med,165:1582-1589.

Brocklehurst P, French R, 1998. The association between maternal HIV infection and perinatal outcome: a systematic review of the literature and meta-analysis. Br J Obstet Gynaecol,105:836-848.

Buck Louis, Sundaram R, Schisterman EF, et al, 2012. Heavy metals and couple fecundity, the LIFE Study. Chemosphere,87:1201-1207.

Bulletti C, Panzini I, Borini A, et al, 2008. Pelvic factor infertility: diagnosis and prognosis of various procedures. Ann N Y Acad Sci,1127:73-82.

Buttery B, Trounson A, McMaster R et al, 1983. Evaluation of diagnostic ultrasound as a parameter of follicular development in an in vitro fertilization program. Fertil Steril,39:458-463.

Buttram VC, Vaquero C, 1975. Post-ovarian wedge resection adhesive disease. Fertil Steril,26:874-876.

Carpenter DO, 2013. Human disease resulting from exposure to electromagnetic fields.Rev Environ Health, 28:159-172.

Check JH, Bollendorf A, Katsoff D, et al, 1994. The frequency of antisperm antibodies in the cervical mucus of women with poor postcoital tests and their effect on pregnancy rates. Am J Reprod Immunol ,32:38-42.

Check JH, Katsoff D, Bollendorf A, et al, 1995. The effect of sera antisperm antibodies in the female partner on in vivo and in vitro pregnancy and spontaneous abortion rates. Am J Reprod Immunol,33:131-133.

Chinnappa V, Ankichetty S, Angle P, et al, 2013. Chronic kidney disease in pregnancy. Int J Obstet Anesth,22:223-230.

Chrousos GP, 1995. The hypothalamic-pituitary-adrenal axis and immune-mediated inflammation. N Engl J Med, 332:1351-1362.

Chrousos GP, Torpy DJ, Gold PW, 1998. Interactions between the hypothalamic-pituitary-adrenal axis and the female reproductive system: clinical implications. Ann Intern Med,129:229-240.

Chun SY, Hsueh A, 1998. Paracrine mechanisms of ovarian follicle apotosis. J Reprod Immunol, 39:63-75.

Clifford K, Rai R, Watson H et al, 1994. An informative protocol for the investigation of recurrent miscarriage: preliminary experience of 500 consecutive cases. Hum Reprod,9:1328-1332.

Committee on Obstetric P, 2001. ACOG committee opinion scheduled Cesarean delivery and the prevention of vertical transmission of HIV infection.Number 234, May 2000 （replaces number 219, August 1999）. Int J Gynaecol Obstet,73:279-281.

Critchley HO, Wallace WH, Shalet SM, et al, 1992. Abdominal irradiation in childhood: the potential for pregnancy. Br J Obstet Gynaecol ,99:392-394.

Crosignani P, Collins J, Cook I, 1993. Unexplained infertility. Ilum Repord, 8:977-980.

Davis SR, van der Mooren MJ, van Lunsen RH, et al, 2006. Efficacy and safety of a testosterone patch for the treatment of hypoactive sexual desire disorder in surgically menopausal women: a randomized, placebo-controlled trial. Menopause,13:387-396.

de Almeida Chaves Rodrigues AF, de Lima I L, Bergamaschi CT, et al, 2013. Increased renal sympathetic nerve activity leads to hypertension and renal dysfunction in offspring from diabetic mothers. Am J Physiol Renal Physiol ,304:189-197.

de Geyter C, Schmitter M, De Geyter M, et al, 2000. Prospective evaluation of the ultrasound appearance of the endometrium in a cohort of 1,186 infertile women. Fertil Steril ,73:106-113.

Dechanet C, Brunet C, Anahory T, et al, 2011. Effects of cigarette smoking on embryo implantation and placentation and analysis of factors interfering with cigarette smoke effects （Part II）.Gynecol Obstet Fertil,39:567-574.

Dechaud H, Daures JP, Hedon B, 1998. Prospective evaluation of falloposcopy. Hum Reprod, 13:1815-1818.

Deichert U, Hackeloer BJ, Daume E, 1986. The sonographic and endocrinologic evaluation of the endometrium in the luteal phase. Hum Reprod ,1:219-222.

Dennerstein L, Gotts G, Brown JB, et al, 1994. The relationship between the menstrual cycle and female sexual interest in women with PMS complaints and volunteers. Psychoneuroendocrinology, 19:293-304.

Dennerstein L, Koochaki P, Barton I et al, 2006. Hypoactive sexual desire disorder in menopausal women: a survey of Western European women. J Sex Med, 3:212-222.

Detti L, Yelian FD, Kruger ML, et al, 2008. Endometrial thickness dynamics and morphologic characteristics during pituitary downregulation with antagonists in assisted reproductive technology cycles. J Ultrasound Med, 27:1591-1596.

Domecq JP, Prutsky G, Mullan RJ, et al, 2013. Lifestyle modification programs in polycystic ovary syndrome: systematic review and meta-analysis. J Clin Endocrinol Metab, 98:4655-4663.

Dong X, Liao X, Wang R et al, 2013. The impact of endometriosis on IVF/ICSI outcomes. Int J Clin Exp Pathol, 6:1911-1918.

Dottorini ME, Lomuscio G, Mazzucchelli L, et al, 1995. Assessment of female fertility and carcinogenesis after iodine-131 therapy for differentiated thyroid carcinoma. J Nucl Med, 36:21-27.

Du Y, Zhao Y, Ma Y, et al, 2005. Clinical observation on treatment of 2,062 cases of immune infertility with integration of traditional Chinese medicine and western medicine. J Tradit Chin Med, 25:278-281.

Dumesic D A, Lesnick T G, Stassart J P, et al, 2009. Intrafollicular antimullerian hormone levels predict follicle responsiveness to follicle-stimulating hormone（FSH）in normoandrogenic ovulatory women undergoing gonadotropin releasing-hormone analog/recombinant human FSH therapy for in vitro fertilization and embryo transfer. Fertil Steril, 92:217-221.

Dunson DB, Baird DD, Wilcox AJ et al, 1999. Day-specific probabilities of clinical pregnancy based on two studies with imperfect measures of ovulation. Hum Reprod, 14:1835-1839.

Eimers JM, te Velde ER, Gerritse R, et al.The prediction of the chance to conceive in subfertile couples. Fertil Steril, 1994,61:44-52.

European Mode of Delivery C.Elective caesarean-section versus vaginal delivery in prevention of vertical HIV-1 transmission: a randomised clinical trial. Lancet, 1999,353:1035-1039.

Farquhar C, Lilford R J, Marjoribanks J et al.Laparoscopic 'drilling' by diathermy or laser for ovulation induction in anovulatory polycystic ovary syndrome. Cochrane Database Syst Rev, CD001122,2007.

Feng H L, Han Y B, Sparks A E et al, 2008. Characterization of human sperm antigens reacting with anti-sperm antibodies from an infertile female patient's serum. J Androl, 29:440-448.

Filicori M, Flamigni C, Dellai P, et al, 1994. Treatment of anovulation with pulsatile gonadotropin-releasing hormone: prognostic factors and clinical results in 600 cycles. J Clin Endocrinol Metab, 79:1215-220.

Floreani A, 2013.Hepatitis C and pregnancy.World J Gastroenterol, ,19:6714-6720.

France JT, Graham FM, Gosling L, et al, 1992. Characteristics of natural conceptual cycles occurring in a prospective study of sex preselection: fertility awareness symptoms, hormone levels, sperm survival, and pregnancy outcome. Int J Fertil, 37:244-255.

French R ,Brocklehurst P, 1998. The effect of pregnancy on survival in women infected with HIV: a systematic review of the literature and meta-analysis. Br J Obstet Gynaecol, 105:827-835.

Gaillard P, Verhofstede C, Mwanyumba F, et al, 2000. Exposure to HIV-1 during delivery and mother-to-child transmission. AIDS, 14:2341-2348.

Garcia PM, Kalish LA, Pitt J, et al, 1999. Maternal levels of plasma human immunodeficiency virus type 1 RNA and the risk of perinatal transmission.Women and Infants Transmission Study Group. N Engl J Med, 341:394-402.

Ghamar Chehreh ME, Tabatabaei SV, Khazanehdari S, et al, 2011. Effect of cesarean section on the risk of perinatal transmission of hepatitis C virus from HCV-RNA+/HIV- mothers: a meta-analysis. Arch Gynecol Obstet, 283:255-260.

Ginsburg J, Hardiman P, Thomas M, 1992. Vaginal bromocriptine-clinical and biochemical effects. Gynecol Endocrinol, 6:119-126.

Goldstat R, Briganti E, Tran J, et al, 2003. Transdermal testosterone therapy improves well-being, mood, and sexual function in premenopausal women. Menopause, 10:390-398.

Gracia CR, Sammel MD, Freeman E, et al, 2012. Impact of cancer therapies on ovarian reserve. Fertil Steril, 97:134-140.

Hajishafiha M, Zobairi T, Zanjani VR, et al 2009, Diagnostic value of sonohysterography in the determination of fallopian tube patency as an initial step of routine infertility assessment. J Ultrasound Med, 28:1671-1677.

Hammarberg K, Setter T, Norman RJ, et al, 2013, Knowledge about factors that influence fertility among Australians of reproductive age: a population-based survey. Fertil Steril, 2013, 99:502-507.

He RH, Gao HJ, Li YQ, Zhu XM, 2010. The associated factors to endometrial cavity fluid and the relevant impact on the IVF-ET outcome. Reprod Biol Endocrinol, 8:46.

Hickman TN, 2002,Impact of endometriosis on implantation. Data from the Wilford Hall Medical Center IVF-ET Program. J Reprod Med, 47:801-808.

Hjollund NH, Jensen TK, Bonde JP, et al, 1999. Distress and reduced fertility: a follow-up study of first-pregnancy planners. Fertil Steril, 72:47-53.

Holmes MM, Resnick HS, Kilpatrick DG, Best C L,1996. Rape-related pregnancy: estimates and descriptive characteristics from a national sample of women. Am J Obstet Gynecol, 175:320-324

Hunault CC, Laven JS, van Rooij IA, et al, 2005. Prospective validation of two models predicting pregnancy leading to live birth among untreated subfertile couples. Hum Reprod, 20:1636-1641.

Hunter P, Dalby J, Marks J, et al, 2014. Screening and Prevention of Sexually Transmitted Infections. Prim Care, 41:215-237.

Iorio R, Castellucci A, Ventriglia G, et al, 2014. Ovarian Toxicity: from Environmental Exposure to Chemotherapy. Curr Pharm Des, 20（34）:5388-5397.

Izembart M, Chavaudra J, Aubert B, et al, 1992. Retrospective evaluation of the dose received by the ovary after radioactive iodine therapy for thyroid cancer. Eur J Nucl Med,19:243-247.

James WH, 1979. The causes of the decline in fecundability with age.Soc Biol,26:330-334.

Jappe LM, Cao L, Crosby RD, et al, 2014. Stress and eating disorder behavior in anorexia nervosa as a function of menstrual cycle status. Int J Eat Disord,47:181-188.

Jensen TK, Henriksen TB, Hjollund NH, et al, 1998. Adult and prenatal exposures to tobacco smoke as risk indicators of fertility among 430 Danish couples. Am J Epidemiol, 148:992-997.

Jordan J, Craig K, Clifton DK et al, 1994. Luteal phase defect: the sensitivity and specificity of diagnostic methods in common clinical use. Fertil Steril, 62:54-62.

Josephson MA, 2009. Transplantation: pregnancy after kidney donation: more questions than answers. Nat Rev Nephrol,5:495-497.

Kanal E, Gillen J, Evans JA, et al, 1993. Survey of reproductive health among female MR workers. Radiology, 187:395-399.

Kase N, Mroueh A and Olson LE.Clomid therapy for anovulatory infertility. Am J Obstet Gynecol,1967,98:1037-1042.

Kazer RR, Kessel B, Yen SS, 1987. Circulating luteinizing hormone pulse frequency in women with polycystic ovary syndrome. J Clin Endocrinol Metab,65:233-236.

Kitawaki J, 2010. Maintenance therapy for endometriosis. Nihon Rinsho,68:163-167.

Knuth UA, Muhlenstedt D, 1991. Duration of desire for a child, contraceptive behavior and rate of previous infertility treatment.An epidemiologic study of 750 consecutive patients in labor at the Oldenburg Gynecologic Clinic using a structured interview. Geburtshilfe Frauenheilkd,51:678-684.

Koyama K, 2010. Anti-gonad antibodies, anti-sperm antibodies. Nihon Rinsho, 68 Suppl,6:622-624.

Levidiotis V, Chang S, McDonald S, 2009. Pregnancy and maternal outcomes among kidney transplant recipients. J Am Soc Nephrol,20:2433-2440.

Li J, Chen Y, Liu C, et al, 2013. Intravenous immunoglobulin treatment for repeated IVF/ICSI failure and unexplained infertility: a systematic review and a meta-analysis. Am J Reprod Immunol, 70:434-447.

Lim CP, Hasafa Z, Bhattacharya S, et al, 2011. Should a hysterosalpingogram be a first-line investigation to diagnose female tubal subfertility in the modern subfertility workup? Hum Reprod,26:967-971.

Liu F, Liu WN, Zhao QX, et al, 2013. Study on environmental and psychological risk factors for female infertility. Zhonghua Lao Dong Wei Sheng Zhi Ye Bing Za Zhi,31:922-923.

Liu Y, Liu Y, Wang Y, et al, 2014. Malignancies associated with pregnancy: an analysis of 21 clinical cases.Ir J Med Sci,

Epub.

Loussert-Ajaka I, Mandelbrot L, Delmas MC, et al, 1997. HIV-1 detection in cervicovaginal secretions during pregnancy. AIDS,11:1575-1581.

Luciano DE, Exacoustos C, Johns DA et al, 2011. Can hysterosalpingo-contrast sonography replace hysterosalpingography in confirming tubal blockage after hysteroscopic sterilization and in the evaluation of the uterus and tubes in infertile patients? Am J Obstet Gynecol,204:79 e1-5.

Mai FM, 1971. Conception after adoption: an open question. Psychosom Med,33:509-514.

Makino T, Umeuchi M, Nakada K, et al, 1992. Incidence of congenital uterine anomalies in repeated reproductive wastage and prognosis for pregnancy after metroplasty. Int J Fertil,37:167-70.

Mallarini G, Saba L, 2010. Role and application of hysterosalpingography and Fallopian tube recanalization. Minerva Ginecol,62:541-549.

Massarano AA, Adams JA, Preece MA et al, 1989. Ovarian ultrasound appearances in Turner syndrome. J Pediatr,114:568-573.

Meduri G, Massin N, Guibourdenche J, et al, 2007. Serum anti-Mullerian hormone expression in women with premature ovarian failure. Hum Reprod, 22:117-123.

Mehta GU, Jane JA, 2012. Pituitary tumors. Curr Opin Neurol,25:751-755.

Mekaru K, Yagi C, Asato K, et al, 2013. Effects of early endometriosis on IVF-ET outcomes. Front Biosci（Elite Ed）,5:720-724.

Menkveld R, 2010. Clinical significance of the low normal sperm morphology value as proposed in the fifth edition of the WHO Laboratory Manual for the Examination and Processing of Human Semen. Asian J Androl,12:47-58.

Miller BA, Rutledge WC, Ioachimescu AG, et al, 2012. Management of large aggressive nonfunctional pituitary tumors: experimental medical options when surgery and radiation fail. Neurosurg Clin N Am,23:587-594.

Moran LJ, Brinkworth G, Noakes M et al, 2006. Effects of lifestyle modification in polycystic ovarian syndrome. Reprod Biomed Online,12:569-578.

Morini A, Spina V, Aleandri V, et al, 1998. Pregnancy after heart transplant: update and case report. Hum Reprod,13:749-757.

Munoz E, Taboas E, Portela S, et al, 2013.Treatment of luteal phase defects in assisted reproduction. Curr Drug Targets,14:832-842.

Myers LS, Dixen J, Morrissette D, et al, 1990. Effects of estrogen, androgen, and progestin on sexual psychophysiology and behavior in postmenopausal women. J Clin Endocrinol Metab,70:1124-1131.

Na ED, Cha DH, Cho JH et al, 2012. Comparison of IVF-ET outcomes in patients with hydrosalpinx pretreated with either sclerotherapy or laparoscopic salpingectomy. Clin Exp Reprod Med,39:182-186.

Negro-Vilar A, 1993. Stress and other environmental factors affecting fertility in men and women: overview. Environ Health Perspect Suppl,101（2）:59-64.

Newell ML, Brahmbhatt H, Ghys PD, 2004. Child mortality and HIV infection in Africa: a review. AIDS Suppl,18（2）:27-34.

Ogilvy-Stuart AL, Shalet SM, 1993. Effect of radiation on the human reproductive system. Environ Health Perspect Suppl,101（2）:109-116.

Opsahl MS, Miller B, Klein TA, 1993. The predictive value of hysterosalpingography for tubal and peritoneal infertility factors. Fertil Steril, 60(3):444-448.

Overbeek A, Broekmans FJ, Hehenkamp WJ, et al, 2012. Intra-cycle fluctuations of anti-Mullerian hormone in normal women with a regular cycle: a re-analysis. Reprod Biomed Online,24:664-669.

Panay N, Al-Azzawi F, Bouchard C, et al, 2010. Testosterone treatment of HSDD in naturally menopausal women: the ADORE study. Climacteric,13:121-131.

Panidis D, Tziomalos K, Papadakis E, et al, 2014. The role of orlistat combined with lifestyle changes in the management of overweight and obese patients with polycystic ovary syndrome. Clin Endocrinol,80:432-438.

Parihar M, Mirge A, Hasabe R, 2009. Hydrosalpinx functional surgery or salpingectomy? The importance of hydrosalpinx fluid in assisted reproductive technologies. J Gynecol Endosc Surg,1:12-16.

Penteado SR, Fonseca AM, Bagnoli VR, et al, 2008. Effects of the addition of methyltestosterone to combined hormone therapy with estrogens and progestogens on sexual energy and on orgasm in postmenopausal women. Climacteric,11:17-25.

Pereira NR, Leite MH, Ribeiro RN, et al, 2010. Laparoscopy in the decision of treatment strategy for the infertile couple. Rev Bras Ginecol Obstet,32:441-446.

Perlis N, Lo KC, Grober ED, et al, 2013. Coital frequency and infertility: which male factors predict less frequent coitus among infertile couples? Fertil Steril,100:511-515.

Plouffe L, White EW, Tho SP, et al, 1992. Etiologic factors of recurrent abortion and subsequent reproductive performance of couples: have we made any progress in the past 10 years? Am J Obstet Gynecol 167:313-20; discussion,320-321.

Porter TF, LaCoursiere Y, Scott J R, 2008. Immunotherapy for recurrent miscarriage. Cochrane Database Syst Rev, 2006, CD000112.

Practice Committee of American Society for Reproductive M.Smoking and infertility. Fertil Steril,90:254-259.

Queenan JT, O'Brien GD, Bains LM, et al, 1980. Ultrasound scanning of ovaries to detect ovulation in women. Fertil Steril, 34:99-105.

Rachootin P, Olsen J, 1983. The risk of infertility and delayed conception associated with exposures in the Danish workplace.J Occup Med,25:394-402.

Ramezanzadeh F, Noorbala AA, Abedinia N, et al, 2011. Psychiatric intervention improved pregnancy rates in infertile couples. Malays J Med Sci,18:16-24.

Resti M, Azzari C, Mannelli F, et al, 1998. Mother to child transmission of hepatitis C virus: prospective study of risk factors and timing of infection in children born to women seronegative for HIV-1.Tuscany Study Group on Hepatitis C Virus Infection. BMJ,317:437-441.

Richardson DW, Goldsmith LT, Pohl C R, et al, 1985. The role of prolactin in the regulation of the primate corpus luteum. J Clin Endocrinol Metab,60:501-504.

Robinson JJ, McKelvey WA, King ME, et al, 2011. Traversing the ovine cervix - a challenge for cryopreserved semen and creative science. Animal,5:1791-1804.

Rock J, Tietze C, McLaughlin HB, 1965. Effect Of Adoption on Infertility. Fertil Steril,16:305-312.

Rosen MP, Johnstone E, McCulloch CE, et al, 2012. A characterization of the relationship of ovarian reserve markers with age. Fertil Steril,97:238-243.

Rowland AS, Baird DD, Weinberg CR, et al, 1994. The effect of occupational exposure to mercury vapour on the fertility of female dental assistants. Occup Environ Med,51:28-34.

Samuel AS, Naz RK, 2008. Isolation of human single chain variable fragment antibodies against specific sperm antigens for immunocontraceptive development. Hum Reprod,23:1324-1337.

Sandbacka M, Painter J, Puhakka M, et al, 2010. Does the Y chromosome have a role in Mullerian aplasia? Fertil Steril,94:120-125.

Schippert C, Bassler C, Soergel P,et al, 2010. Reconstructive, organ-preserving microsurgery in tubal infertility: still an alternative to in vitro fertilization. Fertil Steril,93:1359-1561.

Schippert C, Garcia-Rocha GJ, 2011. Is there still a role for reconstructive microsurgery in tubal infertility? Curr Opin Obstet Gynecol,23:200-205.

Schlechte JA, 2003. Clinical practice.Prolactinoma. N Engl J Med,349:2035-2041.

Schwenkhagen A, 2007. Hormonal changes in menopause and implications on sexual health. J Sex Med Suppl, 4（3）:220-226.

Seibel MM, Berger MJ, Weinstein FG, et al, 1982. The effectivenss of danazol on subsequent fertility in minimal endometriosis. Fertil Steril,38:534-537.

Seifer DB, Maclaughlin DT, 2007. Mullerian Inhibiting Substance is an ovarian growth factor of emerging clinical significance. Fertil Steril,88:539-546.

Seifer DB, Baker VL, Leader B, 2011. Age-specific serum anti-Mullerian hormone values for 17,120 women presenting to fertility centers within the United States. Fertil Steril,95:747-750.

Senturk LM, Erel C T, 2008.Thin endometrium in assisted reproductive technology. Curr Opin Obstet Gynecol,20:221-228.

Serri O, Chik CL, Ur E, et al, 2003. Diagnosis and management of hyperprolactinemia. CMAJ,169:575-581.

Shah I, 2006. Is elective caesarian section really essential for prevention of mother to child transmission of HIV in the era of antiretroviral therapy and abstinence of breast feeding? J Trop Pediatr,52:163-165.

Shebl O, Ebner T, Sir A, et al, 2011. Age-related distribution of basal serum AMH level in women of reproductive age and a presumably healthy cohort. Fertil Steril,95:832-834.

Sheplan Olsen LJ, Robles Irizarry L, Chao ST, et al, 2012. Radiotherapy for prolactin-secreting pituitary tumors. Pituitary,15:135-145.

Shetty J, Naaby-Hansen S, Shibahara H, et al, 1999. Human sperm proteome: immunodominant sperm surface antigens identified with sera from infertile men and women. Biol Reprod,61:61-69.

Soules MR, 1993. Luteal disfunction. The ovary,607-627.

Speroff L, 1994. The effect of aging on fertility. Curr Opin Obstet Gynecol,6:115-120.

Steiner AZ, Terplan M, Paulson RJ, 2005. Comparison of tamoxifen and clomiphene citrate for ovulation induction: a meta-analysis. Hum Reprod,20:1511-1515.

Steiner AZ, Herring AH, Kesner JS, et al, 2011. Antimullerian hormone as a predictor of natural fecundability in women aged ,30-42 years. Obstet Gynecol, 117:798-804.

Steiner AZ, Long DL, Tanner C et al, 2012. Effect of vaginal lubricants on natural fertility. Obstet Gynecol,120:44-51.

Stovall DW, Christman GM, Hammond MG, et al, 1992. Abnormal findings on hysterosalpingography: effects on fecundity in a donor insemination program using frozen semen. Obstet Gynecol, 80(2): 249-252.

Streuli I, Fraisse T, Pillet C, et al, 2008. Serum antimullerian hormone levels remain stable throughout the menstrual cycle and after oral or vaginal administration of synthetic sex steroids. Fertil Steril,90:395-400.

Streuli I, Fraisse T, Chapron C, et al, 2009. Clinical uses of anti-Mullerian hormone assays: pitfalls and promises. Fertil Steril,91:226-230.

Task Group on Radiation Quality Effects in Radiological Protection. Relative biological effectiveness（RBE）, quality factor（Q）, and radiation weighting factor（w（R））. A report of the International Commission on Radiological Protection.Ann ICRP,2003,33:1-117.

Tatone C, Eichenlaub-Ritter U, Amicarelli F, 2014. Dicarbonyl stress and glyoxalases in ovarian function. Biochem Soc Trans,42:433-438.

Tess BH, Rodrigues LC, Newell ML, et al, 1998. Breastfeeding, genetic, obstetric and other risk factors associated with mother-to-child transmission of HIV-1 in Sao Paulo

State, Brazil.Sao Paulo Collaborative Study for Vertical Transmission of HIV-1. AIDS,12:513-520.

Themmen AP, 2005. An update of the pathophysiology of human gonadotrophin subunit and receptor gene mutations and polymorphisms. Reproduction,130:263-274.

Thonneau P, Ducot B, Spira A, 1993. Risk factors in men and women consulting for infertility. Int J Fertil Menopausal Stud,38:37-43.

Tinneberg HR, Gasbarrini A, 2013. Infertility today: the management of female medical causes. Int J Gynaecol Obstet Suppl,123:25-30.

Tiplady S, Jones G, Campbell M, et al, 2013. Home ovulation tests and stress in women trying to conceive: a randomized controlled trial. Hum Reprod,28:138-151.

Torre A, Pouly JL, Wainer B, 2010. Anatomic evaluation of the female of the infertile couple. J Gynecol Obstet Biol Reprod 39:34-44.

Traish AM, Feeley RJ, Guay AT, 2009. Testosterone therapy in women with gynecological and sexual disorders: a triumph of clinical endocrinology from 1938 to 2008. J Sex Med,6:334-351.

Trogrlic I, Trogrlic D, Trogrlic Z, 2012. The influence of phytotherapy on prolactin level in macroprolactinoma patients. Afr J Tradit Complement Altern Med,9:67-72.

Trogrlic I, Trogrlic D, Trogrlic Z, 2012. The influence of phytotherapy on macroprolactinoma size. Afr J Tradit Complement Altern Med,9:277-286.

Udoff LC, Adashi EY, 1999. Autocrine/paracrine regulation of the ovarian follicle. Endocrinoligst,9:99-106.

van Gemert C, Stoove M, Kwarteng T, et al, 2014. Chlamydia Prevalence and Associated Behaviours Among Female Sex Workers in Vanuatu: Results from an Integrated Bio-behavioural Survey, 2011. AIDS Behav,Epub.

van Leeuwen I, Branch DW, Scott JR, 1993. First-trimester ultrasonography findings in women with a history of recurrent pregnancy loss. Am J Obstet Gynecol,168:111-114.

Verkauf BS, 1983. The incidence and outcome of single-factor, multifactorial, and unexplained infertility. Am J Obstet Gynecol,147:175-181.

Weissman A, Gotlieb L, Casper R F, 1999. The detrimental effect of increased endometrial thickness on implantation and pregnancy rates and outcome in an in vitro fertilization program. Fertil Steril,71:147-149.

Wiebe ER, Switzer P. Arteriovenous malformations of the uterus associated with medical abortion. Int J Gynaecol Obstet,2000,71:155-158.

Wilcox AJ, Baird DD, Weinberg CR, 1999. Time of implantation of the conceptus and loss of pregnancy. N Engl J Med,340:1796-1799.

Wildt L, Leyendecker G, Sir-Petermann T, et al, 1993. Treatment with naltrexone in hypothalamic ovarian failure: induction of ovulation and pregnancy. Hum Reprod,8:350-358.

Zou J, Guan Z, Zhang WY, 2012. Comparison of the effects of sanjie zhentong capsule and danazol on the endometriosis rats. Zhongguo Zhong Xi Yi Jie He Za Zhi,32:1112-1116.

第十九章

睾酮补充疗法

第一节　概　　述

所有性腺功能减退伴 Leydig 细胞功能不足的病例均需睾酮补充疗法治疗，继发性性腺功能减退以及长期使用睾酮者也是其适应证，如需生育时，可改用 GnRH 或促性腺激素治疗。

男性性腺功能低下是睾酮治疗的主要适应证，一些使用已在相关章节阐述过，如体质性青春期延迟、迟发性性腺功能减退、男性激素避孕法和特发性男性不育。另外本章将讨论睾酮在身高过高病例以及兴奋剂和健美运动过度使用。此外睾酮对红细胞生成的作用，也可用于治疗再生障碍性贫血和肾性贫血，但对于肾性贫血当应用促红细胞生成素后，睾酮的治疗作用也就失去了意义（Atkinson et al, 1998）。

睾酮疗法适用于雄激素缺乏患者，即血清睾酮浓度低于某一特定水平。关于正常睾酮水平下限的参考值，不同国家有不同的标准。德国的标准是12nmol/L，西班牙9.0nmol/L，英国7.5～8.0 nmol/L，法国7.5 nmol/L。

在一项老年性腺功能减退患者的研究显示：不同的症状对应着不同的睾酮水平。但是其阈值范围在 8～15nmol/L。睾酮低于15nmol/L即可出现体力和性欲下降，而睾酮缺乏导致勃起功能减退的标准是低于8nmol/L。其他症状出现时的睾酮水平介于两者之间（Behre et al, 1999）。

目前的问题是究竟睾酮水平降低到什么程度才开始睾酮补充治疗，这取决于医生对性腺功能低下的认识而不是患者的主诉。对于男性迟发性性腺功能减退症（late-onset hypogonadism, LOH）患者，国际推荐意见把睾酮水平低于 8 nmol/L 作为睾酮补充治疗的绝对适应证。而 8～12 nmol/L 之间作为相对适应证。游离睾酮低于 225pmol/L 也是睾酮补充的适应证。睾酮补充治疗必须以患者主诉为导向，并且充分考虑患者症状相关的血清睾酮水平。12 nmol/L 血清总睾酮水平可作为正常下限，睾酮补充的有效性可直接采用测定血清睾酮浓度加以判别。

睾酮治疗适用于雄激素缺乏患者即清晨血浆睾酮浓度低于 12nmol/L，因为是激素替代治疗，所以可直接检测血浆睾酮浓度来判断其效果。

根据国际共识，睾酮治疗的主要目的是尽可能替代睾酮达到生理水平（WHO 1992），并且在补充治疗中使用天然睾酮，尽可能使替代物和天然睾酮的分子结构相同，以确保睾酮的广泛效应，睾酮制剂就是根据这一标准来判断好坏的。

有的靶器官可直接利用睾酮，而有些必须将它转变为 5α-DHT 或雌二醇才能应用，为了达到睾酮和它代谢产物间的生理平衡，应使用天然睾酮而不是它的代谢产物（19-去甲睾酮）或代谢物的衍生物（mesterolone），对男性性腺功能低下患者也不应同时使用雌激素。而应用睾酮前体物质 DHEA 或雄烯二酮如也缺乏合理的依据。

睾酮于 1935 年首次合成，随后应用于临床。最早使用睾丸植入物，1950 年后使用庚酸睾酮肌肉注射剂，20 世纪 70 年代出现有效口服十一酸睾酮，20 世纪 90 年代出现首个经皮睾酮补充剂（阴囊睾酮贴膜），接着非阴囊贴膜应用于经皮治疗，随后睾酮凝胶出现（Wang et al, 2000）。注射用十一酸睾酮代表着真正的长效制剂。医生应根据患者的症状和年龄选择合适的剂型。

第二节 睾酮制剂的药理学

在药理上睾酮源于雄激素的基本结构，如雄甾烷，它的特异性生物活性源自 3 位上的酮基、4 位上的双键和 17 位上的羟基，以下 3 个改变使睾酮更适合于治疗：①分子结构的改变；② 17 位的酯化；③制剂的多样性。

用药途径对临床应用也有一些影响，这里将讨论睾酮制剂另外一些用药途径如经鼻的、经结膜或经直肠给药的应用，但现在这些形式已不常用（Randall et al，1998；Christiansen，1998；Handelsman，1998；Jockenhovel，1999）。

一、口服睾酮制剂

正常的睾酮是由睾丸分泌的，而口服制剂是由肠道吸收，在肝经过大部分降解而不能到达靶器官，口服剂量为 400 ~ 600mg 为正常睾丸分泌量的 100 倍，以此来超过肝的代谢能力，达到外周血中正常睾酮水平。如此大的剂量是不经济的，若长期使用副作用也难以避免，因此，这种给药方式仍处于实验阶段。

（一）十一酸睾酮

为了避免口服用药的肝首过清除效应，在睾酮 17β- 羟基上加上十一烷酸，这个长脂肪链可使睾酮在吸收时直接进入淋巴管，经胸导管入锁骨下静脉，从而可在肝代谢前到达靶器官，如与含油食物同时服用效果更好。

十一酸睾酮为胶囊形式，睾酮溶于油脂中，每粒 40mg（Andriol®），其中睾酮占 63%，每粒胶囊含 25mg 睾酮，服用 2 ~ 6 h 后达血浆高峰浓度，每天服用 2 ~ 4 粒可达到相对高的水平，尚未发现长期副作用或毒性作用。

（二）睾酮

十一酸睾酮最适于那些有残存睾酮分泌功能的患者，如 Klinefelter 患者的早期治疗。该药的另一优点是适用于不能肌肉注射的患者，如患者有凝血障碍或不便就医注射时。该药的缺点为过早的短时

高峰和血浆睾酮水平不能模拟生理状态，并对用药后的个体反应缺乏预见性。

（三）甲基睾酮和氟羟甲睾酮

1935 年睾酮合成后不久，即开始试用 17α- 甲睾酮，17α 的甲基可保护睾酮在口服后不被肝代谢而达到靶器官，但长期使用可出现肝酶升高、胆汁淤积和紫癜。

氟羟甲睾酮在 17α 位上也有一个甲基，并多一个氟原子和羟基，这些改变使口服睾酮制剂效果增强，但仍因为 17α 上的甲基使其具有肝毒性，因此德国已禁止该药单剂或复合制剂的生产，其他国家仍在使用，故应警惕其毒副作用。

一般而言，雄激素（也包括类固醇的类似物）17α 甲基化后可产生肝毒性，因此这些制剂已经被认为是过时的，且不宜再用于临床治疗。

（四）Mesterolone

Mesterolone（Proviron®、Vistimon®）来源于睾酮 5α 还原产物，5α 双氢睾酮（DHT）口服后不经肝代谢，但作为 DHT 的衍生物，它仅能弥补依赖 DHT 的功能，并无直接的睾酮作用，可被芳香化为雌激素，因此它不能发挥睾酮的所有功能，因而它不适用于治疗性腺功能低下症。

（五）颊黏膜用药

睾酮口腔贴剂 striant 是将睾酮与有限水溶性的聚乙烯基质整合代表了颊黏膜用药的新的尝试。口腔贴片可附着于切牙上方的齿龈许多小时，并释放睾酮进入血液循环。每天用两次，血清浓度平稳。

二、肌肉注射睾酮制剂

（一）庚酸睾酮

天然睾酮在肌肉注射后半衰期极短，为延长其作用时间，睾酮在 17 位上可酯化形成脂肪酸链，半衰期的长短与该链的长度、结构有关。

在激素替代治疗中，庚酸睾酮的肌肉注射给药

是最常用的。该方法出现于 1952 年。其半衰期可达 4.5 天，标准剂量为庚酸睾酮 200～250mg（如 Testoriro®，含睾酮 250mg），药代动力学显示用药后很快超过睾酮生理量并维持数天，之后血浆浓度缓慢下降，在第 12 天时达正常低限，重复注射血液浓度曲线可形成一个"锯齿波"。根据注射间隔依次出现超生理量、生理量和低生理量，这种给药模式足以满足睾酮的生物活性。患者可能有些不适，如一般状况、心情、性活动的改变等，多年来庚酸睾酮已成为一种标准的治疗方案。

（二）其他睾酮制剂

环戊丙酸睾酮和环乙羧睾酮在一些国家正在使用，其药代动力学和庚酸睾酮相似，优缺点也相似（Behre et al，1998）。

1. 丙酸睾酮

丙酸睾酮（Testoviron®）的侧链较短，因此半衰期也较短（表 19-1），肌肉注射后血浆浓度开始与庚酸睾酮相当，但因半衰期短，需间隔 2～3 天给药一次，以达到治疗作用，因需反复注射故不适用于长期治疗的患者，联合使用庚酸睾酮和丙酸睾酮并无更多优点。

2. 十一酸睾酮

十一酸睾酮口服制剂于 20 世纪 70 年代在欧洲出现，并在中国首次发展为注射剂型。十一酸睾酮溶解于茶籽油。当用蓖麻油作为载体时，半衰期更加明显延长。随着作用时间延长，缺少首次超生理量峰值的特点使得其优于庚酸睾酮。补充治疗时，1000 mg 十一酸睾酮每年注射 4 次，为了达到稳态血药浓度，第二次注射在首次注射后第 6 周，第三

次注射在第二次注射后第 10～14 周。个体注射的间隔期取决于下次注射前的血清睾酮浓度，如果测定值过高则应延长间隔期，过低则应缩短间隔期。推荐臀部缓慢注射。长期使用未见明显不良反应。

三、经皮睾酮制剂

（一）经阴囊睾酮制剂

经皮肤应用药物近来非常流行，因为它较常规给药方法有很多优点。在内分泌学领域经皮给药方式已广泛应用于绝经后由于雌激素缺乏所致综合征。但对于男性，发展经皮给药有一定困难，因为在性腺激素低下的患者约需每天补充 6mg 睾酮，而对于女性，补充雌激素一般只在微克级水平。不同部位的皮肤有不同的吸收能力。由于阴囊皮肤有丰富的血液循环，它具有特别高的吸收能力，约 40 倍于下臂皮肤，这种特殊性是发展经阴囊皮肤给药的有利条件（Bhasin et al，1998）。

经阴囊治疗系统（testoderm）由结合有 10～15mg 纯天然睾酮的 40～60 cm² 聚合膜所组成。当把这种膜贴于阴囊，它们可释放足量的睾酮以保证每天生理性血清睾酮浓度。早上用这种膜甚至可模仿睾酮的生理性昼夜节律。每天换用新的可使血清睾酮水平维持在正常范围，用这种形式的替代治疗（最高 10 年）取得非常良好的治疗效果。由于未使用增强剂，皮肤过敏很少出现。为保证与皮肤的良好接触，应剃尽阴囊处毛发。

随着经阴囊睾酮制剂的发展，经皮睾酮贴片也用于其他非阴囊部位，如下腹部、上臂皮肤。为了获得足够量的经皮睾酮吸收，常常加用一些增强剂，但常使皮肤过敏。因晚上也要带，对于激素替代治疗常需要两个部位，以维持 24h 的血药浓度。对慢性替代治疗来说，每天更新是必要的。在经阴囊给药时，睾酮浓度可以维持在正常范围且可获得睾酮的生理节律，同时 DHT 和雌激素水平维持在正常范围。上述提到的贴片现在已经几乎不使用了，近来研发出一种新的睾酮贴片其皮肤刺激性很小，每两天需更换一次。

（二）睾酮乳膏

经皮肤制剂的睾酮乳膏，它可以应用于较大面积的皮肤以保证吸收足够量的激素。乳膏早晨涂抹于上臂、肩部和腹部，风干 5 min。在这个时间内

表19-1　各种类型睾酮制剂的药代动力学数据

制剂	给药途径	平均残留时间（MRT）	终末半衰期（t1/2）
十一酸睾酮	口服	3.7h	1.6h
丙酸睾酮	肌肉注射	1.5d	0.8d
庚酸睾酮	肌肉注射	8.5d	4.5d
菜籽油中的十一酸睾酮	肌肉注射	34.9d	20.9d
蓖麻油中的十一酸睾酮	肌肉注射	36.0d	33.9d
睾酮环丁酯	肌肉注射	60.0d	29.5d

由于接触的危险性，要避免接触女性和儿童。风干之后其接触风险可以忽略不计，尤其是皮肤用酒精清洗蒸发后。凝胶早晨涂抹后可达到生理水平。几年的长期应用可产生良好效果。该制剂最新的进展是高浓度的睾酮凝胶且没有皮肤刺激性。由于阴囊皮肤吸收具有很高的吸收效率且只需要很小的面积，所以阴囊凝胶需要的量更少。这使得睾酮补充治疗更加经济和环保。

（三）经皮肤双氢睾酮

在法国，含 5α- 双氢睾酮的经皮制剂已经上市。将 2.5% DHT 加入水醇凝胶中，当应用于足够大的皮肤表面如胸部和腹部时，DHT 就可以深入皮肤，血清中检测到超生理剂量的 DHT。低性腺激素者使用这种制剂更能获得足够水平的药物替代。然而不利的是 Mesterolone 也适用于此，通常直接的睾酮效应及由雌激素介导的效应不明确，同时，如此大面积使用睾酮乳膏似乎不太实际。和患者皮肤或内衣接触可使女性配偶吸收睾酮及使女性男性化。

四、睾酮植入

睾酮植入是比较老的方法。它是一个长 12mm，直径 4.5mm 的含有睾酮的圆柱体，每个含睾酮 200mg。通过一个消过毒的导管针植入下腹部 0.5 ～ 1cm 的切口内，缝合切口。预防感染可给予抗生素。假如植入 3 ～ 6 个，下降的睾酮水平可以在 4 ～ 6 个月逐渐升高。尽管这种方法可获得长期效应和使血清睾酮升高，可是只允许在英国、澳大利亚、南非使用。需要施行小手术，8.5% 的脱出率，2.3% 出血，0.6% 的偶发感染限制了其应用（Nieschlag et al，1998）。

第三节　监测睾酮治疗性腺激素低下症

所有的睾酮治疗都追求一个目的，即最佳的睾酮替代。可以从生理效应、药代动力学和药效学结果等许多方面评估睾酮治疗的有效性。下面将对这些方面进行讨论。

一、精神与性活动

患者良好的精神状态及行为是检验睾酮替代治疗是否有效的重要指标。当睾酮水平充足，患者感觉身体及精神都会充满活力，警觉性良好。相反，睾酮水平不足则常伴有消极、压抑等负面情绪（Barratt-Connor et al，1999；Schaison et al，1998）。

对于一些存在攻击性、焦虑、易怒等精神异常的患者，经过睾酮替代治疗后多数会得到改善。通过睾酮替代疗法可以降低性腺功能低下男性的攻击性，但给予正常男性超过生理水平的睾酮却会增加其攻击性，二者必须加以区分。此外，睾酮可以提高性腺功能低下男性的社交能力及适应环境的能力。此外，睾酮通过刺激大脑的相关区域，增强大脑空间认知能力。

睾酮不足常造成性欲低下，足够的睾酮替代常提高性幻想，它们常与睾酮的量相一致。自发性夜间及早上阴茎勃起是睾酮替代治疗有效的良好指标。但即使睾酮缺乏，阴茎勃起也可以由视听刺激所激发。血清睾酮水平在正常或稍低于正常水平时，睾酮水平与射精及性交频率有关，但是在正常水平的低限以上时，这种关系不复存在，所以进一步提升睾酮浓度不会使性活动有所升高。这表明深入的谈话及性日记（至少经常性的）对评价睾酮治疗可提供有益的线索。性问卷调查可提供关于性思维、性幻想、性欲、性满意度、勃起频度、射精情况等评价治疗效果的客观资料。

如果睾酮减少是由 GnRH 受体阻滞剂引起时，即使其血清睾酮相对较低也不会引起性功能减低。因此，尽管患者的性活动是监测治疗的重要指标，但也不能把它看做是唯一的。

二、躯体指标

性腺激素低下的患者在给予睾酮治疗后肌肉量和肌力均有增加，表现出更多的雄性表型，使体重约增加 5%，因此，易于监测的体重一般作为睾酮替代治疗的常规监测指标之一。此外，睾酮替代治疗还会引起脂肪分布的改变，可使部分已经表现出女性特征的性激素低下男性患者表现出男性性征（King et al，1999）。

维持男性毛发特征也是监测睾酮治疗的重要参数。胡须生长及经常剃胡须也很容易检查。阴毛在耻骨上会阴三角区呈男性特异的菱形分布是睾酮替代治疗剂量足够的指标。

良好的睾酮治疗可使患者长出浓密的胡须。但是，对于那些由于先天因素导致没有胡须的人，单纯增加睾酮的剂量，并不能让其长出胡须。

低性腺激素患者在青春期前常是干性皮肤。睾酮替代治疗可使皮脂分泌增加，在治疗的初始阶段，常有患者常抱怨皮肤油脂分泌过多，特别需要经常清洗头发。所以，患者应该事先被告知这种雄性激素化是一种正常反应。对于年轻患者，睾酮替代治疗开始阶段痤疮可能会出现，这可作为青春期启动的一个标志。有时，成年患者也会偶尔出现这种情况，尤其是使用庚酸睾酮等导致血清睾酮水平超过正常生理水平时。但是，使用十一酸睾酮肌肉注射或凝胶时则很少发生上述情况。通常通过使用替代药物或减少剂量能有效减少痤疮发生。

在给予睾酮剂量过高时，常出现男性乳房女性化，此时有必要减少睾酮剂量。对于克氏综合征患者，睾酮替代治疗则一般不影响先前已存在的男性乳房女性化。

在睾酮替代治疗后不久，那些未度过青春期的患者将经历声音的变化。这种变化使患者自信心增强，能提高其在过渡期间的社会适应能力。由于声音变化对患者自信心的极大作用，它被看作男人的标志。一旦声音改变，声音就不能再作为睾酮治疗剂量的评估指标了。因为，此时即使停用睾酮，其喉部大小、声带长度，音调高低仍能维持。

青春期时的睾酮缺乏使患者呈现阉人样骨骼特征，其骨骺愈合较正常为迟。这类患者在接受睾酮替代治疗后，在骺线愈合、骨骼停止生长前，会有一短暂的快速生长期。对这些患者，在治疗前应测定左手骨龄，并在治疗过程中应持续监测。同时应监测臂长与身高比，大腿长度与躯干长度比等指标用于评估睾酮替代治疗的效果和用药剂量。

三、实验室指标

当用血清睾酮浓度评价睾酮替代治疗时，必须考虑不同制剂的药代动力学特征。另外，要评价睾酮的治疗远期效果时，血清睾酮浓度测量方法必须经过质量控制和标准化，以便在较长期间内可获得有价值的实验资料。

当使用的睾酮剂型发生改变时，必须测定其血清睾酮浓度。特别是对于应用口服及经皮制剂时，末次应用的准确时间点对于正确解释实验结果至关重要。

实际应用中，庚酸睾酮替代治疗应在 3 周内间歇性注射 250mg，如果血清睾酮量低于正常，则缩短治疗间歇，相反则延长治疗间歇。

第一次肌肉注射十一酸睾酮（耐必多）6 周后进行第二次注射，第三次注射应在第二次注射 12 周后。再过 12 周进行第四次注射，并在注射前测定血清睾酮浓度。如果血清睾酮量太高，则治疗间歇应该延长到 12 周后；如果血清睾酮量太低，则治疗间歇缩短到 10 周，此后每年都要进行测定和调整。

在服用十一酸睾酮（安特尔）2～4 小时后血清睾酮仍较低，应建议患者在就餐时服用药物，以利于更好地吸收。由于存在许多因素影响药物吸收，在血清睾酮基础上监测口服十一酸睾酮的治疗效果很困难，所以其他指标也必须考虑。

在应用经皮睾酮贴片（Testopatch）时，贴片与皮肤之间接触不够可能无法产生足够的血清睾酮，生长的毛发可能干扰贴片与皮肤的接触，应该避免。这些贴片分为两种（1.8mg/24h 和 2.4mg/24h），可以选择不同的贴片来调整剂量（Meikle，1998）。

不断测定睾酮浓度，直到找到最合适的替代药物。确定合适的药物后，每隔 6～12 月抽血检查血清睾酮浓度。

一般来说，测定总睾酮或游离睾酮无多大区别，因为大多数游离与结合睾酮有良好相关性。甲亢及治疗癫痫的药物可能引起性激素结合球蛋白升高，因此血清总睾酮也升高。相反，过度肥胖常引起血清总睾酮下降。

治疗中如发生男性乳房女性化时，应同时测定雌激素和睾酮。此时应减少睾酮的剂量，使患者从睾酮替代转向睾酮补充。

性腺激素低下患者的轻微贫血在睾酮治疗后常常会改善，因此，血红蛋白、红细胞计数和红细胞压积是监测疗效的良好指标。如果睾酮剂量过高，血红蛋白、红细胞计数和红细胞压积可能超过生理范围而产生红细胞增多症。如果上述情况发生，应减少睾酮用量。

如果足够的睾酮替代治疗后仍存在贫血，应该考虑可能存在其他原因，并给予相应治疗。在睾酮治疗开始时，应每 3 个月查一次红细胞计数，之后 1 年一次。

以上提及的睾酮制剂，即使在长期治疗后对肝功能也没有显著影响。但是，仍有一些内科医生否认以上说法，他们认为单独应用 17α- 烷基类固醇存在肝毒性。因此，睾酮替代治疗期间，应每年检查一次肝功能。

对于性腺功能低下的患者，睾酮治疗应使一些参数回复到正常水平。但是，升高的低密度脂蛋白（LDL）和降低的高密度脂蛋白（HDL）是否会对心血管系统产生影响，仍不得而知。一般认为，睾酮促动脉血管硬化与抗动脉粥样硬化的作用可以相互抵消。

四、前列腺和精囊

睾酮替代治疗后，性腺激素低下症患者的精囊和前列腺将增大。此外，有些患者射精量升高并达正常范围常，有时将正常的精液量（＞2ml）作为监测睾酮治疗有效与否的良好指标。

睾酮治疗不会使前列腺增大超出正常范围之外，PSA 也维持在正常范围，尿流率不受影响。直肠指检前列腺大小、表面情况等，也是睾酮替代治疗需要常规监测的部分。

由于良性前列腺增生与前列腺癌均随年龄增长而升高，睾酮治疗也可能刺激已经存在的前列腺癌，

因此治疗前应详细检查每个患者。对于大于 45 岁的患者，应每年检查一次前列腺。如有可能，直肠指检之后应进行经直肠超声（trans rectal ultrasound, TURS）检查，它可作为前列腺的非侵入性检查项目。准确测量的前列腺大小是睾酮治疗的有效参数，但前列腺大小同样受雄激素受体基因多态性影响，而不仅仅由血清睾酮浓度决定。若 PSA 大于 4ng/ml 或在长期治疗过程中每年增高 0.4ng/ml，提示可能癌变。然而，低 PSA 值时前列腺癌也有可能存在，并且被睾酮替代所掩盖。所以，睾酮治疗后 3 ~ 6 个月后，每年都要检查 PSA（Kelleher et al，1999）。

当怀疑有前列腺癌时，应让患者去泌尿专科检查，行前列腺穿刺最终确定诊断。

五、骨骼和肌肉

性腺激素低下症患者的骨量减少，经睾酮治疗后可纠正。如果治疗适当，骨皮质和骨小梁均会增多，但脊椎外观常无变化。如果在生长发育阶段睾酮水平低下，给予睾酮后可使患者脊椎骨体积增加甚至达到正常水平。由于骨质疏松和骨折可能会影响患者的生活质量，在睾酮治疗前及治疗开始后每间隔 1 ~ 2 年应测量骨密度，并根据检测结果调整睾酮剂量。通常，骨密度升高发生在睾酮治疗半年之后（Snyder et al，1999）。

在睾酮治疗时肌肉量也会增加，同时脂肪量减少。增加的肌肉一般是由现有的肌肉细胞增生而来，也有可能是由间叶细胞转变成新的肌肉细胞而产生。

第四节　睾酮替代治疗的评价

睾酮缺乏不会危及生命，但它确实极大地降低男性生活质量且可诱发多种疾病。睾酮替代治疗是安全有效的，大量证据表明，给予大剂量也不会产生长期严重的副作用。但有学者认为睾酮替代治疗可能会引起前列腺癌和乳腺癌。

评价睾酮替代治疗的疗效往往比较困难，但患者接受睾酮治疗后生活质量提高是毋庸置疑的。例如，睾酮替代治疗后能显著提升患者的自信心和性

生活的满意度。此外，贫血的消除、骨骼的增强、骨折危险的降低都增强了患者的自信和优越感。

总之，恰当的睾酮补充治疗可以使患者更好的融入社会，提高其生活质量。但应向患者说明治疗的必要性和有效性，否则很少有患者能坚持长期治疗。因此，引导患者并在治疗过程中监测各种治疗参数，找出个体化的最佳治疗措施是医生的责任所在。

第五节　生长过度

在机体发育过程中，正常水平的睾酮可通过及时诱导骺板成熟促使身体生长。青春期前，睾酮水平过高可促使骺线愈合，患者身材矮小。青春期时，如果睾酮缺乏则使患者呈现阉人样骨骼特征。在儿童发育早期应用高剂量的睾酮，存在阻碍生长的危险（King，1999）。

通常在 12~16 岁时，使用庚酸睾酮每周 250mg 或每两周 500mg 肌肉注射一年，其剂量是成人睾酮替代治疗的 2 倍。如果治疗期过短或不连续，通常达不到预期目标。在生长停止前，可通过测定骨龄判断治疗成功与否。骨龄超过 14 岁，睾酮替代治疗通常无效。另外，应避免过早使用睾酮治疗，以避免青春期性早熟，否则会给患者带来心理和生理上的不良影响。药理剂量的睾酮可使睾丸发育在一定程度上受到抑制，这种抑制是否可逆以及大剂量睾酮对青春期前的患者是否存在影响也是需要深入研究的问题。

虽然，长期随访的研究结果没有对上述治疗提供反对的依据，但应注意的是这种睾酮治疗确实加速了青春期发育，并对患者心理或生理造成了一定的影响。所以，在为患者提供治疗方案时应仔细权衡患者情况，并在不引起患者过度生长的前提下施行治疗。

第六节　人工合成类固醇激素的使用和滥用

由于睾酮有很强的合成代谢作用，在适宜运动条件下可促进蛋白合成，诱导肌肉生长。20 世纪 50、60 年代，科学家试图通过改变睾酮的分子结构而将其雄激素作用和蛋白合成效应分开，并出现了多种人工合成类固醇激素。他们试图利用睾酮促肌肉代谢、血细胞再生和骨代谢等的合成代谢效应为患者带来益处，同时减少其女性男性化、儿童性早熟等副作用（Yu et al，1999）。但是，将雄激素作用和蛋白合成效应彻底分开是非常困难的。

直到最近，人们才逐渐相信运动员使用的雄激素只有安慰剂的作用。最新研究表明，只有一定剂量的雄激素加上体育锻炼才能真正引起肌肉生长。但是，由于睾酮或合成类固醇具有引起力量增加和肌肉生长的潜在效应，导致许多想取得好成绩的运动员和健美爱好者睾酮滥用，他们服用的剂量通常是替代治疗的 10~100 倍。由于过高的睾酮使用量经常会对垂体造成抑制，并对精子生成产生影响，甚至引起无精子、痤疮、女性男性化、液体潴留等，因此应对睾酮滥用应引起足够重视。另外，单独使用 17α- 碱性类固醇（stanozolol，17α- 甲基睾酮）可导致肝毒性（如脂肪肝）、紫癜甚至恶性肿瘤。有些报道提示使用合成类固醇后增加了患者的攻击性，但这是大量使用雄激素后的必然结果还是巧合，尚缺乏足够证据证明（Nieschlag et al，1999）。

由于合成类固醇不具备天然睾酮的所有作用，且目前临床有效的睾酮替代制剂较易获得，因此一般不建议将合成类固醇用于男性性腺功能低下症患者。

（刘保兴　刘　卓）

参考文献

Atkinson L, Chang YL, Snyder PJ, 1998. Long-term experience with testosterone replacement through scrotal skin//Nieschlag E, Behre HM.Testosterone-action,deficiency,substitution,2nd. New York : Springer,365-388.

Barratt-Connor E,von Muhlen DG, Kritz-Silverstein D, 1999. Bioavailable testosterone and depressed mood in older men:the Rancho Bernardo study. J Clin Endocrinol Metab,84(2):573-577.

Behre HM, Nieschlag E, 1998. Comparative pharmacokinetics of testoterone esters// Nieschlag E, Behre HM.Testosterone-action, deficiency,substitution,2nd.New York : Springer,329-348.

Bhasin S, 1998. Androgen effects on body composition and muscle function: implications for the use of androgens as anabolic agents in sarcopenic states.Baillieres Clin Endocrinol Metab,12(3):365-378.

Christiansen K, 1998. Behavioural correlates of testosterone// Nieschlag E, Behre HM.Testosterone-action,deficiency, substitution,2nd.New York : Springer,107-142.

Handelsman DJ, 1998. Clinical pharmacology of testosterone pellet implants// Nieschlag E, Behre HM.Testosterone-action, deficiency,substitution,2nd.New York : Springer,348-364.

Jockenhovel F, Bullmann C, Schubert M, et al, 1999. Influence of various modes of androgen substitution on serum lipids and lipoproteins in hypogonadal men. Metabolism,48(5):590-596.

Kelleher S, Turner L, Howe C, et al, 1999. Extrusion of testosterone pelletes:a randomized controlled clinical study. Clin Endocrinol,51(4):469-471.

King DS, Sharp RL, Vukovich MD, et al, 1999. Effect of oral androstenedione on serum testosterone and adaptations to resistance training in young men:a randomized controlled trial. JAMA,281(21):2020-2028.

Meikle AW, 1998. A permeation-enhanced non-scrotal testosterone transdermal system for the treatment of male hypogonadism// Nieschlag E, Behre HM.Testosterone-action, deficiency,substitution,2nd. New York : Springer, 389-422.

Nieschlag E, Behre HM, 1998. Pharmacology and clinical use of testosterone// Nieschlag E, Behre HM.Testosterone-action,def iciency,substitution,2nd. New York : Springer,293-328.

Nieschlag E, Buchter D, von Eckardstein S, et al, 1999. Repeated intramuscular injections of testosterone for substitution therapy of hypogonadal men.Clin Endocrinol,51(6):757-763.

Randall VA, 1998. Androgens and hair// Nieschlag E, Behre HM.Testosterone-action,deficiency,substitution,2nd. New York : Springer,169-186.

Schaison G, Couzinet B, 1998. Percutaneous dihydrotestosterone treatment// Nieschlag E, Behre HM.Testosterone-action,defici ency,substitution,2nd. New York : Springer, 423-436.

Snyder PJ, Peachey H, Hannoush P, et al, 1999. Effect of testosterone treatment on bone mineral density in men over 65 years of age. J Clin Endocrinol Metab,84(6):1966-1972.

Wang C, Berman N, Longsteth JA, et al, 2000. Pharmacokinetics of transdermal testosterone gel in hypogonadal men: application of gel at one site versus four sites. J Clin Endrocrinol Metab,85(3):964-969.

Yu YM, Punyasavatsu N, Elder D, et al, 1999. Sexual development in a two-year-old boy induced by topical exposure to testosterone. Pediatrics, 104(2):23.

第二十章

特发性不育的经验性治疗

特发性不育定义为男性不育症找不到明确的病因者，其影响生殖的环节可能涉及睾丸前、睾丸、睾丸后的一个或多个环节，目前倾向于认为与遗传或环境因素有关。通常采用排除法对特发性不育进行诊断，只有在排除所有其他不育原因的前提下才能诊断为"特发性不育"。

第一节　经验性治疗

一、hCG/hMG

特发性不育患者选择先前曾经起效的内分泌激素治疗较为合理，尤其是对于那些继发性性腺分泌功能不足的患者。hCG/hMG疗法可提高因促性腺激素分泌不足而降低的性腺激素水平，同时促进精子发生，有时也用于促性腺激素水平正常的生殖功能紊乱患者。但是，上述治疗方式发挥作用的机制仍不得而知，仍需大样本的随机临床对照试验进行验证。以往随机双盲的前瞻性临床研究表明，对于一些精子浓度低于 $10^6/ml$ 的精子缺乏、活力不足或精子畸形患者，使用 hCG/hMG 治疗后未能使精液指标或受孕率改善。

二、脉冲式 GnRH 治疗

血清 FSH 过高引起的精子缺乏、活力不足或畸形可能是由 GnRH 脉冲分泌过慢所致，这被称为"慢脉冲精子缺乏症"。研究表明，对于 LH 慢脉冲释放而 FSH 正常频率释放的不育症患者，与对照组相比其 LH 和 FSH 基础分泌以及注射 GnRH 后的升高幅度均较高。此外，发现模拟生理性脉冲释放的频率注射 GnRH 后会使不育症男性的精子生成量增加。另外一项研究表明，脉冲式注射 GnRH 后可使 FSH 的量趋于正常，但并未引起精子生成和受孕概率的提高。

三、高度纯化和重组的 FSH

高度纯化的 FSH 有可能会提高男性不育症患者的生育能力和受孕概率。研究表明，在使用高度纯化的 FSH 治疗后，电镜精子形态有所改善，同时出现睾丸体积增大和精子 DNA 浓集。但是，其机制目前尚不清楚，需要进一步研究对其进行明确。

四、雄激素

生理条件下，精子生成需要睾酮参与，但并不是所有的不育症患者都有睾酮水平的降低。1- 甲氢睾酮，特别是 5α- 甲氢睾酮的应用已经有 20 年的历史。研究表明，上述药物治疗特发性不育症其实效果不明显，因为研究结果并没有发现用药后受孕率有显著意义的提高（Comhaire，1990；Comhaire et al，1995）。睾酮及其人工合成的类似物反而抑制了垂体分泌的促性腺激素，从而使精子的生成受到抑制。许多患者在使用雄激素治疗后造成精子缺乏或活力不足。对于特发性不育患者，使用睾酮治疗有可能使精子活力升高，并使精子浓度较治疗前有所升高，即所谓的"反弹效应"，然而这种推测并未得到临床实验的验证（Comhaire et al，1995）。在使用睾酮避孕的志愿者中，观察到对精子生成的抑制是完全可逆的（Foresta et al，2000）。

到目前为止，还没有口服睾酮对特发性不育有效的证据，有人试图在试管受精（in-vitro fertilisation，IVF）前给予睾酮验证其对特发性不育的效果，但最终并没有得到阳性结果。在一项安慰剂对照的双盲研究中，使用睾酮作为枸橼酸他昔莫芬的补充药剂来治疗特发性不育时，患者的精子活力上升，但这种精子活力的提高是否与受孕率的提高有关尚未得到证实（Krause et al，1992）。

五、雌激素拮抗剂和芳香化酶抑制剂

雌激素拮抗剂（如枸橼酸碌米芬，枸橼酸他昔莫芬）通过竞争性阻断雌激素在靶位受体来对抗雌激素的活性，芳香化酶抑制剂（如睾内脂）可产生类似的效应，它是通过阻断芳香化酶而起作用的。芳香化酶通常将雄激素转化为雌激素，由于雌激素通过负反馈抑制垂体促性腺激素的分泌，因此雌激素受体的阻断和低水平的内源性雌激素水平均可导致血清 LH 和 FSH 水平的上升。基于这样的上升将引起精子生成能力及精液浓度升高这一假设，雌激素拮抗剂和芳香化酶抑制剂被广泛用于治疗男性特发性不育症（Lenzi et al，1993）。

但也有实验证明，芳香化酶抑制剂可能是无效的。这一现象已经由一项安慰剂对照的双盲、随机实验所证实。对于枸橼酸碌米芬，一项多中心研究未能显示治疗组和安慰剂对照组的受孕率有任何显著的差别（Wang et al，1983）。在德国，枸橼酸他昔莫芬是指定用于男科的雌激素拮抗剂，但多数研究认为其对特发性不育无效。因此，由于潜在的致癌性，雌激素拮抗剂并不适合应用于特发性不育的治疗（Krause et al，1992）。

六、激肽释放酶

激肽释放酶作为特发性男性不育的治疗药物已有近 20 年的历史，但并没有发现明确的病理生理和药理学证据。起初认为应用激肽释放酶可使精子的运动力增加，但关于精子参数的一些指标如精子运动力和受孕率往往自相矛盾。在一项双盲研究中，未发现应用激肽释放酶对精子参数和怀孕率有改善作用（Rolf et al，1999）。

七、五环氧素

五环氧素属于甲基黄嘌呤家族，其药理效应是松弛血管平滑肌。常用于与循环失调有关的心血管疾病。有人认为特发性不育男性可能存在睾丸血液循环的紊乱，五环氧素可使局部血液循环有所改善（Comhaire，1990）。然而，尚无特发性不育患者有血液循环紊乱的证据，也没有证据表明给予五环氧素对不育有任何的治疗效应。除了口服应用五环氧素外，五环氧素也作为 IVF 的辅助剂，以提高生育力，但同样无明显的证据表明，在 IVF 治疗失败后或存在抗精子抗体时，应用五环氧素对无精症患者的生育力有任何的提高。

八、α 受体阻滞剂

虽然没有明确的病理生理基础将 α 受体阻滞剂用于治疗男性不育，但是一些研究已经应用该药物治疗男性不育。安慰剂对照实验的研究表明在射精量、精子浓度和活力精子总数等方面治疗组均有所提高。然而，受孕率方面仍缺乏有效性的证据（Ronnberg，1980）。

九、抗氧化剂

几乎所有的医疗领域都涉及蛋白质和核苷酸的氧化应激损伤，并认为氧化应激是衰老、退行性变、肿瘤和动脉硬化的主要影响因素。在过去的几十年中，氧自由基的作用引起了广泛的重视，特别是广泛考虑将抗氧化剂维生素用于生育失调的治疗（Kessopoulou et al，1995）。

虽然氧自由基可能通过影响精子发生、精子成熟和储存对生殖功能有所影响，但是生理剂量的活性氧（reactive oxygen species，ROS）对维持正常的精子功能是必要的。例如，已经证实在 IVF 治疗后的生育力和精子中 ROS 的活性间存在双相的关联。另外，维生素 C 缺乏的饮食会导致严重的生精上皮的损坏（Walch et al，2001）。安慰剂对照的临床研究表明：在将 200~1000mg 维生素 C 用于有精子浓集但没有精子抗体生成或严重吸烟的患者，可见到精子质量的改善。在应用谷胱甘肽 2 个月后，据报道精子运动力有所改善。口服维生素 E 3 个月后精子结合透明带的能力有所提高（Dawson et al，1992）。

现存一项以上的研究发现应用维生素 E 后怀孕率有所提高。但是，联合应用维生素 C 和维生素 E 在随机、安慰剂对照的研究中未发现对精子参数和怀孕率有任何效应。虽然该研究的病例数太少，但这些结果也表明我们仍需要对该项治疗做进一步的研究（Hargreave et al，1984）。

十、其他药物

许多其他类似物已经用于治疗男性特发性不育。

溴隐停（bromocriptine）是治疗高泌乳素血症的有效药物，但用于治疗男性特发性不育症时效果不理想，且缺乏可靠的证据。重组的生长激素也被试用于特发性男性不育症，但除了射精量有所升高外（可能是使睾酮升高）并无其他效应（Foresta et al.1998）。

另外一些经验性应用制剂有：α 干扰素、肥大细胞稳定剂、抗组胺制剂（ketotifen）、血管紧张素转换酶抑制剂（captopril）、α 受体阻滞剂（bunazosin）和锌盐，但到目前为止都没有明确的证据表明应用这些制剂对男性不育有益（Foresta et al，2005）。

第二节 治疗指导

总之，男性特发性不育的药物治疗并没有取得令人满意的效果。尽管试用了许多不同的药物，但在临床对照研究中，没有一个单一药物对怀孕率有所改善。本文强调了在评价男科治疗效果时，良好的设计、临床对照研究的重要性。

只有在临床对照研究中证实了一个药物有效后才能将它用于临床，医生应遵循如下原则：任何用于男性不育的治疗在未证明其有效性前均应进行临床对照研究，无明确证据表明其有效性前只能用于临床研究。这需要医生具有很高的原则性，因为有些医生可能在患者的强烈要求下而不能坚持原则。另外，在医疗领域的讨论非常必要，可避免尚未证明的疗法的极端应用，也避免将自然的怀孕归因于这些治疗的成功（Sigman et al，2006）。

目前，对经验性治疗应持谨慎态度，因为辅助生育技术在临床已经取得了巨大的成功，药物治疗男性不育已经处于次要地位。特别是卵胞浆内单精子显微注射技术（intracytoplasmic sperm injection，ICSI）已被证明对严重少精症甚至无精子症都有效（Foresta et al，2000）。

在实施辅助生育技术时，同时治疗女性的生殖功能问题是对男性不育治疗的有效方法。经验性治疗无效时，不应阻止其寻求另外的对男性不育的有效治疗方法。对于大多数辅助生育成功的病例，患者都愿意把孩子当成亲生的而不是看作实验室带来的，且都愿意对其进行病因治疗。另外，在保险公司不能承担患者辅助生育技术的费用时，对药物治

疗不育的需求就有所增加，至少它比辅助生殖技术便宜得多。这种现状不是鼓励医生更多的应用药物治疗不育，而是敦促我们进一步努力，完成更多有价值、有意义的研究，更好地为临床服务（Jarow，2003）。

（张志超　郑卫）

参考文献

Comhaire F, 1990. Treatment of idiopathic testicular failure with high-dose testosterone undecanoate: a double-blind pilot study. Fertil Steril, 54: 689-693.

Comhaire F, Schoonjans F, Abdelmassih R, et al, 1995. Does treatment with testosterone undecanoate improve the in-vitro fertilizing capacity of spermatozoa in patients with idiopathic testicular failure? (results of a double blind study). Hum Repro, 10, 2600-2602.

Dawson EB, Harris WA, Teter MC, et al, 1992. Effect of ascorbic acid supplementation on the sperm quality of smokers. Fertil Steril, 58: 1034-1039.

Foresta C, Bettella, A, Ferlin A, et al, 1998. Evidence for a stimulatory role of follicle-stimulating hormone on the spermatogonial population in adult males. Fertil Steril, 69: 636-642.

Foresta C, Bettella A, Garolla A, et al, 2005. Treatment of male idiopathic infertility with recombinant human follicle-stimulating hormone: a prospective, controlled, randomized clinical study. Fertil Steril, 84: 654-661.

Foresta C, Bettella A, Merico M, et al, 2000. FSH in the treatment of oligozoospermia. Mol Cell Endocrinol, 161: 89-97.

Hargreave TB, Kyle KF, Baxby K, et al, 1984. Randomised trial of mesterolone versus vitamin C for male infertility.Scottish Infertility Group. BJU, 56: 740-744.

Jarow JP, 2003. Use of carnitine therapy in selected cases of male factor infertility: a double-blind crossover trial. J Urol, 170: 677.

Kessopoulou E, Powers HJ, Sharma KK, et al, 1995. A double-blind randomized placebo cross-over controlled trial using the antioxidant vitamin E to treat reactive oxygen species associated male infertility. Fertil Steril, 64: 825-831.

Krause W, Holland-Moritz H, Schramm P, 1992. Treatment of idiopathic oligozoospermia with tamoxifen--a randomized controlled study. Int J Androl, 15:14-18.

Lenzi A, Culasso F, Gandini L, et al, 1993. Placebo-controlled, double-blind, cross-over trial of glutathione therapy in male infertility. Hum Repro, 8: 1657-1662.

Rolf C, Cooper TG, Yeung CH, et al, 1999. Antioxidant treatment of patients with asthenozoospermia or moderate oligoasthenozoospermia with high-dose vitamin C and vitamin E: a randomized, placebo-controlled, double-blind study. Hum Repro, 14: 1028-1033.

Ronnberg L, 1980. The effect of clomiphene citrate on different sperm parameters and serum hormone levels in preselected infertile men: a controlled double-blind cross-over study. Int J Androl, 3: 479-486.

Sigman M, Glass S, Campagnone J, et al, 2006. Carnitine for the treatment of idiopathic asthenospermia: a randomized, double-blind, placebo-controlled trial. Fertil Steril, 85: 1409-1414.

Walch K, Eder R, Schindler A, et al, 2001. The effect of single-dose oxytocin application on time to ejaculation and seminal parameters in men. J Assist Reprod Genet, 18: 655-659.

Wang C, Chan CW, Wong KK, et al, 1983. Comparison of the effectiveness of placebo, clomiphene citrate, mesterolone, pentoxifylline, and testosterone rebound therapy for the treatment of idiopathic oligospermia. Fertil Steril, 40: 358-365.

第二十一章

男性避孕

第一节　需求与前景

发展科学的避孕方法是男科学的任务之一，对维持发达国家人口稳定以及减缓发展中国家人口增长非常必要。

一、人口增长与避孕

2020 年，世界人口预计会达到 80 亿。随着医学技术的不断进步，人类婴幼儿死亡率显著降低，同时人类的平均寿命也明显延长。人口的迅猛增长，将会带来许多难以克服的生态学、经济学问题。目前，堕胎在许多国家仍是难以接受的，比较折中的办法是"计划生育"。但是，全世界每天约有 910 000 次受孕发生，其中 50% 是未计划的，约有 150 000 次受孕需要靠堕胎解决，其中将有近 500 位妇女发生死亡。

研究表明，在没有提供有效避孕措施的国家中堕胎的发生率最高。俄罗斯的例子就说明了这种相互关系：前苏联解体前堕胎率为 127‰，随着现代化避孕方法的广泛使用，1996 年其堕胎率降至 68‰。普遍观点认为，避孕措施的推广应用对西方发达国家人口的低出生率和人口稳定具有至关重要的作用。

二、WHO 的全球目标：生殖健康

WHO 在对全球人口局势进行深入研究后，将"生殖健康"作为这一领域的奋斗目标。生殖健康意味着不仅要具有健全的身心状况，还要有正常的生育功能；对于处于生育期的妇女，应努力不影响其妊娠，同时选择适合胎儿出生及婴儿健康发展的最佳方式。生殖健康不仅反映了人类对后代延续的渴望，同时也使形成科学的"计划生育"观念成为可能。此外，人类避孕技术的进步也是世界范围内生殖健康战略的重要组成部分。

三、男性避孕的可接受性

世界各地避孕方式各有差异，约 1/4 以上的夫妻使用男性避孕法。在荷兰，妻子处于生育年龄时进行输精管结扎（vasoligation）的男性的比例从 1975 年的 2% 上升至 1995 年的 10%，同期美国从 8% 升为 15%。来自香港和上海的一项调查显示，半数男性愿意服用每日一次的避孕药片，在爱丁堡和开普敦约有 2/3 的男性同意使用相同的方法进行避孕。女性避孕药使用已有近 40 年的历史，男性对新型避孕措施的态度也开始了转变，更多的男性对药物避孕持肯定态度。

四、可行性

一般而言，男性避孕方法首先应满足以下要求：

（1）与女性避孕措施具有相近的避孕效果；

（2）男、女双方都可接受；

（3）起效快；

（4）无副作用，尤其不能影响男性气概、性欲和性功能；

（5）不影响后代；

（6）对受精能力的影响为可逆性；

（7）易于获得，经济便宜。

这些标准为现存方法及试验性研究的评估提供了指导作用。这些方法基本上可分为以下几种（表 21-1）：

（1）阻止精子进入女性生殖道；

（2）抑制精子生成；

（3）阻碍精子成熟。

表21-1　男性避孕方法

策略	现存方法	试验性进展
阻止精子移动	周期性节欲、性交中断避孕套、输精管结扎术	导管阻塞
抑制精子生成	——	激素、棉酚、超声波、热
阻止精子成熟	——	Nitroimidazole衍生物、雷公藤

现行避孕方式一般原理都是通过阻止精子进入女性生殖道达到避孕效果。在基础研究领域，通过干预精子细胞发育和成熟达到避孕效果近年来逐渐受到重视。目前，用于女性的有效、可逆的避孕方法非常有限；周期性节欲、避孕套和性交中断的安全性相对较差；而输精管结扎术仅限于男性，可逆性方面有限。

对于药物避孕而言，可选的药物种类有限，其基本原理是利用激素避孕。但是，大量应用激素避孕的弊端不言而喻。目前，临床尚缺乏可供男性使用的避孕药。因此，开发新型安全、有效的药物避孕法非常有必要。

第二节　现存的方法

一、性交中断

性交中断法的历史最为悠久，完全无副作用，无需其他物品及费用。但使用这种方法时需要一定的技巧和较强的自控能力，这不仅大大减少了性交快感，且失败率高，使用此法妊娠发生率为18%。

二、周期性节欲

多种安全期计划生育方法都是建立在周期性节欲的基础之上的。周期性节欲就是把性活动限制在怀孕的概率很低的所谓的"安全期"内。虽然这种方法的前提是对女性月经周期的观察与掌握，但有效的避孕仍然需要男性的自觉配合，但每年使用此法意外怀孕的发生率高达20%。利用可测定尿液中LH和雌酮-3-葡萄糖醛酸甙水平的便携装置来提示节欲日期，失败率可降至12%。一般认为，一个月经周期中平均有13天不安全，这时应用其他避孕方法。

在评估性交中断法和周期性节欲的有效性时，应考虑到尽管这两种方法的有效性较低，但从人口统计学的角度而言，这些方法对人口的控制也发挥了一定的作用。

三、避孕套

避孕套是现有的最古老的屏障避孕方法。古埃及人的绘画即描绘了带着避孕套的男性。公元前1200年，克列特宫廷就采用鱼鳔来预防疾病和妊娠。1564年，意大利解剖学家Fallopio描述了使用用药物渗透的亚麻布袋来预防性病。17世纪在英格兰人们首次用避孕套来控制生育。目前，尚不能确定避孕套的名字是否源于在查理二世时代引入羔羊肠进行避孕的英国医师Condom。但自从问世以来，这种方法迅速传入法国，在巴黎得到了广泛使用，并被称之为"Capote anglaise"，而在英国则被称为"French letters"。乳胶制成的避孕套可能是美国人Charles Goodyear在发明了橡胶的硫化工艺后制造的。首位大规模的制造商为Julius Fromm，1920年该公司日产避孕套150 000个。今天的避孕套仍然是以乳胶为原料制成的，其他的替代材料还正在研制之中。1997年WHO/HRP颁布了避孕套生产条例。自1996年以来，在欧洲地区出售避孕套必须符合Euronorm 600（EN 600）规定的相关要求。

即使避孕套符合质检标准，依然有7%～13%的避孕套在性交过程中可能会撕裂。避孕套越陈旧，撕裂的风险就越大。另外，性交习惯也有一定的影响，因为有些配偶避孕套撕裂的次数总是多于其他人。

关于避孕套避孕效率的报道也各不相同，在使用避孕套的第一年间避孕失败率约为 12%，这远较无防护性交的妊娠率（85%）为低，然而又高于女性口服避孕药的避孕失败率（3%）。另外，避孕套使用的时间越长，其有效性越低。这不仅是产品的技术缺陷所致，而且还因为在性交开始直接接触时就必须使用避孕套，并需要经常推动和注意。

人们对于避孕套的接受性随各地社会、文化因素的不同有明显差异。据估计，在日本约有 4/5 的配偶用避孕套进行避孕，而在非洲，妻子年龄介于 15 ~ 44 岁之间的男性的避孕套使用率低于 1%。目前在德国约有 1/4 的育龄配偶采取避孕套避孕。

由于艾滋病的流行及对"安全性交"的需求，避孕套作为一种预防疾病感染的方法得到空前的流行。然而，由于其技术性失败率及感染的危险不仅存在于排卵期，而且还存在于性生活的每一个环节之中，避孕套在预防 HIV 感染方面的效力远远不及其避孕的效力。据报道，避孕套在预防 HIV 感染方面的失败率为 31% ~ 50%，因此仅用避孕套来预防这种高度致命的疾病还远远不够。

四、输精管结扎术与再授精

（一）输精管结扎术

（1）输精管结扎术的历史：输精管结扎手术最早开始于何时，目前尚不清楚。直至 19 世纪末，人们施行这种手术还是为了治疗其他疾病而不是出于绝育的目的。最早施行输精管结扎手术的时候，人们认为切断输精管后可改善前列腺疾病，治愈性功能障碍，延长寿命。输精管结扎术被认为是"年轻的源泉"因而倍加提倡。

（2）优生学方面：在 20 世纪 20、30 年代，许多国家出于优生学的考虑通过相关法律调整绝育。第二次世界大战结束时，纳粹德国出于优生学原因而推行的强制绝育措施与其所施行的其他暴行一起在世界范围内被揭露，这导致了大部分地区和国家取消了基于优生学考虑的有关绝育的法律，但有些国家仍保留了这些法律。

作为避孕的一种方法，输精管结扎术在 20 世纪 60 年代颇为流行，首先是在美国，其次是欧洲，然后是在第三世界国家。印度、泰国等人口迅速增长

的国家均建立了输精管结扎术的医疗体系。调查显示，在德国每年施行输精管结扎手术约 50 000 例。

在发展中国家，人们对男性避孕有伦理方面的顾虑，同时因为部分输精管结扎术的不可逆性，使人们仍然偏爱女性避孕方法。目前，男、女绝育人数的比例约为 3∶1。精子冷冻保存等高新技术仅在部分发达国家得以推行。

在美国，约有 25% 的配偶用绝育术来进行计划生育，但在黑种人和白种人之间有明显的差异。在白种人中，输精管结扎术和输卵管结扎术的实施率几乎相等，而在黑种人中则以输卵管结扎术为主。在美国，进行输精管结扎术的男性的文化程度通常在平均水平以上，这些人大多是通过报纸或杂志获悉了输精管结扎术，他们的计划生育是彻底的、主动的。在英格兰，社会各阶层对输精管结扎术的接受程度之间的差异极小。

1983 年，Schirren 宣扬输精管结扎术是一种不可逆的绝育方式，并认为在没有征得配偶同意就进行是一种不可取的举措，这一观点至今仍被人们广为接受。手术医师及他人的劝告都会影响患者的选择。在德国，大多数与伴侣关系稳定的男性都接受了输精管结扎手术。在德语国家中，接受输精管结扎术的男性人数并不相同：在德国每年每百万居民中有 422 位接受了输精管结扎术，而在奥地利此人数仅为 81。

（3）输精管结扎术的适应证：与前人观点不同，我们认为避孕性输精管结扎术的适应证非常容易确定。每一达到法定年龄能表示同意手术的男性都可以决定是否接受出于绝育目的的输精管结扎术（或阻塞术）。该手术无需特别的医学或社会适应证。

（4）承诺：与其他外科手术一样，至少在手术前一天通知并获取患者同意。据文献报道，输精管结扎术再次获得授精能力的可能性为 70% ~ 90%。急性并发症有出血和感染，但通常极其轻微，发生率低。手术前后均应进行精液分析。

（二）输精管结扎术的手术技巧

输精管结扎手术的目的是永久性或尽可能长的、可靠的封闭输精管管道，阻止精子通过。手术操作程序如下。

对患者进行精索浸润麻醉，如果需要可用深部浸润进行局麻。确定麻醉有效后，用小钳子经皮肤夹住输精管，把阴囊皮肤切开 0.5 ~ 1cm。从鞘膜处

分离输精管，用两个蚊嘴钳分离，剖开精索，切除1 cm左右输精管，将断端结扎处理，用简单缝合法缝合伤口。对侧进行类似操作。给伤口敷上两层敷料，1h后复查一次即可回家休养。急性并发症虽然很少见，但一旦发生就非常严重，即使少量出血也可能扩散到整个软组织，发生阴囊血肿。

（1）有效性：如果操作正确，输精管结扎术是很安全的避孕方法之一。许多大规模研究显示其失败率低于1%。说明输精管结扎术和输卵管结扎术一样有效。患者具有两套输精管，管道分开不完全可导致手术失败。缺乏经验、手术水平低、解剖结构不清都会导致失败率增加。

（2）并发症：术后急性并发症必须与远期并发症加以区分。不同程度的血肿、附睾炎和伤口感染所致脓肿的发生率可达5%。虽然这个比例似乎有些高，但应当注意到，输精管结扎术经常是由许多缺乏经验的外科医师操作的。对手术粗心大意、过于自信，同样也会使一些医生在手术时出错，造成患者并发症发生。

（3）远期的手术并发症：远期的手术并发症主要是再通及形成精子肉芽肿。据报道再通率为0～3%。实际的发生率取决于所采用的手术技巧。切除大段的输精管、把输精管残端包埋于其他组织中、将管腔应用纤维蛋白胶填塞或电灼破坏均可减少再通的发生。"无创"技术的应用一方面可增加随后再授精的可能，另一方面也使再通的概率显著增加，最高可达50%。精子肉芽肿的发生与所使用的手术方法呈正相关，发生率高低不一，现有资料表明介于3%～75%。再受精的机会、精子肉芽肿可被准确的估计出来，因为它可减少附睾及附睾小管内的压力，因此减少了爆裂的危险。还有很重要的一点就是要向患者解释急性并发症，特别是失败的可能。必须告诉患者即使术后多次精液分析显示无精子运动，仍有个别病例有发生再通的可能。如果要完全排除再通的可能，手术中切除的输精管应在数厘米以上，并进一步排除多睾症及双输精管畸形。

睾丸及附睾充血、阻塞或下坠，偶尔出现不同程度的疼痛，但通常为暂时性的。最多约有70%绝育的患者血清中含有抗精子抗体，这些抗体的出现常与精子肉芽肿有关。抗精子抗体及其滴度并不影响再受精。

过去，人们认为输精管结扎术可引起多种疾病。1978年在猴子身上进行的一项研究认为输精管结扎术可促进动脉硬化的发生。数项有10 000多名男性参与的大规模调查显示，接受输精管结扎术的男性发生动脉硬化、糖尿病或免疫性疾病的概率并不高于常人。数年前这些猜测被否定后，一项回顾性研究提示接受输精管结扎术的男性发生前列腺癌的可能性略高，但跟踪研究及危险因素分析的结果并不支持上述观点。许多国家的泌尿外科协会，包括美国泌尿协会（AUA）和德国泌尿协会（DGU），均主张将这些结果告诉患者，并让有决定权的患者自己决定。根本的问题就在于这些研究是"回顾性"的，而缺乏足够的前瞻性、对照性研究。至于前列腺癌，这些研究尚需持续更长的时间，如5年，甚至10年。对55岁以上男性进行的大样本对照研究，并未发现输精管结扎术与前列腺癌的发生有关，但仍需对青壮年男性进行进一步调查。依据目前的知识，可以推测输精管结扎术并没有增加前列腺癌的发生率。

（4）社会心理的影响：输精管结扎术的历史证明，输精管结扎术产生的心理影响并不总是消极的。相反，避孕问题解决后通常会使夫妻关系有所改善。对不必要的妊娠的恐惧消失，性快感增加。而那些陷入被结扎的痛苦中的男性、因其所信奉的宗教禁止这种手术的男性、其伴侣持反对态度的男性、或没有足够见识的男性在手术后可能会发生越来越多的抵触和并发症。因此个人最初的状况起着决定性作用，患者对输精管结扎术的期望及文化程度也发挥着关键作用。正确的信息、术前谈话以及术后护理、注意力都很重要。所有这些措施可防止产生恐惧心理及男性特征或雄激素水平的减弱。对输精管结扎术远期的利益及效果，乃至于用精子的冷冻保存来消除无法再授精的风险，以及对于输精管结扎术的通知和协商的必要与否，目前仍有争论。

（三）未来的发展趋势

无论从人口统计学、政治的角度，还是个人对避孕方法的选择方面而言，输精管结扎术都是一种安全、副作用小、费用低、可快速开展的方法。毫无疑问，这种方法明显优于女性的输卵管结扎术。希望随着人们对男性角色理解的改变及文化层次的提高，有越来越多的人接受这种方法。尤其相当一部分患者可通过输精管再通手术来获得再授精的机会，输精管结扎术不再是一种不可逆的绝育手术。

第三节 输精管再通

一、输精管再通的历史

据文献报道，输精管被意外切断常见于疝气手术时，可施行输精管-输精管吻合术（vas deferens anastomosis）。随着输精管结扎术的普及应用，越来越多的患者希望能逆转这一过程。在诸多原因中，尤以下列三点最为重要：①越来越高的离婚率。输精管再通的主要原因之一就是离婚后再婚或结识新的伴侣；②配偶双方采用输精管结扎术完成计划生育，但又改变想法或孩子意外死亡；③随着经济条件的改善使得有能力抚养后代、或出于心理原因想要再次受精。

为再授精而进行的输精管-输精管吻合术已开展了40多年，在此期间手术技术已经发生了重大改变。最初使用的是肉眼直视下的单层吻合技术，甚至还要用夹板固定小的管腔。随着手术显微镜的使用，手术效果也越来越令人满意。这促进了无夹板的显微双层吻合技术的发展。目前，借助于放大镜或外科显微镜等光学仪器的帮助，输精管再通手术得到广泛开展，再通成功率一般可达到90%。

二、当前对输精管再通的要求和频率

可以从接受绝育性输精管结扎术的人数、离婚率及其他参数来对再授精手术潜在的需求做一粗略的估计。在美国每年有250 000~300 000人需要施行再授精手术。1990年的一项调查显示，德语系国家中输精管结扎术逆转率为3.5%，而要求逆转的人数为这一数字的2倍。可以推测随着辅助生殖技术的不断改进，再授精手术数量将会进一步增加。

三、输精管-输精管吻合术：适应证、咨询、同意

输精管再通适应证随患者的愿望而定，对这一点已经引起了许多争论。同其他手术一样，输精管吻合术需要诚实的咨询。除所需的手术技巧更复杂外，其损伤性与输精管结扎术相似。鉴于这一原因，专家们推荐手术时使用全身麻醉，并进行3~4天的住院治疗。如果输精管结扎术后5年以上，上述概率将减少20%。另外，手术者的经验也非常重要。附睾破裂的可能也必须加以考虑，此时就必须考虑进行附睾输精管吻合术或因技术原因而放弃手术。

四、输精管-输精管吻合术的技巧

患者取仰卧位，常选择阴囊两侧或脊部正中切口。少数情况下也可采用腹股沟或耻骨下切口。通常手术者采取坐位接受手术，以避免手术台柱的影响，在安置患者之前即应放置手术显微镜。由于手术需2~3小时，有时还需留置导尿。最初人们采用的是带或不带管腔夹板的肉眼技术，后来是借助于放大镜或手术显微镜的显微外科技术。

（1）肉眼手术技巧：最初使用的是没有放大镜的外科技术和粗糙的4~0或5~0缝合材料。但由于精子泄露、管腔的解剖适应性较差及并发症等致使手术效果较差。但由于其操作简单、快速，至今仍有一些外科医师在使用这种方法。尽管其开放率仅87%，妊娠率仅50%，还有人认为该方法手术时间短、费用低、手术技巧简单，值得推广。手术时很难在非扩张侧辨认直径<1mm的管腔，因此经常由于缝合而发生梗阻。使用夹板可改进这种技术，夹板可在手术结束时除去，如果是可降解材料也可不用去除。Silber对睾丸近端的扩张侧和非扩张侧的不同大小的被切除的输精管的解剖学特性进行了研究，发现只有管腔达到正确的解剖学适应性后才能取得良好的手术效果。

（2）显微外科技术：随着显微外科技术的发展，仅用肉眼外科技术进行输精管再通手术，虽然效果明显较差（输精管附睾吻合的开放纯属巧合或根本就没有开放），但这些技术还可用来进行输精管吻合。即使用手术显微镜可取得最佳的开放效果，是否采用能放大2~8倍的放大镜或放大倍数可调的手术显微镜、或开阔视野也应取决于手术医师个人的习惯。

在阴囊输精管结扎术中通过横向的阴囊切口切

除输精管的末端瘢痕，插入一小块柔软的聚四氟乙烯套管后仔细注入盐溶液即可判定近端输精管道是否开放。在手术室内利用手术显微镜对远侧端流出的液体进行分析，如果需要的话可轻轻按摩输精管以获得液体。如果仍没有液体流出，则必需考虑到输精管爆裂的可能，并检查附睾。对这样的病例可施行输精管附睾吻合术。典型的情况是，含有活的或死精子的白色或黄色液体流出，此时应继续进行输精管-输精管吻合术。

采用双层缝合技术可获得最佳的吻合效果，其中用 9～0 或 10～0 号缝合线间断缝合 6 针后即可使黏膜合拢。准备专用的输精管-输精管吻合针，其弯曲程度应与管道的大小相一致。应用合拢器把管道末端排列整齐，以便缝合。首先应缝合内部的黏膜层，确保无泄露。缝合的准确定位将保证最佳的开放率。Goldstein 等用自制的"微点标记技术"和 8 针黏膜缝合取得了 99.5% 的开放率。然后用 9～0 或 10～0 号线进行肌层缝合可达到吻合所需的机械强度，这还需要使用一个单面、竹片状边缘的针。大多数患者希望用合适的敷料支撑阴囊，并保留数天。

（3）输精管-输精管吻合术的效果：因资料来源不同，及是否用开放率或妊娠率来判断手术的成功与否，输精管-输精管吻合术的效果也明显不同。个别作者报道开放率可达 100%，妊娠率略低。大规模的调查结果更为准确，1948 年 O'Conor 的成功率为 38%～40%，1973 年 Derrick 计算得出的开放率为 38%，妊娠率为 11%～26%。1990 年 Deindl 发现在欧洲讲德语的地区的累积开放率为 73%，妊娠率为 47%。患者在手术机会较多的医疗中心就诊，手术者技术大多较熟练、采用细线缝合可获得较好的疗效。接受输精管结扎术与再授精手术间隔时间的长短也极为重要，甚至起着决定性的作用。在输精管结扎术后两年内，吻合手术效果最佳，术后 10 年再授精的可能性则迅速降低。

五、输精管-输精管吻合术的并发症

输精管-输精管吻合手术术后急性并发症的发生率与输精管结扎术或阴囊探查手术相似，但原因不同。特异性的远期并发症主要是最初开放后由于瘢痕组织的形成所致的再梗阻，其发生率约为 3%。如果进行再授精手术后患者依然缺乏精子，则可能是手术失败或存在有手术时未被发现的更远端的爆裂，此时即需进行二次手术。部分梗阻可导致少精症——此时二次手术可能会取得成功。对于睾丸生精能力有限所致的少精症，可从患者睾丸或附睾中抽吸精子进行 IVF 或 ICSI 或进行冷冻保存。

六、附睾输精管吻合术

如果附睾小管由于"爆裂"而被损伤，就必须进行附睾输精管吻合术。由于技术原因，该手术仅在附睾体、尾部可取得成功，在附睾头部，由于附睾小管的直径过细不能进行完全的开放吻合手术。附睾输精管吻合手术迫切需要显微外科技术，尤其是手术显微镜的使用。使用端对边或边对边吻合技术，可根据医生的喜好而定。在附睾被膜上切开一个卵圆形的窗口后，选择一根含精子的附睾小管，并沿纵轴剖开。首先用 11-0 号线将小管与输精管黏膜间断缝合 4 针，然后对附睾被膜和输精管肌层进行间断缝合。端对端的输精管吻合较为困难。

用显微外科技术进行的小管输精管吻合术的管腔开放率介于 39%～100%，平均的开放率为 45%，妊娠率为 18%。

七、手术再授精的未来发展趋势

随着绝育手术的开展，再授精手术也将越来越多。现在已经令人满意的手术效果将因技术的优化，如激光缝合、纤维蛋白胶等技术和材料的应用和手术者显微外科水平的提高而进一步提高。第一次手术最为理想。随着在手术期间收集精子的进行，手术干预将更引人注目。闭合性吻合术，尤其是输精管附睾吻合术时收集的精子冻存后可用于 ICSI。

我们认为不能废除再授精手术；我们也不同意从睾丸或附睾中吸取精子用于进行 ICSI。因为这种方法无论妊娠率、费用、努力或并发症都比不上传统的再授精手术。

第四节　试验中的方法

一、物理方法

超声波可干扰精子的生成，然而，这些改变是不可逆的，因此不应被用来进行避孕。

热能可抑制精子的生成及成熟：把睾丸的温度升至与躯体中心温度相同时，即足以减少精子的数量、抑制精子的功能。把睾丸从阴囊放入腹股沟管的避孕方法即利用了这一原理。用这种方式可降低少数配偶的妊娠率。携带一种能把睾丸放入腹股沟管的特殊设备是否能有效避孕且更易于被人们接受，仍处于探索阶段。同样的，把睾丸放入腹股沟管是否会导致恶性肿瘤的发生也需进一步研究。

倡导这种方法的医生并没能解释其抑制精子生成的机制，但认为升高睾丸的温度至躯体中心温度可能是其原因所在。热能抑制附睾内精子的生成和成熟。

一项研究对重新放置的睾丸内温度的升高能抑制精子生成的观点提出了疑问。在这项研究中，研究人员对阴囊内的睾丸进行了隔离，保持睾丸的温度较正常高1℃左右达一年之久，依然未能影响精子的数目和质量。

二、植物产品和药物

长期以来，人们一直希望从来自不同国家的、基于植物产品的民间药物中找到含明确避孕作用的物质，WHO 成立了一个致力于这一目标，并在南美和亚洲调查民间药物的特遣部队。据称多种物质有避孕效果，但经仔细筛查后未能发现既能有效避孕又无副作用的物质。

有一种物质——棉酚，很久以来就不断地吸引着众多的科学家。棉酚是棉籽油中的一种天然成分，在我国部分地区，人们常用棉籽油来进行烹调。在一些农村中，棉酚诱发了明显的不育，这种现象非常严重，促使人们对其中的原因进行了重点研究，我国曾进行了一次有 9000 多名志愿者参与的关于棉酚与不育症关系的综合性临床研究。

棉酚常见的副作用有恶心、肌无力，尽管进行了补钾等治疗，仍有 1% 的患者发生了低钾性麻痹。在实验动物体内，棉酚可导致生精发生不可逆性损害，在服了相应剂量棉酚的男性体内也可见到类似损害。由于棉酚有两种同分异构体，其毒性及对生育的抑制作用均不相同，人们希望能通过分离这两种同分异构体或合成毒性更小的类似物来抑制生育。然而，检测发现这些药物并不适合作为男性绝育药物。虽然如此，棉酚应用的倡导者忽略它的副作用，或连同它的避孕效果一同接受，仍继续支持使用这一物质。

目前，还对中药雷公藤的男性避孕作用进行了研究，同样的，其毒性作用也妨碍了它的临床应用。在有效剂量范围内尚未分离出无毒、副作用的物质。

烷化剂能够最为有效的抑制精子的生成，然而，它对精细胞上皮的不可逆性损害及严重的副作用阻止了其作为避孕药物的临床应用。

其他一些药物并不影响精子的生成，但可影响精子的成熟。例如，柳氮磺胺嘧啶在治疗炎症性结肠性疾病等疾病时能导致生育紊乱。毒副作用同样使得这些物质不适合用作避孕药物。被用来作为抗生素和抗原虫药物的 Nitroimidazole 的衍生物也可通过抑制附睾中精子的成熟来抑制生育。长期应用时广泛的副反应使其不可能作为避孕药来使用。如奥硝唑可抑制糖酵解使大鼠发生快速、可逆性不育，但其广泛的毒性使得其即使在人类短期的应用也不可能。

三、男性激素避孕

在所有被检的关于男性避孕的试验性、药物性方法中，激素避孕最接近前文提出的标准。存在于下丘脑、垂体和睾丸间的内分泌反馈机制是男性激素避孕的依据所在。它的目标是抑制精子生成，降低精子浓度，如果可能的话，形成无精子症。

精子的产生和睾丸内睾酮分泌交织得如此紧密，因此激素不可能仅干预精子的产生而不抑制雄激素的分泌。在猴子体内进行的研究结果表明，单独抑制 FSH（如用抗体）可以降低精子浓度，但不能产生无精症。同时抑制 FSH 和 LH 可产生无精症，但同时影响性冲动、性功能、男性行为和人体代谢（红细胞发生、蛋白、矿物质和骨代谢）、产生雄激素缺乏症。鉴于这些原因，抑制促性腺激素时必须补充雄激素。

男性激素避孕的原则主要基于以下几点：①抑制 LH 和 FSH；②除去睾丸内睾酮；③替代外周睾酮以维持男性性征。

起初睾酮似乎是男性激素避孕的理想物质，它可抑制垂体分泌 LH 和 FSH，临近生精管的睾丸间质细胞停止分泌睾酮，生成精子所必需的睾丸内雄激素水平降低。同时，通常需给予外源性雄激素以维持男性气概。

1. 庚酸睾酮

从 20 世纪 70 年代起，即对睾酮抑制精子发生的作用进行了多项研究。直到 1990 年，WHO 才发表了对男性这种避孕形式研究的初步结果——即关于男性激素避孕的效力的研究。来自 4 个大陆、10 个中心的志愿者参与了这项研究，并接受了每周一次的庚酸睾酮（200mg）注射。在前 6 个月内形成无精症的志愿者继续接受 1 年的注射。在此期间，夫妻双方禁用其他形式的避孕方法。共有 137 名男性达到有效阶段，其中只有 1 例发生了妊娠。这种高效与相应的女性避孕方法结果相似，这是一个非常令人鼓舞的消息。然而，仅有 2/3 的参与者发生了无精子症，其余的志愿者仅达到了少精症的诊断标准。

为了阐明少精症是否即意味着不育，WHO 又进行了第二次世界范围的多中心研究。这项研究再次证明了无精子是避孕最有效的前提。

WHO 的这些研究依然没有提供一种可行的男性避孕方法。一种需要每周进行一次注射的方法并不适于广泛应用，而且，要达到对精子生成的显著抑制需要数月甚至一年的时间。因此，当前的研究主要集中于长效睾酮制剂及能快速起效方法的研制方面。

WHO 的这些研究揭示了一项对未来发展极为重要的现象，即在抑制精子生成方面出现的种族差异。在所有参与者中有 2/3 的白种人、90% 的中国人达到了无精症的标准。其他对中国和其他东亚男性的研究也证实了这一结论。对此尽管进行了周密的调查，仍没有找出真正的原因。根据这一现象，在东亚地区开展有效的激素避孕的速度可能会快于世界其他地区。

2. 19- 去甲睾酮

当寻找长效制剂时，人们对 19- 去甲睾酮（19-nortestosterone -hexoxyphenylpropionate）进行了检测，其效力与睾酮类似，自 20 世纪 60 年代以来即被作为合成代谢类固醇。每 3 周注射 1 次 19- 去甲睾酮酯达到无精症标准的人数与注射庚酸睾酮者相近。19- 去甲睾酮酯的效果与庚酸睾酮相近，但注射间期较长（Knuth UA et al，1985）。

3. 睾酮环丁酯

WHO 主持的一个综合研究项目认为睾酮环丁酯（testosterone buciclate，TB）是一种长效的睾酮酯。先后在猴子和性腺功能低下的患者体内进行的试验结果表明，单次注射后可保持 3～4 月的有效期。单次注射 1200mg TB 后对精子生成的抑制作用与每周注射 1 次庚酸盐的效果类似。由于没有人愿意继续这项研究，这一领域的研究前景并不乐观。

4. 十一烷酸睾酮

口服十一烷酸睾酮并不能有效抑制精子生成，然而在肌肉注射后，其半衰期延长，曾成功用于性腺功能低下的替代治疗。它较长的半衰期使其成为令人感兴趣的候选避孕药物。给白种人每 6 周注射 1 次十一烷酸睾酮，其精子生成抑制率大于或等于每周注射 1 次庚酸睾酮。我国研究表明它能提供避孕保护作用。目前，十一烷酸睾酮可能会成为一种颇有潜力的男性避孕药物。

5. 睾酮植入物

部分国家用含纯睾酮的植入物来进行性腺功能低下的替代治疗。在男性避孕研究中，其单次应用后的疗效与每周注射 1 次庚酸睾酮相似。这种方法的优点是费用低，然而在腹部皮下埋入植入物时需要进行一个小手术。另外，埋入的植入物可能会自发性排出。对其他植入物仍需进一步的研究。

6. 睾酮联用促孕激素

为了加速睾酮起效，提高无精症的发生率，人们尝试了睾酮和其他促性腺激素抑制物的联合应用。正如女性避孕一样，首先尝试了黄体激素，随后是 GnRH 激动剂和拮抗剂。

为了研究与黄体激素不同的雄激素-黄体激素的联合应用，WHO 和人口署进行的多中心研究表明，长效醋酸甲羟孕酮（DMPA）（每月肌肉注射 100～150mg）联合庚酸睾酮（每月肌肉注射

200mg）治疗数月后，仅有 53% 的志愿者达到了无精症的标准。6 名接受二羟睾酮透皮剂与口服甲睾酮联合治疗的志愿者并未发生无精症。一项类似的研究发现，由于皮肤的密切接触使睾酮进入女性体内可使其发生明显的男性化。

用每天 800mg 的达那唑（一种乙基睾酮的衍生物）外加一种睾酮的替代物抑制促性腺激素，仅可使 85% 的男性的精子数量降至每毫升 500 万以下。联用 19- 去甲睾酮和 DMPA 可较单用 19- 去甲睾酮或庚酸睾酮产生无精症的概率略高。WHO 随后把这些研究在印度尼西亚扩展为 4 个中心的研究，以对 DMPA 和庚酸睾酮联用（每周 1 次）或单用 19- 去甲睾酮（每 3 周 1 次）的疗效进行比较。令人惊讶的是，这两种治疗方式的效果不仅相近，而且其无精症的发生率均高于德国的报道。不明原因的种族差异在对精子生成的抑制方面发挥着一定的作用，WHO 在对庚酸睾酮进行多中心研究时也发现了类似现象。

口服庚酸睾酮联合肌注左炔诺孕酮（或地索高孕酮）诱发无精症的效力仅略强于单用睾酮酯。近来对醋酸氯地环丙孕酮（CPA）的初期研究改变了人们的兴趣。这些研究发现仅单用 CPA，即可有效抑制精子生成，诱发明显的雄激素缺乏症状；最新的研究通过同时给予庚酸睾酮可避免出现雄激素缺乏；与单用庚酸睾酮相比，其起效快，疗效高；所有参与者均可发生无精症；但可能由于抗雄激素的作用，这些参与者可能会发生轻度贫血。只有联用十一烷酸睾酮和炔诺酮（一种具有明显的雄激素性质的黄体激素）的疗效与此类似。该法仅需每 6 周进行 1 次注射，无副作用。同时服用醋酸氯地环丙孕酮和十一烷酸睾酮可形成一种可自己应用的避孕药，但仅有 1/11 志愿者发生了无精症，结果并不比单用十一烷酸睾酮强。在这个方向上的最新研究是用睾酮透皮剂联合左炔诺孕酮口服时无精症的发生率仅为 20%。近来除每周注射庚酸睾酮外再每天口服 0.5mg 左炔诺孕酮较单用每周注射庚酸睾酮对精子生成的抑制更强、更快。睾酮联用促性腺激素给人们用这种联合疗法带来了新的希望。

7. 睾酮联合 GnRH 激动剂

在进行男性激素避孕时必须抑制促性腺激素，用 GnRH 类似物可达到这一目的。持续给予 GnRH 激动剂后，首先可刺激 LH 和 FSH 表达，但一段时间后，又可通过下调 GnRH 受体削弱这一效果。在可直接抑制 GnRH 受体的 GnRH 激动剂出现之前，这种矛盾的作用被用于男性避孕。

一项总参与人数为 106 的关于睾酮与 GnRH 激动剂联用的研究发现，十肽菌素、buselerin 和那法瑞林等激动剂在 5～500 μg/d 的剂量时持续用药 10～30 周，仅 30% 的志愿者的精子数降至每毫升 500 万以下，仅 21 例男性发展至无精症。虽然总的结果非常令人失望，但这的确证实了在对猴子进行临床前研究时得出的两个重要的结论：

（1）给猴子注射 GnRH 激动剂后对其 LH 和睾酮水平测定的结果表明，持续注入激动剂所产生的后果肯定强于单次给药。在猴子体内用渗透性微型真空泵也证实了这一结论，给志愿者体外携带这种渗透性微型真空泵也得出了类似的结论。由于这一原理也适用于前列腺癌患者，制药公司从中得到启发，研制了用于治疗前列腺癌的储存制剂。

（2）越来越多的来自猴子的研究表明，同时给予睾酮和 GnRH 激动剂可减轻彼此的不良反应。目前对这种现象并没有明确的解释。然而，当短期应用雄激素，然后再给予 GnRH 激动剂也不能避免效应的降低。

8. 睾酮联合 GnRH 拮抗剂

与 GnRH 激动剂相反，GnRH 拮抗剂通过对垂体受体的可逆性抑制，在治疗刚开始时就可有效抑制 LH 和 FSH 的分泌及精子的生成。我们发现，在猴子模型体内用 GnRH 拮抗剂治疗两周后加入睾酮可使得所有动物均发生无精症。尽管可用分子生物学方法对睾丸标本内雄激素和 FSH 受体进行分析，至今仍未发现其真正的原因所在。然而，这些研究为临床研究提供了基础在美国也证实了这种方法在男性体内的有效性。后来的研究表明，同时给予较低剂量的睾酮可确保这种方法的有效性。这些临床研究采用的都是 GnRH 拮抗剂 Nal-Glu，皮下注射这种药物后可在局部发生明显的副作用。

在此期间，有人合成了一种新型的 GnRH 拮抗剂——Cetrorelix，可在男性体内应用。经单次和联合注射后，发现其在健康男性体内可有效抑制 LH、FSH 和睾酮的表达，并呈剂量依赖关系。这种拮抗剂在起始的负荷剂量后，以极低的剂量进行维持治疗即足以维持其有效性及对 LH 和 FSH 的可逆性抑制。

此后科学家对健康男性联用 Cetrorelix 和 19- 去甲睾酮进行了一项临床研究，结果表明所有志愿者均发生了无精症，且其速度快于单用睾酮。然而，撤除拮抗剂单用 19- 去甲睾酮并不能维持无精症的发生。目前，每天皮下注射一次 Cetrorelix，其作用仅可维持 24 小时，这使其不适于作为避孕药。该药的进一步应用取决于其储存制剂的研制结果。总的来说，GnRH 拮抗剂和睾酮联合用于男性避孕的前景是非常光明的。

第五节　展　　望

至少有 3 种方法可导致精子生成过程的完全中断并造成无精症的发生：睾酮与炔诺酮、醋酸睾酮和 GnRH 拮抗剂的联合应用。

在本文所描述的试验性方法中，激素避孕的有效性、可行性和可接受性为男性避孕提供了最令人兴奋的前景。为了使这些方法适于临床应用，必须进一步研制已被证实的、患者喜爱的制剂，如加紧对长效睾酮制剂、长效或口服 GnRH 拮抗剂及适宜形式的黄体激素的研制。

1997 年，男性避孕领域的主要研究人员在魏玛宣言中邀请医药公司积极支持这些努力。同时，数家公司提出了发展男性避孕方法的计划，并希望在不远的将来实现这一目标。

（金　哲　范　宇）

参考文献

Behre HM, Kliesch S, Keck C, et al, 1995. Potential of testosterone buciclate for male contraception:Endocrine differences between responders and non responders. J Clin Endocrinol Metab,80(8):2394–2403.

Behre HM, Kliesch S, Lemcke B, et al, 2001. Suppression of spermatogenesis to azoospermia by combined administration of GnRH antagonist and 19-nortestosterone cannot be maintained by this non-aromatizable androgen alone. Hum Reprod,16(12):2570–2577.

Behre HM, Wang C, Handelsman DJ, et al, 2004. Pharmacology of testosterone preparations//Nieschlag E, Behre HM.Testosterone: Action, Deficiency, Substitution,3rd. Cambridge: Cambridge University Press, 405–444.

Brady BM, Walton M, Hollow N, et al, 2004. Depot testosterone with etonogestrel implants result in induction of azoospermia in all men for long-term contraception.Hum Reprod, 19(11):2658–2667.

Grimes DA, Lopez LM, Gallo MF, et al, 2007. Steroid hormones for contraception in men(review). Cochrane Database Syst Rec,004316.

Kamischke A, Diebacker J, Nieschlag E, 2000. Potential of norethisterone enanthate for male contraception: Pharmacokinetics and suppression of pituitary and gonadal function. Clin Endocrinol,53(3):351–358.

Kamischke A, Plöger D, Venherm S, et al, 2000. Intramuscular testosterone undecanoate with or without oral levornorgestrel: A randomized placebo-controlled feasability study for male contraception. Clin Endocrinol,53(5):43–52.

Kamischke A, Venherm S, Plöger D, et al, 2001. Intramuscular testosterone undecanoate and norethisterone enanthate in a clinical trial for male contraception. J Clin Endocrinol Metab,86(1):303–309.

Kamischke A, Heuermann T, Krüger K, et al, 2002. An effective hormonal male contraceptive using testosterone undecanoate with oral or injectable norethisterone preparations. J Clin Endocrinol Metab,87(2):530–539.

Kinniburgh D, Anderson RA, Baird DT, 2001. Suppression of spermatogenesis with desogestrel and testosterone pellets is not enhanced by addition of fi nasteride. J Androl, 22(1):88–95.

Knuth UA, Behre HM, Belkien L, et al, 1985. Clinical trial of 19-nortestosterone-hexyloxyphenypropionate (Anadur) for male fertility regulation. Fertil Steril,44(6):814.

Knuth UA, Yeung CH, Nieschlag E, 1989. Combination of 19 – nortestosterone – hexyloxyphenylpropionate(Anadur) and depot – medroxyprogesterone - acetate (Clinovir) for male contraception. Fertil Steril, 51(6): 1011.

Mommers E, Kersemaeker WM, Elliesen J, et al, 2008. Male hormonal contraception: A double-blind, placebo-controlled study. J Clin Endocrinol Metab,93(7): 2572–2580.

Nieschlag E, 10th Summit Meeting Group, 2007. 10th Summit Meeting on consensus: Recommendations for regulatory approval for hormonal male contraception. Contra ception, 75(3): 166–167.

Nieschlag E, Hoogen H, Bölk M, et al, 1978. Clinical trial with testosterone undecanoate for male fertility control. Contraception,18(6):607.

Nieschlag E, Kamischke A, Behre HM, 2004. Hormonal male contraception: The essential role of testosterone//Nieschlag E, Behre HM.Testosterone: Action, Deficiency, Substitution, 3rd. Cambridge: Cambridge University Press , 685–714.

Page ST, Amory JK, Anawalt BD, et al, 2006. Testosterone

gel combined with depomedroxyprogesterone acetate is an effective male hormonal contraceptive regimen and is not enhanced by the addition of a GnRH antagonist. J Clin Endocrinol Metab, 91(11): 4374–4380.

Page ST, Amory JK, Bremner WJ, 2008. Advances in male contraception. Endocr Rev,29(4):465–493.

Wenk M, Nieschlag E, 2006. Male contraception: a realistic option? Eur J Contracept Reprod Health Care,11(2):69–80.

WHO Task Force on Methods for the Regulation of Male Fertility, 1990. Contraceptive efficacy of testosterone-induced azoospermia in normal men. Lancet,336(8721):955–959.

WHO Task Force on Methods for the Regulation of Male Fertility, 1993. Comparison of two androgens plus depot-medroxy-progesterone acetate for suppression to azoospermia in Indonesian men. Fertil Steril, 60(6):1062.

第二十二章

前列腺疾病

第一节　前列腺炎

一、病因

细菌性和非细菌性因素均可致病。

二、流行病学

约 50% 的男性在其一生中会受到前列腺炎的困扰，不同年龄段均可发病。在美国，大约 8% 的泌尿外科患者因前列腺炎而就诊。前列腺炎患者中，只有 6%～8% 为细菌性前列腺炎。

三、病理生理

前列腺炎的 NIH 分类和定义：

Ⅰ.急性细菌性前列腺炎。

Ⅱ.慢性细菌性前列腺炎：反复感染。

Ⅲ.慢性非细菌性前列腺炎/慢性盆腔疼痛综合征：缺乏明确的感染证据。

Ⅲ A.炎性慢性盆腔疼痛综合征：精液、前列腺液或尿液（前列腺按摩后立即排出的尿液，VB3）中白细胞增多。

Ⅲ B.非炎性慢性盆腔疼痛综合征：精液、前列腺液或 VB3 无白细胞。

Ⅳ.无症状炎性前列腺炎：前列腺活检时发现，或者因其他疾病在行前列腺液检查时发现白细胞增多。

急、慢性细菌性前列腺炎时培养出的病原体与泌尿道感染相似，80% 为大肠杆菌，其他革兰氏阴性菌占 10%～15%，包括铜绿假单胞菌、黏质沙雷菌、肺炎克雷伯杆菌等。5%～10% 的前列腺炎病例可检出肠球菌。沙眼衣原体在前列腺炎发病中所起的作用存在争议。从病因学上讲，急性细菌性前列腺炎通常起因于感染性尿液反流进入与后尿道相通的前列腺管。前列腺管长期炎症和水肿可导致管腔堵塞，堵塞的管腔内细菌寄存滋生，从而引发慢性细菌性前列腺炎。前列腺内尿液反流可造成"化学性"前列腺炎，而这恰恰是非细菌性前列腺炎的发病机制。

四、症状

尿频、尿急，排尿困难，会阴部、腹股沟、睾丸、背部以及耻骨上区域疼痛不适。

五、体征

发热、寒战（见于急性细菌性前列腺炎），尿流率降低，夜尿；直肠指诊有压痛并有波动感。

六、鉴别诊断

下段输尿管结石、米勒管囊肿、尿道狭窄、良性前列腺增生、精囊囊肿、前列腺囊肿、间质性膀胱炎、膀胱癌、脐尿管残留、脐尿管疝、射精管囊肿、抑郁症或焦虑症、椎管狭窄、肠系膜囊肿、纤维肌痛。

七、实验室检查

Meares-Stamey 试验是诊断细菌性前列腺炎的金标准（Naber, 2008）。包皮过长者先将包皮上翻并清洗包皮内板及龟头，留取初段尿 10ml 盛入无菌杯中（VB1），再收取中段尿 5～10ml（VB2），然后行前列腺按摩，收集前列腺液在显微镜下进行检查，嘱患者再次排尿，收取初段尿 10ml（VB3）。改良的 Nickels 试验使检测变得更为简单，与 Meares-Stamey 试验相比，拥有 91% 的敏感性和特异性。具体方法为：先留取中段尿，再行前列腺按摩，收集按摩后尿液，对两份尿样进行尿液分析，培养和药敏试验。更新的检测技术包括采用免疫学技术对前列腺液或 VB3 尿样进行抗体检测以明确前列腺的致病菌，以及应用 PCR 技术对细菌基因产物进行检测。

八、辅助检查

膀胱尿量扫描仪检测残余尿量，了解膀胱能否完全排空。尿流率测定对伴有排尿症状的患者有帮助。绝大多数患者无需行膀胱镜检查。对于非细菌性慢性前列腺炎患者，影像尿动力学检查可了解有无膀胱颈口和前列腺尿道的痉挛性功能障碍。

九、处理

急性细菌性前列腺炎首选抗生素治疗，常选用氟喹诺酮类抗生素，疗程 6～12 周。也可以选用复方磺胺甲恶唑（Brede et al, 2011）。慢性细菌性前列腺炎使用抗生素的疗程还要更长，对于频繁复发的患者也可以长期预防性应用抗生素。慢性非细菌性前列腺炎可采用以下治疗：

ⅢA 型：试验性应用广谱抗生素，α 受体阻滞剂，抗炎药，如前列腺增大可选用非那雄胺或其他 5α 还原酶抑制剂，前列腺按摩 2～3 次/周，心理治疗（咨询），经尿道微波治疗或植物药疗法。

ⅢB 型：α 受体阻滞剂，肌松剂，止痛剂，生物反馈，放松练习，心理治疗（咨询）。

其他治疗：热水坐浴，避免调味品、咖啡因和酒。生物反馈尤其适合非炎性慢性盆腔疼痛综合征患者。

第二节　前列腺脓肿

一、病因

细菌感染。

二、流行病学

临床较为罕见，仅占前列腺疾病的 0.5%～2.5%，多发生于 50～60 岁之间的男性，但也有婴幼儿发病的报道。自 20 世纪 40 年代以来，发病率明显下降，而且致病菌也发生了变化。在那之前，40% 的患者为淋病奈瑟菌感染，而目前约 70% 的病例致病菌为大肠杆菌。少数情况下也可继发于金黄色葡萄球菌感染。有报道称，膀胱内灌注卡介苗（Bacillus Calmette-Guerin, BCG）预注治疗膀胱癌有引起结核性前列腺脓肿的风险。前列腺脓肿的易患人群见于糖尿病、正在透析的慢性肾衰竭、免疫功能低下（如艾滋病）、近期接受尿道器械操作或前列腺穿刺活检，以及长期留置尿管的患者。

三、病理生理

尿道感染逆行传播和感染尿液前列腺内返流均可导致急性细菌性前列腺炎，其中部分易感患者会进展为前列腺脓肿。

四、症状

排尿困难，尿频、尿急、尿痛，会阴区疼痛，腰骶部痛，极少数患者可表现为阴茎异常勃起。

五、体征

尿潴留，发热/寒战，血尿，尿道异常分泌物。

直肠指诊前列腺可有波动感（16%）、触痛（35%）或者增大（75%）。但直肠指诊无波动感并不能除外前列腺脓肿。

六、并发症

死亡率约 5%。

七、鉴别诊断

前列腺炎，精囊炎。

八、实验室检查

尿液分析，尿液或（和）脓液培养 + 药敏试验，血常规。

九、辅助检查

CT 扫描、MRI 和经直肠超声（transrectal ultrasonography，TRUS）有助于诊断，也可在其引

导下行经皮穿刺抽吸脓液，用于培养、引流、以及评估治疗反应。

十、处理

（1）如症状较轻且脓肿小，可予以广谱抗生素治疗，如三代头孢类、喹诺酮类等，根据患者病情选择单用或联合用药。待培养结果出来后，再根据药敏试验结果选择敏感抗生素治疗。选择抗生素保守治疗的患者应同时行耻骨上膀胱造瘘引流尿液。

（2）如相关病原学检查提示结核杆菌感染，则应考虑结核性前列腺脓肿，在明确其他系统有无结核感染病灶的同时，给予抗结核药物治疗。

（3）如症状重、脓腔大且抗生素治疗效果差，可进行引流。引流途径有经直肠、经尿道和经会阴三类（Porfyris et al，2013）。引流方式有经会阴或经直肠细针穿刺抽吸脓液、脓腔留置导管引流、切开引流、以及经尿道微创手术引流四类。经尿道微创手术引流方式包括经尿道前列腺电切术、经尿道前列腺脓肿切开术、经尿道脓腔去顶术等。

第三节　良性前列腺增生

一、病因

起因于前列腺腺体的良性增生，其发生依赖于年龄的增长和雄激素的作用。良性前列腺增生（benign prostatic hyperplasia，BPH）是一种进展性疾病，PSA 和前列腺体积被认为是评估 BPH 临床进展的预测指标。

二、发病率

BPH 是引起中老年男性排尿障碍原因中最为常见的一种良性疾病。男性体检时，BPH 的发病率约为 30%；40～50 岁男性中有 40% 需要接受药物或手术治疗，而 70 岁以上男性这一比例达到 50%。

三、病理

增生的腺体主要分布在前列腺中部环绕尿道的区域，前列腺所有腺体和间质都可发生不同程度的增生。前列腺的解剖包膜和下尿路症状密切相关。由于该包膜的存在，增生的腺体受压而向尿道和膀胱膨出从而加重下尿路梗阻。但是前列腺的体积与症状并不存在必然的关系。

四、症状

尿频、尿急、排尿困难、夜尿增多、尿等待及尿流滴沥等。国际前列腺症状评分标准（I-PSS）是目前国际公认的判断 BPH 患者症状严重程度的最佳手段（表 22-1），该评分系统对于以下症状分别进行

表22-1 国际前列腺症状（I-PSS）评分表

在最近一个月内，您是否有以下症状？	无	在五次中					症状评分
		少于一次	少于半数	大约半数	多于半数	几乎每次	
1.是否经常有尿不尽感？	0	1	2	3	4	5	
2.两次排尿间隔是否经常小于两小时？	0	1	2	3	4	5	
3.是否曾经有间断性排尿？	0	1	2	3	4	5	
4.是否有排尿不能等待现象？	0	1	2	3	4	5	
5.是否有尿线变细现象？	0	1	2	3	4	5	
6.是否需要用力及使劲才能开始排尿？	0	1	2	3	4	5	
7.从入睡到早起一般需要起来排尿几次？	没有 0	1次 1	2次 2	3次 3	4次 4	5次 5	
症状总评分 =							

生活质量指数（quality of life，QOL）评分表

	高兴	满意	大致满意	还可以	不太满意	苦脑	很糟
8.如果在您今后的生活中始终伴有现在的排尿症状，您认为如何？ 生活质量评分（QOL）=	0	1	2	3	4	5	6

评分（5分=总是发生；4分=超过1/2的几率发生；3分=1/2的几率发生；2分=小于1/2的几率发生；1分=小于1/5的几率发生；0分=从不发生）。

根据总分对症状进行分级：总分0~7分为轻度；8~19分为中度；20~35分为重度。该症状评分可有效评估患者主观症状的严重程度，但与最大尿流率、残余尿量以及前列腺体积无明显相关性。QOL是了解患者对其目前下尿路症状水平伴随其一生的主观感受，其主要关心的是BPH患者受下尿路症状困扰的程度及是否能够忍受。因此，又叫困扰评分。

以上两种评分尽管不能完全概括下尿路症状对BPH患者生活质量的影响，但是它们提供了医生与患者之间交流的平台，能够使医生很好地了解患者的疾病状态。

五、体征

前列腺体积增大，膀胱膨胀，血尿，尿失禁，尿路感染，尿潴留。

前列腺体积：没有公认的标准来描述正常前列腺的体积，一般来讲正常前列腺的体积如马栗大小，约20g左右。

1度增生：李子大小，约25g左右，占据直肠空间小于1/4；

2度增生：柠檬大小，约50g左右，占据1/2的直肠空间；

3度增生：橘子大小，约75g左右，占据3/4的直肠空间；

4度增生：小柚子大小，达到甚至超过100g，充满了整个直肠空间，很难充分触摸前列腺。

直肠指诊一般会低估前列腺的体积，有时误差可达40g。

六、病程

60岁以上男性在未来20年内有39%的几率因BPH而需要行手术治疗。

七、并发症

尿潴留（发生几率随年龄增大而增高），肾功能不全，慢性或反复泌尿系感染，肉眼血尿，膀胱结石。并发症的存在会严重影响患者生活质量，但是BPH并不增加前列腺癌发生的风险。

八、鉴别诊断

（1）其他造成膀胱出口梗阻的疾病，如膀胱颈梗阻、前列腺癌、米勒管囊肿、尿道狭窄、尿道瓣膜等；

（2）逼尿肌收缩无力；

（3）膀胱过度活动症；

（4）炎症或感染性疾病，如膀胱炎、膀胱原位癌等；

（5）前列腺炎综合症，包括急性细菌性前列腺炎、慢性细菌性前列腺炎、非细菌性前列腺炎以及盆腔疼痛综合症。

九、实验室检查

尿液分析和尿培养＋药敏试验可排除血尿及泌尿系感染。如果有镜下血尿和排尿刺激症状则建议行尿细胞学检查（尤其有吸烟史者）。对于预期寿命大于 10 年的患者均建议行 PSA 检查，如确诊为前列腺癌，治疗则与 BPH 大不相同。无创检查还包括最大尿流率检测（排尿量至少 150ml）正常值应大于 20ml/s，15～20ml/s 为轻度，10～15ml/s 为中度，小于 10ml/s 为重度。有创检查包括压力–流量试验。

十、辅助检查

膀胱扫描检测排尿后残余尿量（post-void residual volume，PVR），经腹部和经直肠超声，如怀疑 BPH 合并尿道狭窄、结石或肿瘤，可行静脉尿路造影、尿道造影或膀胱尿道镜检查。

十一、治疗

治疗的短期目标是缓解患者的下尿路症状，改善生活质量，长期目标是延缓疾病的临床进展，预防并发症的发生（Reilly，1994）。

（一）观察等待

观察等待是一种非药物、非手术的治疗措施，包括患者教育、生活方式指导（如避免服用咖啡因或饮酒等）以及随访等。AUA 对轻度膀胱出口梗阻症状（AUA 评分/IPSS≤7 分）以及中度症状以上症状（AUA 评分/IPSS≥8 分）同时生活质量尚未受到明显影响的患者推荐采用观察等待（McVary et al，2011）。

（二）药物治疗
1. α受体阻滞剂类药物

α1 肾上腺素能受体可以自主调节膀胱颈和前列腺的张力，α受体阻滞剂可通过阻滞 α1 肾上腺素能受体，松弛平滑肌，达到缓解膀胱出口动力性梗阻的作用。

（1）特拉唑嗪：从每日 1mg 开始服用，逐渐增加剂量，最高可达每日 5～10mg，服药 2 周左右可改善症状；

（2）多沙唑嗪：从每日 2mg 口服开始，如能耐受最高增加至每日 8mg。特拉唑嗪和多沙唑嗪都可能引起体位性低血压，因此在增加药物剂量时要注意监测血压。

（3）坦索罗辛：每日用量 0.4mg 或 0.8mg，于每日同一餐后半小时服用。

（4）阿夫唑嗪：每日同一餐后即刻口服 10mg。

α受体阻滞剂类药物常见的副作用包括头晕、鼻塞、体位性低血压和逆行射精等。研究结果显示，各种 α受体阻滞剂的临床疗效相近，但副作用有一定的不同。如坦索罗辛引起心血管系统副作用的发生率较低，但逆行射精的发生率较高。

2. 5α还原酶抑制剂：

前列腺腺体的良性增生有赖于体内双氢睾酮浓度的升高，5α还原酶抑制剂可以降低血清和前列腺组织内的双氢睾酮浓度，从而达到缩小前列腺体积和改善排尿症状的目的。目前国内常用的 5α还原酶抑制剂包括非那雄胺（Ⅰ型 5α还原酶抑制剂）、度他雄胺（Ⅰ型和Ⅱ型）和依立雄胺（Ⅰ型）。

非那雄胺最常用剂量为每日 5mg，前列腺体积比较大的患者疗效好，往往需要连续口服半年至一年才能获得最大疗效。如果有效，建议长期服用至少 5 年。研究发现，非那雄胺不仅可以缩小前列腺体积、改善患者症状以及提高尿流率，而且能使患者发生急性尿潴留和手术干预需要的风险降低 50% 左右，同时还能显著降低前列腺癌和血尿的发生率。长期服用非那雄胺可能降低 PSA 值约 50%，但一般不会改变 BPH 的组织学特征。在服用药物 5 年之后，射精障碍、勃起功能障碍和性欲下降的发生率分别为 1.0%、5.1% 和 2.6%。

度他雄胺为Ⅰ型和Ⅱ型 5α还原酶的双重抑制剂，治疗效果与非那雄胺相似，生化作用起效更快，临床试验发现，服用度他雄胺 3 个月时症状改善和尿流率的增加明显好于安慰剂组。

3. 联合用药

联合用药是指联合应用 α受体阻滞剂和 5α还原酶抑制剂。联合用药适用于前列腺体积较大同时伴有下尿路症状的 BPH 患者。MTOPS 和 CombAT 研究结果均证实，接受联合治疗的患者发生 BPH 进展的风险明显低于接受单药治疗或安慰剂治疗的患者，与单药治疗组患者相比，联合治疗组患者的 AUA 症状评分和最大尿流率改善更明显，而不良反应事件与以往研究报道的结果相似。

4. PDE5i

临床研究证明，勃起功能障碍（erection disorder，ED）与下泌尿道症状（lower urinary tract symptoms，LUTS）、BPH 有一定共存性，应用 PDE5i 不仅可以促进勃起功能，还可改善 BPH 引起的 LUTS，起到一药两治的效果（Gacci et al, 2016）。近年来 PDE5i 用于治疗 LUTS、BPH 的研究取得显著成效，其中他达拉非已经于 2011 年获 FDA 批准用于治疗 LUTS、BPH、ED。

PDE5i 主要是通过调节 NO-cGMP 通路功能发挥治疗作用，目前已知人体内可分离出的 PDE 共有 11 型，其中 PDE4 和 PDE5 主要分布在泌尿道。PDE5i 能提升细胞内 cGMP 浓度和延长其活性，促使相关部位（膀胱、前列腺和尿道）平滑肌松弛，改善下尿路的排尿功能与贮尿功能，从而缓解 LUTS。此外，NO 也可通过抑制脊髓神经与下尿路的神经通路的反射联系，从而影响排尿过程。

PDE5i 治疗 LUTS、BPH 时既可以单独用药，也可以与其他药物（如 α 受体阻滞剂）联合使用。研究发现，PDE5i 短期单独用药缓解 LUTS、BPH 贮尿期症状的效果确切，在长期治疗的研究结果中已经观察到单独应用他达那非改善排尿期症状的效果。虽然联合治疗的效果明显高于单独治疗，但不良反应风险和成本费用也随之增加。因此，PDE5i 与 α 受体阻滞剂、以及与其他药物的联合疗法所需的最优方式和效果、联合治疗的药物经济学价值等还有待于进一步的探索。

5. 植物制剂

大约有 30 余种植物成分被用于 BPH 的治疗，其中锯棕榈植物提取物最为常用。与安慰剂相比，锯棕榈可明显改善 BPH 患者的下尿路症状和尿流率，其疗效和 5α 还原酶抑制剂及 α 受体阻断剂相当，且没有明显副作用。但是植物制剂的作用机制复杂，难以判断其具体成分的生物活性和疗效的相关性，而且其长期疗效和对 PSA 的影响尚不清楚。以循证医学原理为基础的大规模随机对照的临床研究对进一步推动植物制剂在 BPH 治疗中的临床应用有着积极的意义。

（三）外科治疗

BPH 是一种临床进展性疾病，大约 10% 的患者最终需要外科治疗来解除下尿路症状及其对生活质量所致的影响和并发症（Oelke et al, 2013）。BPH 的外科治疗包括一般手术治疗、激光治疗以及其他治疗方式。手术指征包括：尿潴留，双肾积水合并肾功能改变，反复发作性或慢性泌尿系感染，前列腺来源的反复肉眼血尿，膀胱结石，以及患者主动要求手术。

经典的外科手术方法有经尿道前列腺电切术（transurethral resection of the prostate，TURP）、经尿道前列腺切开术（transurethral incision of the prostate，TUIP）以及开放性前列腺摘除术（Oelke et al, 2013）。目前 TURP 仍是 BPH 治疗的"金标准"。主要并发症包括经尿道电切综合征（发生率 2%），以及尿失禁和勃起功能障碍（术后 1 年的发生率分别为 4% 和 5%）。其他并发症包括：出血（有时需要输血）、逆行射精、尿道或膀胱颈口狭窄。当前列腺体积过大或合并大的膀胱结石时也可以考虑经耻骨上或耻骨后前列腺摘除术。各种外科手术方法的治疗效果与 TURP 接近或相似，但适用范围和并发症有所差别。作为 TURP 或 TUIP 的替代治疗手段，经尿道前列腺电汽化术（transurethral electrovaporization of the prostate，TUVP）和经尿道前列腺等离子双极电切术（bipolar transurethral plasma kinetic prostatectomy，TUPKP）目前也应用于外科治疗。所有上述各种治疗手段均能够改善 BPH 患者 70% 以上的下尿路症状。

近年来针对 BPH 也有了很多创新的微创手术方式，其中激光在 BPH 治疗中的应用逐渐增多（De Nunzio et al，2015）。目前常用的激光类型有钬激光（Ho:YAG）、绿激光（KTP:YAG 或 LBO:YAG）、铥激光（Tm:YAG）等。激光的治疗作用与其波长的组织学效应和功率有关，可对前列腺进行剜除、汽化、汽化切割等（Thangasamy et al, 2012）。

经尿道前列腺气囊扩张在 BPH 的治疗中尚有一定的应用范围。经尿道微波热疗（transurethral microwave thermotherapy, TUMT）的效果不如 TURP，与药物治疗类似，高能量的 TUMT 在缓解症状方面效果更佳。其他治疗方法包括经尿道针刺消融术（transurethral needle ablation, TUNA），以及 UroLume 支架（特别适用于手术风险较高的患者）治疗等。

第四节 前列腺癌

一、病因

前列腺内主要的雄激素是双氢睾酮（dihydrotestosterone，DHT），在5α还原酶作用下由睾酮转化而来。研究发现，Ⅱ型5α还原酶是男性前列腺和外生殖器正常发育的先决条件，DHT缺乏可有效预防前列腺癌的发生（Steers，2001）。当Ⅱ型5α还原酶活性和睾酮缺失时，也会大大降低前列腺癌的发生率，这一点在针对宫廷太监在阉割去势后前列腺发生萎缩的研究中已经得以证实。尽管雄激素在前列腺癌的发生中扮演重要作用，但有关雄激素致癌的暴露剂量和作用时间尚不清楚。拥有多种生物学功能的基因发生突变在前列腺癌的发生发展中起作用，估计9%的前列腺癌和超过40%的早发疾病与常染色体基因相关。1号染色体和X染色体的异常与前列腺癌风险增加相关。血浆胰岛素样生长因子（IGF1）与前列腺癌进展相关。p27（一个细胞周期抑制因子）再激活的下调与高Gleason评分、切缘阳性、精囊受侵和淋巴结转移相关。包括启动子甲基化和组蛋白乙酰化在内的基因表观遗传调控与前列腺癌的进展相关。研究发现，TMPRSS2-ETS基因融合存在于绝大多数前列腺癌中，目前正在研究其在前列腺癌诊断和预后中的作用（Mehra et al, 2008）。另外，雄激素受体（androgen receptor, AR）的突变、扩增和配体混杂在进展性去势抵抗前列腺癌中也起重要作用。

二、流行病学

在美国，前列腺癌是最常见的非皮肤来源恶性肿瘤，是男性肿瘤中第二大死亡病因。2015年美国大约有220 800例新发前列腺癌，有27 540例将死于此病（Cooper et al, 2015）。自20世纪90年代起，黑人、白人男性前列腺癌的发生率和死亡率已开始下降。在美国黑人比白人发病率更高，通常诊断的时候分期更晚，生存率也更低。亚洲前列腺癌的发病率远远低于欧美国家，但近年来呈现上升趋势。中国1993年前列腺癌发生率为1.71/100 000，死亡率为1.2/100 000；2007年，上海市疾病预防控制中心报道的男性前列腺癌发病率为11.81/100 000，居男性恶性肿瘤的第五位（韩苏军等，2013）。前列腺癌患者主要是老年男性，几乎所有（95%）前列腺癌均发生在45～89岁（中位年龄，72岁）。前列腺癌被分为遗传性和偶发性。前列腺癌可能的遗传易感基因有：ELAC2、RNASEL、MSR1、NSB1和CHEK2基因等（Dong，2006）。在家族性病例中，男性患前列腺癌的风险与亲属的发病年龄和发病人数相关。其他的危险因素包括高动物脂肪饮食、镉接触和维生素D缺乏。阳光暴露和饮用绿茶与前列腺癌发病率呈负相关。

三、病理学

肿瘤多发生于前列腺外周带。85%的病例为多点发生。通过PSA和直肠指诊（digital rectal examination，DRE）发现的前列腺癌中超过1/3已经出现包膜外侵犯、病理分化差、肿瘤体积大或远处转移。在前列腺癌的病理分级方面，推荐使用Gleason评分系统。前列腺癌组织分为主要分级区和次要分级区，Gleason评分系统根据癌腺泡的形态来划分，每区的Gleason分值为1～5，Gleason评分是把主要分级区和次要分级区的Gleason分值相加，从2～10分不等，形成癌组织分级常数。肿瘤分级是判断预后的强预测因子。肿瘤体积大于0.5cm3被认为具有临床意义。

四、症状

早期前列腺癌通常没有症状，但当肿瘤侵犯或阻塞尿道、膀胱颈时，可出现排尿梗阻和排尿刺激症状，如有骨转移可导致骨痛或病理性骨折。

五、体征

DRE可发现硬的、无痛的结节。

六、病程

临床病程根据年龄、肿瘤分级、肿瘤分期和肿瘤大小的不同而不同。也与 p27 再激活相关。多因素分析发现，BMI≥35kg/m2 可增加切缘阳性的风险和生化治疗失败的风险。前列腺癌的 TNM 分期（N 和 M 分别指淋巴结和转移的情况）（表 22-2）。

表22-2 前列腺癌TNM分期（AJCC，2002年）

原发肿瘤（T）	
临床	病理（pT）*
T_x 原发肿瘤不能评价	pT_2* 局限于前列腺
T_0 无原发肿瘤证据	pT_{2a} 肿瘤限于单叶的1/2
T_1 不能被扪及和影像发现的临床隐匿肿瘤	pT_{2b} 肿瘤超过单叶的1/2但限于该单叶
T_{1a} 偶发肿瘤体积<所切除组织体积的5%	pT_{2c} 肿瘤侵犯两叶
T_{1b} 偶发肿瘤体积>所切除组织体积的5%	pT_3 突破前列腺
T_{1c} 穿刺活检发现的肿瘤（如由于PSA升高）	pT_{3a} 突破前列腺
T_2 局限于前列腺内的肿瘤	pT_{3b} 侵犯精囊
T_{2a} 肿瘤限于单叶的1/2（≤1/2）	pT_4 侵犯膀胱和直肠
T_{2b} 肿瘤超过单叶的1/2但限于该单叶（1/2-1）	
T_{2c} 肿瘤侵犯两叶	
T_3 肿瘤突破前列腺包膜**	
T_{3a} 肿瘤侵犯包膜外（单侧或双侧）	
T_{3b} 肿瘤侵犯精囊	
T_4 肿瘤固定或侵犯除精囊外的其它临近组织结构，如膀胱颈、尿道外括约肌、直肠、肛提肌和/或盆壁	
区域淋巴结（N）***	
临床	病理
N_x 区域淋巴结不能评价	pN_x 无区域淋巴结取材标本
N_0 无区域淋巴结转移	pN_0 无区域淋巴结转移
N_1 区域淋巴结转移	pN_1
远处转移（M）****	
M_x 远处转移无法评估	
M_0 无远处转移	
M_1	
M_{1a} 有区域淋巴结以外的淋巴结转移	
M_{1b} 骨转移	
M_{1c} 其它器官组织转移	

*注：穿刺活检发现的单叶或两叶肿瘤、但临床无法扪及或影像不能发现的定为T_{1c}；
**注：侵犯前列腺尖部或前列腺包膜但未突破包膜的定为T_3，非T_2；
***注：不超过0.2cm的转移定为pN_{1mi}；
****注：当转移多于一处，为最晚的分期。

分期编组				
I 期	T_{1a}	N_0	M_0	G_1
II 期	T_{1a}	N_0	M_0	$G_{2,3-4}$
	T_{1b}	N_0	M_0	任何G
	T_{1c}	N_0	M_0	任何G
	T_1	N_0	M_0	任何G
	T_2	N_0	M_0	任何G
III 期	T_3	N_0	M_0	任何G
IV 期	T_4	N_0	M_0	任何G
	任何T	N_1	M_0	任何G
	任何T	任何N	M_1	任何G
病理分级				
G_X	病理分级不能评价			
G_1	分化良好（轻度异形）（Gleason 2-4）			
G_2	分化中等（中度异形）（Gleason 5-6）			
G_{3-4}	分化差或未分化（重度异形）（Gleason 7-10）			

根据血清 PSA、Gleason 评分和临床分期将前列腺癌分为低、中、高危三个等级，以便指导治疗和判断预后（表 22-3）。

表22-3　前列腺癌危险因素等级

	低危	中危	高危
PSA（ng/ml）	<10	10~20	>20
Gleason 评分	≤6	7	≥8
临床分期	≤T_{2a}	T_{2b}	≥T_{2c}

七、并发症

局部浸润可致排尿梗阻和刺激症状，严重者可能出现急性尿潴留、血尿、尿失禁；骨转移（常为成骨性改变，也可为溶骨性改变）和其他转移。

八、鉴别诊断

PSA 异常升高并非一定是前列腺癌，其他导致 PSA 升高的因素还有 BPH、前列腺炎、近期尿道内器械操作或前列腺按摩等。直肠指诊触及前列腺硬结除为前列腺癌之表现外，还可因慢性肉芽肿性前列腺炎、既往 TURP 或活检、以及前列腺结石所致。

九、实验室检查

生化检查：67% 有转移的前列腺癌出现酸性磷酸酶升高，肝损伤时可能导致假阳性。

PSA：为前列腺腺体和导管上皮细胞分泌的一种糖蛋白。BPH 和前列腺炎也可能升高。

PSA 在 4~10 之间时，特异性不太高。在该区间大约 75% 的男性没有前列腺癌。PSA 速率指的是一定时间内 PSA 的变化，每年 PSA 升高大于 0.75ng/ml 应该引起警惕。PSA 密度是 PSA 和前列腺体积的比值。在 PSA 位于 4~10 之间且直肠指诊和经直肠 B 超阴性的情况下，PSA 密度大于 0.15 提示需要进行穿刺，但这一结论并未被广泛接受。游离 / 总 PSA：PSA 在血中有 2 种存在形式，游离 PS 和与血浆蛋白结合的结合 PSA。前列腺癌患者倾向于出现较低的 f/t PSA 值。

十、辅助检查

经直肠超声不能除外前列腺癌，但有助于引导前列腺穿刺。骨扫描、CT 检查和 MRI 对于前列腺癌患者的分期和随访很重要，但是并非所有患者都需要做。

穿刺活检和病理 / 细胞学分级：前列腺系统性穿刺活检是诊断前列腺癌最可靠的检查。因此，推荐经直肠 B 超等引导下的前列腺系统穿刺，除特殊情况不建议随机穿刺。

（1）前列腺穿刺时机：前列腺穿刺出血可能影响影像学临床分期，因此，前列腺穿刺活检应在 MRI 之后进行。

（2）前列腺穿刺指征：

1）直肠指检发现结节，任何 PSA 值。

2）B 超发现前列腺低回声结节或 MRI 发现异常信号，任何 PSA 值。

3）PSA＞10ng/ml，任何 f/t PSA 和 PSAD 值。

4）PSA 4～10ng/ml，f/t PSA 异常或 PSAD 值异常。

注：PSA4～10ng/ml，如 f/t PSA、PSAD 值、影像学正常，应严密随访。

（3）前列腺穿刺针数：系统穿刺活检得到多数医师认可。研究结果表明，10 针以上穿刺的诊断阳性率明显高于 10 针以下，并不明显增加并发症。有人建议根据 PSA 水平和患者具体情况采取不同穿刺针数的个体化穿刺方案可能提高阳性率。

（4）重复穿刺：第一次前列腺穿刺阴性结果，在以下 1）～4）情况需要重复穿刺：

1）第 1 次穿刺病理发现非典型性增生或高级别 PIN。

2）PSA＞10ng/ml，任何 f/t PSA 或 PSAD。

3）PSA 4～10ng/ml，复查 f/t PSA 或 PSAD 值异常，或直肠指检或影像学异常。

4）PSA 4～10ng/ml，复查 f/t PSA、PSAD、直肠指检、影像学均正常。严密随访，每 3 个月复查 PSA。如 PSA 连续 2 次＞10ng/ml 或 PSAV＞0.75/ml/ 年，应再穿刺。

5）重复穿刺的时机：2 次穿刺间隔时间尚有争议，目前多为 1～3 个月。

6）重复穿刺次数：对 2 次穿刺阴性结果，属上述 1）～4）情况者，推荐进行 2 次以上穿刺。有研究显示 3 次、4 次穿刺阳性率仅 5%、3%，而且近一半是非临床意义的前列腺癌，因此，3 次以上穿刺应慎重。

7）如果 2 次穿刺阴性，并存在前列腺增生导致的严重排尿症状，可行经尿道前列腺切除术，将标本送病理进行系统切片检查。

十一、处理

（一）筛查

前列腺癌筛查应在患者知情条件下进行，接受筛查者需明确前列腺癌筛查的获益、风险与不确定性。男性如果预期生命有 10 年者应有知情权并与医师共同商讨决定是否行前列腺 DRE 筛查和血清 PSA 检测。无症状且预期生命不足 10 年者不必行前列腺癌筛查。

指南推荐普危男性应自 50 岁起了解前列腺癌筛查相关信息；高危男性包括黑人和有家族成员 65 岁前诊断过前列腺癌者，45 岁起了解相关信息；如果更高危人群如多个家族成员 65 岁前诊断前列腺癌，40 岁起就应开始了解相关信息。

决定行前列腺筛查的男性推荐首选 PSA 筛查，因 PSA 敏感性下降导致性腺功能不足者应行 DRE 和 PSA 筛查。PSA＜2.5 ng/ml 者，筛查间隔延长至每 2 年 1 次；≥ 2.5 ng/ml 者每年筛查 1 次；PSA 2.5～4.0 ng/ml 之间者，医师应进行个体化评估，综合考虑其它前列腺癌危险因素；PSA ≥ 4.0ng/ml 者，以往推荐转诊或活检，现仍适用于普危男性。

联合传统结构性 MRI 和功能性 MRI 筛查也是一项可行的筛查方法，这对鉴定和处理相关肿瘤很有帮助。MRI 能区分小的、惰性损害与高级别、临床表现更明显的损害，研究发现功能性 MRI 筛查能鉴定可疑区域并活检定位，从而增加前列腺癌活检成功率。使用功能性 MRI 筛查对可疑前列腺损害进行分级，然后行三维经直肠超声指引活检的相关研究正在进行中。

目前还采用基因组研究鉴定前列腺癌患者需要哪些治疗。以活检为基础的多基因表达模式研究能提供疾病复发风险、死亡风险等预后信息。筛查的目的是改善危险分层精确度，对临床局限期前列腺癌进行动态监测，避免不必要的治疗，也有助于鉴定更具侵袭性、需立刻治疗的前列腺癌。

对于传统预后因素中加入基因分析能增加动态监测治疗可降低前列腺癌并发症和死亡率，目前尚无研究能提供明确的证据。

（二）主动监测

主动监测也叫作延迟治疗，是指积极监测前列腺癌的进程，将治疗的时间点向后推迟，并在出现肿瘤进展或临床症状明显时给予治疗。主动监测的理论是基于大多数低危性前列腺癌患者所患肿瘤呈惰性，进展非常缓慢。选择主动监测的患者必须充分知情，了解在监测过程中肿瘤可能会有局部进展和转移的危险，并且接受密切随访。一般每 3 ~ 6 个月复查 1 次 PSA 和 DRE，必要时缩短复诊间隔时间和进行影像学检查以及重复前列腺活检。对于 DRE、PSA、影像学以及前列腺活检病理证实疾病进展的患者可考虑转为其他治疗。

主动监测的指征：

（1）极低危患者，PSA < 10 ng/ml，Gleason 评分 ≤ 6，阳性活检数 ≤ 2，每条穿刺标本的肿瘤 ≤ 50% 的临床 T1c ~ T2a 前列腺癌；

（2）临床 T1a，分化良好或中等的前列腺癌，预期寿命 > 10 年的较年轻患者，此类患者要密切随访 PSA，TRUS 和前列腺活检；

（3）临床 T1b ~ T2b，分化良好或中等的前列腺癌，预期寿命 < 10 年的无症状患者。如患者预期寿命 > 10 年、经充分告知但拒绝接受积极治疗引起的副反应者，也可选择主动监测；

（4）晚期前列腺癌患者，无症状，因治疗相关副作用而坚决拒绝治疗者。

（三）前列腺癌根治术

前列腺癌根治术是目前唯一经前瞻性临床试验证实，相比保守治疗而言可以延长患者肿瘤特异性生存时间的局部治疗方法。术式包括开放性经耻骨后或经会阴前列腺根治性切除术、腹腔镜前列腺根治性切除术、以及近年来开展的机器人辅助腹腔镜前列腺根治性切除术。手术的目标包括：彻底切除肿瘤、尽可能保留性功能、保留尿控功能。

适应证：最适于 T_{1b}-T_2 期（N_x-N_0，M_0），且预期寿命 > 10 年，身体状况良好，没有严重心肺疾病的前列腺癌患者。对于预期寿命较长的 T_{1a} 期患者，临床分期 T_{3a} 或 Gleason 评分 ≥ 8 或 PSA > 20 的前列腺癌患者也可有选择地进行手术。

T_1 ~ T_2 期患者不推荐在术前行短期新辅助内分泌治疗，对于肿瘤包膜侵犯可能性很低而性功能正常的患者可考虑行保留性神经的手术。对于很难根治切除或预期寿命不长的患者不推荐手术治疗，即使术前采用新辅助内分泌治疗，也很难提高根治切除的机会，反而会增加保留性神经的难度，至于新辅助化疗则疗效反应更差。

（四）放疗

放疗是前列腺癌重要的治疗方法之一，具有疗效好、适应证广、并发症少等优点，包括外放射治疗和近距离照射治疗。前者适用于各期前列腺癌患者，而后者主要适用于 T_1-T_{2a} 期的低危患者。对于高危局限型前列腺癌患者，放疗前短期内分泌治疗联合放疗中内分泌治疗可明显延长总生存时间。病理分期 $T_3N_0M_0$ 期患者在前列腺癌根治术后立即行外放射治疗可以延长无生化复发生存时间和无临床复发生存时间，此类患者还可选择在生化复发后 PSA 尚未达到 1 ~ 1.5ng/ml 时即采取放疗。对于局部晚期前列腺癌患者，外放射治疗联合同期和辅助内分泌治疗也可增加患者的总生存率。此外，对于某些前列腺癌患者还可选择近距离照射治疗联合外放射治疗，多数学者建议先行外放射治疗再行近距离照射治疗以减少放疗并发症。符合以下任一条件者为近距离照射治疗联合外放射治疗的适应证：

（1）临床分期为 T_{2b}、T_{2c}；

（2）Gleason 分级 8 ~ 10；

（3）PSA > 20ng/ml；

（4）周围神经受侵；

（5）多点活检病理结果阳性；

（6）双侧活检病理结果阳性；

（7）MRI 检查明确有前列腺包膜外侵犯。

（五）试验性局部治疗

前列腺癌的局部治疗，除根治性前列腺癌手术、放射线外照射以及近距离照射治疗等成熟的方法外，还包括前列腺癌的冷冻治疗（cryo-surgical ablation of the prostate，CSAP）、高能聚焦超声（high-intensity focused ultrasound，HIFU）和组织内肿瘤射频消融（radiofrequency interstitial tumour ablation，RITA）等试验性局部治疗（experimental local treatment）。这些方法具有创伤性较小、有可能达到与手术相似的效果并能大大降低手术治疗相关并发症和死亡率等特点（Beerlage et al，2000）。其中，CSAP 治疗对于不适合接受前列腺癌根治术的患者、以及预期寿命 < 10 年的患者是一种可供替代的治疗选择，已经被 AUA 确认可用于前列腺癌。但是，其他的微创治疗方法目前仍处于试验阶段，还需要更长时间的随访来评价其对前列腺癌的治疗价值。

（六）内分泌治疗

1941 年 Huggins 和 Hodges 首次报道手术切除睾丸对晚期前列腺癌患者的疾病控制非常有效，首次证实了雄激素去除对前列腺癌的治疗作用（Huggins et al, 2002）。前列腺细胞在无雄激素刺激的状况下将会发生凋亡，而内分泌治疗则是通过降低体内雄激素浓度、抑制肾上腺来源雄激素的合成、抑制睾酮转化为双氢睾酮或阻断雄激素与其受体结合等方式，来抑制或控制前列腺癌细胞的生长。

雄激素去除主要通过以下策略：①抑制睾酮分泌：手术去势或药物去势（黄体生成素释放激素类似物，LHRH-A）；②阻断雄激素与受体结合：应用抗雄激素药物竞争性阻断雄激素与前列腺细胞上雄激素受体的结合。内分泌治疗的方法包括去势和抗雄（阻断雄激素与其受体的结合）治疗。内分泌治疗方案：①单纯去势（手术或药物去势）；②最大限度雄激素阻断；③间歇内分泌治疗；④根治性治疗前新辅助内分泌治疗；⑤辅助内分泌治疗等。

在早期，内分泌治疗主要用于晚期前列腺癌，近年来，内分泌治疗则越来越多地被应用于年轻患者在肿瘤未转移和肿瘤复发时的治疗（Kaplan et al, 2015）。内分泌治疗既可作为单一治疗手段也可作为联合治疗的手段之一。对于晚期前列腺癌患者，内分泌治疗可以延缓肿瘤进展、预防潜在的严重并发症、有效地缓解症状，而且立即治疗比延迟治疗（等症状出现后再用药）效果好，但目前尚无明确证据表明其可延长生存期。对于有症状的转移性前列腺癌患者，双侧睾丸切除可能是最有效的内分泌治疗方法。研究发现，非甾体类抗雄激素药物单药治疗（如比卡鲁胺）是一种有效的针对局部进展型前列腺癌患者的治疗手段，可以替代去势治疗，从而使患者在获得生存受益的同时，不至于明显降低生活质量和增加治疗成本。

（七）随访

前列腺癌患者由于病程和随访期较长，常常需要终身随访，所以随访工作量较大。主要的随访项目是血清 PSA 和 DRE。随访的频率和必须的随访项目目前还没有最佳方案，通常需要针对不同的患者制定个性化的随访方案。

1. 治愈性治疗后随访

治愈性治疗是指根治性前列腺切除术和放射治疗，包括外照射、近距离照射治疗、或者这些治疗方法的联合应用。随访指南如下：

（1）有症状的患者，病史、PSA 和 DRE 是推荐随访项目。应在治疗后每 3 个月进行 1 次，2 年后每 6 个月 1 次，5 年后每年 1 次。

（2）根治术后 PSA＞0.2ng/ml 提示肿瘤残留或复发。

（3）根治性放疗后，PSA 连续上升，不需要超过某一特定阈值，即提示肿瘤残留或复发。

（4）触及肿块或 PSA 上升都是局部复发的征象。

（5）采用 TRUS 或活检在二线治疗（如放疗后补救性根治术）前不常规推荐。

（6）盆腔 CT/MRI 或骨扫描可确诊转移。在无症状的患者中如果 PSA<30ng/ml，这些检查可省略。

（7）无症状患者不推荐常规骨扫描和影像学检查。如患者有骨痛，不管 PSA 水平如何，直接行骨扫描。

2. 内分泌治疗后随访

（1）初始治疗后每 3 个月进行 1 次，项目包括 PSA、DRE。应用抗雄激素药物者，在治疗前 3 个月里每月查一次肝功能，以后每 3~6 个月 1 次。

（2）M0 期患者对治疗反应较好时，可每 6 个月随访 1 次，项目包括病史、DRE 和血清 PSA。

（3）M1 期患者对治疗反应较好时，可每 3~6 个月随访 1 次，项目包括病史、DRE 和血清 PSA，经常复查 Hb、血清 Cr 和 AKP。

（4）如疾病进展或对治疗没有反应时，需制定个性化随访方案，随访间期应适当缩短。

（5）疾病稳定者不推荐常规影像学检查。

3. 治愈性治疗后复发的治疗

在接受治疗前必须明确肿瘤是局部复发还是全身转移，具体方案如下：

（1）假定根治术后局部复发：如假定局部复发，只能行挽救性放疗，剂量至少 64Gy，且建议在 PSA 上升至 1.5ng/ml 之前开始放疗。其他患者建议随访观察，辅助内分泌治疗。

（2）假定根治性放疗后局部复发：有选择地行挽救性前列腺癌根治术或其他治愈性治疗，但须告知患者并发症发生的高风险。其他患者最好先观察等待，其后可选择内分泌治疗。

（3）假定远处转移：早期内分泌治疗相比延迟内分泌治疗可以更有效延缓疾病进展，并有生存获益。除非为了缓解症状，否则不推荐局部治疗。

4．内分泌治疗失败后的治疗

经过初次内分泌治疗后病变复发、进展的前列腺癌，包括雄激素非依赖性前列腺癌（androgen-independent prostate cancer, AIPC）和激素难治性前列腺癌（hormone-refractory prostate cancer, HRPC）。此类前列腺癌统称为去势抵抗性前列腺癌（castrate-resistant prostate cancer, CRPC）。后续治疗指南如下：

（1）内分泌治疗：

1）即使是 HRPC 患者，睾酮也须维持在去势水平；

2）一旦确定 PSA 进展，则需要停止所有抗雄激素药物；

3）停用氟他胺后 4 周、比卡鲁胺后 6 周，可能出现抗雄激素药物撤退反应（AAW）；

4）联合酮康唑治疗和 AAW 可以获得显著的 PSA 反应，比单用 AAW 疗效更好，但需考虑酮康唑的不良反应；

5）由于缺乏随机对照临床试验，目前尚无确切有效的二线内分泌治疗方案。

（2）化疗：

1）治疗前 PSA 应 >5ng/ml，以明确治疗是否有效；

2）应告知患者可能的疗效和不良反应；

3）转移性 HRPC 患者建议行多西他赛 75mg/m2 每 3 周一次的方案，有显著的生存受益；

4）有骨转移症状的 HRPC 患者，可选择多西他赛或米托蒽醌联合强的松或氢化可的松治疗。

（3）姑息治疗：

1）有骨转移的患者，建议应用二膦酸盐类药物，可以预防骨骼相关并发症的发生；

2）有骨痛症状的患者，一些姑息治疗如放射性核素治疗、外放射治疗或止痛治疗应尽早使用。

第五节　前列腺结石

一、病因

前列腺内含钙物质沉积于淀粉样体表面，在前列腺组织或腺泡内形成结石。结石的形成可继发于感染，也可与黄褐病并存。

二、流行病学

常见于 50 岁以上男性，青少年少见。常在普通 X 线检查时即可发现。结石成分主要为磷酸钙盐和碳酸钙盐。

三、症状

通常无明显症状。有时可出现继发于 BPH、尿道狭窄和前列腺炎的症状。

四、体征

有时可出现终末血尿。

五、病程

因多数无症状，无法判断。

六、并发症

一旦发生感染，常常会反复发作。

七、鉴别诊断

膀胱结石，前列腺小囊结石，精囊射精管结石。

八、实验室检查

尿液分析，细菌培养 + 药敏试验。

九、辅助检查

腹部和盆腔 X 线平片和 TRUS 可发现前列腺部位结石影。膀胱镜检查对诊断帮助不大。

十、处理

如无症状，可无需处理。如果患者症状较明显，可选择行经尿道前列腺电切术（TURP），可暂时缓解症状，但不一定能保证清除所有结石，如在超声引导下手术可最大程度的清除结石，常用于年轻患者或无法耐受较大手术的老年患者。如结石较大或同时合并前列腺增生，可选择耻骨上前列腺摘除术。

（宋卫东　张　建）

参考文献

Beerlage HP, Thuroff S, Madersbacher S, et al, 2000. Current status of minimally invasive treatment options for localized prostate carcinoma. Euro Urol, 37: 2-13.

Brede CM, Shoskes DA, 2011. The etiology and management of acute prostatitis. Nat Rev Urol, 8: 207-212.

Cooper BT, Sanfilippo NJ, 2015. Concurrent chemoradiation for high-risk prostate cancer. World J Clin Oncol, 6: 35-42.

De Nunzio C, Tubaro A, 2015. Benign prostatic hyperplasia in 2014: Innovations in medical and surgical treatment. Nat Rev Urol, 12: 76-78.

Dong JT, 2006. Prevalent mutations in prostate cancer. J Cell Biochem, 97: 433-447.

Gacci M, Andersson KE, Chapple C, et al, 2016. Latest Evidence on the Use of Phosphodiesterase Type 5 Inhibitors for the Treatment of Lower Urinary Tract Symptoms Secondary to Benign Prostatic Hyperplasia. Euro Urol,epub:S0302-2838(16)00006-3

Huggins C, Hodges CV, 2002. Studies on prostatic cancer: I. The effect of castration, of estrogen and of androgen injection on serum phosphatases in metastatic carcinoma of the prostate,1941. J Urol, 168: 9-12.

Kaplan AL, Hu JC, Morgentaler A., et al, 2015. Testosterone Therapy in Men With Prostate Cancer. Euro Urol,epub: S0302-2838(15)01213-0.

McVary KT, Roehrborn CG, Avins AL, et al, 2011. Update on AUA guideline on the management of benign prostatic hyperplasia. J Urol, 185: 1793-1803.

Mehra R., Tomlins SA, Yu J, et al, 2008. Characterization of TMPRSS2-ETS gene aberrations in androgen-independent metastatic prostate cancer. Cancer Res, 68: 3584-3590.

Naber KG, 2008. Management of bacterial prostatitis: what's new? BJU Int, 101 Suppl 3: 7-10.

Oelke M, Bachmann A, Descazeaud A, et al, 2013. EAU guidelines on the treatment and follow-up of non-neurogenic male lower urinary tract symptoms including benign prostatic obstruction. Euro Urol, 64: 118-140.

Porfyris O, Kalomoiris P, 2013. Prostatic abscess: case report and review of the literature. Arch Ital Urol Androl, 85(3):154-156.

Reilly NJ, 1994. The release of the clinical practice guideline: benign prostatic hyperplasia: diagnosis and treatment. Urol Nurs, 14(2):37.

Steers WD, 2001. 5alpha-reductase activity in the prostate. Urol, 58: 17-24.

Thangasamy IA, Chalasani V, Bachmann A, et al, 2012. Photoselective vaporisation of the prostate using 80-W and 120-W laser versus transurethral resection of the prostate for benign prostatic hyperplasia: a systematic review with meta-analysis from 2002 to 2012. Euro Urol, 62: 315-323.

韩苏军, 张思维, 陈万青, 等, 2013. 中国前列腺癌发病现状和流行趋势分析. 临床肿瘤学杂志, 18(4): 330-334.

第二十三章

老年男性医学

随着医学技术的进步和社会的发展，人类将逐步进入老龄化社会。因此，医疗领域将面临年龄相关健康问题显著增加的局面，例如慢性病、肿瘤、心脑血管疾病、激素缺乏等。根据联合国的预测（1998年修订），到2050年，60岁以上的人口将首次超过15岁以下的人口，其中13个国家80岁以上的人口将超过10%。根据2010年全国第六次人口普查的结果可以发现，中国60岁以上的人口达到1.8亿（占全国人口的13.26%），预计到2040年，中国60岁以上老年人占总人口的比例将达到34%，65岁以上老年人占总人口比例达到27%，80岁以上老年人比例也将达到6.56%，中国的人口老龄化问题将十分严重。

与工作人口相关联的老龄人口的显著增加又同时伴随着出生人口的下降，而这些新出生人口又将是新一代工作人口的来源。因此，一个不容回避的现象将出现，不断下降的工作人口将负担日益增多的老人。

在过去的100多年中，人们的平均寿命延长了25岁，从1888年的平均43.9岁，到1988年的70.5岁，但在同样的百年中，65岁年龄的老人期望寿命，仅可能比一百年前多活3年（表23-1）。尽管在过去的世纪中，医学发生了巨大的进步，但是超过65岁的老人面对未来岁月，可能1/4的时光要与某种程度的残疾相伴。其生命的最后阶段将时刻有残废和疾病。

表23-1 男性不同年龄阶段的期望寿命

年代	出生时	15岁时	45岁时	65岁时
1888	43.9	43.9(58.9)	22.9(67.6)	10.8(75.8)
1988	70.5	56.4(71)	28.2(73.2)	13.0(78)

长久以来，寿命、婴儿死亡率和死因分布足以进行评价人口的健康状况和推断国家的公共卫生状况。这些指标目前仍然是不可替代的，其在不同的国家、不同的人群、不同的社会阶层之间仍为重要的死亡差距因素。随着人均寿命的延长，非传播性疾病和致残性疾病变得越来越重要。因此，需要新的指标，即"健康寿命"（health expectancies）对其进行评价。这些健康寿命指标包括：无残疾寿命、健康的寿命或主动生活的寿命。人们对损害、残疾、残废的不同分类使健康寿命指标的使用愈加频繁。近来的雅加达宣言强调，在不断提高健康水平的21世纪，我们的"最终目标是延长健康寿命，缩小不同国家和群体之间的健康寿命差距"。在许多发达国家和发展中国家使用健康寿命的概念（许多场合称无残疾寿命），进行统计研究是可行的（表23-2）。

表23-2 10个国家不同性别的寿命和健康寿命的比较

国家	男性寿命	男性健康寿命	女性寿命	女性健康寿命
澳大利亚	73.1	58.4	79.5	63.2
加拿大	73.0	67.0	79.8	69.2
中国	66.6	61.6	69.5	63.7
英格兰/威尔士	71.8	58.7	77.7	61.5
法国	70.7	61.9	78.9	67.2
毛里求斯	66.0	62.0	73.0	68.0
波兰	67.0	60.0	76.0	63.0
西班牙	73.0	61.0	80.0	64.0
瑞士	74.0	67.0	81.0	73.0
美国	70.1	55.58	77.6	60.4

就健康寿命（或称无残疾寿命、无疾病寿命、无慢性病和痴呆病寿命）的获得、差异或丧失进行统计，使确定公共卫生重点、评价卫生政策、社会差异、生活方式和治疗革新等成为可能。通过对这

些参数进行研究表明，最穷和最缺少教育的人群不单单是平均寿命最短，同时他们的一生大部分时光伴随着疾病和残疾，即健康寿命也短。例如在加拿大，在最高收入和最低收入的人群中，其平均寿命的差距是 6.3 年，而无残疾寿命的时间是 14.3 年（表 23-3）。

表23-3　加拿大不同收入者健康寿命（无残疾寿命）的比较

收入水平	平均寿命	健康寿命
最低者	67.1	50
次低者	70.1	57.9
较低者	72.0	62.6
最高者	73.4	64.3
平均值	70.8	59.5
最穷与最富者的差距	6.3	14.3

今天，大多数的老年人居住在发展中国家。由于人口统计方法的改变，世界上较穷的地区分布着较多的老年人，这些国家和地区的资源与其需求相比，简直少得可怜。

20 世纪开始的信息革命和全球化趋势在 21 世纪将达到顶峰。但是，假如我们不能学会平等分享地球的资源与财富，贫困仍然是我们的头号敌人。我们必须努力实现我们的最真诚目标，地球上的每个人都应该带着健康与尊严走向老年。

由于医疗服务人员的社会经济因素，对日益增加的老年公民提供医疗服务的代价越来越难以承受，因此明智的医疗健康管理人员，应重点放在建立预防措施，而非对其进行老年后的医疗干预，这是对老龄人口的重要管理策略。

老龄化带来的虚弱、残疾和依赖他人将极大地增加社会和健康服务的负担。与此相关的高额代价将限制健康、社会和政治机构的服务功能，这不但对发展中国家是如此，对发达国家和工业化国家同样是很重的负担。

让人安度晚年，保持无残疾的独立生活尽可能长久，这不但是享受晚年的重要因素，而且能显著地降低健康服务的代价。为了实现这个目标，必须采取全面措施管理老年问题。

到 22 世纪，对大多数国家而言，制定正确的健康和社会政策，以实现健康老龄化、预防或迅速降低老年人的疾病或残疾，都是医疗工作的重点。这些政策必须强调包含生命历程的所有走向衰老的过程，从可以预期的事件到强调对不同生命阶段的适当干涉，都应予以考虑。

儿童和青少年的生活史研究清楚表明，社会因素以累加方式发挥作用。无论是生理发育方面的身高、生长变化等，还是感染和其他疾病发生，甚至外伤的危险，不同的社会阶层的人群有显著的差异，例如，现在已知母亲的营养状况影响子宫内胎儿的发育速度、出生时的体重和出生后几种疾病的发生危险率。同时，一系列因素影响其生长和发育，而其生长发育情况又影响其未来岁月的健康状况。儿童和成年阶段因患病所导致的生理损害，与其父母贫困的社会经济状况、父母较低的受教育程度和漠视等有关。横断面调查显示，影响人死亡和患病的差异疾病谱可作为社会经济地位的标志。前瞻性调查表明，受教育的程度与婚姻状况可作为重要的死亡预测因子。另外，年龄、性别和社会经济地位也影响无致残寿命。退休后的经济状况也影响老年公民的身体状况。无论在发展中国家，还是发达国家，就人口年龄而言，问题的焦点是如何在受人尊重的社会中保持老年人的经济活力，因为没有哪个国家能逃脱因老龄化而带来的经济重负。

展望生命历程，应制定下述重要的政策和策略。第一，改善老年男性的健康状况是可行的，又是众望所归，虽然这仍未被完全实行。第二，改善老年男性健康状况的辅助措施，必须强调对生命的全过程进行适当的关注和干预。衰老与寿命的决定因素涉及从微观的基因与分子，到宏观的环境、经济、科技和文化的全球化浪潮等诸多日益重要的因素，均应予以重视。

实现健康老龄化的特殊政策包括以下几点：①环境安全的改善。②健康的生活方式，包括合理的营养。③适当的锻炼。④戒烟。⑤严禁药物滥用和酗酒。⑥维持保证心理健康的社会交往。⑦采取包括控制慢性病的医疗健康措施。

假如能有效地采取上述措施，维持健康寿命的代价将迅速下降；衰老的痛苦和折磨将减少；老年人的生活质量将提高，老年人将继续创造价值，并为社会的安宁做出贡献。提高生活质量，延迟、降低和预防残疾，将延长老年人口的工作年限；降低老年人对年轻一代的依赖性；进一步降低与此相关的医疗服务代价。

提高生活质量，改变生活方式，保持健康，而不仅仅是治愈疾病，应该成为医学的哲学基础。人类期盼未来的几年，随着知识越加丰富，随着对目前问题阐述得更加明了，某些认识的盲区将被阐明，有效的工具和方法学将出现，这将提高生活的质量，征服或推迟现在那些不可避免的痛苦和疾患。

第一节　衰老的生理学

人口统计显示发达国家老龄人口正在迅速增长。这主要归功于人们卫生条件的改善、新生儿死亡率的降低以及许多老年病得到有效的预防和治疗。由于老龄人口的剧增，老年人的健康问题成为临床医疗及研究的重要课题。

老年人群中疾病自然发生率较高，而外科与药物治疗在这一特殊人群中存在许多禁忌证，因此许多人需要进行个体化的治疗，可选择的治疗方案较少。究竟在多大程度范围内衰老会影响疾病的发生与经过，同样，在多大程度上疾病加速了衰老的过程，这一问题尚无定论。

衰老是一个正常生理过程，这一过程中机体经历了一系列形态与功能的改变，大多以生理功能的下降、器官萎缩为特征。

一、衰老的理论基础

衰老的病因与确切机制尚不完全明了，以下是几种常见的学说。

（一）程序理论

程序理论认为衰老是由遗传决定的，死亡乃是机体既定的自我灭绝。

在每一条染色体的末端均存在数千个拷贝的由六个碱基对组成的 DNA 序列，即端粒酶，在每次细胞分裂过程中，体细胞染色体约丢失 200 对碱基。端粒酶理论认为端粒长度决定了体细胞的寿命，进而决定着人的寿命。

（二）基因突变学说

根据基因突变学说，DNA 碱基的破坏呈年龄依赖性增加，在衰老过程中较高频率的基因自发突变可导致机体各器官与系统功能及形态的改变。这种自发突变尤其易于发生在线粒体 DNA 上（Michikawa et al，1999）。

（三）废物沉积理论

废物沉积理论认为，一些物质如脂褐质的沉积引起细胞、组织的损伤，进而使机体产生衰老的改变。在机体正常代谢中发挥生理功能的氧自由基可损伤生物大分子，也被认为是引起衰老的原因之一。

（四）自体免疫学说

自体免疫学说认为衰老时体内产生一些异常物质，免疫细胞尤其淋巴细胞、浆细胞、肥大细胞识别这些物质并产生抗体导致细胞不可逆的损伤。

（五）其他

内分泌功能的生理改变也在衰老中发挥着一定的作用。

二、衰老时机体的内分泌改变

众所周知，生长激素（human growth hormone，hGH）的分泌随年龄增长而减少，日分泌量在青春期达到高峰，随后逐渐下降，hGH 释放频率尤其是夜间释放频率以及生长激素释放激素（growth hormone releasing hormone，GHRH）介导的 hGH 分泌亦随年龄增长而下降。hGH 水平的下降可导致肌力减退、肥胖等改变。hGH 明显缺乏的患者因心血管疾患而死亡的概率更高。

青春前期男性及性腺功能低下的男性，使用睾酮或 hGH 可提高血清生长激素、胰岛素样生长因子Ⅰ（IGF1）的水平及其脉冲式释放的量。较低的血清 IGF1 及生长素水平的改变可能使睾酮水平降低进而与性腺功能减退症相关。但这一推断有待充分阐明。

人体内肾上腺皮质激素水平相对保持恒定。即使在慢性病患者、酗酒者、肥胖及良性前列腺增生患者体内亦未检测到血清皮质激素水平有明显的改变。然而老年人体内皮质激素水平相对较高，特征性的表现是骨密度减低、骨折发生率高。

脱氢表雄酮（DHEA）与脱氢表雄酮硫酸盐（DHEAS）作为睾酮合成的前体物质由肾上腺皮质产生，并有微弱的雄激素效应。上述物质的血清浓度在 20 ~ 25 岁时达到高峰，之后逐渐下降，60 岁时仅有其峰值的 1/3 或更少（Herbert，1997）。

有冠心病病史的患者血清 DHEAS 水平较同年龄对照组显著降低，在 II 型糖尿病、类风湿性关节炎、一些肿瘤及肥胖者中也有上述同样的相关性。是否血清 DHEAS 水平的降低有助于慢性疾病发生或较高的 DHEAS 对机体有保护作用，尚不明确。

由松果体产生的褪黑激素具有调节昼夜节律的作用，老年人血清褪黑激素水平降低，而且患有失眠的老年人血清褪黑激素浓度较健康人更低。但截至目前褪黑激素在衰老中具体的生理功仍未得到证实。

褪黑激素是否影响其他内分泌功能，它是否能够像动物实验所显示的那样，通过发挥有效的自由基清除剂的作用而抑制衰老仍有待进一步阐明。

随着年龄的增长甲状腺疾病发病率增高，且患者症状不典型，容易被误诊或漏诊。血清 TSH、T3、T4 水平在老年人中是否普遍趋于下降，人们仍持有不同的观点。甲状腺功能亢进时血清睾酮及性激素结合球蛋白（SHBG）水平升高，而游离睾酮的比例并未改变。甲状腺功能亢进与甲状腺功能低下均可导致男性生育能力下降（Gallardo et al，1996）。

II 型非胰岛素依赖性糖尿病也是老年人的常见病，体内较高的胰岛素水平导致外周胰岛素受体减少。由于糖尿病神经病变及微血管病变，该类患者容易发生勃起功能障碍及逆行射精（Haffner et al，1996）。糖尿病患者血清睾酮及 SHBG 水平较同年龄健康人低，血清睾酮水平较低的男性糖尿病发病率也轻微升高。将年龄相匹配的糖尿病及非糖尿病男性进行比较发现，糖尿病患者精液浓度增高而射精量减少、精子活力下降。然而，似乎糖尿病对精子生成无明显影响，特别是患有多发性神经病变者，更大的可能是由于射精频率的降低，导致精子数增多、活力下降。

第二节　老年男性的生育功能

一、老年男性的性激素情况

内分泌改变对绝经期及更年期妇女健康的影响及其重要性早已明确，因此，对绝经期妇女常推荐采用激素替代治疗。而对于老年男性内分泌及生育功能的认识要落后得多，故而仍没有一个可接受的治疗策略（Nieschlag et al，2000）。

与女性绝经期相比，男性更年期中睾丸功能改变并无一个明确的年龄界限，生育功能不会突然丧失。健康的老年男性甚至可拥有与年轻人同样的睾酮水平及睾丸体积。老年人睾丸 Leydig 细胞及垂体性腺细胞减退的内分泌功能的可逆转能力，存在较大的个体差异。

（一）睾丸的内分泌功能

1.Leydig 细胞

为了探求在流行病学和临床中发现老年男性睾酮水平逐步降低的最终机制，人们对睾丸中的 Leydig 细胞数量进行了分析。Leydig 细胞位于精曲小管之间的间质中，分泌男性 95% 的睾酮。Kaler 和 Neaves 对意外死亡的 18 ~ 87 岁男性进行分析，发现总的 Leydig 细胞容积随着年龄增加显著降低，并与 Leydig 细胞数量的减少比例一致（Kaler et al，1978）。从类似研究中，估计青年男性（20 岁）一对睾丸包含 7 亿个 Leydig 细胞，每 10 年减少约 8 百万个 Leydig 细胞。其他研究也发现老年男性与青年男性相比血清 LH 水平显著升高，这为关于 Leydig 细胞的研究提供了生理学上的证据。

2.睾酮

从 30 岁开始，男性血睾酮水平便逐渐开始下降，主要是因为睾丸中 Leydig 细胞的减少。睾酮降低可能与生物钟改变和下丘脑-垂体调控 LH 分泌（调节睾酮）有关。因此，睾丸和下丘脑-垂体水平的改变均可能导致年龄相关的睾酮减少。

睾酮在血浆中以不同的形式存在，每一种形式都有不同的生物活性。游离或未结合的睾酮具有完全的生物活性，而与蛋白结合的睾酮只有部分生物活性。在结合睾酮中，白蛋白结合睾酮比性激素结合球蛋白（SHBG）睾酮生物活性更强，SHBG 睾酮一般被认为是睾酮的无活性形式。基于人群的研究已经证明年龄以及一些疾病与 SHBG 的增加相关。增加的 SHBG 与睾酮结合，降低了雄激素的活性。在 60 岁以上的男性中有 50% 出现非 SHBG 结合睾酮降低。年龄引起的睾酮变化在起病、比例、程度方面各不相同；然而，一个大致的规律是在 50 岁以后平均睾酮水平每年降低约 1%。此外，从 25～75 岁，具有生物活性的睾酮降低了大约 50%。相反，双氢睾酮（DHT）和雌激素水平（睾酮和雄激素的主要代谢产物）随着年龄增加只有轻度减少。

人绒毛膜促性腺激素（human chorionic gonadotropin, hCG）刺激在老年人体内引起的睾酮水平升高幅度较年轻人为低，GnRH 刺激引起的 LH 水平升高亦呈现出同样的趋势。过去对老年人体内睾酮产量是否普遍降低存在争议，观察结果矛盾的原因在于所选志愿者的不一致性。例如数据可能来自恢复期患者、在老年病房住院的患者、城市的家庭居民以及健康志愿者等人群。20 世纪 60 年代的文献报告多显示老年人血清睾酮水平降低，而从 20 世纪 70 年代的数据看，似乎健康老年人血清睾酮水平并不比年轻人低。最近大宗病例的流行病学研究结果显示老年人血清睾酮水平下降，但各结果之间变异较大。血清睾酮大部分与蛋白质结合，老年人血清性激素结合球蛋白（SHBG）增高，游离睾酮比例下降，而且睾酮节律性分泌的早晨最大分泌量亦降低。随着年龄的增长老年男性睾酮水平低于正常范围的比例增大，20% 的 60～80 岁男性和 33% 的 80 岁以上男性血清睾酮水平低于正常范围，尽管如此，健康老年男性睾酮产量及血清睾酮水平仍趋于较高水平，而一旦患病则会急剧下降。

雄激素受体的第一个外显子含有一段由不同数量的 CAG 三联体组成的 DNA 重复序列，随着年龄的增长有较短（15～20）CAG 重复序列的老年男性血清睾酮下降较有长 CAG 重复序列（25～30）者更迅速。是否雄激素受体的这种基因型差异有一定的临床病理联系，是否 CAG 重复序列长度是造成目前临床治疗困难的原因尚不可知，目前尚未进行 CAG 重复序列的常规检测。

血清 LH 与 FSH 的基础水平在 40～70 岁人群中轻微升高，之后急剧下降，LH 释放频率亦降低。老年人催乳素水平中等程度降低，血清雌二醇（E2）与雌酮（E1）及雌酮硫酸盐水平保持恒定。较低的睾酮及较高的 SHBG 水平可加强雌激素对靶器官的作用，这可以解释老年男性的乳腺增生症。

（二）睾丸的外分泌功能

在解剖学研究中已发现随年龄增大支持细胞减少。青年男性睾丸中支持细胞的数量约为 5 亿，而老年男性的支持细胞约为 3 亿。睾丸体积和精细胞数量也相应减少。支持细胞功能包括与精细胞直接接触，吞噬作用，体液分泌和产生及分泌各种因子。

雄激素结合蛋白（androgen-binding protein, ABP）是已知最早的支持细胞分泌产物之一。ABP 是支持细胞内的雄激素载体。另外，它可作为精曲小管和附睾的雄激素储藏库，在附睾可能也有此功能。在体外 ABP 产物被证实是测定支持细胞雄激素调节功能的良好的标记物。但是，ABP 或其他支持细胞产物作为支持细胞功能的标记物的测定在评估男性不育中的作用尚不明确。

其他支持细胞分泌物包括细胞外基质成分（核纤层蛋白、V 型胶原、I 型胶原）和很多蛋白质比如血浆铜蓝蛋白、转铁蛋白、糖蛋白 2、纤溶酶原激活物、促生长因子样物质、T 蛋白、抑制素、H-Y 抗原、丛生蛋白、环状蛋白、生长因子、促生长因子和雄激素结合蛋白。类固醇，比如 DHT、睾酮、雄烯二醇、17ß- 雌二醇和许多其他 C21 类固醇的研究也被证实这些类固醇可由支持细胞产生。虽然其特异的功能仍然没有完全阐明，进一步的研究结果表明支持细胞在生精微环境中起着重要作用。

这些结果表明，在老年男性中，支持细胞数量的减少可能是导致雄激素水平降低和生精功能降低的重要因素。

二、老年人的睾丸形态学

对睾丸活检的组织学结果显示，由于提供标本的老年志愿者人群缺乏稳定性、客观性而难以给予圆满的解释。大多有关睾丸组织形态学的认识来源于尸检材料或因前列腺癌而切除的睾丸。

在大多受检组织并未发现老年人睾丸与年轻人睾丸有明显差异，也未观察到睾丸体积有普遍减小的情况。然而，一些老年人的组织学异常从单个指标到整个睾丸萎缩程度不等，有时正常与萎缩的输精管在同一睾丸内同时存在。当睾丸有萎缩与玻璃样变时，多数病例同时有动脉硬化，睾丸退行性变的程度及范围与全身动脉硬化的程度相关。有些病例可见到 A 型精原细胞（abnormal variants of type A pale spermatogonia）及在年轻人中罕见的精原细胞多层排列等改变。有实验证实随年龄增长精子生成效率、即由一个精原细胞分裂生成精子的数量降低。患有前列腺癌的老年人可有睾丸退行性变，出现精原细胞、精母细胞、精子细胞的退变。对一些意外死亡者的睾丸进行研究发现老年人单个 Leydig 细胞的体积并未改变，但其总数由于老年人睾酮总体水平的降低而减少。

三、老年人的精液改变

有关老年人精液质量的指标还没有代表性的数据。对老年人的性问题仍有许多禁忌，社会及医务人员对此也不甚了解，也可能就是对上述数据知之甚少的原因。

有人研究 60 岁以上曾生育过的老年人、50 岁以上因患不育症就诊的老年人的精液时发现，各指标与年轻父亲及年轻的不育症患者之间无明显差别。老年人的精子活动能力明显较低，而精液浓度较高，这可能与老年人射精频率低有关。以仓鼠卵子穿透试验检测精子功能，各年龄组并没有差异。与对照组相比，患不育症的老年人射精量明显较少，反映精囊功能的精液果糖浓度亦较低，而其他附属性腺的功能指标并未改变。老年人体质下降时精子产量及射精能力减弱，患有严重疾病时一些人甚至可丧失射精能力。

上述表现在一组 56～68 岁的患有阴茎勃起功能障碍而仍有射精能力的中年人中得到证实。进一步的研究表明在 25～50 岁，精子浓度随年龄增长逐渐降低，但尚无 50 岁以后的资料。

睾酮水平降低与精子生成减少之间的关系尚属未知，男性不育患者中除去有性腺功能低下表现者以外，并未发现睾酮水平与射精的各指标之间的相关性，这提示老年人睾丸及附属性腺功能存在睾酮非依赖性的减退。

在不育症门诊就诊的老年人，精索静脉曲张的发病率较稳定，而成年后获得的一些男性疾病如生殖道感染、抗精子抗体的发病率增高。

即使精子数量并未随年龄增长而减少，感染也可造成生殖道部分或完全梗阻，如果没有立即进行充分的抗感染治疗，将不能排除精液质量进行性下降的可能。也就是说不光是年龄，长期的感染也可导致射精及精液的异常。

四、老年人的生育能力

毕加索、卓别林都是老年生子的典型例子，他们都有很年轻的妻子。然而保持生育能力并非名人的特权，出生统计显示，相当一部分男性有 50 岁以后生子的记录，而有这一记录的女性则寥寥无几。在德国和日本这两个社会文化背景和人种完全不同的国家，有类似的相对于女性较高的老年男性生子的记录。

我们可以从不育症门诊得到一些关于老年男性生育模式的信息，50 岁以上与 30 岁以下生育的男性，他们妻子怀孕的年龄很相近，分别是 37 岁左右和 34 岁左右，二者的怀孕率并无差异。相比而言，有更年轻妻子的男性生育的可能性更大。

传统情况下老年男性的配偶因年龄较大而生育能力受限，在一些国家，IVF 的治疗可用异体卵母细胞使得老年人精子的生育能力不依赖于卵子质量而提高。但在这种治疗下并未引起老年男性的生育率及胚胎移植率的变化。

虽然原则上老年男性保持了生育能力，而事实上 60 岁以后生育者很少，其主要原因是配偶生育能力下降或已绝经。老年男性生育功能受损的诊治应同年轻患者一样对待，如配偶处于生育年龄且没有生殖障碍，单纯年龄因素并不影响老年男性的生育能力。

五、老年人的性欲

通常情况下，不论老年女性还是男性都能够保持对性的感觉而享受积极的性生活。然而老年人性反应周期发生改变，需要较长的兴奋刺激阶段且阴茎勃起延迟，平台期即从勃起至射精的时间延长，通常其勃起需要更长时间、更强烈、更直接的性刺激。尽管老年人对射精的控制能力明显提高，但高潮期仍较短，精液的冲击强度下降，而且射精后阴茎勃起消散速度更迅速，不应期即高潮期后至性刺激不能引起下次阴茎勃起的这一段时间显著延长。

与年轻人相比老年人夜间阴茎勃起频率降低，阴茎勃起功能障碍在老年人中普遍存在。

约 90% 的 60 岁以上男性及约 60% 的 80 岁以上健康男性称他们有性生活，由于已婚男性比单身者性生活更积极，所以女性配偶发挥着非常重要的作用。

随年龄增长性交频率减低的病理生理原因有若干个，老年人多疾病的患病率如心血管疾病、高血压、风湿病、肾疾病、糖尿病等增高，而这些疾病都可引起性欲减退。另外，许多药物如抗高血压药物、抗精神病药物等都有减低性欲的副作用。减少性生活的另一种常见原因源于错误的社会心理观念，就是认为性生活可使疾病的恢复延缓甚至引起自身或配偶的死亡。另一个使老年人减少性生活的重要原因是社会对老年人性生活持有消极态度，常不希望老年人有自己的性生活，生活环境尤其许多大城市的家庭严重制约着老年人之间亲昵行为的表达，禁锢了其性生活。过少或不满意的性生活又可导致老年人许多疾病，如胃炎、肠炎、严重便秘等。

第三节　染色体异常与老年男性

年龄较大的夫妇所生子女染色体异常的发生率较高已被证实。然而，截至目前高龄生育可能的各种后果尚未得到深入研究。

染色体出现非整倍体，即染色体数目异常的主要原因是配子减数分裂期染色体未分离。精子发生时的减数分裂从青春期已开始，该过程中染色体不分离的现象并不少见。例如，有研究发现 4.7% 的健康人的精子有染色体数目的异常，由于精子质量而不育的患者染色体数目异常的发生率更高。以前认为高龄生育是 21- 三体综合征的危险因素，而最近的研究并未证实上述观点。另外也未发现 13 三体、18 三体、Tunner 综合征（45，XO）及 Klinefelter 综合征（47，XXY）相对高发与生育年龄的关系。

有迹象表明老年人精子染色体结构异常相对增加。但是，在存活的新生儿及接受产前检查的胎儿身上并未发现有新的染色体异常增加。老年男性所生子女其染色体相互易位的频率较高，DNA 复制错误可导致遗传突变。大约 30 个细胞分裂至青春期将会产生大量未分化的精原细胞，这些细胞每年分裂 23 次，因此，一个精原细胞在 20 岁男性已分裂成 200 个，30 岁时为 420 个，45 岁时为 700 个。而每一次分裂都可能发生原位（de novo）突变，显然老年人易于发生 DNA 转录错误。精子细胞后期及精子阶段细胞缺乏 DNA 自身修复系统，精浆及精子的抗氧化保护作用随年龄增长而下降，因而老年人的精子比之年轻人更易于发生突变（Garfinkel et al，1998）。老年男性生育与子女常染色体遗传病如软骨发育不全、家族性多发性肠息肉病、马方综合征、阿佩尔综合征等疾病的发生相关，这一观点已被广泛接受。而其他一些疾病如多发性神经纤维瘤、Soto 综合征的发生与父亲高龄生育关系甚微。在所有先天性心脏病患儿中只有约 5% 的父亲为 35 岁以上被认为高龄生育者，表明一些先天缺陷是由新的更优势突变引起。随父亲生育年龄的增加，妊娠 20 周以内或以后的流产率均增加而并不依赖母亲的年龄，因此，即使父亲高龄生育其后代一些遗传病的发生有轻微增加，个人因素的危险性仍被认为相当小。

父方年龄与后代常染色体显性疾病发生率增加的关系几乎没有疑问。研究者已经量化了父方年龄对后代常染色体突变的影响，发现 40～44 岁男性的后代发生基因突变的风险是每 1000 个新生儿中发生 4.5 例，而 29 岁男性的后代发生突变的风险是每 1000 个新生儿中发生 0.22 例。类似地，女性年龄对后代非整倍性染色体突变的影响也得到了相似的结论。这种遗传学机制可以解释针对全球多个国家的另一个研究结果，即父方的年龄与后代的精神分裂症发生率相关。

一些研究发现父方年龄可导致新生儿的解剖缺陷。一项研究表明父方年龄大于 40 岁时后代出现严重出生缺陷的发病率增加了 20%，例如内脏异位、房间隔缺损或室间隔缺损。因为这些原因，指南要求捐精者的年龄小于 50 岁。

但是，目前有关产前诊断及疾病危险因素的指南，主要是针对高龄孕妇进行特殊、全面的产前检查，而并未明确要求对高龄生育的父亲进行严格的产前检查，今后需要进一步研究评估是否需要对高龄生育的父亲进行检查。

第四节　与老年相关的一些疾病

一、良性前列腺增生

良性前列腺增（benign prostatic hyperplasia，BPH）在老年男性中十分常见，而40岁以下者几乎见不到。据估计，在美国因BPH需要治疗的患者分别是：50～59岁17%、60～69岁27%、70～79岁35%。其确切的病因仍不清楚，老年人内分泌失衡被认为是可能的原因之一，因为青春期前的男性中见不到BPH。在前列腺中睾酮被代谢成双氢睾酮（DHT），究竟是DHT增高导致了BPH抑或前列腺体积增大引起DHT增高，目前尚不完全清楚。与正常老年人相比，BPH患者血清睾酮水平的改变并没有统计学差异（Jacobsen et al，1995; Pike et al，1994）。另外，雌激素升高以及雄激素降低也被认为与BPH的发生有关。

雄激素受体的遗传差异可能是BPH的好发因素。雄激素受体基因上CAG三联体数目少的男性较CAG数目多者更易患BPH（Krithivas et al，1999）。

虽然肢端肥大症患者有继发性性腺功能低下，其前列腺较同年龄的健康人要显著增大，但经治疗生长素水平正常后前列腺也相应缩小，说明生长素可能与前列腺生长有关。

BPH的首发症状常常是尿频、排尿困难及夜尿增多，该病早期阶段仍可完全排空膀胱，但至尿潴留阶段由于膀胱肌肉松弛则完全排空膀胱已不可能，膀胱功能不全阶段膀胱肌肉与相应的神经已适应这一病理状态。由于膀胱及肾的梗阻，可进一步导致肾功能不全。BPH是不是引起前列腺癌的危险因素尚不清楚（Post et al，1999）。

BPH的诊断依赖于病史、直肠指诊、经直肠B超、前列腺特异抗原（PSA）、尿流动力学及膀胱镜检查。BPH的诊断还应排除前列腺炎及前列腺癌。根据被国际上广泛采纳的国际前列腺症状评分表（IPSS），可将患者按症状分类。

- 轻度BPH症状（IPSS评分0～7），无需治疗，但应该定期检查，可以考虑理疗。
- 中度BPH症状（IPSS评分8～19），应使用α受体阻滞剂，与α受体阻滞剂不同，5α-还原酶抑制剂非那雄胺可使前列腺体积缩小。当IPSS评分在8～19、前列腺体积在40ml以上时，非那雄胺治疗效果很好。
- 重度BPH症状（IPSS评分20～35），应进行经尿道前列腺部分切除，前列腺巨大的应经膀胱切除。

二、前列腺癌

目前，前列腺癌在男性中十分常见，尤其老年人，发病高峰年龄为60～70岁。经前列腺系统活检发现的前列腺癌显著高于临床诊断者。

近来，前列腺癌发病率增高，尤其60岁以下者。部分原因是由于定期体检水平的提高，至于究竟什么因素可导致前列腺癌尚不清楚。

前列腺癌的首发症状往往与良性前列腺增生相似，但排尿困难更常见而尿频相对较少，多有血尿，常有骨转移，因为骨转移致腰椎或骨盆疼痛为首发症状者也不少见。直肠指诊仍是早期诊断前列腺癌较好的方法，进一步筛选需进行PSA检测及经直肠B超引导下前列腺活检。由于许多前列腺癌患者并没有临床症状，医学界对于最适的筛选检查方案无法达成一致。然而50岁以后每年进行PSA检查可明显降低前列腺癌死亡率，对45～50岁以上的男性每年进行泌尿系统体检很有必要。

前列腺癌的治疗取决于疾病诊断时的分期、年龄、患者一般健康状况以及组织类型。常用的方法有根治性前列腺切除、睾丸切除、放疗、雌激素介导的激素治疗、抗雄激素治疗及新近发展的GnRH类似物治疗（Liu et al，1998）。

三、男性乳腺增生症

随年龄增长男性乳腺增生症发病率增高，该病的发生与雌、雄激素比例失调有关，而且一些全身性疾病如肝、肾功能不全，某些药物如醛固酮竞争性拮抗剂螺旋内酯、地高辛、ACE抑制剂及细胞毒性药物可引起乳腺组织增生。

有疼痛的乳腺增生症发病时常表现为乳房的迅速增大。该病应与乳腺癌鉴别，男性乳腺癌发病率约 1%，发病高峰年龄为 50 ~ 70 岁。另外，应与产生 hCG 的支气管癌、睾丸类癌、肝、肾上腺及胃肠道等类癌相鉴别。

第五节　迟发型性腺功能减退与雄激素补充疗法

尽管老年男性中睾酮水平降低常被描述为雄激素停滞，男性更年期，男性绝经，迟发型性腺功能减退（late onset hypogonadism，LOH），老年男性不完全雄激素缺乏（partial androgen deficiency in the aging male，PADAM），其中只有 LOH 和 PADAM 能准确反映其变化特点（Kaufman et al，1998）。从 30 岁开始，男性血睾酮水平便逐渐开始下降，主要是因为睾丸中 Leydig 细胞的减少。睾酮降低可能与生物钟改变和下丘脑-垂体调控 LH 分泌（调节睾酮）有关。因此，睾丸和下丘脑-垂体水平的改变均可能导致年龄相关的睾酮减少。

在男女老年最重要和最明显的性别差别与生殖器官有关。女性的生殖功能老化进程以性激素快速降低为特点，表现为停经；与此不同，男性会出现大部分激素缓慢而持续的降低。在老年男性，内分泌的改变和内分泌功能的降低包括睾酮、脱氢表雄酮、促甲状腺素、生长激素、胰岛素样生长因子 I 和褪黑激素等。另外，性激素结合球蛋白随年龄而增加，从而导致游离生物学活性雄激素浓度的进一步降低。

老年随着年龄增长，出现雄激素产量降低并伴有身体衰老，这一过程精确的病理生理机制目前还没有完全弄清楚。睾酮降低和老龄化身体衰老都可以被一些急慢性病变、相应的治疗、体重降低和（或）失代偿的代谢性应激等情况所加重。尽管随年龄老化男性血清总睾酮激素水平存在降低的趋势，但大多数男性的总睾酮水平还是在正常范围内。因为性激素结合球蛋白水平的升高与总血清睾酮水平的减低同时出现，游离睾酮的浓度随着年龄的增加会更快地降低，估计大约 20% 的 60 ~ 80 岁男性和 33% 年龄在 80 岁以上的男性的血清游离睾酮浓度在正常范围以下。老年男性游离睾酮降低的生物学影响被称为"男性更年期"。一般认为，男性更年期对机体有明显的影响，表现在体能（有氧运动）下降，肌肉力量和数量减少，骨密度下降，心理承受能力

变差，性欲和性功能降低。今天大多数的医生都提出使用症状而不是绝对睾酮水平来确定是否有老年男性性腺功能减退，因为对于老年男性的正常雄激素水平并没有达成共识。而且，并不能仅仅根据游离睾酮水平降低就对那些没有症状的男性进行男性激素替代治疗（Flynn et al，1999）。因为雄激素对多个靶器官起作用，而且每一个靶器官对雄激素的诱导作用都有不同的阈值，所以需要考虑的是综合征状，而并不仅仅是一种症状。局部睾酮代谢的差别性是产生睾酮诱导作用阈值存在器官差异性的可能原因。睾酮是睾丸的主要产物，它以一种复合物的方式作用于许多靶器官，并可以直接作用于核内的雄激素受体，通过转变为双氢睾酮（它作用于雄激素受体的能力是睾酮的两倍）或通过转变为雌二醇（它作用于雌激素受体）而间接起作用（Giovannucci et al，1999）。这些不同的代谢途径和作用于靶器官的不同模式（也称为"内在分泌"）使我们在评价激素的作用时会产生一些困难。无论如何，预防性治疗在广泛推广之前，需要经过仔细设计和分析研究来明确对雄激素水平降低的中老年进行替代治疗的优缺点。

一、睾酮补充疗法

通常用于妇女绝经后的激素替代物、雌激素类似物不能用于老年男性，如果有潜在的或明显的睾酮低下的临床表现，且晨起血清睾酮水平低于正常值 12.0nmol/L，应考虑睾酮替代治疗可以显著改善生活质量（Shaten et al，1996；Hajjar et al，1997）。虽然雄激素拮抗剂用于治疗前列腺癌，目前雄激素补充疗法与对前列腺癌相关性研究结果表明，睾酮补充疗法并不引起前列腺癌，但是已经存在的前列腺癌有加重的可能性，所以雄激素补充疗法之前必须严格筛查前列腺癌，包括直肠指诊、超声波检查以及检测血清 PSA 水平检查。

对于老年人，睾酮不但对维持第二性征、性欲及性交能力非常重要，而且与情绪及认知功能、红细胞生成、骨代谢、蛋白质合成、肌肉和脂肪分布有关。睾酮对维持老年人性生活及许多器官的功能十分重要，睾酮水平的降低与性欲、性交能力减退、疲乏、肌肉减少、骨质疏松和中度贫血等有关。动脉粥样硬化、糖尿病引起阴茎勃起功能障碍，尤其阴茎的血管病变及小骨盆的神经病变常引起勃起功能障碍。近来研究发现中老年男性雄激素水平随着年龄的增长而降低，并伴随性欲、性交能力减退、疲乏、肌肉减少、骨质疏松和中度贫血等症状临床上诊断为男性更年期综合征，可选择雄激素补充疗法。

在 2002 年，美国国家衰老研究所和美国国家癌症研究所监督医学机构（Institute of Medicine，IOM）进行了老年男性睾酮替代治疗的研究。这项研究总结了睾酮治疗对许多不同器官的影响。他们发现男性睾酮（和雌激素）显著减少与骨质丢失相关。尽管如此，IOM 报告指出，有不太确切的证据表明性腺功能减退与老年男性骨折相关（Greendale et al，1999; Rolf et al，1998; Snyder et al，1999）。一致的研究表明接受睾酮替代治疗的男性肌肉量增加；然而，这些研究并没有一致证明肌肉力量得到了增强。虽然有一些证据表明睾酮替代治疗使认知能力增强，但临床试验并没有一致证明这种益处。睾酮水平与情绪、抑郁的研究也得出了类似的结论。有些研究证明了这种益处，而另外一些研究则得出了模棱两可的结论。近期抑郁的男性更有可能从睾酮替代治疗中获益。通过刺激促红素生成，在老年男性中睾酮替代治疗促进红细胞生成。低睾酮水平与高血压、脂质退变、血栓形成因子和 II 型糖尿病相关，这些都是心血管疾病的危险因素。尽管与心血管危险因素有关联，没有研究确切证实睾酮替代改变了心血管疾病的发病率和死亡率。

睾酮替代可以改善性功能的一些特定方面。许多研究证实了睾酮水平和性欲之间的关系。睾酮替代对性欲的改善比对勃起功能的改善更确切。老年男性勃起功能障碍（erectile dysfunction，ED）的原因很多，如血管内皮功能不良导致阴茎血供减少（如阴茎动脉的动脉粥样硬化改变），神经源性异常（如糖尿病，盆腔肿瘤手术），或心理性因素或相关问题。睾酮有时对性腺功能减退男性的 ED 治疗有效。更多近期的研究表明雄激素替代治疗和磷酸二酯酶 V 型抑制剂（PDE5i）对勃起功能的改善具有协同作用，或者说必须达到一定的睾酮水平才能使 PDE5i 起作用。

一般随年龄增长则肌肉量减少，性腺功能低下的年轻男性肌肉量亦减少，使用睾酮替代治疗后肌肉可恢复强健。老年人短期使用睾酮替代治疗可使腹部脂肪消耗增加而身体变瘦。研究发现，随着健康志愿者年龄增长，睾酮水平的下降伴有身体脂肪比例的增加。而给性腺功能低下的患者予以充分的睾酮替代治疗后，由于不存在年龄依赖性的睾酮降低其体重及脂肪比例并未发生改变。

是否长期使用睾酮替代治疗可遏制年龄或疾病依赖性的体质下降仍不明确，用睾酮替代治疗膝关节矫形病例的初步结果证实其确有疗效。睾酮在许多自身免疫疾病中发挥保护作用，与年轻男性相比，老年男性自身免疫病的发病率高。在女性及性腺功能低下的男性发病率较健康男性高，然而有几种自身免疫性疾病经睾酮治疗后缓解。人们仅仅在近几年才认识到骨质疏松不仅是绝经妇女也是老年男性严重的健康问题。对老年男性进行继发性骨质疏松的诊治必须考虑雄激素水平的变化，因慢性阻塞性肺疾患接受可的松治疗而患有骨质疏松的患者联用睾酮后骨密度增高。短期的研究表明睾酮缺乏的老年患者经睾酮治疗后身体及心理健康均有改善。第一次为期 36 个月的大宗病例的安慰剂对照研究证实，经皮睾酮替代治疗可使老年男性肌肉量及骨密度增加，受试志愿者自我感觉体力改善。基础睾酮较低的老年男性骨密度增加尤其明显，而基础睾酮正常者仅表现出骨皮质密度增高。

尚无资料证实睾酮替代能降低前列腺癌的发病率，雄激素影响前列腺生长的分子机制仍未完全阐明。雄激素对正常前列腺的生长非常重要，缺乏雄激素则前列腺正常的功能和形态大小都难以维持，外源性睾酮替代治疗可使其前列腺生长至同年龄健康人的大小。令人吃惊的是，一项回顾性研究发现，接受睾酮替代治疗多年的老人 BPH 症状发生率较未接受治疗的对照组更低。众所周知雄激素可明显刺激前列腺癌生长，因此是雄激素替代治疗的禁忌证，但已有用雄激素替代治疗前列腺癌的病例报道。在应用雄激素替代治疗前，应进行直肠指诊及经直肠超声检查以明确前列腺有无病变，在用雄激素替代治疗期间，每隔六个月应做一次 PSA 检查。大剂量睾酮替代治疗可导致红细胞增多症，血细胞比容增大，因此治疗期间应定期检查血细胞比容。为避免红细胞增多症的发生，根据检查结果减小剂量或改用经皮给药，甚至立即停药。

睾酮制剂有多种多样，过去常用的甲睾酮由于肝毒性作用而很少使用，目前推荐的首选的口服剂型为十一酸睾酮（安特尔，Androdil），该药脂溶性强，可通过乳糜管直接吸收入血，无肝毒性作用，血药浓度较稳定长期口服安全有效（图 23-1）。许多研究证明该药显著提高血浆雄激素水平，显著改善老年人更年期各种症状。

睾酮替代治疗的禁忌有前列腺癌、乳腺癌、和（或）未经治疗的黑色素瘤，因为治疗可能促进肿瘤的生长。对于良性前列腺增生引起的膀胱流出道梗阻和严重的睡眠窒息的患者，进行睾酮替代治疗时需要严密监测，因为治疗可能加重症状。

目前，对于那些睾酮水平偏低但没有达到雄激素缺乏标准的男性而言，是否需要补充睾酮（不是替代）仍不明确。从 2003 年开始 IOM 一致同意没有足够的证据支持大规模、广泛使用睾酮来预防年龄相关疾病，或在健康老年男性中使用睾酮来改善力量和情绪。

二、其他激素替代治疗

睾酮减少并非老年人体内唯一的内分泌改变。近年来人们对于 hGH 和 IGF1 的减少给予了更多的关注，认为 hGH 的减少可引起老年人身体组成成分的改变。随着重组生长激素的出现，hGH 替代治疗已成可能（Vance et al，1999）。对照研究表明，hGH 低下的男性经生长激素替代治疗后合成代谢增强，腰椎骨密度增高、肌力增强、脂肪减少。对长期锻炼的老年人应用生长素并不能使肌纤维肥大或组织 hGH-IGF 表达增强，说明衰老引起的生长素缺乏并不抑制骨骼肌对锻炼的反应。但可引起糖耐量降低、血压升高和体内水过剩。因此，长期应用生长素替代治疗的患者易患高血压、糖尿病及心肌肥大。由于肢端肥大症患者结肠息肉及结肠癌的发病率显著增高，不能排除生长素替代治疗诱导恶性生长的可能。同样，血清 IGF1 浓度高的男性前列腺癌的发病率升高。对生理性的老年人生长素减少无需生长素替代治疗，应用人工合成 GHRH 类似物、IGF1 进行替代治疗的有关对照研究尚无报道。生长素、生长素释放激素及 IGF1 替代治疗尚属试验性质，应在现有知识的基础上并设立对照的情况下慎重进行。最初的临床对照研究发现，DHEA 替代治疗可诱导 IGF1 升高，70% 的患者称一般健康状况改善。进一步研究证实，DHEA 替代治疗还可激活老年男性和绝经妇女的免疫系统，单核细胞、活化的淋巴细胞、自然杀伤细胞增多。而更大规模的安慰剂对照研究并未发现应用 DHEA 有什么好处，对DHEA 治疗的效果有待进一步研究。黑色素替代治疗可改善老年人睡眠质量。近来有媒体报道黑色素可预防肿瘤，但这一效果尚无人体试验予以证实。

一些妇科专家倡导对老年男性进行雌激素替代

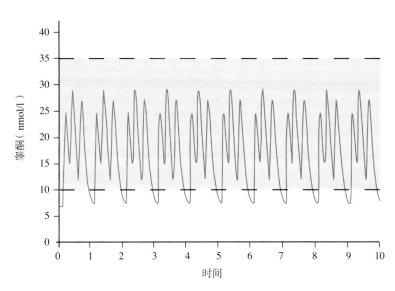

图 23-1　十一酸睾酮（安特尔）40mg，3 次 / 日口服对对血浆睾酮的影响

治疗，认为雌二醇能改善 BPH 症状以及阴茎勃起功能障碍，使 LDL 水平降低，而且，对关节疼痛、胰腺功能低下、心律失常等症状有所改善。上述结论来自一项没有安慰剂对照的设计比较模糊的研究。一些患者因乳房疼痛而终止治疗。这一替代治疗没有生理学依据，其效果可用暗示及自我暗示对心理的影响来解释。在一项为预防冠心病、治疗前列腺癌而应用大剂量雌激素的临床对照研究中发现血栓形成及心血管并发症显著增多，而且较高的雌激素水平更有助于 BPH 的发生。因此，就目前的医学知识发展水平尚难以对雌激素替代治疗的利弊做出客观的结论。

　　关于老年男性生殖及内分泌的许多问题仍在讨论之中，更深入的进行老年男性生理学的研究十分必要。就人们目前的知识水平，随意使用雄激素或其他激素进行替代治疗的行为都是不妥的。更进一步的研究，尤其各研究所之间合作，用长期的前瞻性安慰剂对照研究探讨雄激素替代治疗的疗效及副作用亟待进行。

（崔万寿　杨　俊）

参考文献

Flynn MA, Weaver-Osterholtz D, Sharpe-Timms KL, et al, 1999. Dehyhroepiandrosterone replacement in aging humans. J Clin Endocrinol Metab, 84(5): 1527-1533.

Gallardo E, Simon C, Levy M, et al, 1996. Effect of age on sperm fertility potential: oocyte donation as a model. Fertil Steril, 66(2): 260-264.

Garfinkel D, Berner YN, 1998. Antioxidants and aging: is melatonin a possible, practical new hope? Nutrition, 14(9): 712-713.

Giovannucci E, Platz EA, Stampfer MJ, et al, 1999. The CAG repeat within the androgen receptor gene and benign prostatic hyperplasia. Urology, 53(1): 121-125.

Greendale GA, Unger JB, Rowe JW, et al, 1999. The relation between cortisol excretion and fractures in healthy older people: results from the MacArthur studies-Mac. J Am Geriat Soc, 47(7): 799-803.

Haffner SM, Shaten J, Stern MP, et al, 1996. Low levels of sex hormone-binding globulin and testosterone predict the development of non-insulin-dependent diabetes mellitus in men. MRFIT Research Group. Multiple Risk Factor Intervention Trial. AM J Epidemiol, 143(9): 889-897.

Hajjar RR, Kaiser FE, Morley JE, 1997. Outcomes of long-term testosterone replacement in older hypogonadal males: a retrospective analysis. J Clin Endocrinol Metab, 82(11): 3793-3796.

Herbert J, 1995. The age of dehydroepiandrosterone. Lancet, 345(8959): 1193-1194.

Jacobsen SJ, Girman CJ, Guess HA, et al, 1995. New diagnostic and treatment guidelines for benign prostatic hyperplasia. Potential impact in the United States. Arch Intern Med, 155(5): 477-481.

Kaler LW, Neaves WB, 1978. Attrition of the human Leydig cell population with advancing age. Anat Rec, 192(4): 513-518.

Kaufman JM, Vermeulen A, 1998. Androgens in male senescence//Nieschlage E, Behre HM. Testosterone: action, deficiency, substitution, 2nd edition. New York: Springer, 437-471.

Krithivas K, Yurgalevitch SM, Mohr BA, et al, 1999. Evidence that the CAG repeat in the androgen receptor gene is associated with the age-related decline in serum androgen levels in men. J Endocrinol, 162(1): 137-142.

Liu PY, Handelsman DJ, 1998. Androgen therapy in non-gonadal men//Nieschlag E, Behre HM. Testosterone: action, deficiency, substitution, 2nd edition. New York: Springer, 473-512.

Michikawa Y, Mazzucchelli F, Bresolin N, et al, 1999. Aging-dependent large accumulation of point mutations in the human mtDNA control region for replication. Science, 286(5440): 774-779.

Nieschlag E, Brinkworth M, Rolf C, et al, 2000. Fertility and fertility related problems in the aging male. Proceedings of the 9th International Menopause Society, World Congress of the Menopause, Parthenon, London.

Pike Mc, Ursin G, 1994. Etiology of benign prostatic heperplasia//Petrovich Z, Baert L. Benign prostatic hyperplasia innovations in management. New York: Springer, 1-16.

Post PN, Stockton D, Davies TW, et al, 1999. Striking increase in incidence of prostate cancer in men aged <60 years without improvement in prognosis. Br J Cancer, 79(1): 13-17.

Rolf C, Nieschlag E, 1998. Potential adverse effects of longterm testosterone therapy. Baillieres Clin Endocrinol Metab, 12(3): 521-534.

Snyder PJ, Peachey H, Hannoush P, et al, 1999. Effect of testosterone treatment on bone mineral density in men over 65 years of age. J Clin Endocrinol Metab, 84(6): 1966-1972.

Snyder PJ, Peachey H, Hannoush P, et al, 1999. Effect of testosterone treatment on body coposition and muscle strength in men over 65 years of age. J Clin Endocrinol Metab, 84(6): 2647-2653.

Vance ML, Mauras N, 1999. Growth hormone therapy in adults and children. N Engl J Med, 341(9-10): 1206-1216.

第二十四章

男性生殖医学的分子生物学和遗传学研究

第一节　男性精子发生相关分子生物学

在男性生育期，双侧睾丸总共可生成2万亿精子，这些精子的持续生成需要按照一定程序严格地进行，受一系列基因表达调控的影响。精子发生过程包括干细胞有丝分裂、减数分裂过程中的基因信息重组和后续单倍体精子生成。大量基因的特异表达最终形成高度特异的精子细胞，这些精子细胞不仅可将单倍体基因带入卵母细胞，而且还能识别透明带并完成与卵母细胞的融合。支持细胞（Sertoli cell）在男性生殖功能中具有重要作用（Brehm et al, 2007），它是精子发生和睾酮、促性腺激素（FSH）调控的重要靶点，而后二者又调控着精子的发生、发育和成熟。

一、精子发生的细胞学和分子生物学特征

（一）精子发生的场所

精子发生的场所是精曲小管，由不同发育阶段的生殖细胞和两种体细胞构成——管周细胞（肌成纤维细胞）和支持细胞。精曲小管外覆一层由管周细胞、胶原和基膜构成的黏膜固有层。管周细胞是一种具有自发收缩功能的低分化肌细胞，通过其收缩可将精子经精曲小管推送至睾丸网。其中，可能对管周细胞收缩起调控作用的因子包括催产素、前列腺素、雄激素的甾类化合物、内皮血管肽类及其受体。支持细胞占生精上皮容量的35%~40%，是精曲小管内的另一种体细胞，位于基底膜并向精曲小管管腔延伸，是生精上皮的支持结构。支持细胞的

数量取决于有丝分裂的次数，其分裂在出生后明显减缓，青春期后将会完全停止。支持细胞的增殖和成熟受许多因子调控，包括FSH和甲状腺素；支持细胞数量可影响精曲小管的最终长度和成熟睾丸的精子生成数量。支持细胞还能分泌大量因子，如细胞因子、生长因子、类固醇、前列腺素、细胞分裂调节因子等。不同发育阶段的生殖细胞沿支持细胞一直延伸到整个生精上皮，所有生殖细胞的形态结构及生理功能的分化、生殖细胞成熟和精子发生都发生在这里。同时，靠近精曲小管底部的支持细胞膜转化为一条带——血睾屏障。血睾屏障具有两个重要的功能，一个是将单倍体生殖细胞与机体循环分隔开，防止生殖细胞抗原被免疫系统识别；另一个是为减数分裂及精子形成提供特殊的微环境。血睾屏障将生精上皮分割为解剖上和功能上不同的两个区域，早期生殖细胞位于基底室，之后不同发育阶段的生殖细胞位于近腔室。现在观点认为，支持细胞在场所和功能上调控整个精子的发生过程，并与睾丸内多种细胞具有相互作用（图24-1）。

支持细胞与精子细胞的相互作用：为发育中的精子细胞提供支持和营养，精子发育的各个阶段均发生于支持细胞的表面。

支持细胞与支持细胞间的相互作用：这种作用对于支持细胞屏障（血睾屏障）的建立十分重要，此屏障将形成一种有利于减数分裂期和减数分裂后期的微环境，对于维护睾丸组织天然免疫豁免功能具有重要作用。

支持细胞与精曲小管周围细胞间的间接作用：

在精曲小管与支持细胞之间存在一层基底膜，由支持细胞与管周细胞联合构成，与精子发生关系密切。

支持细胞与间质细胞（leydig cells）之间的相互作用：这种相互作用直接影响着精子发生过程中的睾酮水平，这里并不排除其他影响精子发生和睾酮分泌的因素，例如抗米勒管激素（anti-Müllerian hormone，AMH）。过去认为 AMH 是动物胚胎期支持细胞分泌的一种糖蛋白，可诱导中肾管退化。近年来发现成体支持细胞也可分泌 AMH，并且对间质细胞雄激素合成具有重要影响。

（二）精子发生过程

精子发生过程起始于生精干细胞的分化，结束于成熟的精子形成。生殖细胞的增殖和分化遵循精确、严格的模式进行，不同的生精细胞以特定的细胞组合在精曲小管中排列，生精上皮按照程序完成一个发育阶段称为生精周期。精原细胞位于生精上皮的基底部，分为 A、B 两种类型。A 型精原细胞又可进一步分为 Ad（dark）型和 Ap（pale）型精原细胞。Ad 型精原细胞正常情况下不发生任何有丝分裂活动，只在极少见情况下发生分裂，被认为是精子发生的精原干细胞；但在正常生精周期中，Ad 型精原细胞并不是 Ap 型精原细胞的来源；Ap 型精原细胞通常分化、增殖为两个 B 型精原细胞。Ap 型精原细胞分化为成熟精子必须经历 4 个生精周期，每个周期需要 16 天，推测整个精子发生过程需要 64 天。近期也有研究表明，包含精原细胞自我更新在内的整个精子发生过程应为 74 天。

减数分裂开始时，B 型精原细胞直接分化为前细线期精母细胞，之后的生殖细胞开始 DNA 合成。四倍体的初级精母细胞经历减数分裂的不同阶段，最终产生单倍体的精子细胞。减数分裂是配子形成的关键过程，在此期间遗传物质发生基因重组，染色体数目减少。次级精母细胞来源于第一次减数分裂，含有双份的单倍染色体。第二次减数分裂使精母细胞演变为单倍体的精子细胞，这些圆形的细胞经过复杂的演变过程最终转变为长形精子细胞和精子。这一过程称为精子形成，期间细胞核发生浓缩

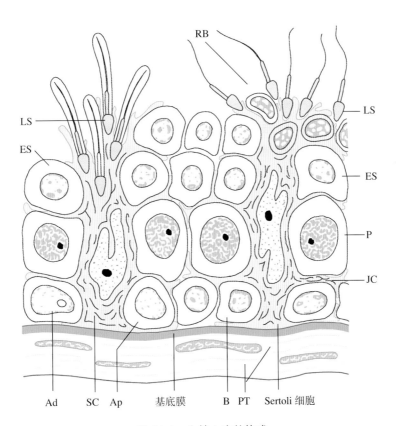

图 24-1　生精上皮的构成

LS：伸长的精子；ES：圆形精子；RB：残余体；P: 精母细胞；Ad：Ad 型精原细胞（dark）；Ap：Ap 型精原细胞（pale）；SC：支持细胞

变形、鞭毛形成，同时剩余胞浆排出。形成的精子最终由生精上皮释放到精曲小管管腔中，精子排放受纤溶酶原激活剂、巯基和金属依赖性寡肽酶的影响，同时还受温度、激素调节。没有释放到管腔的精子将被支持细胞吞噬。

精母细胞减数分裂前期一般历时较长，约需 12 天，种系之间稍有差别。此期精母细胞大部分时间处于粗线期，而同源染色体的组合配对发生于细线期和偶线期，减数分裂发生在粗线期，其形成的交叉体在短暂的双线期内即消失（不同于长期存在的双线期交叉体）。经上述变化，精母细胞迅速两次进入减数分裂期，其间只有极短的 II 期停顿，与排卵期卵子类似，此期约经历 3 周。减数分裂完成后，特异性很高的精子细胞尚需经历顶体发育、核伸长和核浓缩、精子中部和尾部形成以及胞浆减少等过程。这一过程需多种基因产物的合成与参与，并需要支持细胞的营养。精子细胞头部与支持细胞发生紧密结合，一般具有两种结构：一是外质中的肌动蛋白纤维形成的连接结构；另一种是球带状复合体，后者是支持细胞的顶部表面和精子细胞的头部表面共同形成的。

在精子细胞从支持细胞上脱离下来之前，支持细胞将发挥积极作用以便长形精子细胞胞浆容量减少。当精子细胞进入精曲小管管腔时，精子细胞与支持细胞间连接即分解。脱离支持细胞前，精子细胞间的细胞间桥亦将断裂。随后，支持细胞将吸收含有形成顶体结构的高尔基体的胞浆小叶，最后形成残留小体。这些残留小体可能会使支持细胞释放纤溶酶原激动因子和环状蛋白 2 等生物因子，以释放精子细胞。同时这些因子又会作用于基底膜一侧的支持细胞，诱发下一轮的早期精母细胞通过支持细胞屏障。长形和浓缩型精子细胞进入精曲小管管腔后，成为睾丸内精子，再经过附睾，即获得受精能力。

（三）精子发生的内分泌调控

精子发生是生殖细胞不断发育成熟的过程，其中涉及必需的干细胞和支持细胞，至青春期才有真正意义上的配子形成（Hai et al，2014）。在青春期，血液中升高的 LH 和 FSH 会诱导睾丸中间质细胞和支持细胞的激活，使性激素水平升高，精子发生由此开始。睾酮和 FSH 作为精子发生过程中主要的调控激素，其直接作用靶点并不是精子细胞，精子细胞膜上并未发现这些激素的特异受体。雄激素受体存在于支持细胞核膜上，FSH 受体存在于支持细胞膜上并与 G 蛋白偶联。支持细胞是男性体内唯一表达 FSH 受体的细胞，其通过与其他受体联合作用决定睾丸的雄激素分泌。精曲小管周围细胞在雄激素作用下，可释放分子信号穿过基底膜作用于支持细胞，这种管周细胞与支持细胞的作用模式类似于前列腺基质细胞与上皮细胞作用模式。支持细胞对 FSH 刺激较为敏感，可在数分钟内起效，表现为基因转录增强。另外，FSH 对支持细胞的作用也可通过胞浆内膜受体偶联 G 蛋白酰苷环化酶所调控。细胞内 cAMP 升高可激活蛋白激酶 A，进而使蛋白发生磷酸化，引起基因表达。FSH 在精子发生过程中也具有重要作用，近期 FSH 基因敲除小鼠研究和人类 FSH 受体编码基因纯合子研究发现，在 FSH 作用缺失的情况下，精子生成数量减少。

（四）精子发生过程中的染色质重组

人类精子细胞中染色体存在明显细胞间和个体间差异，这是精子发生的本质特征，与男性生育密切相关。

精子发生过程中，生殖细胞将发生大量的特异性染色体变化。首先，原始的基因组印迹将被亲代基因组印迹所取代。其次，在成熟分裂前期会发生同源性重组，即同源染色体识别与配对。X、Y 染色体配对是一种"假常染色体"配对现象，即异源性染色体形成所谓"性别小体"，见于早期。再次，精子发生各期细胞内的染色体组成和结构，从有丝分裂期的生精细胞到分裂后的单倍体精子，具有显著差异。在雄性小鼠生殖细胞的成熟分裂期间，还存在两次组蛋白合成增加过程，第一次在 DNA 复制的细线期前期，第二次在粗线期。人类与鼠类情况类似。

（五）睾丸特异性基因表达

生精细胞基因按严格的时间、空间特定表达，以保证精子发生中的关键过程（精原细胞增殖、精母细胞减数分裂、单倍体精子形成）正常进行。精子发生过程涉及多种睾丸特异性基因表达，这些基因在精子发生过程中发挥着决定性的作用，如细胞周期蛋白基因（cyclin）、热休克蛋白（heat shock protein，HSP）相关基因、细胞凋亡相关基因、干细胞因子（stem cell factor，SCF）/c-kit 系统相关基因等。

细胞周期蛋白与精原干细胞有丝分裂和精母细胞减数分裂密切相关，并在精子发生过程中参与了关键性调控作用。例如，cyclin A 及其相关激酶对精母细胞减数分裂的启动具有关键作用；cyclin B1 基因在正常的生精细胞的减数分裂前期大量表达，当细胞完成减数分裂变为精子细胞时表达量下降；cyclin D 在精原干细胞增殖及精子拉伸过程中具有重要作用。热休克蛋白对精子发生起着重要的调节作用。HSP70 蛋白在减数分裂细线期和偶线期都有表达，并且在粗线期精母细胞中高表达；HSP90 是一个广泛分布、高度保守的蛋白质，研究表明，青春期 HSP90 表达缺陷的小鼠，第一波精子形成时，在减数分裂粗线期受阻，精母细胞凋亡。热休克基因转录因子（heat shock transcription factor，HSF）基因家族成员中，与精子发生有关的主要是 HSF1 和 HSF2。HSF1 缺陷小鼠，在精母细胞和圆形精子细胞中表达，导致出现精子头部形态异常和异常蛋白质（如过渡蛋白 2 和鱼精蛋白 1）包装的染色质。此外，破坏 HSF2 基因，睾丸和附睾会变小，形态改变，显示广泛的空泡化，精曲小管的细胞凋亡（Alastalo et al，1998）。胎儿发育期，SCF/c-kit 诱导原始生殖细胞发育，出生后，它能够诱导原始生殖细胞向未分化的生殖腺迁移，同时刺激原始生殖细胞扩增。SCF/c-kit 系统还对成年动物精原干细胞增殖起着调控作用。参与精子发生的其他基因还有无精子因子（azoospermia factor，AZF）基因、细胞骨架蛋白基因、核蛋白转型基因、中心体蛋白基因等，这些基因在精子发生过程中也起着重要的作用。

精子发生过程冗长而复杂，严格的基因表达调控是必要的，且在精子发生有丝分裂期、减数分裂期和成熟分裂后期具有不同的特征，但由于各期衔接紧密，可能前一期的基因表达产物在紧接的下一期发挥功能。基因表达的开关由两个因素决定，即染色质结构和特异性转录调节蛋白的活性。这些蛋白可与 DNA 或其他蛋白相互作用或影响 DNA 内启动子，以决定基因转录的快慢。精子发生过程中，还存在许多调节因子的高度特异性表达，其中包括多种类别的 DNA 结合蛋白，如同源性或 POU 同源结构或蛋白（ESX，HOX-1，HOX-4，Sperm-1），锌指蛋白（Zfy 蛋白，Ret 指蛋白）和亮氨酸拉链蛋白（CREM τ）。

（六）mRNA 翻译的调控

精子发育末期，染色质浓缩，基因组几乎完全失活，而精子细胞可以通过特异的基因表达以防止此期基因表达的停滞。减数分裂结束后，圆形精子内会立刻出现高水平的基因转录及转录相关蛋白的成倍增加。转录生成的大量 mRNA 多数先储藏起来，直到精子分化完成后才开始翻译。转基因小鼠研究证明，鱼精蛋白 mRNA 通过转基因技术使之提前翻译，从而形成完全不育小鼠模型。由此证明，基因的翻译调控在精子发生的最后阶段发挥重要作用。近期一些研究结果证实了翻译调控相关蛋白的基因序列的存在，而调控作用是 RNA 结合特异蛋白并发生相互作用的结果，现在已经克隆了一些此类基因的 cDNA 及其编码的胞核内和胞浆内 RNA 结合蛋白。但是，至今还没有发现调控减数分裂后转录 mRNA 的关键酶。

在精子发生的不同阶段，睾丸特异 RNA 存在多种变异体，并对以后的特异性翻译发挥重要的调控作用。人 Y 染色体上至少存在两个不同的编码 RNA 结合蛋白的基因组——RBM 基因和 DAZ 基因，它们都是人类重要的生育相关基因。无精症和少精症患者中相当一部分患者 Y 染色体上存在这些区域的缺失（Vogt et al，1996）。

（七）蛋白质转变

精子发生过程中，蛋白的合成和分解同样重要。例如，有丝分裂后核内组蛋白向鱼精蛋白的大量转化和精子发生末期精子细胞胞浆体积的减少。后者变化过程中，胞内蛋白快速而大量水解。下面介绍泛素依赖性蛋白水解，此过程与数个不育症相关基因密切相关。

泛素在体内存在广泛，包含 76 个氨基酸，通过多级酶联反应共价结合于细胞表面蛋白受体上，其中包括泛素激活酶 E1（Ube1x、Ube1y）、泛素结合酶 E2（mHR6A、mHR6B）和结合酶 E3。蛋白发生泛素多聚化常是蛋白选择性破坏的标志，其由 ATP 依赖性 26s 蛋白酶体催化。除此之外，泛素系统还可吞饮胞膜蛋白，辅助蛋白折叠。精子发生过程中，核内蛋白的泛素化可能对染色质的结构改变和基因表达起着重要作用。

精子发生过程中需要大量的泛素参与，与之对应的是多种类型的酶。例如在小鼠，Ube1x 基因可在全身许多组织表达，而 Ube1y 基因只在睾丸特异表达，猜测可能为不育症相关基因。小鼠核型正常情况下，编码泛素结合酶 mHR6B 基因的纯合子失活，可致雄鼠不育。mHR6B 基因敲除小鼠是第一种泛素系统基因失活模型，其表现为有丝分裂后期染色质浓缩，精子大量受损，同时生精上皮亦发生损伤，支持细胞空泡变，精母细胞凋亡增多，未成熟圆形精子细胞从生精上皮提早释出。由于泛素在这些细胞系中发挥的多种功能，有人提出这些细胞的不同分化可能由泛素系统来调控。

（八）减数分裂的调控

减数分裂是男性生殖功能的一个重要特征，尽管男女均存在，但在具体分裂时间、途径和调控机制上存在明显差异。在男性，减数分裂起始、发展和完成，于成年后连续进行。在女性，卵母细胞在胚胎成熟后即进入减数分裂期，随后便停滞于减数分裂前期，并长期处于这种状态；进入排卵期后，减数分裂继续，但又停滞于减数分裂中 Ⅱ 期直至受精后，分裂再次继续直至减数分裂完成。在两性之间，减数分裂还有其他区别，可能是性激素短期调节的结果，如减数分裂 Ⅰ 期前期，男性交叉染色体数量是女性的 2 倍，且交叉位置在男女也是不同的。某些特殊染色体分裂期常不发生分离，其发生频率也存在性别差异。这种染色体的不分离常常导致胚胎死亡或 Down 氏综合征。现已证明，完全转录在基因重组过程中发挥了重要的调控作用。值得一提的是，成年女性卵母细胞的两条染色体均有活性，而在男性减数分裂阶段 X 和 Y 染色体均无活性。

通过两个不同领域的相关研究，我们了解了一些减数分裂调控机制，这两个研究领域是：第一，体细胞周期调控基础研究：利用爪蟾卵母细胞，研究 M 期促发因子（M phase promoting factor，MPF）在卵母细胞成熟中的作用机制。同时，MPF 在体细胞周期调控中亦发挥作用。研究表明，正常的细胞周期调控与减数分裂停滞存在某种联系。第二，癌细胞 DNA 修复研究。减数分裂过程中，染色体重组需要多种结合蛋白与双链 DNA 的结合与分离，这将不可避免的导致许多 DNA 修复基因的表达，通过酵母遗传学研究和 DNA 错配修复基因 Pms2 和 Mlb1 敲除小鼠不育模型的研究，现已证实上述推论是正确的。

细胞周期循环中，影响分裂进程的至少包括 3 个关键时段：进入 S 期前（G1～S 期），进入减数分裂期前（G2～M 期），有丝分裂结束前（M 期），其中后两个时段是卵母细胞减数分裂的第一静止期和第二静止期。蛋白激酶 c-Mos 通过稳定 MPF，使哺乳动物卵母细胞分裂停滞于中 Ⅱ 期。C-Mos 基因靶点敲除可导致小鼠卵母细胞第二次减数分裂停滞期消失，从而造成雌性不育，而在雄性则无影响。另外，转基因小鼠精母细胞 c-Mos 基因过度表达则不会造成任何负面影响。由此推断，在精母细胞不存在使减数分裂停滞的机制。然而，精母细胞 G2～M 期转变对于雄性生殖有重要的调控功能。在不育症患者睾丸活检病理结果中，相当一部分可发现精母细胞停滞现象。通过精子生成效率分析发现，减数分裂期精子发生细胞的减少与精子生成能力低下明显相关。精子受损时，雄性 G2～M 期过渡将发生停滞，而这一停滞将进一步导致精子发生受阻，而生殖细胞减少的原因可能与凋亡有关。

细胞周期依赖蛋白激酶（CDKs）参与细胞循环的调控（如 Cdc2 激酶，MPF 的一个组分），其中的几种蛋白在精原细胞有丝分裂、精母细胞和精子细胞中均有表达（Conrad et al，2014）。尽管这些激酶发挥作用的确切机制及其相关成分尚不清楚，但现有的研究结果提示其可能在减数分裂和精子发生过程中发挥作用。细胞周期特殊时段蛋白 Atr 和 Atm 与 DNA 修复有关，利用特殊抗体标定技术研究发现，这些蛋白在染色体配对和减数分裂同源性重组过程中发挥作用。Atr 定位于未配对的染色体轴上，而 Atm 位于配对的染色体轴上。Atm 基因敲除小鼠可致不育，其精子严重受损，染色体碎裂而使减数分裂中断。

二、潜在的临床意义和应用前景

（一）男性不育症的诊断和治疗

男性不育症睾丸病因至今了解甚少，虽然组织学能提供重要信息，但并不知道其相关病因和机制。尽管，我们可以利用基因敲除技术，构建从精子发生起始到成熟各个阶段的小鼠不育模型，并对不育有了一定的认识，但相应研究结果并不能直接应用于人。目前，我们一般从人鼠同源基因突变入手，研究人类不育症。组织学上，HR6B 基因敲除小鼠睾丸结构与人类少精症、弱精症、畸形精子症活检睾丸组织结构十分相似。同时，发现 HR6B 基因编码的酶蛋白在人和小鼠之间保守序列达 100%。现在，SSCP（单链多形性分析）和基因测序技术已用于基因突变与人类不育症的相关研究。

到目前为止，除 Y 染色体 AZF 区域微小缺失外，其他与精子发生有关的染色体区域尚未被确定。大量不育症病例研究表明，不育症可能是一多基因决定疾病。利用详细的睾丸活检组织学检查，结合分子生物学方法评估减数分裂相关调控蛋白功能等研究，可以对减数分裂障碍进行更加详细的分类。随着 ICSI 技术在临床上不断应用，不育症基因相关研究正在逐步得到人们的重视（Kamischke et al，1999）。男性不育基因水平的研究，可以提高不育症诊断的准确性，从而更加有效地利用 ICSI。利用小鼠不育症模型和小鼠 ICSI 技术研究，有助于评估与 ICSI 相关的危险因素。

（二）精子 DNA 的分子生物学特征

在人精子细胞中，由于染色体鱼精蛋白、DNA复合物中组蛋白在不同精子细胞和不同个体之间存在差异，使精子染色体差别明显，人类与鼠类精子细胞中组蛋白-鱼精蛋白转化过程并不相同。在人类受精过程中，精子细胞单倍染色体的激活可能与组蛋白的存在有一定关系，但其具体机制目前尚不清楚。对精子发生过程中基因表达和染色体结构的研究是近年来的热点，其成果有望用于解释男性生育或不育症的机制。

（三）男性避孕的研究进展

利用男性精子发生的机制研究，我们同样可以用来研究男性避孕。现在除了应用激素影响精子发生外，其他阻碍精子发生的药物正在研究之中。但是，这些药物常常因缺乏特异性而被放弃使用。近年来，人们通过对精子发生过程中转录因子的研究，利用启动子报告系统检测转录活性，试图筛选并获取安全有效的男性避孕药物。

第二节　男性生殖功能障碍的遗传学研究

一、概述

育龄夫妇中，约 15% 的夫妇受到不育症和生育能力低下的困扰，其病因分析：男性病因占 1/3，女性病因占 1/3，双方共同原因导致的占 1/3。研究发现，单纯男性不育症中的几个先天性病因均存在遗传学异常。

利用 DNA 检测技术，男性不育的分子生物学机制正在被我们逐渐知晓。尽管近年来人工受孕技术已使许多夫妇"喜得贵子"，但不育本身增加了其后代罹患不育症和其他遗传性疾病的危险性。这些疾病大多与不育症相关，而另一些常是性别分化初始阶段异常所致疾病。对于常染色体异常所致无精症和少精症，1957 年曾有人对此进行过专门研究，在91 名无精症和少精症患者中，10 名患者常染色体内发现了 Barr 小体，该小体是 47，XXY Klinefelter 综合征特征表现之一。一项包含 1363 名男性患者的大规模的染色体核型研究中，70 位存在性染色体异常，16 位存在染色体转位，4 位存在新出现的染色体标记。同时发现，精子数量下降与染色体异常增加之间存在相关性。上述数据均比相应的新生儿研究所得结果高。少精症和无精症的大型回顾性研究发现，少精症患者染色体异常占 4.6%，无精症患者染色体异常占 13.7%，无精症患者性染色体异常相对明显，少精症常染色体异常相对明显。这一结果正好与早年 Kjessler 等研究结果相似，即随着精子数量的增加，染色体异常发生率降低。隐睾等多因素疾病，如有明显的遗传学疾病，亦应归入此类。

近年来男性生殖功能障碍研究表明，许多遗传因素作用其中（Stouffs et al，2014）。一些男性不育症相关基因已经明确功能定位，一些基因则明确了染色体区域，而另一些基因尚未确认。如 cAMP 反应性调节子基因和 HR6B 基因等，其动物模型研究仍在继续。另外，从患者精液中提取 RNA 研究不育症相关基因也是可行有效的。临床治疗这些基因缺陷性疾病，尚有赖于对这些基因的更加深入研究。本章重点介绍了一些现已知晓的遗传学因素，尤其是那些与临床治疗生殖功能障碍相关的基因。对于临床医生来说，认识这些因素尤为重要，因为随着人工辅助生育技术的不断研究与应用，虽然许多不育症患者拥有了自己的后代，但同时也增加了一些遗传疾病传给下一代的危险性，所以医生应鉴别各种遗传危险因素，以帮助患者夫妇选择最安全有效的方式拥有健康的下一代。

二、临床相关研究

卵胞浆内单精子显微注射技术（Intracytoplasmic sperm injection，ICSI）应用以来，许多以前无法通过试管受精（in-vitro fertilisation，IVF）受孕的夫妇（男性不育），拥有了他们"自己"的孩子。这些夫妇中的男方大多由于精子活力极低而不足以行 IVF。ICSI 是指将精子直接注入卵子细胞内，以前该方法所用精子直接来自患者的精液，如今可通过附睾穿刺精子抽取术或睾丸穿刺精子抽取术获得。

ICSI 对卵子细胞具有伤害性，而且 ICSI 所用是非自然竞争优势精子。ICSI 技术的应用可能会增加先天性畸形、染色体异常或发育异常的危险性（van der Ven et al，1998）。近年研究发现，ICSI 除了会增加性染色体异常的危险性外，还会增加其他异常的危险性。在非梗阻性无精症或严重少精症患者中，Y 染色体微缺失发生率为 10%，其可能导致精子发生相关基因缺失。ICSI 技术由于应用时间还不长，一些远期影响尚未出现。Y 染色体微缺失等遗传性疾病可能会通过 ICSI 传给下一代（男性后代），所以应用 ICSI 技术出生的孩子应长期随访观察。另外，一些隐性 X 染色体遗传疾病或常染色体遗传疾病可能经过几代传递才在某一个体表现，这种随访观察显然是十分必要的。

由于上述可能发生的情况，产前或孕前遗传学疾病筛查对于遗传性疾病的防治尤为必要，夫妇双方均应进行检查（Tiboni et al，2011）。当某一遗传性因素确定为不育症病因时，预行 ICSI 的患者尤其需要进行必要的孕前诊断。

三、应用技术

男性生殖功能障碍遗传学分析的方法与其他遗传性疾病的分析方法类似。遗传性疾病的基因定位常有赖于多态性 DNA 标记物的分离或家族性的特殊核型研究（连锁分析）。人类基因组中存在大量的多态性位点，特殊标记物与相应基因位置接近时，其便可称为家族性遗传疾病的特征性标记物。由于遗传性疾病的特征，家族内患病成员都会得到父（母）系传递下来的致病基因，从而携带疾病相关等位基因；而未患病成员可能未携带致病基因（常染色体显性疾病或 X 染色体遗传病家族内的男孩）或至多携带 1 个致病基因（常染色体隐性遗传疾病或 X 染色体遗传病家族内的女孩），后者是否传给下一代多态性标记物尚需依其具体核型而定。当特殊标记物与相应的基因距离较远或位于另一染色体时，其与遗传性疾病同时出现的概率将大大降低。对于 DNA 多态性研究，1985 年以前多采用 Southern blot 技术，此技术可用于基因组 DNA 部分或全长 DNA 缺失或片断延长的检测。强直性肌营养不良是一种 DNA 片断延长疾病，其强直性肌营养不良蛋白激酶 3′ 端 CTG 重复序列增多。现在，DNA 多态性研究多采用 PCR 方法，较 Southern blot 技术更方便有效，SSCP（单一条带构象多态性分析）等方法亦包含其中。如今发展出的多种遗传性疾病筛查方法可用以分析大样本量患者的突变，其优点不需要对所有样本进行耗时耗材的测序，缺点是可能会把一些突变信息遗漏，不能发现临床某些明显的遗传性疾病的突变。

四、现有相关概念

（一）早期性别分化相关基因

正常性别发育取决于三个连续的过程。第一步，它依赖于性染色体在生育方面的具体类型（基因性别）。卵细胞总是提供 X 染色体，而精子则提供 X 或 Y 染色体：正常男性的性染色体是 XY，女性是 XX。第二步，中性腺和生殖嵴将进一步分化为睾丸或卵巢。Y 染色体短臂上的 SRY（sex-determination region Y）基因是性别决定的分子开关。表达 SRY 的个体其中性腺和生殖嵴将分化为睾丸；不表达 SRY 者则将分化为卵巢，而这种途径可被看作是缺省分化（性腺性别）。第三步，通过形成抗米勒管激素（AMH），抑制米勒管的形成，将性腺性别转化为男性表型性别。雄性激素（睾酮）的形成则诱导内生殖器的分化如附睾，输精管和精囊，双氢睾酮的形成则诱导前列腺，尿道和外生殖器的形成。

SRY 是仅含一个外显子的基因，定位于 Y 染色体的短臂靠近假性常染色体区域（pseudoautosomal region，PAR）。其表达的蛋白含有 HMG motif（高迁移组模式区），可以结合 DNA，在目标 DNA 处产生极度的弯曲，可能易化其他基因的转录。在这方面，SRY 可能诱导性别决定的串联反应（cascade），目前已经克隆了几个与 SRY 蛋白结合序列相似的基因。但是，SRY 直接作用的基因仍不清楚。在细胞内，SRY 基因表达对前体细胞的排列起一定作用，发动它们分化为支持细胞。在支持细胞中 SRY 表达后不久，AMH 开始表达；睾酮在间质细胞中产生，目前认为，支持细胞通过影响睾酮的生成而对睾丸形成产生影响。由 SRY 基因异常产生的性别倒错在 XX 男性中的比率约为 1/20 000，在 46XY 的女性中稍低。XX 的男性表现为男性性格，与克氏综合征的患者很相似，症状表现为不育和小睾丸。超过 80% 的 XX 男性的男性表型是由于在 X 染色体短臂的末端存在部分 Y 染色体短臂，包括 SRY 基因。这种在 X 染色体上出现 Y 染色体区域的现象，其原因是由于减数分裂时在 X、Y 染色体之间靠近 PAR 区域存在不正常的同源重组。同源重组主要出现在 X、Y 染色体之间的同源序列之间。大约 15% 的 XY 女性，发生性别倒错是由于 SRY 基因的突变。多数突变出现在 HMG motif 内，可能会影响和破坏 SRY 基因结合 DNA 的能力。对于其余的 XX 男性和 XY 女性性别倒错，存在其他的病因或者原因不清楚。

其他基因或基因产物也与早期性腺发育有关。甾类激素生成因子 1（SF1）和 Wilms 肿瘤基因（WT1），编码含锌指结构的蛋白质，在维持中性腺的功能方面有重要作用。SH1 也参与对睾酮和 AMH 合成的调控。WT1 基因突变可以引起多种生殖和性腺发育异常的临床综合征，从中可以推断该基因在早期性腺发育中的作用。例如，Denys-Drash 综合征表现为 Wilms 肿瘤并发先天性肾病综合征和生殖性腺功能异常，通常呈 XY 假两性畸形（pseudohermaphroditism）；Frasier 综合征为男性假两性畸形并发肾小球病（glomerulopathy）；WAGR 综合征的症状为 Wilms 肿瘤、无虹膜、泌尿生殖道异常和记忆衰退。SOX9 是包含 SRY 同源盒的基因家族的一员，在 SRY 表达之前表达，但是在 SRY 基因转录开始时，对在生殖嵴表达的基因有强烈的上调表达的作用。SOX9 的杂合子突变可引起躯干发育异常综合征（campomelic dysplasia）（侏儒症），75% 的常染色体变异（17q24.3-q25.1）的 XY 性别倒错与其有关。作为一个性别决定基因，SOX9 在支持细胞的分化中起重要作用，可能位于 SRY 引起级联反应的上游；而在促成软骨素生成方面，SOX9 可能使 Ⅱ 型胶原酶基因 COL2A1 表达上调。

DAX-1 基因（dosage sensitive sex-adrenal hypoplasia congenital critical region on the X, gene 1），核内激素受体超家族的一员，与 X 连锁的肾上腺发育不全有关。在正常 XY 原型的男性患者，其 SRY 基因并无改变，但在 Xp21 有复制的 DAX-1 位点，其表型为女性或非男非女的性别发育，通常伴有低性腺激素综合征，因此 DAX-1 是剂量敏感性性别倒错相关基因（DSS）。但其对睾丸形成并无决定性影响，因为在 DAX-1 缺失的 46XY 个体仍有正常的生殖器发育。在男性 SRY 基因表达时，无论在男性或女性的生殖嵴均有 DAX-1 的转录。此后不久，DAX-1 在男性则表达关闭，而在女性则继续表达。在老鼠和鸡的有关实验中，已经证实了 SRY，SOX-9 和 DAX-1 之间可能存在联系。在生殖嵴向支持细胞分化时，SRY 和 SOX-9 起着关键的作用。在卵巢发育时 DAX-1 可能作为 SOX-9 的抑制子（在 SRY 缺乏时）；而 SRY 在男性性腺中表达，通过抑制 DAX-1 可使 SOX-9 表达。

（二）米勒管存留综合征

米勒管存留综合征（persistent Müllerian duct syndrome，PMDS）是一种少见家族性常染色体隐性遗传病，其特征是缺少正常男性中米勒管的退化。正常的米勒管退化通常依赖于 AMH 的作用，也称为米勒管抑制物（Mütillerian inhibiting substance，MIS）。AMH 通过与两种受体的相互作用而发挥生理作用：Ⅰ 型受体在信号转导中不可缺少，Ⅱ 型受体则起 AMH 配体样作用。SRY 可能通过活化基因调控途径（即使是非直接的），而启动支持细胞中 AMH 受体的表达和生成。SF-1 也可能参与 AMH 表达的调控。在米勒管退化时，AMH 和 Ⅱ 型受体在米勒管表达，而 Ⅰ 型受体则在米勒管周围的间充质（mesenchyme）表达。

该综合征临床表现通常有隐睾和腹股沟疝（Salehi et al，2012）。PMDS 的基因型表现为杂合性，因为在有些患者睾丸中有正常的 AMH 表达，而另一些患者则无 AMH 的产生。主要区别在于有的患者缺少 Ⅱ 型受体基因（12q13），而另一些则缺少 AMH 基因（19p13）。也的确发现大部分患者在这两个基因上存在突变，但少部分患者并未发现这两个基因的突变。该现象是否由于检测技术或者其他原因：如 Ⅰ 型受体的突变或其他涉及信号转导的基因突变，仍有待进一步研究。

（三）睾酮和双氢睾酮合成缺陷

在间质细胞，睾酮合成反应需要 5 步酶促反应，涉及四种不同的酶催化。见图 24-2。

所有睾酮合成生物途径中的酶均由常染色体基因编码。已经确定这些基因的突变将导致假两性畸形。3 型 17β- 脱氢酶是睾丸特异性异构酶。1 型和 2 型主要是催化雌激素和雄激素氧化，而 3 型主要是在睾丸内将雄烯二酮转化为睾酮。最近针对 P450c17 的 17，20 裂解酶的突变的研究有所进展。这些突变不改变 17，20 裂解酶的底物结合能力，而是改变该酶氧化还原作用结合位点的静电荷分布。

睾丸合成和分泌的睾酮在外分泌腺部分靠 5α- 还原酶 2 转化为双氢睾酮。编码 5α- 还原酶 2 的基因位于 2 号染色体（SRD5A2），两条染色体上的基因均突变将导致假两性畸形。男性基因表型的患者通常在出生时有额外的女性表现，具有正常的男性化沃夫管样（Virilized Wolffian）结构终止于阴道或直接进入阴道，但临床表现可有很大的差异。许多 5α- 还原酶 2 缺陷的患者通常是不能生育的。患者通常表现为隐睾所致的无精症或少精症。但是部分患者在一定辅助措施下是能生育的，已有从患者取出

精子并直接在子宫内成功受精的经验。

（四）雄激素受体缺陷

睾酮和双氢睾酮主要通过与雄激素受体结合而发挥生理作用。睾酮和双氢睾酮的合成已在第 3 章论述。男性雄激素受体缺乏在临床上至少引起 5 类症状：不育（其他正常）；男性、女性两种生殖器并存或表型为女性；完全性或部分性睾丸女性化（feminization）；Reifenstein 综合征（性腺功能不全、睾丸萎缩少精、尿道裂、乳房女性化）；男性不育以及萎靡的可育男性。科研工作者于 1988 年分离获得了雄激素受体基因，它定位于 X 染色体长臂 1 区 1 带到 1 区 2 带。最近又报道了该基因的 272 处突变。X 连锁的脊髓延髓肌萎缩（spinobulbar muscular atrophy，SBMA），也叫 Kennedy，病是一种在成人发生的运动神经元疾病（30 ~ 50 岁），其特征是进行性肌肉萎缩和营养不良。男性患者通常在生育早期有致孕能力，但大多数在 30 岁左右表现为对雄激素中度不敏感，男性女性化。也可能发生少精、勃起功能障碍或睾丸营养不良。一般认为 Kennedy 病的遗传学缺陷是雄激素受体基因的外显子 1 发生了变化。该外显子包含（CAG）n 重复序列的多态

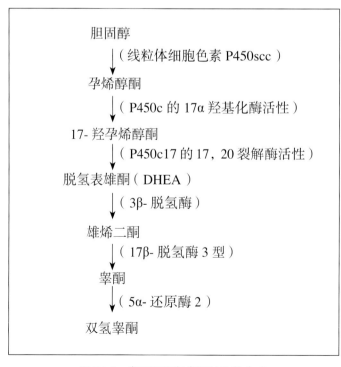

图 24-2　睾酮和双氢睾酮的生物合成

性，正常男性重复 11～35 次，而 Kennedy 患者重复 40～62 次，大概是正常男性的两倍。疾病的严重程度与重复次数有较紧密的相关性，但由 CAG 重复次数增多引起病理变化的机制仍不清楚，可能与降低了雄激素与其受体的亲和力有关。

（五）促黄体素基因和 LH 受体基因缺陷

在早期性腺发育中，间质细胞的分化对睾酮的产生和分泌具有重要的作用。下丘脑促性腺激素的控制似乎对于启动和维持间质细胞的早期功能并不具有决定性作用，它只在以后的胚胎发育中起作用。对间质细胞发育不良所致低性腺激素综合征和男性假两性畸形的相关基因突变进行分析，可以获知 LH 及其受体基因在维持间质细胞正常功能方面的作用。已发现低性腺激素综合征和青春期延迟的患者，可以通过给予外源激素诱导青春期，但睾丸活检可见精子生成受阻和间质细胞缺乏；患者的基因型组成为纯合子，在 LH 基因的激素特异性 β 亚单位存在突变。在一项同胞对的研究中，患者有男性基因型却表现为女性外生殖器，原发性无经，乳腺不发育。组织学检查发现患者有睾丸，支持细胞正常但间质细胞发育不良，患者基因型为纯合子，在 LH 受体基因存在无意义突变。在表达研究中发现受体结合配体的能力并未受到影响，但产生 cAMP 的能力受限。在两个患者都存在睾丸、附睾、输精管，使人们猜测间质细胞合成睾酮的启动并不受性腺激素的影响；但是，间质细胞发育不良证明 LH 及其受体在间质细胞晚期分化和成熟方面有着重要的作用。在女性，LH 受体缺陷不会导致女性性别表型异常，但可能会引起原发性无月经。值得注意的是，LH 受体的突变与家族性男性青春期性早熟有关。受累患者的青春期在 1～4 岁就开始了，且不依赖于促性腺激素的水平；属常染色体显性遗传。LH 受体的突变研究表明，cAMP 的合成在无激动剂时升高，提示异常的青春期发育是由于活化了 LH 受体。由于卵巢性腺激素的生成受到 LH 和 FSH 的协同活化作用，所以单独的 LH 受体活化不能诱发女性的青春期性早熟。

（六）特发性低促性腺激素性性腺功能减退与 Kallmann 综合征

特发性低促性腺激素性性腺功能减退（idiopathic hypogonadotropic hypogonadism，IHH）是下丘脑促性腺激素释放激素（GnRH）缺乏引起的性腺发育不全，可伴有嗅觉缺失或减退（又称 Kallmann 综合征）。几乎所有的 Kallmann 综合征或 IHH 的患者均与脉冲释放的生理剂量 GnRH 有关，但仍不清楚两者的具体途径。有时两者很难区分，因为 GnRH 缺乏和失嗅症在同一家族的不同成员中以不相关的方式发病。Kallmann 综合征在男性中的发病率是 1/10 000，女性发病率是男性的 1/7～1/5。Kallmann 综合征和 IHH 在基因型表现为杂合子，家族性研究表明它可以是常染色体隐性遗传，常染色体显性遗传，X 连锁隐性遗传等形式。由于主要发生在男性，X 连锁隐性遗传被认为是最普遍的形式。X 连锁隐性遗传的 Kallmann 综合征有关基因已经克隆（KAL-X 或 KAL-1 定位于 Xp22.3）。其表达的蛋白质由 680 个氨基酸残基组成，与神经细胞黏附分子以及神经迁移，神经轴形成蛋白有高度同源性。COS 细胞的表达研究表明它是糖基化外膜蛋白，主要在细胞膜表面发挥作用，使可溶性化学引诱物（chemoattractant）分子靠近嗅轴和 GnRH 神经元。

通常，IHH 和 Kallmann 综合征是散发的。在 21 例散发的患者中，13 例 Kallmann 综合征，8 例 IHH，但仅有一例发现 KAL-X 基因突变。这说明在散发的病例中，KAL-X 基因的突变并不常见。但也应指出，突变分析并不能分析出该基因的所有突变，其他研究已经证实了这一点。有少部分 IHH 患者在 GnRH 受体上存在基因突变。

（七）Bardet–Biedl 综合征

Bardet-Biedl 综合征是常染色体隐性遗传病，其表现为：肥胖症、多指畸形、智力衰退、肾畸形，色盲和生殖器发育不良。生殖器发育不良主要表现为隐睾，小阴茎和不同程度的尿道下裂。女性则常见阴道畸形和青春期延迟。其他相关症状包括耳聋、糖尿病、牙齿畸形、身材矮小。Bardet-Biedl 综合征的发病率小于 1/100 000，除外中东的一些阿拉伯人，由于近亲结婚，发病率超过 1/20 000。在分子水平，Bardet-Biedl 综合征是杂合性的，有证据表明至少涉及 5 个不同的位点，有许多不同的临床表型。已有 4 个候选位点定位于染色体，BBS1（11q13），BBS2（16q21），BBS3（3p12），BBS4（15q22、3q23）。

（八）Noonan 综合征

Noonan 综合征是一种常见的综合征（发生率是

出生率的 1/5000～1/1000），主要特征有身材矮小，面部畸形，先天性心脏病。大约 50% 呈散发性发病，另外 50% 则为常染色体显性遗传。已经发现 Noonan 综合征与神经纤维瘤病 1 型有关（NF1，染色体定位 17q11）。少数与 22 号染色体长臂 1 区 1 带的缺失有关。与出生条件关系不大。第一个通过连锁分析克隆的基因位于 12 号染色体长臂 2 区 2 带。但仍有一些家庭与该位点无连锁关系，提示 Noonan 综合征属于遗传性基因杂合型。大约半数 Noonan 综合征男性不育，该类不育主要与双侧隐睾有关，导致无精症或少精。有正常睾丸者生育不受影响。女性 Noonan 综合征患者生育不受影响。

（九）强直性肌营养不良

强直性肌营养不良（myotonic dystrophy）在成人是最常见的肌肉营养不良，主要特征是：肌肉强直，肌肉萎缩，特别是面部和颈部肌肉，伴有一系列其他症状，包括心传导功能紊乱、白内障（cataract）以及男性睾丸输精管的发育不良。症状通常首发于 26～29 岁，但发病时间和临床表现可有极大的差别。由母亲传递的强直性肌营养不良通常叫做先天性强直性肌营养不良，通常伴有智力低下和神经畸形。相对较轻的病例发病年龄较大。传递方式为常染色体显性遗传。

与强直性肌营养不良相关的基因在 1992 年克隆，它编码一个蛋白激酶的基因（DMPK）。该病由 DMPK 基因的 3′ 端非翻译区的重复序列（CTG）n 数量增多引起，其染色体定位在 19 号长臂 1 区 3 带。正常个体该基因包含 5～35 个 CTG 重复序列。重复序列在 50～80 之间者具有程度较轻的发病，通常无临床表现，但不稳定，可以遗传给下一代，使其重复数量更加增多。严重患者可能在 DMPK 基因中携带几千个 CTG 重复序列。在接下来的一代则发病时间提前，病情更为严重，称为遗传早发现象（anticipation）。在有些病例发现，在下一代中，CTG 重复序列的数量不是增多，而是减少，也有部分患者未发现 CTG 重复序列的增多。这些患者可能在 DMPK 基因中存在其他的突变或者在其他强直性肌营养不良相关基因位点有异常。最近建立了 DMPK 基因过表达或基因敲除的转基因大鼠。尽管两者均显示了不同程度的强直性肌营养不良的表现，但缺乏主要的临床特征。

（十）男性不育症与囊性纤维化

囊性纤维化（cystic fibrosis，CF）是白种人最常见的隐性染色体疾病，新生儿罹患率为 1/2500，25 人中即有 1 位携带者。该病典型症状为慢性呼吸道阻塞与感染、胰腺分泌功能不足（85% 患者）和汗液中氯化物浓度升高（＞60mmol/L），其他表现还包括新生儿胎粪梗阻、肝病、糖尿病和不育症（95% 男性囊性纤维化患者罹患）或不育症（较少女性囊性纤维化患者罹患）。临床研究证实，CF 是由于囊性纤维化跨膜调节因子（CFTR）基因缺失（突变）所致，该基因编码含有 1480 个氨基酸的一种蛋白，其可调节上皮细胞膜内外氯离子的通透性。该基因位于 7 号染色体，全长 250kb，包含 27 个外显子和 26 个内含子。CF 最常见的突变是在蛋白 508 位点上苯丙氨酸的缺失，发生率在 CF 患者中占 70%。除此位点之外，CFTR 基因上还发现 700 余种突变和数百种多态性基因。

CF 患者临床表现多种多样，先前已有许多研究报道了 CF 患者 CFTR 突变的基因型和表型的相关性，而其中只有胰岛腺分泌表现异常与 CF 基因型相关性良好。在这些病例中，两种 CF 基因严重突变导致胰腺功能完全丧失，而另外两种温和突变只导致胰腺分泌功能不足。在一种 CF 模型小鼠体内，常可找到严重胃肠道疾病的调节基因。近年来，CFTR 基因的突变分析表明该基因的缺失也会引起其他与囊性纤维化相关的临床表现。越来越高频率的突变在诸如慢性阻塞性肺疾病（COPD）、播散性支气管扩张症和过敏性肺支气管曲霉病等临床疾病中被发现。

早在 1971 年，有学者就怀疑囊性纤维化的男性中由于双侧输精管先天缺如（congenital bilateral absence of the vas deferens，CBAVD）导致的不育和其他的健康男性因 CBAVD 导致的不育之间可能存在关系。CBAVD 导致了高达 2% 的男性不育和所有梗阻性无精子症的 6%。单独发生 CBAVD 的男性实际上发现有更高频率的 CFTR 基因突变（Pauer et al，1997）。首先，大约 20% 的 CBAVD 患者也有泌尿道畸形但没有 CFTR 基因的突变。这里 CBAVD 可能反映了一个独特的临床实际而不是囊性纤维化的一种温和的形式。男性的输尿管、附睾管和输精管都起源于 Wolffian 管或中肾管。妊娠第七周 Wolffian 管分裂成生殖和泌尿两个部分。既然囊性纤维化的男性患者的输尿管是正常的，那么 Wolffian 管在胚胎早期阶段就没有受到损害。生殖道的缺损可能发生在 Wolffian 管分裂后，其后果是 CFTR 功能缺损。合并有 CBAVD 和泌尿道畸形的患者，Wolffian 管可能在妊娠第七周前就遭到损害，这可以解释 CFTR 功能缺损的病因学上的差异。

其次，一个部分 CFTR 铰接位点的变化，即 '5T' 等位基因，是与 CBAVD 的表型有关的突变。这个位点的变异位于第 8 内含子，在外显子 9 之前，在铰接分支 / 受体位置，包含 5T、7T、9T 核苷酸。含 5T 核苷酸者与外显子 9 的高度缺失相关（约 90%）。这种 mRNA 翻译时没有外显子 9 导致了无功能的 CFTR 蛋白。携带 7T 或 9T 等位基因的个体平均有 25% 和 15% 的 mRNA 缺乏外显子 9。尽管 5T、7T、9T 等位基因的发生率相应为 5%、85% 和 10%，但在总体人群中，CBAVD 患者有 5T 等位基因的频率要高 4 倍。许多有一个 CFTR 基因突变的患者在其他染色体上存在 5T，并且，相当多的患者没有发现突变，但可以发现一到两个的 5T 等位基因。5T 等位基因合并其他染色体上的 CFTR 突变看来是 CBAVD 的一个主要原因。5T 等位基因也可以出现在囊性纤维化患者父亲（可生育）的正常染色体上，这说明这对等位基因不会在所有的病例中导致 CBAVD。以囊性纤维化患者父亲的 5T 等位基因的频率（非常低）为基础，并比较囊性纤维化患者母亲的 5T 等位基因的频率，可以估计 5T 等位基因的外显率约为 0.56%。近来研究显示，在不同个体和同一个体的不同组织中 5T 等位基因的缝接频率存在差异。鼻上皮细胞中 mRNA 缺乏外显子 9 的比例低于附睾上皮和输精管。这些结果可以说明 5T 等位基因的部分外显和 CBAVD 中的组织特异性。

然而，10% ~ 30% 的 CFTR 等位基因即使在排除了 CBAVD 和肾畸形后仍不能被鉴定。可能有几种原因：使用的方法和研究的基因片段不能鉴定所有的突变，不容易识别的肾畸形或者 1/3 临床病例中存在的基因异质性。

在先天性单侧输精管缺失（CUAVD）的患者中，当对侧尿生殖系统异常但没有肾畸形时，CFTR 的突变率相当于囊性纤维化相关的 CBAVD 的突变率。并在触及的输精管旁发现未闭的输精管，所以 CUAVD 与囊性纤维化的表现并不一样，在这组患者中输精管缺失的同侧发生肾畸形的频率很高。

Young 氏综合征，即合并有梗阻性无精子症和慢性肺疾病，从病因学看，和 CFTR 功能缺失没有关系。已经形成的观点是，该综合征与儿童期水银中毒有关。在一项关于不明病因的梗阻性无精子症的研究中，描述了高频率的 CFTR 突变，包括 5T 的变异。在另一项关于没有 CBAVD 但精子的数量和质量下降的患者的研究中，也发现频率增高的 CFTR 基因的突变。

（十一）Y 染色体微缺失

研究表明，Y 染色体 AZF 微缺失频率为 1.5% ~ 55.5%，10% ~ 15% 无精子患者和 5% ~ 10% 严重少精子患者存在 Y 染色体微缺失（Chen et al，2003；Yao et al，2002；Zhou-Cun et al，2006）。Tiepulo 等首先在 6 例无精子症患者中发现显微镜下可见的 Y 染色体长臂缺失，并提出无精子因子（azoospermia factor，AZF）的存在。Y 染色体上第 5，6 区间存在 4 个与精子生成相关的区域，统称为 AZF，即 AZFa、AZFb，AZFc 和 AZFd 区。

AZFa 位于 Yq 近侧缺失第 5 区间内，大小约 1 ~ 3Mb，该区域已识别的基因包括 DFFRY、DBY、UTY、TB4Y。缺失者 75% 表现为唯支持细胞综合征（SCOS），25% 患者表现为精子生成受抑制。

AZFb 位于区间 5 ~ 6 近侧端，大小 1 ~ 3Mb，已识别的基因包括 RBM、CDY、YKRY、eIF-1A、SMCY。与无精子或严重少精子相关，通常病理表现为精子生成受阻在精母细胞阶段。RBN 家族也出现在哺乳动物的 Y 染色体，在胎儿期、青春期前和成年睾丸中在 RNA 水平表达。蛋白质表达在精子细胞的核内，提示参与了细胞核新合成 RNA 的代谢。如缺乏 RBM 的表达，精子细胞可以进入减数分裂的早期但不能再前进。因此 RBM 的功能可能对于完成减数分裂或后来的单倍体期很重要。

AZFc：位于 Y 染色体异染色质附近，大小 1 ~ 4Mb，近侧又划分出 AZFd，已识别的基因包括：DAZ、PRY、BPY2、TTY2、CDY。缺失者精子计数从无到正常但伴精子形态异常，病理表现为有少量精原细胞呈现，有限的精子生成或精子生成很少。

（十二）其他男性不育症相关的遗传性疾病

除上面提到的疾病外，下面再介绍几种男性不育症相关的遗传性疾病。

Prader-Willi 综合征和 Beckwith-Wiedimann 综合

征是两种亲代遗传性印记缺陷。印记是指依赖于亲代遗传物质的差异表达，其父系和母系遗传区域在子代均有表达。人类基因组某些基因现已证明其具有"印记"特性。Prader-Willi 综合征缺陷区域位于 15 号染色体 q11 ~ q13，临床表现为神经行为性疾病，新生儿期肌张力过低，儿童期食欲过甚和肥胖，性腺机能减退，颅面骨发育异常和智力障碍。15 号染色体 q11 ~ q13 只表达父系遗传信息，而在大多数病例 15 号染色体 q11 ~ q13 父系和母系基因同时缺失或只有母系双倍体等位基因。现已知，父系特异性 DNA 甲基化在印记表达中发挥重要作用，并已用于 Prader-Willi 综合征的诊断。

Beckwith-Wiedimann 综合征是一种先天性过度生长综合征，表现为巨人症、巨舌症和巨大内脏症，病情进一步发展可出现前腹壁缺陷、偏身肥大、泌尿生殖器异常和智力障碍。患者常并发胚胎性肿瘤，比例为 1：10，尤以 Wilms 瘤最常见。Beckwith-Wiedimann 综合征多为偶发性，15% 病例有家族常染色体显性遗传倾向。该病症基因缺陷定位于 11 号染色体 15.5，至少包含 3 个印记基因，母系表达的 H19 和 p57KIP2 基因与父系表达的胰岛素样生长因子 2（IGF2）基因。第四个基因 KVLQT1，相关于长 QT（LQT）综合征，位于 p57KIP2 基因与 IGF2 基因之间，在母系等位基因上优先表达，但是该基因在心肌组织亦有表达。Beckwith-Wiedimann 综合征患者中，有时可出现杂合子突变同时在其母亲体内也有发现，说明此突变来源于外祖父，但并未在其母亲体内表达，而是在儿子体内表达。

第三节 生殖功能障碍中的遗传学咨询

一、概述

长期以来，对后代可能患有遗传性疾病的夫妇进行咨询已经成为生殖医学中不可或缺的部分。遗传咨询通常主要针对于那些本人染色体正常，但其后代可能出现先天异常的父母。

这些患者的后代也可能存在类似的生殖障碍吗？这个问题涉及了遗传咨询中的基本原则。这些遗传咨询主要对象是可能将遗传异常或染色体异常传至子代的高危夫妇，以及被现代技术确定为基因异常的不育患者。

二、遗传咨询的原则

尽管遗传咨询要求临床遗传学家的指导，但是要求生殖医学专家针对每一位患者都进行遗传学咨询，显然是不太实际的。

下面将介绍遗传咨询中的几个重要原则。

（一）相互交流

咨询的第一条原则是使用易于理解的术语同患者进行交流。依据这个原则，笔者发现在同患者谈话之前简明扼要地讲述遗传性疾病的原因，包括细胞发生、单基因、多基因和环境等多方面因素，是非常有效的。将不常见的术语写在书面上、使用图表强调说明主要观点都是有助于交流的方法。必要时可以重复讲解患者没有明白的部分。应该鼓励患者提问并积极地参与讨论。

可以使用病例册记录患者的资料，这样可以避免误解并帮助患者与他们的亲属进行商讨。将常见的问题事先打印在小册子上还有一个优点，就是可以使患者意识到并不是只有他们才存在这样的问题，从而减轻他们的心理负担。如果患者的疾病非常复杂，则应该根据具体情况来记录病例册。

（二）确定诊断

无论疾病的特征如何明显，都必须依据原则作出确切的诊断。单纯依据患者的自述不足以作出诊断；对该领域没有充分专业知识的医师所作出的诊断也不能完全采纳。患者必须由相应专业的专家进行检查；如果常染色体可能存在异常，对患者的直系亲属也应进行检查。如果不能得到确切的诊断，医师应该明确地告诉患者。

（三）咨询中的不干预原则

在咨询过程中，医师应该提供准确的遗传内容，并且对患者的选择过程不产生任何干扰和影响。当然，在咨询中绝对的不干预可能是不太现实的。例如，不自主的面部表情可能会流露出医师内心的真实观点。医师必须克服困难，始终保持绝对客观，还应该努力在提供咨询时保持中立：支持并且不干预患者的选择。

（四）防御心理

患者的防御心理自始至终存在于全部咨询过程中。如果医师对此没有充分的理解，防御心理会对咨询造成障碍。随着这种防御性的紧张心理减轻，对咨询信息的理解程度不会随之减轻。相对而言，由于远亲中存在遗传性疾病患者或者妻子受孕年龄过大而进行咨询的夫妇，其心理紧张程度较弱。而曾经生育过痴呆儿，不正常儿或者多次反复流产的夫妇，心理就会更为紧张。回忆既往病史信息的能力会被他们潜意识地隐藏。

如果有过一次失败的妊娠，夫妇会经历如同亲人去世后一样痛苦的心理反应：否认现实、愤怒、内疚、讨论、解决。在生育异常子女之后的短时间内，夫妇会重新经历类似的一系列心理反应，不愿意详尽地回忆这段痛苦的经历。在此时期应该给予心理上的支持，为了防止进一步加重心理负担，产科医师还应该避免讨论这种情况复发的危险性。经过 4 ~ 6 周之后，夫妇会逐渐接受现实，开始考虑如何应对，更易于接受咨询。

另外需要考虑的一个心理问题是父母的内疚感。咨询中应该客观、理智地寻找造成生育异常婴儿的外因有哪些。在寻找病因的过程中，部分父母不自主地会产生内疚感。内疚或自责感并不是常常出现，间歇的"自责"感或许更为接近实际。幸运的是，医师会使大多数夫妇相信，没有什么措施可以避免已经发生的异常妊娠，这或许有助于减轻他们的内疚感。

以上所阐述的防御心理现象，将有助于解释咨询失败及成功的原因。

三、遗传性染色体数目异常

（一）三体性染色体

三体性常染色体通常会导致早期死亡或其他严重异常，如患者生育能力极为低下。但是，47，XXX 和 47，XYY 的个体有生育能力；47，XX+21 的个体也可能受孕。以往，Klinefelter 综合征（XXY 综合征，精曲小管发育障碍综合征）患者毫无疑问是不育患者，但是最近发现卵细胞内精子注射技术（ICSI）可以使这些患者获得生育能力。而且，尽管三体性染色体患者可以表型正常，但是患者的生殖细胞却含有异常的三体性染色体。因此，父代生殖细胞存在的三体性染色体异常可以解释为什么子代遗传了父代异常的原因。

在三体性染色体细胞的有丝分裂粗线期，三个同源染色体在空间上以三价复合体的形式存在。在染色体长臂的任何位点上，三个同源染色体中只能有两个相互配对；在另外的短臂位点，两个异源染色体可以相互配对。另外，三个同源染色体可以自行调整，形成一个两价体和一个单价体；如果染色体较小，形成这种构型的可能性会更大。无论是哪一种构型，在细胞分裂后期，两个染色体会同时进入一侧细胞极，另外一个染色体会进入对侧细胞极。其结果是造成 n+1 配子体和 n 配子体的数量等同。

尽管人类的有关研究资料十分有限，但是在动、植物的染色体研究中获得的资料非常值得作以归纳。首先，2n+1 的子代，尤其是成活个体，其染色体恢复正常的概率要小于预计的比例（50%）。第二，女性将三体性染色体传给子代的概率要大于男性。三体性染色体遗传概率的性别差异现象表明有丝分裂是有选择性的。第三，性染色体以外其他染色体的三体性染色体发生概率较高。推测细胞有丝分裂过程中非特意性因素干扰了配对染色体的分离，或者多获得了一个染色体单体。

上述的几个规律有助于解释第 21 号染色体三体性染色体的遗传现象。在受孕的 21 号染色体三体性染色体的妇女中，其存活子代中大概有 1/3 也有同样的三体性染色体异常。尽管异常达到了 1/3，但是实际发生率仍低于理论上预测的发生率（50%）。

从理论上而言，47，XXX 妇女的受精卵应该是 46，XX、46，XY、47，XXX 以及 47，XXY，并且各型的概率应该等同。某些报道声称 47，XXX 妇女自发性流产的概率比较高，但这些报道可能反映了一个盲区：只有反复流产的患者才会开始考虑进行细胞遗传学研究；而那些不发生流产的 47，XXX 妇女则永远不会引起注意并得以确诊。尽管子代获得三体性染色体的概率低于理论上的估计值，但是还应该与 47，XXX 的孕妇讨论是否进行细胞遗传学方面的检查。

理论上讲，47，XYY 的男性生育的后代的基因型应该是 46，XY，46，XX，47，XYY 或 47，XXY。其中染色体异常的子女很难被发现。这个结论与大鼠动物实验的结果是一致的；在大鼠实验中发现，XYY 雄性大鼠的初级精母细胞通常含有 X 或 Y 单体，而不是含有 XY 或 YY。因此，如果 47，XYY 男性不形成非整倍体的配子，其后代的染色体就可以正常。

47，XXY 个体的后代应该是 46，XX，46，XY，47，XXY 或 47，XXX。对于 47，XXY 个体而言，目前还没有足够的 ICSI 资料来经验性地估计 ICSI 辅助受孕的后代形成 XXY 综合征（精曲小管发育障碍综合征）的危险性有多大。但是，ICSI 辅助生殖过程中出现非整倍配子体的出现概率仅为 1%，其原因与其父亲的 47，XXY 可能有关，也可能无关（Johnson，1998）。可能 ICSI 过程绕过了某些选择机制，导致性染色体的镶嵌现象增加。

（二）单体性 X 染色体

单体性 X 染色体（45，X）的子代死亡率较高，但也有可能有存活的后代。存活的后代表现性腺和躯体发育异常。虽然可以生育，但是概率很低。

植物的单体染色体在有丝分裂前期总是保持单价体形式。在有丝分裂 I 期，单价体起初独自位于赤道盘上，随后存在 3 种可能结果。第一，单价体分裂迟滞而丢失，在有丝分裂 I 期产生 2 个 n-1 细胞；第二个结果，单价体未被分裂，进入一侧细胞极，分裂后形成 n 和 n-1 两个细胞。第三种可能，单价体可能发生非正常的中心粒横断，形成两个或多个染色体端着丝粒染色体（telocentric chromosomes）。如果单价体在有丝分裂 I 期没有分裂，在有丝分裂 II 期仍然可以正常的分裂到两个姐妹染色单体中。每个染色单体都可以形成一个含有 n 染色体的正常子代细胞（daughter cell）。但是每个染色单体必须完整的分配到同一细胞，或者在着丝点进行异常的横断以形成两个等臂染色体。如果单价体在有丝分裂 I 期过早的分裂，那么在有丝分裂 II 期，特别是在端着丝粒染色体（telocentric chromosomes）和等臂染色体形成以后，单价体的分裂产物就不可能进一步正常分裂。

综上所述，我们不难理解为什么单体性染色体的植物，其后代是单体性染色体的概率小于 50%。植物单价体分离的复杂机制警告人们，治疗 45，X 不育患者不可能依靠简单的办法。

45，X 患者的受孕情况一览表显示，其自发性流产的发生率约为 30%。45，X 母亲的存活子女存在的异常情况包括性染色体嵌合、三体性 21 号染色体，细胞遗传学也可以表现正常。但是，仔细查阅已发表的文献，可以发现这些病例报道中所存在的偏见。通常情况下，只有发现孩子出现异常后，才会开始对母亲进行染色体检查。实际上，大多数文献报道 45，X 的母亲在妊娠期间卵巢功能和躯体表现都很正常；这些妇女通常不会进行细胞遗传学的检查来排除她们的孩子是否存在染色体异常。

上述发现表明，45，X 的母系生育异常后代的可能性更大。并且上一部分的理论思考可以提供充足的证据使我们怀疑：存活子女发生染色体异常是否不常见。在产前诊断中必须审慎的考虑这一点。

四、染色体结构异常的遗传

（一）缺失与重复

大部分染色体区域的缺失或者重复可以导致表型异常，影响其生育能力。从理论上讲，染色体单位点缺失或重复的个体产生异常配子体的概率为 50%。但是同其他染色体异常一样，形成异常配子体的实际概率要小于理论概率。46，x del（Xp）患者的危险概率要略微升高，大概只有 50% 的患者有正常月经或者可以受孕。

（二）双着丝点染色体和环状染色体

双着丝点染色体和环状染色体有丝分裂时都不稳定。双着丝点染色体的两个着丝点可以分别进入两侧细胞极，引起染色体分裂，可以导致染色体片段的丢失或重组。由于在每个有丝分裂周期中都要打开环状结构，所以环状染色体也不稳定。从理论上讲，如果父母存在双着丝点染色体和环状染色体，那么其后代可能遗传同父母一样的染色体结构异常，或者经过再次重组的染色体；或者，不遗传父母的异常染色体而形成染色体单体。目前尚无这方面的实际资料。

（三）罗伯逊易位

发生罗伯逊易位的染色体主要有 D 组（13～15 号）染色体、G 组（21、22 号）染色体。最主要的单个易位发生在 14、21 号染色体。唐氏综合征（Down syndrome）的患者中，2%～3% 是由于罗伯逊易位造成的。理论上讲，这种易位杂合子患者的子女中会有 1/3 遗传父母的杂合子；但实际资料显示的易位杂合子遗传给子代的比例低于估计的比例：女性患者存活子女中仅占 10%，而女性患者存活子女的患病率为 2%～3%。造成这种遗传概率在理论和实际上的明显反差可能的原因是：不对称染色体容易与极体分离、染色体不对称的卵子或精子导致不育的概率增加、染色体不对称的结合子或早期胚胎容易流产，以及妊娠后期不明原因的胎儿流产。存活子女如果表现正常，他们遗传父母易位杂合子（2n=45）的概率与遗传正常结构染色体（2n=46）的概率是一样的。如果同源染色体存在罗伯逊易位，预后会非常不好。例如，如果一对 13 号染色体或 21 号染色体发生罗伯逊易位，那么会引起不育，除非 13 号或 21 号染色体是三体染色体；即使可以受孕，也迟早会发生自发性流产。涉及 14，15 和 22 号染色体的罗伯逊易位，由于存在三体染色体而使存在罗伯逊易位的个体仍旧可以存活的情况很少，所以实际上常常会导致流产。应该告诉存在罗伯逊易位的妇女，除非采取捐赠卵子进行人工辅助生殖，否则很难生育；男性患者则必须接受捐赠的正常精子。

在 21，22 号染色体发生罗伯逊易位（t21，22 的杂合子）的女性生育患有唐氏综合征子女的危险性较高，达到了 10%～15%。杂合子易位的男性生育异常子女的比率与此相似。成活的异常婴儿也可以发现其他类型的罗伯逊易位。13，14 号染色体罗伯逊易位的患者，不到 1% 的子女会存在三体染色体。如果考虑到三体性 14，15 号染色体很少遗传给子代，对不到 1% 的比率就不会感到十分惊讶。但是，无论存在哪种类型的罗伯逊易位，患者都必须在产前就染色体检查进行咨询。

（四）交互易位

在有丝分裂 I 期，发生易位的两个染色体会形成一种交互易位，两个正常结构的染色体会以多种方式分离。如果两条易位染色体进入一个配子体，而两条正常染色体进入另外一个配子，配子就会保持平衡。其他类型的分离方式会导致配子的不平衡。如果非同源的中心粒进入同一配子体，我们称之为 I 型相邻分离；如果同源中心粒进入同一配子，则称之为 II 型相邻分离。无论 I 型或 II 型相邻分离，这种异常分离的后果都是有害的（导致流产或存活的子女异常）。有助于配子平衡分离的因素包括：染色体大小一致，着丝点居中，染色体相互交换片段的等长，以及交叉的部位是染色体的末端，而不是中间部分。

上述的规律适用于最常见的 2∶2 分离模式。有时，一个配子接受三条染色体而另外一个染色体只接受一条染色体。事实上，在某些非同源性染色体（特别是 11，22 号染色体）的交互易位中，这种 3∶1 的分离模式要多于 2∶2 的分离模式。其中的原因可能包括：易位染色体的长度不一致，染色体着丝点位于近端以及染色体中间片段较短。

除了相关的两条的染色体外，偶尔还可以见到另外的一条正常染色体参与染色体的平衡易位。如果这条额外染色体的长臂和短臂都来源于异源染色体，这种情况我们称之为三极三体性染色体（tertiary trisomy）。最理想的是获得各种染色体易位的临床实际资料；但是目前的临床资料都是以总体分类，而不是以易位的染色体来划分的。大多数交互易位实际发生概率只有 10%，但是这种危险概率会因环境改变而不同。如果已经确认存在交互易位，最好进行遗传咨询。例如，如果染色体交互易位患者的家系中染色体易位者属于平衡易位（表现正常），与正常人群的调查进行比较，会发现实际的易位染色体发生率或者复制率非常低；这种低复制率可能反映了有丝分裂或者胚胎对于异常染色体产物的排斥现象。相反，如果患者的家系中染色体易位者属于不平衡易位（如存活个体染色体不平衡、表现异常），那么该患者生育异常子代的概率就非常高。可能不平衡的异常染色体产物具有生育能力。染色体交互易位的妇女进行羊膜腔穿刺检查显示，胎儿染色体不平衡的概率大概为 10%；男性患者的概率与之相似。尽管 10% 的概率已经很可观，但是如果假设染色体随机分离或者没有染色体互换（crossing-over），与理论的 50% 或更高的估计值相比仍然很低。因此，从理论上讲，至少 50% 后代应该异常。确切的比率应该根据三种染色体分离方式发生概率是否均等才能确定。表型正常的存活后代遗传正常染色体（46，XY 或者 46，XX）和平衡易位染色体（同他们的父母一样）的概率是等同的。两个以上染色体的复杂重组或者倾向于 3∶1 分离模式的情况，发生不平衡易位染色体的危险性会较高。

（五）臂间倒位（中心周围的倒位）

染色体发生倒位，基因的顺序相应会发生改变

（例如，abdcefg 会变为 abcdefg）。如果发生倒位的基因分布在中心粒的两端，就可以将其称之为臂间倒位（中心周围的倒位）。如果倒位的基因分布在中心粒的一侧，可以将其称之为臂内倒位（近中心倒位）。虽然同其他染色体重组一样，臂间倒位或臂内倒位患者的后代体内的异常染色体，最终都是正常有丝分裂过程的产物。

基因会寻找同源染色体上的等位基因，并与之配对。同样，配对过程会伴随遗传信息的交换（交叉），这种现象就是所看到的染色体交叉。为了保证每对同源染色体在细胞分裂中方向正确，每个四分体染色体（四联体）至少必须存在一个染色体交叉。一个四分体染色体包含有两个同源染色体，每个同源染色体分为两个染色单体，通过中心粒相互连接。因此，四分体染色体都含有四条"丝状体"。为了使发生倒位的染色体相互配对，通常会形成一个环状结构。在这种倒位的环状结构中不一定会发生染色体交叉，但是如果环状结构覆盖大部分染色体，染色体交叉的发生概率会大一些。在臂间倒位形成的环状结构上任何一个位置发生的染色体交叉都会产生 4 种配子体，一种是正常配子，一种是与父母相似的异常配子，另外两种是重新组合的异常配子。染色体交叉可以造成在断裂点远端的这些基因重复。上述的四分体只有在交叉片段数目不均一的情况下才可能出现。如果数目均一，染色体交叉不会产生不平衡（不对称）染色体。

在不对称染色体中，只有插入片段以外的部分才出现重复或缺失。因此，会造成插入片段越小、配子体染色体不对称、表型异常越严重的矛盾现象。当染色体交叉中的插入片段长度只占整个染色体的小部分时，产生不对称或缺失的片段长度就会很大。因为这样的染色体不对称如此严重，以至于常常导致个体死亡，因此随后很难观察到临床异常症状。如果插入片段的长度占整个染色体的 30% ~ 60%，那么所造成的片段重复或者缺失可能不会导致个体死亡。

综上所述，在遗传咨询中运用经验性资料评价中心旁插入的危险性是不容置疑的。尽管资料有限，但它们毕竟是从理论原则和临床资料中总结得来的。更为重要的是，大多数实际的经验性资料的发病危险率要低于理论上的发病危险率，因此对存在染色体插入的患者采用经验资料进行遗传咨询就十分必要。在染色体片段易位中，采用何种方法确认染色体片段插入对于评估后代的发病危险率影响程度更大。

通过表型正常探针（例如普查所用的探针）所确认的中心旁片段插入，其子女发生表型异常的概率很小；而通过发现临床症状而确认的个体，其子女发生表型异常的概率则大大提高。但是，这种危险概率并不是百分之百会增加，因此产前进行的遗传学检查并不一定适用于任何情况。对于染色体易位而言，重组（recombination）在大多数情况下可以导致死亡。

（六）臂内倒位

臂内倒位可能产生双中心粒和无中心粒两种染色体。因为中心粒对染色体分离是必需的，所以无中心粒的细胞不能进一步分裂，双中心粒染色体的命运则是多样的。虽然双中心粒和无中心粒配子可带来生殖问题，但其对增加后代发病危险的影响程度仍需要更多的资料来确定；同时对其中一方有臂内倒位的夫妇进行产前诊断也是不适宜的。

（七）易位和倒位的非特异性影响

除正常减数分裂过程可能产生异常配子外，易位和倒位也可能产生非整倍体（在减数分裂中易位和倒位多导致非整倍体，而不是其他异常）。例如 8 号和 10 号染色体之间的相互易位导致 21- 三体综合征。来自植物和低等哺乳动物的充分证据支持这样一种假设：异常染色体形态对减数分裂时染色体分离有不良影响。目前还不能确定这种影响的大小，也不能确定某个体的各个相对独立的表型之间是否具有内在联系。

五、孟德尔遗传（纯合基因和杂合基因）

孟德尔遗传方式除了取决于是显性遗传还是隐性遗传，此外还取决于是常染色体遗传还是性染色体遗传。传统遗传方式包括 5 种：常染色体显性遗传，常染色体隐性遗传，X 染色体显性遗传，X 染色体隐性遗传，Y 染色体遗传。此外还有线粒体遗传，这种遗传方式产生大量的母源性（细胞质）遗传性状。

（一）常染色体显性遗传

不论后代是男还是女，常染色体显性性状有

50% 的可能性遗传给后代，但由于外显率不总是100%，因此临床上后代的表型也并不总是符合上述规律。后代表型的差异性不仅存在于一个家族的各个家庭之间，也存在于同一个家庭的各个成员之间，原因可能是修饰基因起了作用。因此，临床上带有某一显性遗传性状的个体，其后代不一定都再现与其相同的性状。人们发现上述现象已经有几十年了，但是直到最近十年才给出了分子水平的解释。一般来说，引起蛋白缺失的基因突变比只引起单个氨基酸改变的基因突变（点突变）危害更大；但是如果点突变产生终止密码子，导致截短蛋白或蛋白缺失，同样会产生严重的影响。

此外，某一基因突变所引起的蛋白改变可能影响多种组织和器官，产生多个迥然不同的表型（基因多效性），如在骨发育不全和 Marfan 综合征可见到这种表现。

临床上还缺乏对 DNA 和其产物进行直接检测的能力，因此常染色体显性杂合子的确诊还需要借助于临床指标：①对生殖能力无不良影响；②仅在生育后才发病（迟发病，如 Huntington 病）；③缺乏外显率或差异性表达（如对亲代影响小，但是对后代影响大）。

显性遗传不总是来源于亲代，也可能来源于精子或卵子新产生的突变。实际上性状越严重，越可能来自于新的突变。临床上多指（趾）畸形中只有少数为新的突变，软骨发育不全中有 90% 为新的突变，而与不育症相关的显性性状一定是新的突变。

（二）常染色体隐性遗传

通常当一个个体某一等位基因是纯合子时，才表现出常染色体隐性遗传。对于一个给定的基因座，两个等位基因可发生相同突变（纯合子），也可能发生不同突变，但其产生的效果是相同的，称为复合杂合现象（compound heterozygosity）。实际上后者更常见。如果某个个体是隐性遗传病患者，其父母通常都是同一对等位基因杂合子携带者。如果两个杂合子携带者结婚，其后代患病的可能性是 25%。因为近亲结婚父母更可能携带有相同的等位基因，因此如果携带隐性致病等位基因，近亲结婚父母的后代比非近亲结婚父母的后代更可能发病。越是少见的疾病，其在近亲结婚父母后代中的发病率越高，而较常见的疾病，如 21- 三体综合征和囊性纤维化的患者则常是非近亲结婚父母的后代。近亲结婚父母后代的某一疾病发病率通常是可以计算出来的。

尽管人们一直希望能预先进行杂合性检测，但是到目前为止还行不通。如果患者和配偶不是亲属关系，其后代中隐性遗传病发病率很低。常染色体隐性遗传的一种常见现象是同胞中一个发病，另一个正常。未发病后代有三种基因型：两种是杂合子，杂合子的概率是 2/3；一种是正常纯合子；发病后代基因型是余下的第四种基因型：突变纯合子。根据 Hardy-Weinberg equilibrium，如果某个体是杂合子，那么其配偶也同时是杂合子的概率代表了人群中杂合子的基因频率。如果某一等位基因杂合子的频率是 1/50，那么其后代的发病率是 $2/3 \times 1/50 \times 1/4 = 2/600 = 1/300$，可见某一性状越少见，其后代发病率越低。设想杂合子个体将某一性状遗传或不遗传的概率相等，以此为基础可计算其后代中其他成员的患病风险。如某个个体的叔叔发病，那么其发病概率为 $2/3 \times 1/2 = 2/6 = 1/3$。

如果双亲一个是杂合子，另一个是纯合子，其后代也可发生常染色体隐性遗传病（假常染色体显性遗传），发病率 50%。随着带有严重常染色体隐性遗传病个体存活到生育期的现象越来越多，这种遗传表型也越来越多。

囊性纤维化（cystic fibrosis，CF）是一个很好的例子。约 70% 多的先天输精管缺如（congenital absence of the vas deferens，CAVD）患者伴有 CF，常表现为复合杂合现象。通常认为两个常染色体隐性突变与此有关，即 ΔF508 和 R117H。但在伴有 CAVD 的 CF 的患者中，这两个基因并非总是同时突变，此时常常一种类似于 ΔF504，称为 5T（5 胸腺嘧啶）的多态性被证实与此有关，5T 多态性通过引起不适当的 RNA 剪切而导致转录版本减少，最终导致基因产物减少；另外一些少见的原因是存在突变。

从上面可以得出：患有 CAVD 的男性应该接受 CF 筛查。其配偶应该接受 CF 杂合子筛查。CF 的发病风险与种族有关，在北欧约为 1/25。在人群中检测 ΔF508 能筛查出约 75% 的 CF 杂合子；德系犹太人中大多数有 WX128 突变；但是需要继续筛查另外 60 ~ 70 个其他突变，才能在欧洲人群中达到 90% 以上的检出率。所以，如果 CAVD 男性的配偶是非德系犹太人，则虽不能完全排除，但其配偶 90% 以上可排除不是 CF 杂合子。如果母亲是 CF 杂合子，父亲是 CF 纯合子，则其后代有 50% 可能性为 CF 杂合子。患病后代中复合杂合现象较多见，但其病情比 ΔF508 是纯合子时轻一些。然而，CAVD 和少精症男孩都提示其存在某些特异性突变。

为了给面临常染色体隐性遗传病危险的夫妇提供一些有益建议，有必要重新审视纯合子和杂合子频率之间的关系，即 Hardy-Weinberg 方程。

假设正常等位基因为 A，突变等位基因为 a，正常等位基因 A 的发生频率为 p，突变等位基因 a 的发生频率为 q，对于某一特定基因座 $p+q$ 一定为 1，因此 $p+q = 1$，两侧平方，得到 $p^2+q^2+2pq=1$，这里 p^2 代表正常等位基因纯合子 AA 的频率，q^2 代表突变等位基因纯合子 aa 的频率，$2pq$ 代表杂合子等位基因 Aa 的频率。通常突变等位基因频率 q 小于正常等位基因频率 p，即 q<0.5，而 p 常常接近于 1，所以突变等位基因纯合子 aa 频率 q^2 远远小于杂合子 Aa 频率 $2pq$，所以不良隐性遗传性状更多的是以杂合子为载体来传递的。例如，某一隐性遗传杂合子的发生频率（q^2）为 1 / 10000，q=1/100；p=99/100，近似于 $2pq=$ 2 × 1 × 1/100=1/50，远大于 1/10000（q^2）。

基于上述理论，临床上向育龄夫妇提供咨询，建议其防止纯合子胎儿出生，以达到逐步消除人群中突变等位基因的目的。然而这种建议不仅在数学上不实用，而且理论上也不明智，因为对比正常纯合子，杂合子有可能携带着一种存在于人群中的有益突变。实际上，所谓正常个体都至少有 5～6 个不良或致命基因是杂合子。

（三）X 连锁隐性遗传

X 染色体上突变的隐性等位基因只在男性个体中发病。这种携带有 X 染色体上突变基因的男性个体称为半合子。X 连锁隐性遗传由表型正常的女性携带者传递，其后代患病概率为 0.5，获得该等位基因的男性后代将发病；而获得该等位基因的女性后代将与其母亲一样，是杂合子。尽管临床上还未见报道，但是当一个女性携带者的配偶是半合子（该个体可表现为正常，因为该基因的性别决定表型，sex-limited phenotype）时，其后代也可能发病。

发病男性个体一定会把突变遗传给每个女性后代，但是不会遗传给任何男性后代。如果其配偶不是同一个等位基因的杂合子，那么发病男性个体的所有后代均表现为正常；如果其配偶是同一个等位基因的杂合子，那么发病男性个体的后代将包括全

部 4 种基因型，其女性后代有可能发病。对于明确导致不育的遗传性状（如雄激素不敏感）来说，这种情况不仅在数学上不可能，而且在实际中也是不可能的。但是，对于相对常见的、较轻的遗传性状（如色盲和血友病）来说，生育却是可能的。

（四）X 连锁显性遗传

X 连锁显性遗传在女性中发病率为男性 2 倍，但是女性患者病情较轻，男性患者病情较重。男性患者将突变传递给所有女性后代，但是不遗传给任何男性后代。女性携带者将该等位基因遗传给后代（无论男或女）的可能性是 0.5。X 连锁显性遗传理论上能影响卵子和精子的分化。

（五）Y 连锁遗传

男性将 Y 连锁基因遗传给所有的男性后代，不遗传给任何女性后代。Y 染色体突变常表现为缺失（DAZ）。带有 DAZ 的男性通过 ICSI 生育后，其后代男女比例正常。所以，减数分裂时形成雄 / 雌配体的动力不是由带有 DAZ 的 Y 染色体决定的。

类似于常染色体显性遗传，不能期望遗传 DAZ 基因的后代表现出相同的表型，表型差异性是存在的。如果 DAZ 基因或另一个与少精症或无精症相关的基因是多效性的，则后代性状表达谱可能与其父亲相同，也可能不同。

如果 DAZLA 样常染色体隐性遗传是人类无精症或少精症的常见原因，则其对后代影响取决于母亲是否为杂合子，符合常染色体隐性遗传规律。

六、常染色体隐性纯合子对生殖基因频率的影响

现在，随着医学的发展，带有不良性状（如 CF）的纯合子能够获得治疗，可以存活并生育。是否因为这些纯合子的生育而导致人群中不良等位基因的频率增加呢？这种担心是没有必要的。

回顾前面所提到的人群中杂合子与纯合子的频率：q<0.5，q^2 远小于 $2pq$，发病个体中杂合子频率远大于纯合子，例如 p=0.01，q=0.99，杂合子与纯合子的比率（$2pq$ / q^2）是：2 × 0.99 × 0.01/0.01 × 0.01 ≈ 200 / 1。因此纯合子生育不会显著增加人群中异常等位基因的频率，同样，限制纯合子生育也不会显著降低人群中异常等

位基因的频率。

先将数学上的不可能放在一边，再次回顾一下反对消除表面上有害隐性等位基因的科学依据：杂合子中可能带有有益的突变。尽管缓慢，但人群中不良等位基因纯合子形式将会逐渐降低，因为理论上夫妇俩均为杂合子的家庭的成员比夫妇俩均为杂合子的家庭平均少 25%。这部分减少的家庭成员反映出 25% 的后代因为是纯合子而死亡，这样经过多代以后，某种特定异常隐性遗传将逐渐减少。

在 CF 和许多其他常染色体隐性遗传病中，异常隐性等位基因频率仍保持在较高水平（1/25，北欧）。如果杂合子能够比正常等位基因纯合子更有益处，那么就可以很好地理解那些在纯合子状态下有害的隐性等位基因在人群中的保持情况。例如在镰刀型贫血中，杂合子比纯合子有优势，其对疟疾的易感性比纯合子低。因此，消除异常等位基因的建议不仅在数学上行不通，在理论上也是不明智的，而且在伦理上也明显是不可接受的。带有某一异常等位基因的杂合子个体可能比正常等位基因纯合子更有优点，对社会来说更有益处。

七、多基因、多因素性状遗传

一般常见畸形局限于单个器官或系统，如脑积水、无脑畸形、棘裂（神经管缺陷）、颜裂（唇或腭）、先天性心脏病、幽门狭窄、脐膨出、髋脱位等。如果已经生育了一个先天畸形孩子，则再次怀孕时该畸形再现的危险是 1%～5%，这一频率低于单基因病的预计值，但是明显高于人群中的发病率（小于 0.1%）；如果双亲患病，其后代再现危险的机率同样是 1%～5%。同胞间和不同世代间的再现危险率相同，这一点排除了环境因素是唯一致病因素的可能性，因为不同世代的人不可能总是面临同样的致畸剂；另外，尽管在子宫内的环境相同，但是同卵双生的双胞胎的发病情况比异卵双生双胞胎更相似，这一现象进一步排除了环境因素是主要病因的可能性。

多基因、多因素性状遗传理论能很好地解释上述现象。尽管某一性状再现涉及多个基因，但实际上只需计算少数几个基因受累所产生的基因型就可以解释 1%～5% 的再现风险，也就是说性状再现不需要涉及大量的基因和复杂的基因间相互作用。多基因 / 多因素病因论能较好地适用于大多数单一器

官或系统畸形和无染色体异常 / 孟德尔遗传突变的活产儿。

多基因、多因素遗传很可能与米勒管融合缺陷、非 CF 型 CAVD、附睾衰竭、输精管融合和睾丸、卵巢发育不全有关。

八、父母高龄

父母年龄是遗传病咨询时需要予以考虑的问题。生殖医学的最新进展已经表明和强调了它的重要性。尽管细胞和分子生物学基础仍不明确，但由于人们普遍接受高龄父母生育，从而使得这一问题变得更加复杂，更加重要。然而，母方年龄的增加和父母双方年龄的增加对不同的遗传病有不同的危险性。

（一）母方高龄

母亲年龄的增加会使产生非整倍体生殖细胞的危险性增加。在美国，21- 三体的总体发病率是每 800 个新生儿中有一例，随着母亲生育年龄的增加，发病率显著上升（表 24-1）：在 35 岁时是 1/385，40 岁时是 1/106，45 岁时是 1/30。13- 三体、18- 三体、47，XXX 及 47，XXY 也随着年龄的增加而升高。

在过去的二十年里，美国和欧洲已经将创伤性染色体（invasive chromosomal diagnosis）检查作为年龄超过 35 岁孕妇的临床常规。选择 35 岁作为检查的分水岭很武断。实际上对于那些没有做母方血清分析筛查的年龄小于 35 岁的孕妇，如果其要求，也可考虑进行创伤性染色体检查。对于高龄孕妇，如果有可能，也可以考虑进行母方血清分析筛查。

在不同国家进行以上检查的标准并不一样。最大的争论在于是否应该将上述检查仅仅应用于活产儿。有人认为在进行绒毛膜或者羊膜腔穿刺术检查后，遗传病发生的可能较大。活产儿染色体异常率比胚胎期前三个月和第二个三个月的胎儿低，造成了胚胎期、流产儿和活产儿染色体异常率表面上的反常性。上述现象的原因是：如果没有医生的介入，某些异常胎儿将死亡于子宫期从而中止怀孕，实际上死胎中仍有 5% 有染色体异常。

（二）父方高龄

父方年龄的增加对非整倍体婴儿出生的危险性相对较小。最近来自染色体荧光原位杂交实验的资料表明，父亲年龄大于 50 岁其后代非整倍体率轻微

表24-1　与母亲年龄相关的危险性

母亲年龄	Down综合征危险性	任何染色体异常的危险性
20	1/1667	1/526
21	1/1667	1/256
23	1/1429	1/500
24	1/1250	1/476
25	1/1250	1/476
26	1/1176	1/476
27	1/1111	1/455
28	1/1053	1/435
29	1/1000	1/417
30	1/952	1/384
31	1/909	1/385
32	1/769	1/322
33	1/625	1/317
34	1/500	1/260
35	1/385	1/204
36	1/294	1/164
37	1/227	1/130
38	1/175	1/103
39	1/137	1/82
40	1/106	1/65
41	1/82	1/51
42	1/64	1/40
43	1/50	1/32
44	1/38	1/25
45	1/30	1/20
46	1/23	1/15
47	1/18	1/12
48	1/14	1/10
49	1/11	1/7

增加。然而，总体来说这种因素导致的后代遗传缺陷率较低（优势率为2），不值得将其为作一个危险因素。目前父亲高龄导致的后代遗传缺陷少见，对其研究不多。

九、线粒体和细胞质因素

与辅助生殖技术有关联的一个有趣的领域是细胞质因素，特别是线粒体基因对遗传性状的影响。

线粒体基因组编码多种细胞色素和蛋白，对肌肉和神经发育非常重要。由于线粒体基因位于细胞质，它们一般通过母方遗传。可以想象，其间一定存在非常复杂的作用。例如在ICSI就是利用了卵细胞胞浆，此时能忽视母亲线粒体基因的影响吗？Kearns-Sayre综合征是一种多系统疾病，85%由一个线粒体基因缺失引起。可以将患线粒体遗传病母亲的细胞核和正常个体的细胞质构成一个卵子吗？可以利用正常个体细胞浆为有遗传缺陷或高龄妇女提供其缺少的生长因子或其他物质吗？实际上，这正是采用供体卵细胞浆注射获得助孕成功的生物学基础。今后，胞浆和线粒体因素在生殖医学相关疾病研究中会越来越受到关注。

（蔡志明　林桂亭　李泽松）

参考文献

Alastalo TP, Lonnstrom M, Leppa S, et al, 1998. Stage-specific expression and cellular localization of the heat shock factor 2 isoforms in the rat seminiferous epithelium. Exp Cell Res, 240: 16-27.

Brehm R, Zeiler M, Ruttinger C, et al, 2007. A sertoli cell-specific knockout of connexin43 prevents initiation of spermatogenesis. Am J Pathol, 171: 19-31.

Chen SU, Lien YR, Ko TM, et al, 2003. Genetic screening of karyotypes and azoospermic factors for infertile men who are candidates for ICSI. Arch Androl, 49: 423-427.

Conrad S, Azizi H, Hatami M, et al, 2014. Differential gene expression profiling of enriched human spermatogonia after short- and long-term culture. BioMed Res Int, 2014: 138350.

Hai Y, Hou J, Liu Y, et al, 2014. The roles and regulation of Sertoli cells in fate determinations of spermatogonial stem cells and spermatogenesis. Semin Cell Dev Biol, 29: 66-75.

Johnson MD, 1998. Genetic risks of intracytoplasmic sperm injection in the treatment of male infertility: recommendations for genetic counseling and screening. Fertil Steril, 70: 397-411.

Kamischke A, Nieschlag E, 1999. Analysis of medical treatment of male infertility. Hum Reprod, 14(1): 1-23.

Pauer HU, Hinney B, Michelmann HW, et al, 1997. Relevance of genetic counselling in couples prior to intracytoplasmic sperm injection. Hum Reprod, 12: 1909-1912.

Salehi P, Koh CJ, Pitukcheewanont P, et al, 2012. Persistent Mullerian duct syndrome: 8 new cases in Southern California and a review of the literature. Pediatr Endocrinol Rev, 10: 227-233.

Stouffs K, Seneca S, Lissens W, 2014. Genetic causes of male infertility. Ann Endocrinol, 75: 109-111.

Tiboni GM, Verna I, Giampietro F, et al, 2011. Cytogenetic findings and reproductive outcome of infertile couples referred to an assisted reproduction program. Gynecol Endocrinol, 27: 669-674.

van der Ven K, Peschka B, Montag M, et al, 1998. Increased frequency of congenital chromosomal aberrations in female partners of couples undergoing intracytoplasmic sperm injection. Hum Reprod, 13: 48-54.

Vogt PH, Edelmann A, Kirsch S, et al, 1996. Human Y chromosome azoospermia factors（AZF）mapped to different subregions in Yq11. Hum Mol Genet, 5: 933-943.

Yao GM, Chen GA, 2002. [Progress on Y chromosome microdeletions and male infertility].Nat J Androl, 8: 445-448.

Zhou-Cun A, Yang Y, Zhang SZ, et al, 2006. Chromosomal abnormality and Y chromosome microdeletion in Chinese patients with azoospermia or severe oligozoospermia. Yi Chuan Xue Bao, 33: 111-116.

第二十五章

人类精子库相关技术与男科常规实验室检查

第一节　标本的采集和转运

应给受检者有关精液采集的清晰的、书面或口头的指导；如果需要，还应告诉受检者如何转运精液标本。

（1）禁欲 2~7 天采集标本。为减少精液分析结果的波动，禁欲的天数应尽可能恒定。

（2）手淫采集标本时不要使用人工润滑剂。如果不能手淫采精，可以使用特制的避孕套采集（并非常用的乳胶避孕套）。

（3）将标本采集在一个洁净的广口玻璃或塑料容器内。采集射出的全部精液尤为重要。否则，标本应贴上表明"不完整"字样的标签。

（4）容器和标本在采集后，应放入贴身的衣袋内以保温，应在 1 小时内送到实验室。

（5）标本也可以在实验室附近的房间采集。

（6）标本应贴上包括姓名（身份证号）、日期和采集时间、标本采集是否完整、采集过程中的困难以及标本从采集到分析的时间间隔的标签。

最初的检查应分析两份标本。两次采集的间隔应大于 7 天，但不能超过 3 周。如果两次的结果有明显差异，应再取精子进行分析。当精子的活力异常低下时（快速前向运动的精子数少于 25%），从采集到分析的时间间隔尽可能的短。如果要检查精子的功能，在射精后 1 小时内将精子从精浆中分离出来至关重要。应检查每批容器对精子活动是否有毒性作用，即将每个标本分成两份，一半置入无毒玻璃容器中，另一半置入试验容器中，每 4 小时评估一次精子的活力和存活率，重复几个标本，如果评估的结果和标准没有区别，则可认为实验容器无毒。如果要做微生物学方面的检查，患者应先排尿并洗净双手和阴茎，然后射精于一个无菌容器中。在运送到实验室的过程中，标本应避免过冷或过热（<20℃或>40℃）（The American Fertility Society，1990）。

第二节　标本的安全处理

精液标本可能含有有害的感染物质，因此要格外小心。所有工作人员应注射乙肝疫苗。必须严格警惕被精液污染的锐器所伤害，避免开放性皮肤伤口接触精液。所有锐器应放置在有标签的容器内，其他一次性用品应被收集起来处理。必须防止精液和血样溅出，并采集溅出物。最后几滴标本不必非要排出以防产生飞沫或悬浮微粒。当进行潜在产生飞沫或悬浮微粒的操作过程中，必须带上外科面罩。

当接触新鲜或冷冻精液或精浆以及任何接触过精液或精浆的容器时，必须带上一次性橡胶或塑料手套。当离开实验室或接触电话和门把手时，必须除去和丢弃手套。在实验室中必须穿上实验室大衣，离开时必须脱去大衣。如果采集精液瓶的外部被污染，必须用消毒溶液洗。在发生任何溅溢之后以及完成测定之后，实验室不可渗透工作表面必须立即用消毒液（5.25g/L 的次氯酸钠或家用漂白剂按 1∶10 稀释）清洗（Bahadur et al，1999）。绝不允许在实验室内饮食、吸烟、化妆、储存食物等。

一、初步肉眼观察

（一）液化

室温下，正常精液在 60 min 内液化，但此过程常常在 15 min 内完成。正常精液可以含有不液化的胶冻状颗粒。标本须在容器内充分混匀，不能剧烈摇动。持续轻柔的混匀或旋转样本容器可以降低精液密度测定过程中的误差。如果准备在 37℃ 测定活力，样本在液化和混匀过程中就应在此温度平衡。

偶尔精液不液化，许另行处理，机械混匀或用酶消化可能是必要的。加入等量的培养液并重复用加样器吹打也可以使某些标本液化。所有这些操作可能影响精浆的升华、精子活力和精子形态学的测定结果，故应记录这些操作。

（二）外观

精液标本应在液化后立即或于射精后 1 小时内进行检查。首先在室温下肉眼观察。正常精液应呈均质、灰白色。如果精子密度非常低，精液可显得透明一些。如有红细胞，精液可呈红褐色，患者如有黄疸或服用某些维生素，精液可呈黄色。

（三）体积

可用锥形底的刻度量筒或称重测得（体积精确到 0.1ml）。不能使用塑料注射器。

（四）黏稠度

用一宽孔的 5ml 滴管吸入精液，而后让精液靠重力滴落并观察拉丝的长度。成人精液在移液管口形成不连续的小滴，如果黏滞度异常时液滴会形成 >2cm 的拉丝。或将一玻璃棒插入精液，提起玻璃棒，拉丝长度也不应超过 2cm。高黏滞度可干扰精子活力、精子密度和精子表面抗体的测定。降低黏稠度的方法与处置延迟液化的方法一样。

（五）pH 值

在射精后 1 小时内的同一时间测定。将一滴精液在 pH 试纸上均匀展开（pH 纸范围为 6.1 ~ 10.0 或 6.4 ~ 8.0）。30s 后，与标准带比较读出 pH 值。

如果无精子症患者精液 pH 值小于 7.0，可能存在射精管道的堵塞或双侧输精管先天性缺如。

二、显微镜初检

显微镜初检包括精子密度、精子活力、精子凝集和非精子细胞成分的测定。

用相差显微镜对所有新鲜精液或洗涤过的精子的未染色标本进行检测。

（一）常规精液分析标本的制备

分析在大约 20mm 的固定厚度下进行。用一正向置换型加样器将 10ml 的定量精液滴在干净载玻片上，再盖上 22mm × 22mm 的盖玻片。注意避免气泡的产生。放置 1min 使其稳定。使用保温镜台评估精子活力。初检的总放大倍数为 100 倍（即物镜 10× 和目镜 10×），对确定有无黏液丝形成、精子凝剂以及标本在载玻片上绽开得是否均匀进行一般观察。然后在总放大倍数为 400 倍下进行检查。

（二）精子密度的初步检查

显微镜 400 倍放大视野的直径一般范围为 250 ~ 400mm，相当于 1 ~ 2.5nl 厚度为 20mm 的样本。视野的直径可由微标尺或计数池中的格子确定。扫视标本并估计每个视野的精子个数，或相当于 1nl 视野部分的精子个数，其给出的精子密度大致为 10^6/ml。用血细胞计数板测精子密度的稀释倍数：<15 个精子，1:5 稀释；15 ~ 40 个精子，1:10 稀释；40 ~ 200 个精子，1:20 稀释；>200 个精子，1:50 稀释。

如果每个视野的精子数差异较大，提示标本是不均匀的。在这种情况下，精液标本应再次彻底混匀。均匀性差也可能因为黏度异常、液化不良、精子在黏液丝中聚集或精子凝集所造成。这些差异应记录在精液分析报告单中。

如果精子数目少（400 倍下每视野 <1 ~ 2 个），可在离心后测定。去除已知体积的精浆，充分混匀沉淀，然后计数。密度根据去除的上清体积进行矫正。标本离心后也可进行精子活力和形态学评估。如果精子数目少（每视野 <1 ~ 2 个），报告精子密度 <2×10^6/ml，同时注明能否看到活动精子。

所有显微镜检查未见精子的标本都应离心确定在沉渣中有无精子。建议使用 3000g 离心 15 min。

（三）精子活力的评估

系统地观察至少 5 个视野，来对 200 个精子进行分级，根据下述标准把精子活力分为前向运动精子，非前向运动精子及不活动精子。

前向运动精子（PR）包括快速前向运动和慢速运动，指的是精子主动地呈直线或沿一大圆周运动，不管其速度如何。

非前向运动精子（NP）指的是其他非前向运动的形式。

不活动精子，指精子没有活动。

首先计数 PR 级精子。然后在同一视野 NP 及不活动精子。借助于计数器计数。用来自于同一份精液的两份不同的标本重复计数 200 个精子，并比较两次独立计数各级精子所占的百分数。较大的差异提示出现计数错误或精子并非随机分布在载玻片上，应再制备载玻片。

（四）非精子细胞成分

精液中的非精子细胞成分包括上皮细胞，以及白细胞和不成熟的生精细胞，后两者统称为“圆细胞”。一份正常精液所含圆细胞不应超过 5×10^6/ml。

1. 白细胞

主要是中性粒白细胞，存在于大多数人的精液中，过多的白细胞可能与感染和精液质量差有关。白细胞数目不应超过 1.0×10^6/ml。

当精液中白细胞数目多时，应该进行微生物学实验以证实有无附性腺的感染。这样的检查包括：初段尿的化验、中段尿的化验、前列腺分泌液的检查和前列腺按摩后的尿液检查等。这些检查还应包括精浆升华方面的分析。然而无白细胞不能排除附性腺感染的可能。

2. 未成熟生精细胞

除白细胞以外的圆细胞包括圆形精子细胞、精母细胞、精原细胞和脱落的上皮细胞。这些细胞成分经常退化而难以鉴别。可借助以下特性与白细胞区分：细胞学特性、无细胞内过氧化物酶和无白细胞特性抗原。圆形细胞通过染色发育中的顶替来鉴定，例如用高碘酸 Schiff 染色。过多未成熟生精细胞的脱落常常由于精曲小管功能受损所造成。

（五）精子凝集

精子凝集是指活动精子以不同方式，头对头、尾对尾或混合型，如头对尾，彼此粘在一起。不活动精子之间、活动精子与黏液丝之间、非精子细胞成分或细胞碎片等粘在一起，为非特异性聚集而非凝集，这种情况应如实记录。

凝集的存在可能提示不育是免疫因素引起的。凝集在测定精子活力时评估。精子凝集的类型应当记录，如头对头、尾对尾或混合型。可采用一种半定量的方法：从 -（没有凝集）到 +++（所有可动的精子凝集到一起）。

三、显微镜复检

（一）由染色排除法测精子存活率

用精子存活用或精子所占比例来反映，可用染色排除法或低渗膨胀试验来鉴定。如果不动精子的百分数超过 50%，应检测镜子存活率。活精子所占比例可用染色技术确定，此技术的原理是精子的细胞膜受损可透入一定染料。

用光学显微镜或相差显微镜计数 200 个精子，并区分活精子（未染色）和死镜子（染色）。精子存活率评估可核查精子活力评估的准确性，因为在计数误差范围内死精子比例不应超过（包括计数错误）不动精子比例。活的但不动的精子占很大比例提示精子鞭毛有结构缺陷。

（二）精子密度的测定

精子密度可用白细胞计数方法测定，用同一份精液制备两份不同标本，分别位于计数池的两侧。稀释比例（1:5、1:10、1:20、1:50）由精子密度的初步检查确定。稀释液的配方：在蒸馏水中加入 50g 碳酸氢钠（NaHCO₃）、10ml 35%（v/v）的甲醛和 0.25g 台酚蓝或 5ml 饱和甲紫溶液，并使该溶液的终体积达到 1L。使用相差显微镜无需染色。

用一滴水湿润手指，轻轻湿润计数池的两侧，以确保盖玻片贴在改良 Neubauer 血细胞计数板上。将盖玻片紧压向计数池的一边观察到两层玻璃之间的彩虹（Newton 环）。向血细胞计数板的每一个计数池转移约 10ml 充分混匀、重复稀释的精液。将加样器头小心地接触盖玻片的边缘，通过毛细管作用使样品充满每个计数池。计数池不应过满或不满，并且盖玻片不应移动。将血细胞计数板放在湿盒内以免干燥，并静置 5min。在这段时间细胞沉降，然后开始计数，最好使用相差显微镜，放大倍数为 200～400 倍。应计数有完整结构的精子（有头和尾）。有缺陷的精子（尖头和无尾头）也应分开计数并记录。

用血细胞计数池计数精子的方法如下。改良 Neubauer 计数板的中央方格有 25 个大格，每个大格含 16 个小格。如果每个大格标本所含精子少于 10 个，应计数所有 25 个大方格内的精子数；如每个大格标本所含精子为 10～40 个，应计数 10 个大方格；如每大格标本所含精子多于 40 个，计数 5 个大方格即可。如一个精子位于相邻两格的分界线上，只计数位于方格上界和左界的精子。

必须重复计数 200 个精子以达到可以接受的低计数错误率。为核查两次计数结果，计算它们的总数和差异。当计数差异大于图 2.6 中曲线所指示的数值，必须从新鲜稀释的精液中再取两份重新制备并计数。为了确定原始精液标本中的精子密度（每毫升百万个），可以将精子的平均数目除以合适的转化因数。精子浓度的参考值下限为 $15 \times 10^6/ml$。

（三）精子形态的评估

尽管人类精子形态的变化使精子形态学评估非常困难，但是观察从女性生殖道（尤其是性交后宫颈黏液中）或从透明带表面回收的精子，有助于人们明确正常形态精子外观。

1. 制备涂片

采集新鲜精液涂双份片子重复评估，以防染色出问题。载玻片首先应彻底洗净，并用 70% 酒精洗涤后干燥，滴一小滴精液（5～20ml）于载玻片上。如果精子密度超过 $20 \times 10^6/ml$，取 5ml；如果精子密度 $<20 \times 10^6/ml$，应取 10～20ml 精液。

"拉薄"技术（用第二张载玻片的边缘在洁净载玻片表面拖拉一滴精液）可被用于制备涂片。但应注意涂片不宜太厚。当精液稠度低时，拉薄技术行之有效，但此技术常常不适宜精液黏稠的标本。另一种方法是滴一滴精液于一张载玻片的中央，然后将第二张载玻片表面朝下盖在其上，以使精液在两片之间扩散；轻轻使两片分开即可同时制得两张片子。

有时很难制成好的涂片，因为精浆黏滞度变化导致涂片的厚度不均匀。碎片和大量颗粒物质使精子头位于边上。因此低密度、或黏稠、或充满碎屑的标本，或用计算机辅助分析精子形态时，可以稀释精浆或离心去除精浆。可使沉淀的精子团重

新悬浮于适当体积的溶液中，以获得尽可能高的密度，但密度不应超过 $80 \times 10^6/ml$。在室温下，分出 0.2～0.5ml 精液，依据精子密度，用生理盐水稀释到 10ml。在 800g 下离心试管 10min，去掉大部分上清液。轻轻弹动试管使离心后的精子团重新悬浮于剩余的盐水中，一般为 20～40ml。而后取 5～10ml 悬浮液放在显微镜的载玻片上，并用滴管使此滴精液在载玻片上展开。然后在 400 倍下扫视一下载玻片以确保精液涂片均匀；400 倍下每视野至少有 40 个精子，并且没有精子成团或重叠。如果精液涂片的精子太密，应取更少体积的精液或进一步稀释标本，重新制备一份涂片。如涂片上的精子太稀，应取更多的精液以获得更多数量的精子。这些涂片可进行空气干燥并固定。固定程序取决于染色方法。

2. 染色方法

巴氏染色方法是男科学实验室最广泛使用的方法。它可使精子和其他细胞很好地染色。它可使头部的顶体和顶体后区、胞浆小滴、中段和尾部着色。对于普通形态，Shorr 染色的染色效果与巴氏法相似。在某些实验室中，使用如 Diff-Quik 法等快速染色法。有些涂片用快速染色法可能产生背景颜色，其效果不可能总跟巴氏染色法相同。另外，用 Diff-Quik 法染色的精子头大于巴氏法或 Shorr 法。

用这些染色方法，精子头部顶体区染成淡蓝色，顶体后区染成深蓝色，中段可能为淡红色。尾部也染成蓝色或淡红色。胞浆小滴经常位于头部后面或中段周围，在巴氏染色中被染成绿色。

（四）精子形态分类

染色后精子头部比原始精液中活精子的头部稍微小一些，它们的形态没有明显差异。在评估精子正常形态时应采用严格标准。只有头、颈、中段和尾都正常的精子才正常。精子头的形态必须是椭圆形的。考虑到固定和染色所致的轻度收缩，精子头部长度为 4.0～5.0mm，宽为 2.5～3.5mm。长宽之比应在 1.50～1.75。这些范围是巴氏染色精子头部测量值的 95% 可信限范围。精子长和宽的评估可借助于目镜标尺进行。顶体的界限应是清晰的，占头部的 40%～70%。中段应细，宽度 <1mm，大约为头部长度的 1.5 倍，并且在轴线上紧贴头部。胞浆小滴应小于正常头部大小的一半。尾部应是直的、均一的，比中段细，非卷曲的，其长约为 45mm。这个分类标准，要求将所有形态学处于临界状态的精

子均列为异常。利用这些分类标准，可得到对体外受精有价值的精子形态学方面的数据。

因为建议的形态学评估考虑到精子的功能区域，没有必要常规区别精子头部大小和形态的差异，或各种精子中段和尾部缺陷的变化（Trottmann et al，2007）。然而，对于常见的差异应该有另外的注释。

应注意下列精子缺陷的类型：

（1）头部缺陷：大头、小头、锥形头、梨形头、圆头、无定形头、有空泡的头（未染色的空泡区域占头部的20%以上）、顶体过小头（小于头部的40%）、双头以及上述缺陷的任何组合。

（2）颈部和中段的缺陷：颈部"弯曲"（颈和尾形成的角度大于头部长轴的90%）、中段非对称地接在头部、粗的或不规则的中段、异常细的中段（即无线粒体鞘）和上述缺陷的任何组合。

（3）尾部缺陷：短尾、多尾、发卡形尾、尾不断裂、尾部弯曲（＞90°）、尾部宽度不规则、尾部弯曲或上述缺陷的任何组合。

（4）胞浆小滴大于正常精子头部的1/3，通常合并有中段缺陷，这种异常的过量的胞浆不应该被认为是胞浆小滴。

只有带有尾部的可辨认精子，才考虑进行不同形态精子计数；未成熟精子细胞包括圆形精子细胞阶段，不能作为精子进行计数，但应分开纪录。卷尾的精子可能与精子活力低相关，或提示精子已暴露于低渗透压。有些情况下，许多精子可能有特异的结构缺陷，例如，顶体发育失败，导致"小圆头缺陷"或"球形精子症"。基底板与顶体对侧极的核相接触失败，导致精子释放过程中头和尾的分离。头被吸收，在精液涂片中仅见尾部，呈现"尖头"缺陷。尖头（无尾）不能作为头部缺陷计数，因为尖头在基地板前极少具有染色质或头部结构。如果见到许多尖头，需单独记录。

（五）精子形态学计数

经染色后，用亮视野，在1000倍油镜下观察。经系统地选择涂片上多个区域进行形态学的评估。从一个视野到另一个视野系统地检查涂片，所有的正常精子都被评估和计数，同时记录异常精子的缺陷。不应评估重叠的精子和头部位于边缘的精子，后者可通过上下调整焦距加以识别。用目镜上的微标尺测量精子的大小是必要的。在每批涂片的检查中，即使是经验丰富的观察者，在检查精子头部的大小时，也应使用目镜上的标尺。

至少连续计数200个精子（一次计数200个优于两次计数100个）。虽然为了减少计数错误和变化性，最好计数200个精子两次，但是实际上，对于每个实验室的每一分样本未必可行。当患者的诊断和治疗主要依赖于正常形态精子的百分比时，应计数两次200个精子，以增加精确性。

四、精子包被抗体试验

精液中的精子抗体几乎全部属于IgA和IgG两类免疫球蛋白。IgA的临床意义可能比IgG更重要。IgM抗体因为其分子量大，在精液中极为罕见。

抗体的筛查试验使用新鲜精液样品，可用免疫株试验（IBT）或用混合抗球蛋白反应（MAR）试验（Shibahara et al，2013）。为使试验结果可靠，至少应有200个以上运动的精子供计数。

免疫珠试验与MAR试验结果并非经常一致。免疫珠试验与血清精子制动试验相关性很好。如这些试验阳性，还应做其他试验（精子-宫颈黏液毛细管试验）。

（一）免疫珠试验

存在于精子表面的抗体可用直接免疫珠试验检测。免疫珠是将兔抗人免疫球蛋白通过共价结合在聚丙烯酰胺微粒上。这一试验可同时检测IgG和IgA抗体存在。

通过反复离心和用缓冲液悬浮洗涤精子，以去除精液标本中的精浆。再将精子悬液与免疫株悬液混合。制备物在相差显微镜下，放大400倍观察。免疫珠黏附于表面带有抗体的活动精子上。可测知表面带有抗体的活动精子的百分比。记录结合的方式，抗体的类型（IgG、IgA）可用不同类型的免疫珠加以鉴别。

除非有50%或更多的活动精子与抗体结合，否则精子穿透宫颈黏液的能力和体内受精过程并无明显受损的倾向。基于这种情况，至少50%的活动精子被免疫珠所包被才考虑有临床意义。另外，免疫珠仅黏附在尾尖，与生育力减弱无关，因为这种情况也可以发生在有生育力的男性中。间接免疫珠试验用于检测已灭活不含精子的体液中的抗精子抗体。

（二）混合抗球蛋白反应试验

用混匀的未加处理的新鲜精液与包被了人 IgG 或 IgA 的乳胶颗粒或红细胞混合，进行 IgG 和 IgA 的 MAR 试验。向混合液中加入特异性的抗人 IgG 的抗血清。颗粒与活动精子之间形成混合凝集预示精子表面存在 IgG 或 IgA 抗体。50 或更多的活动精子与颗粒黏附，可能诊断为免疫性不育，但是此诊断必须经过精子-宫颈黏液接触试验加以确认。

五、计算多重精子缺陷指数

形态异常的精子经常有多种缺陷。在较早的方案中，当多种缺陷同时存在时，只记录其中一种，即头部的缺陷先于中段的缺陷，中段的缺陷先于尾部的缺陷。现在的习惯是使用一种叫做畸形精子指数的方法（teratozoospermia index，TZI）或多种异常指数（multiple anomalies index，MAI），即用缺陷总数除以畸形精子数目，以及用精子畸形指数（spermdeformity index，SDI），即缺陷总数除以精子总数。这些参数预示精子在体内和体外的功能情况（Wang et al，2014）。

通常用于白细胞计数的实验室计数器在按键上标以"正常"、"头部缺陷"、"中段缺陷"和"尾部缺陷"即可用于精子缺陷计数。如果同时有头、中段及尾部缺陷，记录时应同时按相应的三个键，三种缺陷分别被记录在相应的分类中，而这个精子只作为一个细胞被计数。

如果没有细胞计数器，可以用计数单代替。下面是一个多种精子缺陷指数的计算示例：

计数的精子数：	200
正常精子数：	78
正常精子百分比：	39%
缺陷精子数：	122（61%）
头部缺陷精子数：	110（55%）
中段缺陷精子数：	18（9%）
尾部缺陷精子数：	16（8%）
缺陷总数：	144
畸形精子指数（缺陷总数/缺陷精子数）	1.18
精子畸形指数（缺陷总数/所数精子总数）	0.72

畸形精子指数的数值介于 1.00（每个异常精子只有一种缺陷）和 3.00（每个异常精子都有头、中段及尾部缺陷）之间。以前的报告提示，TZI＞1.6 与未经治疗不育夫妇的低生育率有关，而且 SDI 1.6 是体外受精失败的阈值。

六、低渗膨胀实验

低渗膨胀实验（humam sperm hypoosmotic swelling test，HOS）是基于完整细胞膜半渗透性的简单试验，其引起低渗状态下精子膨胀，即当有水流入时细胞体积膨胀。此试验易于测定，并且给出一些有关精子尾部细胞膜完整性和柔性的信息。方法如下。

取 1ml 膨胀液于一只加盖的 Eppendorf 试管中，37℃温热约 5 min。加入 0.1ml 液化的精液，并用吸管轻轻搅匀。在 37℃条件下至少保持 30 min（但不要超过 120min），并用相差显微镜观察精子细胞。精子尾部形状发生变化的定为精子膨胀。将所计数的总共 200 个精子中膨胀精子数重复计数两遍，并计算平均百分比。

如果精液标本中有 60% 以上的精子出现尾部膨胀，则认为 HOS 试验正常。如果尾部膨胀的精子数低于 50%，该精液标本则被认为是异常的。

由于某些精液标本在置于 HOS 溶液前会出现尾部卷曲的精子，因此有必要在放置于 HOS 溶液前观察射精液。处理后所获得的尾部卷曲的精子的百分比减去未处理标本中尾部卷曲的精子的百分比，即可以得到 HOS 试验中出现反应的精子的实际百分比。

七、精液培养

通过精浆培养确定有无需氧或厌氧微生物的存在，有助于男性附性腺感染的诊断。然而在标本的采集和微生物送检过程中，应特别注意防止污染。受检者需禁欲 5～7 天。采集标本前，受检者应排小便，随即用肥皂洗手和阴茎，冲净肥皂，用洁净的毛巾擦干。精液容器必须无菌。从采集精液开始到送微生物实验室检测的时间不应超过 3 小时。

八、附性腺功能的生化测定

有多种反映附性腺功能的生化标志，例如柠檬酸、锌、γ-谷氨酰基转肽酶和酸性磷酸酶反映前列腺功能；果糖和前列腺素反映精囊腺功能；游离左旋肉碱、甘油磷酸胆碱和中性 α-葡糖苷酶反映附睾功能。有时标志物的总量有可能导致这些标识物的分泌减少，但是尽管这样，这些标识物的总量有可能仍在正常范围内。某种感染也可导致分泌性上皮的不可复性损伤，因此即使经过治疗，分泌能力仍然处于低水平。患有射精管阻塞或输精管和精囊腺发育不全的男性的精液具有低果糖的特征，此外还有精液量少、低 pH 值、不凝结和无精液特征性气味等特征（Practice Committee of American Society for Reproductive，2008）。

九、计算机辅助精子分析

使用计算机辅助分析（computer-aided sperm analysis，CASA）较人工方法具有两个优点：高精确性和提供精子动力学的量化数据。如果遵循正确的步骤，将得到可信的和可重复的结果。现在已知很多因素影响 CASA 仪器的使用，例如样品的制备、读数率和精子密度（Verheyen et al，1993）。

如果在样品准备和仪器使用中足够细心，CASA 可用于监测前向活动精子密度的常规诊断。对于建立和维护高标准的仪器操作，严格的质量控制程序是必要的。即使有质量控制并附加以严格的措施，随着技术的进步，特别是使用 DNA 荧光染色 CASA，现在已可进行精子密度的测定，但须严格遵守技术规范。

一些研究提示，CASA 对前向运动精子密度和活动特征的评估结果与体外受精率和受精时间有很好的相关性。

同人工形态学分析一样，CASA 分析也应该使用标准化程序和设备，以及进行质量控制，CASA 系统一般可以把精子的头部和中断分类为正常及不正常，还可以给出头部和中段尺度、头部椭圆率和对称性的均数、标准差和中位数，以及对染色的精子顶体区进行测量。

十、去透明带仓鼠卵母细胞试验

在仓鼠卵穿透试验中，精子-卵母细胞的融合过程与人的是一样的，因为与卵母细胞的卵黄膜的融合过程是通过质膜覆盖在已发生顶体反应的人精子赤道段而启动的。试验不同于生理状态的是没有透明带。

试验方案如下：

精液标本放置 30～60 min，使之充分液化。

检测用培养基位于 BWW 培养基。制备培养基储存液（表 25-1），此液在 4℃时可存放数周而不变质。在检测当天，向 100ml 培养基储存液中加入 210mg 碳酸氢钠、100mg 葡萄糖、0.37ml 600g/L 的乳酸钠糖浆、3mg 焦丙酸钠、350mg 组分 V 牛血清白蛋白、10 000 单位青霉素、10mg 硫酸链霉素和 20mM HEPES 盐。用前此培养也应加温到 37℃，最好在含 5%CO₂、95% 空气的孵箱中进行。

表25-1 BWW培养基储存液成分

化合物	用量（g/L）
NaCl	5.540
KCl	0.356
CaCl₂·2H₂O	0.250
KH₂PO₄	0.162
MgSO₄	0.294
酚红	1.0ml/L

将试管放在 37℃含 5% CO₂、95% 空气的孵箱中孵育 1 小时。在孵育过程中，大多数活动的精子从精浆中游动到覆盖上面的培养基中。

500g 离心精子悬液 5min，使精子密度接近 10×10^6 精子/ml，将精子重悬于至少 0.5ml 培养液中，并在 37℃含 5% CO₂、95% 空气的孵箱中孵育 18～24 小时。孵育期间应将试管倾斜，与水平面呈 20° 角。

卵母细胞可从随机选择的时间内注射的未成熟仓鼠或动情期第一天注射的成熟仓鼠获得。腹腔内注射马血清和人绒毛膜促性腺激素，剂量均为 30～40 单位，间隔 48～72 小时。注射 hCG 后 18 小时内回收卵母细胞，并在室温下分别用 0.1% 透明质酸酶和 0.1% 胰蛋白酶处理以除去卵丘细胞和透明带。每次酶处理后应用 BWW 培养基洗涤两次。分离出的卵母细胞可加温到 37℃并立即移至精子悬液中，或 4℃贮存至多 24 小时。

在获能结束时，将孵育试管恢复垂直放置 20 min，以便任何不活动的细胞沉降，然后抽吸上清液中活动精子并将其浓度调节为每毫升 3.5×10^6 活动精子。将每滴 50～100ml 的精子悬液微滴至于液状石蜡之下，加入 30 个去透明带仓鼠卵母细胞，使每个小滴至少渗入 15 个卵母细胞。然后将配子在 37℃含 5% CO_2、95% 空气的孵箱中孵育 3 小时。

小心移出卵母细胞并将松散附着在外面的精子洗去；然后再用 22mm × 22mm 的盖玻片加压到厚度约 30mm，用相差显微镜观察。

检查卵母细胞以确定在其胞浆中存在精子的卵母细胞的百分数及每个卵母细胞中所含精子的平均数。在首次冲洗后仍附着在卵母细胞表面的精子数也应记录，因为此项观察可作为产生顶体反应的精子比例的某些指征。

在体外试验中，常规的穿卵试验依赖于延长精子群体的温育时间而出现自发的顶体反应。由于此步骤不如生理过程有效，而且可能涉及不同机制，因此常常出现假阴性结果。

继精子-透明带之间的相互作用之后，引起顶体反应的细胞内信号是钙内流和胞浆碱化，两者均可由二价阳离子载体 A23187 人工产生。

十一、精子功能试验

中段带有多残留细胞质的异常或不成熟精子会产生过多的活性氧类物质（reactive oxygen species，ROS），并且细胞内存在高浓度的细胞质酶，例如磷酸肌酸激酶。

活性氧类物质是氧的代谢产物，包括超氧阴离子、过氧化氢、氢氧根、过氧化氢根、和一氧化氮。当过量存在时，这些活性氧类物质通过诱发细胞脂质、蛋白质和 DNA 的氧化损伤造成病理性损害。许多细胞具有酶性抗氧化剂系统（超氧化物歧化酶、谷胱甘肽过氧化物酶和过氧化氢酶）或非酶性抗氧化剂系统（尿酸、维生素 C、维生素 E）。当这些防御机制受损时，细胞功能将受到影响。

在人类射出的精液中，活性氧类物质是由精子和白细胞产生的。精浆中有抗氧化物清除剂和酶，某些患者的这些物质可能不足。在制备辅助受孕的精子时去除精浆，有可能使精子更易于受到氧化损害。约 40% 不育门诊的男性患者和 97% 脊柱受到损伤的男性，在他们的精液中存在可测浓度的 ROS。产生过多的 ROS 有可能引起过氧化损害和丧失精子功能。

应用苯巴比妥或 lucigenin 作为探针的化学发光过程，可用于检测 ROS 的生成。方法如下：

将 400ml 悬浮于缺少酚红的简单 KrebsRinger 培养液中的洗涤后的人精子（每毫升 10×10^6 个精子）加入一个一次性照度计容器中，小心操作，避免产生气泡。

将鲁米诺（5-amino-2，3-dehydro-1，4-phthalazinedione）在二甲基亚砜（DMSO）中配制成 25μl 的储存液，取 4ml 加入上述容器中，同时加入 8μl 辣根过氧化物酶（12.4U 的 Ⅵ 型辣根过氧化物酶，310U/mg）。

37℃ 下监测化学发光信号约 5 min，直至其达到稳定。

在 DMSO 中，将白细胞特异探针（formyl-methionyl-leucyl-phenylalanine，FMLP）配制成 10ml 的储存液，取 2μl 加入反映混合液中以刺激精子悬液的多形核细胞产生化学发光信号。由于人精子表面没有 FMLP 受体，因此这一信号对白细胞群是特异的，并且可以用含有已知数量的多形核白细胞悬液校正。

在 DMSO，将 PMA（phorbol-12-myristate-13-acetate）配制成 1mmol/L 的储存液，并以 1∶100 的比例稀释成 10μmol/L 的工作储存液和终浓度为 100nmol/L 的工作液。在 FMLP 信号消退之后，用 4μl PMA 工作液处理精子悬液。该试剂能够显示精子悬液中每个白细胞和精子亚群产生活性氧的能力。

注意：白细胞产生活性氧类物质的能力至少是精子的 100 倍。因此含少量的白细胞就会对精子悬液产生的化学发光信号产生重要影响。

1. 人卵透明带结合试验

精子与透明带结合的过程启动顶体反应，释放可溶性顶体内容物，精子穿透透明带基质。为了检测这一过程，需要使用来源于尸检、外科卵巢切除术或体外受精得到的不能存活的、未受精的人卵母细胞。这些卵母细胞在高盐溶液中可储存数月。一种称作半卵透明带测定法的透明带结合试验是将透明带显微切割成对等的两半，每一半分别与相同浓度的检测精子和对照精子进行反应。另一种精子-半透明带结合试验涉及不同的荧光标记，检测精子用一种标记物染色（如荧光素），而对照精子用另一种标记物染色（如罗丹明）。计算结合在同一个透明带上的检测精子和对照精子数，并求出比值。两种透明带结合试验均显示与体外受精率相关。这些试验可使用盐水储存的卵母细胞，但试验受到人卵母细胞来源的限制。

当体外受精失败或成功率低时，评估结合的精子数可能具有临床价值。很少或没有精子结合在透明带上，通常提示精子有缺陷。

2. 评价顶体反应

通过对钙离子载体引发顶体反应后的顶体状态进行评估可鉴定顶体反应障碍。应用光学或荧光显微镜，许多染色方法可用于人精子顶体状态的评价。

顶体反应（AR）是精子与透明带结合之后，发生在细胞外的过程。它一定发生在精子穿透卵母细胞膜并使卵母细胞受精之前。钙流动启动正常顶体反应。使用钙运转剂，如离子载体 A23187 或孕激素处理，诱导钙流入，均可用于检测获能精子发生顶体反应的能力。然而在此方法作为一种常规临床检测法之前，对顶体状态的检测尚需作进一步的评估。

方法如下：

将精液放置 30~60 min，使之完全液化。

建议使用精子制备技术去除如白细胞、微生物和死精子等污染物，以获得高活力精子群体，但此步骤并非必需。

应用碳酸氢盐缓冲液培养基，如 BWW、Ham's F-10 或含 10~35g/L 人血清白蛋白的合成的人输卵管液（HTF），孵育精子以诱导获能。培养液在使用前应 37℃温热，最好在含 5%CO_2、95% 空气的孵箱内进行。准备一个质控管和一个实验管，每管含 1×10^6 活动精子/ml，并孵育 3 小时以诱导精子获能。

向实验管中加入足量的 A23187 工作液，使终浓度为 10mm。质控管中加入相同体积的 DMSO。

将两管在 37℃ 孵育 15min。从质控管和实验管中取少量液体检测精子活力，然后用 3% 戊二醛或乙醇终止反应。

将固定的精子移至干净的显微镜载玻片上，空气干燥。在荧光显微镜下观察用荧光标记染色的镜子。估计实验标本中和质控标本中有顶体反应的精子所占的百分比。

离子载体激发（ARIC）的顶体反应为试验 %AR 减去质控 %AR。正常值为 15%。如果 <10% 则为异常。10%~15% 之间提示精子功能可能异常。孵育 3 小时后，如果质控管中 >20% 的精子出现自发顶体反应，则说明发生了过早 AR。

3. 精子染色质的测定

已经有多种方法测试精子染色质和 DNA 的完整性（Avendano, et al., 2009）。这些方法都使用与组蛋白结合或与核酸结合的染料，而且应用组织学方法或流式细胞仪检测。较新的方法包括 DNA 链断裂的检测，彗星试验或精子染色质扩散（SCD）试验。这些试验结果之间互相关联，并且与精子形态学、活力和存活率相关。这些实验可以给出有关标准体外受精的受精率，包括自然妊娠率的额外信息。精子染色质结构试验（SCSA）能够预测体内和体外的受精失败。但仍不清楚这些实验与流产或其他妊娠结局是否存在相关性。

第三节　精子制备技术

将人精液从精浆中分离，最终获得具有高比率形态正常的活动精子，并且无碎片和死精子的精子制备物，对于几种男科学临床治疗和诊断技术时非常重要的。下面是两种主要方法：

一、第一种方法，直接上游法

根据精子的游动能力选择精子，即精子"上游"技术。精子（含有细胞碎片和白细胞）上游前应避免离心，因为这将损伤精子细胞膜，或许因产生的活性氧类物质造成损伤。最好从精液中直接上游来分离活动精子。

首先向一个无菌的 15ml 锥底离心管中加 1ml 精液，然后在精液上方轻轻加入增补的 Earle 培养液（1.2ml）。将试管倾斜 45°，37℃ 孵育 1 小时。然后轻轻将试管竖直，取出最上层的 1ml 液体。然后将这部分含活动细胞的液体用 8 倍量增补的 Earle 液稀释，500g 离心 5min，最后重悬于 0.5ml Earle 培养液中，用于精子密度或精子功能的评估，或用于其他目的。

增补的 Earle 培养液的组成：

46ml Earle 平衡盐溶液

4ml 加热灭活（56℃ 20min）的患者的血清

1.5mg 焦丙酮酸钠

0.18ml 乳酸钠（60% 糖浆）

100 mg 碳酸氢钠

或者：

50ml Earle 平衡盐溶液

300mg 牛或人血清白蛋白 *

1.5mg 焦丙酮酸钠

0.18ml 乳酸钠（60% 糖浆）

100 mg 碳酸氢钠

* 用于辅助生育技术时，人血清白蛋白绝对需要经过高度提纯并且不含病毒、细菌和朊病毒的污染（Gilling-Smith et al，2005）。

二、第二种方法是使用非连续密度梯度离心法

方法如下：

加 3ml 80% 的或替代物于一个 15ml 无菌的圆锥底试管中。

轻轻加 3ml 40% 的 Percoll 或替代物于 80% 的液层面上，小心操作，注意不要打乱两种液体的界面。

轻轻加 1~2ml 精液于梯度溶液之上，500g 离心 20min。

将沉降在 80% 的液层底部的精子重新悬浮于 5~10ml 的 Earle 培养液中，500g 离心 5min，在重新悬浮于 1ml Earle 培养基中。

测定精子密度和活力或精子功能。

等渗 Percoll 或替代物的组成成分

10ml 10 倍浓缩的 Earle 培养液

90ml 密度梯度材料

300mg 人血清白蛋白

3mg 焦丙酮酸钠

0.37ml 乳酸钠（60% 糖浆）

200mg 碳酸氢钠

80% 密度梯度材料的组成

40ml 等渗的溶液

10ml 增补的 Earle 培养液

40% 密度梯度材料的组成

20ml 等渗的溶液

30ml 增补的 Earle 培养液

根据精液标本的情况，选择不同的精子制备技术是必要的。不同技术的效果一般表现为产生形态正常的活动精子的绝对数或相对数。在一些病例中，制备精子的功能情况需要用诸如去透明带仓鼠卵穿透试验这样的方法来确定最适的精子制备方法。一般直接上游法用于认为是正常的精液标本。质量不理想的精液标本，一般需采用其他制备方法。

三、HIV 感染精液标本的制备

非连续密度梯度离心法后再使用上游法制备精子，被推荐为防止未感染的女性配偶受到感染的一种措施，制备好的精子再使用 RT-PCR 进行检测，确认无 HIV 后才能应用于 ART，但目前没有足够的证据提示通过精子制备能消除 HIV 感染的风险。

四、睾丸和附睾精子的制备

从附睾和睾丸内取到的精子需要经过特殊的处理。一般而言，附睾穿刺取精的适应证是梗阻性无精症而非睾丸生精功能低下的患者。附睾穿刺获得的精子处理和优选相对简单。如果穿刺获得了大量的附睾精子，密度梯度离心是一种有效的精子制备的手段。

睾丸精子可用开放性活检或穿刺活检获得，带有大量的非精子细胞和大量的红细胞，为了分离附着在精曲小管上的长形精子细胞（睾丸精子），需要采用酶学或机械方法，由于精子数目少，活力差，睾丸精子制备只能用于 ICSI（Devroey et al，1995）。

五、逆行射精标本的制备

需要用碳酸氢钠碱化尿液，使得尿液中精子保持活力的机会增加，射出的精液和尿液需要立即进行处理和分析。通过密度梯度离心法进行处理。

六、辅助射精标本的制备

对于射精障碍的患者，可震动刺激阴茎或直肠刺激前列腺获得精液。脊髓损伤的患者排出的精液通常精子浓度高，活力底，含有白细胞和红细胞。电诱导射精的标本采用密度梯度离心可以获得有效的处理，无论制备方法如何，这些类型的精子通常含有大量的不活动的精子。

七、精子的冷冻保存

人类精子的低温冷冻保存开始于 20 世纪 40 年代后期（Polge et al，1949）。在当时，发现甘油可以保护精子免受冷冻损伤。目前，结合不同的冷冻保护液和冷冻程序，冷冻保存有多种方案。冷冻后细胞的存活主要取决于能否将细胞内的冰晶形成减少到最低程度。应用适当的冷冻保护液以及控制冷冻和解冻的速率，可以将细胞内形成的冰晶的水分减少到最少。

应用供者冷冻精液进行人工授精的妊娠率，通常与复温后的精子质量，受精时机，以及女方的年龄等因素有关。精子冷冻保存可以有多种原因，在某些情况下，需要改良冷冻保存程序。因为 ICSI 仅仅需要一个精子即可，因此任何活精子的冷冻保存都是有价值的。常用的精子冷冻有甘油-卵黄-柠檬酸盐冷冻保护剂，以及程控或气相冷冻程序。

第四节　男科学实验室质量控制

精液分析的质量控制（quality control，QC）对于检测并纠正结果的系统误差和高变异性是必不可少的。要求实验室定期对实验结果的可信度进行 QC 评估，以保持男科学试验的准确性、精密性和充分胜任性。在实验室内部进行的 QC 称作内部质量控制（internal quality control，IQC），而外部质量评估（external quality assessment，EQA）则是不同的实验室就同一样本进行检测，并对所得结果进行评估（Cooper et al，1992）。质量保证的概念则要宽泛得多，包括对所提供服务的优化。

对 QC 程序进行管理需要了解测量误差的起源和等级。由于所计数的精子数量有限，精液分析常常会出现较大的随机误差。而不同实验室在精子密度和形态的检测上所出现的大偏差突出地表明了需要改善 QC 和标准化。在得到普遍认可的标准方法以及形态、活力的标准定义出现之前，不同实验室的结果之间根本无从比较。各实验室的结果需要根据各自的参考范围来进行解释。

任何测量都会有一定程度的误差，其大小描述为带上、下限的可信范围。上下限靠得很近就可视为精确测量，与真值背离越小结果越准确。误差有两种类型，即"随机误差"和"系统误差"。随机误差源于计数和加样的机会性差异所导致的精确度不足，此误差可通过同一技术员使用同一仪器进行重复测定来评测。系统误差则要隐秘得多，是由那些仅单项性改变结果的因素所引起，因此其所导致的结果背离不可能通过重复测量检测出来。这就要求质量控制系统能在常规精液分析中对随机性和系统性两种误差都能进行检测和评估。

一、精液分析中的统计学计量误差

在精液分析中，无论标本怎么混匀，精子的随机分布还是造成绝大多数结果变异或精确性不足的原因。对于精子密度、活力和形态的测量，都只是计数了有限的精子数来代替整个样本的状况。无论是用定量的精液来估算或是计数定量的精子来进行活力或形态分类，其所导致的取样变异是一种随机误差，通常归于计量误差。计量误差的相对大小与所检测精子数的平方根成负相关。了解计量误差的实质对于评价精液分析的精确度，以及贯彻 QC 措施来鉴别其他来源的误差都是至关重要的。

（一）精子密度测量中的计量误差

精子密度的测量是采用血球计数板来计数定量稀释精液中的精子数。假定在整个计数池中精子是随机分布的，那么在已知体积中精子的准确数量符合 Poisson 分布，其方差就等于所计量的精子数。如果计数了 N 个精子，取样的方差就是 N，标准误为 $\sqrt{N}$，百分误为 $100\sqrt{(N/N)}$。该体积精液中精子数的 95% 可信限约等于 $N \pm 1.96\sqrt{N}$。也就是说，如果计数了 100 个精子，计数标准误就是 10（10%），该体积精液所计量精子数的 95% 可信限为 80～120。以此类推，如果计数了 200 个精子，其标准误就是 14，95% 可信限为 172～228。要达到 2.5% 百分误的精确度，就必须计数 1600 个精子。

（二）精子活力和形态测量中的计量误差

当把精子分成两个或两个以上类别时，每个类别估计百分比（p）的标准误取决于真正的、但未知的百分率以及所计数的精子数（N）。其估测标准误为 $\sqrt{p(100-p)/N}$。因此，如果计数了 100 个精子且正常形态的实际百分率为 20%，那么正常精子估测百分率的标准误就是 4.0%，相应的 95% 可信限是 12.2%~27.8%。如果计数 400 个精子，其标准误进一步降低到 2.0%，95% 可信限为 16.1%~23.9%。

（三）最大限度降低统计学计量误差

加大精子的检测数量当然可以降低计量误差，但得有必有失，得的是提高统计精确度，而失是技术员可能因疲劳而丧失准确性。必须在两者之间把握好平衡。

二、精液分析中的其他误差

因为常常会存在某些额外的随机误差，同一技术员采用同一程序来重复分析有可能产生比单纯计量误差更大的结果变异。这样的额外因素可能是样本混匀不充分（常见于黏稠或凝集的样本）、技术员紧张（计数不稳定或记录错误）、技术粗糙（如在加样或涂片、计数板准备过程中部仔细）或仪器的变异（如自动加样器磨损就可能降低加样和稀释的可重复性）等。而反过来如果所得结果比预期的计量误差更小的话，则提示可能有记录错误或是有受先前测量值诱导的可能性。

由不同技术员来重复测量所产生的差异可能来自系统性偏差、持续的计算误差的偏差、或对形态和活力的分类标准不同等。例如，常常高估活动精子的百分率，原因在于眼睛对于运动的物体要敏感。先通过系统性地计数所有的活动精子，然后再计数同一区域内的不活动精子，就可以降低此种误差。

三、质量控制的重要性

精液分析的精确性或可重复性可以经由对同一样本的重复测量结果加以评估，该方法再加上对设备的定期校正就构成了 IQC 的基础。技术员自身的精确度可通过对同一匿名样本进行重复分析来检定，而确定实验室内技术员之间的精确度则是对同一样本各自进行独立分析。实验室之间的结果差异采用 EQA 来评估。IQC 应当保证在男科学实验室维持最理想的精确度，而且在标准上没有渐进性偏移。无论是单个技术员进行不经常性检测或是多个技术员一起工作，IQC 都是必不可少的。EQA 则保证不同实验室之间结果的可比性，并提示何时某些实验室的方法应该加以调整（Palmieri et al, 1996）。

四、质量控制的实用性方案

下面所述的 QC 程序是男科学实验室所必须执行的最基本措施，而该措施中有关实验室操作规范（GLP）其他方面的要求，如维持孵箱的恒温、校准天平等则假定已经得到常规执行。

随时——样本结果的监测和对比。

每周——分析不同技术员所做的主要精液指标的重复测量值。

每月——分析检测结果的月平均值。

每季——校正计数板和其他设备。

实验室的 QC 活动随技术员经验和工作量的不同而有所变化。在繁忙的实验室应有 1%~5% 样本进行 IQC。重要的是必须将 QC 样本匿名，且对 QC 样本的分析应当作日常工作的一部分。通过这样，IQC 将有助于保证常规精液分析的准确性和精确性。

1. 样本自身的常规监测和对比

结果必须核对，防止抄写错误和张冠李戴。凡与精液分析其他指标不匹配的不寻常结果都可能提示这类误差。对未稀释精液进行显微镜初检得出精子密度、活力和形态的初步估测值可用于对最终结果进行粗略核对，存活和活动的精子百分比应当一致。警报结果是需要紧急处理的不寻常事件，对实验室来说包括无精子或精子活力意外丧失，可能的原因有温度变化或样本污染了对精子有毒的物质。对临床学家而言，警报结果则是先前精液中有精子的患者变成无精子或者不能取出样品。

针对精子密度的检测，要将计数板上两个标本池独立的重复计数进行比较。针对同一样本同等体积的重复计量，其差异应为零，标准误等于两部分计量总和的平方根。在 95% 的重复样本中，两次计量的差异要小于 1.96 个标准误。如果不是这样，就可能存在系统误差，需要将样本重新混匀、稀释并重复检测。在其余的 5% 左右样本中，出于单纯的随机误差，其差异可能会大于 1.96 个标准误，不必重复检测。不过这一小的额外工作是必要的，可确信程序中不存在任何系统性误差。

对于不同运动级别精子比率和形态特征的重复检测，也要遵守类似的程序。根据美丽样本中所计数的精子数 N 得出两个独立的百分率 p1 和 p2，并进行比较。预期的差异 d 的限度表达为 $d=|p1-p2|<1.96\sqrt{2\bar{p}(100-\bar{p})}/N$，其中 $\bar{p}=(p1+p2)/2$ 为平均百分比。采用该限度，会有 5% 的重复测量样本因单纯的随机误差而不合格。

2. 每周内部质量控制：检测技术员自身或技术员之间的差异

一种简单的 IQC 方法是将样本分成多份进行重复检测，并且分析的所有步骤均需重复进行。针对同一涂片或样本池检测两次并不是真正的重复，不可能发现样本制备和稀释过程中出现的误差。重复检测应按常规检测一模一样的方式进行，而且不要让技术员知道他所检测的是 IQC 样本。IQC 应检测精子密度、活力级别和形态、免疫株试验、混合凝集反应以及实验室所报告的其他结果。储存的精液样本可用于 IQC，优势在于其真值或目标值是已知的。更见的方法是让不同的技术员各自独立测试同一份新鲜样本或几份样本的混合样本，这样就可测定他们之间的差异性。但这样由于真值是未知的，所以不能评估系统性误差或小组的偏差。而 IQC 的精子活力存在特别问题，因其会随事件的推移而逐渐降低，所以要求所有的技术员在几乎同一时间首先测定活力。

对于 IQC 结果进行分析和提出报告的统计学过程如下，其中一些步骤取决于已知的真值或目标值（或前十个结果的估算值）。有现成的实验室 QC 用统计包，可用来对结果进行分析和展示。如果每次 QC 检测中都有相同数量的技术员参加，那么分析和计算就容易得多。否则，可以让一个或几个技术员对同一份样本进行第二次检测，从而使每份 QC 样本都有相同的检测次数。有些计算机程序可以允许样本有不同的检测次数。

用储存样本进行 IQC：精子密度

将每个技术员对 QC 样本的检测结果列表，并以对应的样本数（或周数）为坐标来作图。同样，还计算每例样本检测结果的均值和标准差，并以同样对应的样本数（或周数）为坐标在 X_{bar} 图和 S 图中标出，这样就能用来确定新的 QC 样本的结果是否与先前的检测值有不同，以及不同技术员之间的差异是否超过了仅有随机误差造成的差异范围。

在至少测定了 5 例（最好是 10 力）QC 样本后，就可以用其均值的平均数（X_{bar}）和标准差的平均值（S_{bar}）在 X_{bar} 图上以目标值两侧 2 和 3 个标准差的范围（即警戒线和处置限）来设顶控制限。表达为 $X_{bar}\pm A2.n\times S_{bar}$ 和 $X_{bar}\pm A3.n\times S_{bar}$，其中系数 A2.n 和 A3.n 是从表 1.1 中按相应的技术员数量（n）来取值。该控制限用于监测未来 QC 样本值。另一种控制限的取法是直接计算 $X_{bar}\times 2s/\sqrt{n}$ 和 $X_{bar}\times 3s/\sqrt{n}$，

表25-2 以平均标准差（S_{bar}）为基准的X_{bar}图和S_{bar}图其控制范围的决定因素

技术员数量（n）	SD测定值（Cn）	X_{bar}图控制范围 警戒值（A2）	X_{bar}图控制范围 处置值（A3）	S图控制范围 处置低限（S0.999）	S图控制范围 警戒低限（S0.975）	S图控制范围 警戒高限（S0.025）	S图控制范围 处置高限（S0.001）
2	1.253	1.772	2.659	0.002	0.039	2.809	4.124
3	1.128	1.303	1.954	0.036	0.180	2.167	2.966
4	1.085	1.085	1.628	0.098	0.291	1.916	2.527
5	1.064	0.952	1.427	0.160	0.370	1.776	2.286
6	1.051	0.858	1.287	0.215	0.428	1.684	2.129
7	1.042	0.788	1.182	0.263	0.473	1.618	2.017
8	1.036	0.733	1.099	0.303	0.509	1.567	1.932
9	1.032	0.688	1.032	0.338	0.539	1.527	1.864
10	1.028	0.650	0.975	0.368	0.563	1.495	1.809

其中 s 为技术员间的集合标准差。此种集合标准差要大于样本间标准差的平均值（S_{bar}），可以直接算出或是用 S_{bar} 乘以因子 Cn 得出。因子 Cn 就是在正态分布的 n 个样本中平均标准差对集合标准差所低估的量（表25-2）。在 QC 图上对将来 QC 测定值进行监测有一些基本的原则（表25-3）。一旦某样本值被判定为"不合格"，其敏感度警示能给出误差的不同类型（随机性或系统性），从而指导对可能的原因进行调查。如果连续出现 7 个值全升高或全降低也要考虑出现系统性误差的可能性。

表25-3　QC图的基本控制原则

控制原则	误差敏感
一个结果超出处置限	随机误差或系统误差
连续两个结果都超出警戒上限或都低于警戒下限	系统误差
连续两个结果，一个高于警戒上限，一个低于警戒下限	随机误差
连续八个结果全都高于或全低于均值	系统误差

设计 X_{bar} 图主要用来检测对目标值的偏离，也就是总的变化度，而对于确定究竟是技术员测定结果差异太大，还是测定值系统性偏高或偏低则不太敏感。为此，可以采用类似于 X_{bar} 图的方法，用 R_{bar} 图来监测每个 QC 样本的数值范围，同样设置相应的警戒线和处置限。类似但敏感度更高者是基于样本标准差的 S 图。由于该标准差并非成正态分布，所以在警戒线和处置限的设置上要做些修正，以便在精准度不变的情况下新观察值落在控制限外的概率等同于采用 X_{bar} 图。也就是说，将来的样本中分别会有 5% 和 0.2% 出于单纯的随机误差而落在警戒线和处置限之外。该控制限根据卡方分布来设立，用来乘以平均标准差 S_{bar} 的因子 S_{an}。

如果系统没有问题，每 10 个样本后可以对均值和标准差重新计算，并用这些新值对 X_{bar} 图和 S_{bar} 图的控制限进行更新。在 QC 样本用完之前要制备新的样本储备，并取新样本的前 10 个加上剩下的老样本一起分析来设立新的控制限。

检验技术员之间的系统误差

同一实验室技术员之间的结果要保持一致，这是 IQC 的一个重要内容。然而，一些技术员会系统性地高估或低估精子密度。就此，可以通过对每组 5 个或 10 个样本进行技术员因素和 QC 样本因素的双侧方差分析来检验。由于 QC 样本都是来自同一混合样本，样本间应该没有显著的差异，所以技术员之间的显著差异就提示有一个或几个技术员在检测中存在有系统性偏向。

储存样本的 IQC：精子活力和形态

检测精子或略和形态的 QC 程序同上面的精子密度检测步骤一样，只不过检测的是百分比。由于所计数的精子数量很大，所以控制限的设定采用正态分布。百分率在 20%～80% 的范围是适宜的，但如果百分率过低（<10%）或过高（≥90%）就差一些。

对于精子形态的检测，可以用一个精液样本制备很多的涂片。可用高、中、低质量的精子制备涂片，每种类型取一片用于 QC 检验。片子必须遮盖好，不得让检验者知道是 QC 样本。可以重复使用，一旦变化就补充新的。对于精子活力的 QC 评估则可以采用录像带。

同样遵循前面提到的 IQC 基本原则。得到一系列 QC 之后就可做成 X_{bar} 图和 S_{bar} 图，并设置警备界限和处置限。所测定百分比（p）的标准差为 $\sqrt{\dfrac{P(100-P)}{N}}$，其中 N 代表已分类的精子数量。若共分类了 400 个精子，p 值为 20%～80%，标准差就是 2.0%～2.5%，当 p 值等于 50% 时，值最大。个单个数值应接近该值。不过由于存在技术员之间的差异，平均标准差 S_{bar} 可能会 >2.5%，因此如何将 S_{bar} 降到理论最低值就是我们的目标。只有那些具高度稳定性和标准化有经验的技术员才可能达到此限值。若结果接近理论限值，X_{bar} 图和 S_{bar} 图上的警戒线和处置线宁用理论标准差而不用所测得的标准差 S_{bar} 来设立。

对于精子密度的 QC 而言，在鉴别某些技术员的测定值持续高估或低估方面以及在鉴别改善质量和一致性的方法上，双侧方差分析都是重要的步骤。

使用新鲜样本进行测定的 QC 程序类似于前述采用储存样本，但由于没有目标值因而不能采用 X_{bar} 图，测定技术员间变异度的主要 QC 方法有 S 图，并且在每 5 个或 10 个 QC 样本测定之后利用双侧方差分析检测技术员间的系统性差异。

双侧方差分析在许多统计学教科书中都有描述，并有相应的计算机统计包，同时带有可检查技术员间显著差异的统计学检验。当从检测值直接进行计算时，要注意保留足够的小数点后位数以避免任何四舍五入的误差。用于检测技术员间差异的一种正规统计学检验是基于双侧方差分析的 F 检验，大多数计算机统计程序中都可找到。误差均根方是余差的平方根，来自方差分析表的均方。平均差异超出 2.5 个标准差是不可能的单纯由随机误差造成的。至于技术员间的差异是否有显著意义，必须对这些技术员的均值或差异均值进行评估，以确定其是否超出预期值。并不是所有的计算机统计包都能提供技术员间差异的标准误，有必要分开计算。若技术员间存在有实质性差异，就需要马上对所有的程序进行审查，已找到相应的办法来改善其结果的一致性。

3. 月均值监测

虽然 IQC 程序的主要部分是基于对技术员之间和技术员自身差异的评估，但是从不同患者精液分析结果的趋势上也能得到另外的有用资料。一段时间里可将所有患者每个变量的均值做成 X_{bar} 图，并在均值两侧以 2 和 3 个标准误设定警戒线和处置限。该标准误估算为每段时间内原始测量值的标准差除以精液样本数目的平方根，或可直接从所观察的均值分布中得出。其控制限的设立应至少采用 6 个月的测量值，并定期进行修改。每个均值至少应来自 20 个结果，因此一个小实验室有必要总和一个月以上的结果。倘若在特定时间区内患者特性没有发生显著的变化，那么误超出控制限就可能意味着实验室操作中出现了未能控制的改变或在检测中出现偏移趋向。为完善此方法，可采用监测具有正常值患者的月均值和应用累积总计图的方法来快速检测出任何系统性偏离均值的情况。

4. 对超出控制限结果的反应

实验室主管必须定期对 QC 结果进行评审，并在报告上署名且著名日期。一旦结果超出控制限，应对 QC 样本重新检验以核实前一结果是否异常。如果重复监测后 QC 结果仍然超出控制限，那么尽可能对当天所做的常规检测进行重复，同时调查原因。

技术员因素，诸如加样误差及对精子形态或活力的错误分级，操作程序或设备的变化，尤其是加样器和计数板的改变，以及 QC 样本编制等都有可能造成结果超出控制限。与患者有关的因素也可能会影响到月均值，其中包括样本采集瓶或采集设备的改变，季节性温度变化，对不同程度不育男性转诊模式的改变，或同一患者重复检测次数的改变等。还有的时候找不出任何原因，如果随后的 QC 结果又回到正常范围，那么上一次的结果或许归因于随机偏离。

五、外部质量评估

EQA 是 QC 程序的重要组成部分。正式的 EQA 方案有很多种，其对于评估 QC 程序标准化的效果非常重要。EQA 使得组间结果的比较成为可能，并且允许在多个实验室进行不同方法间的大规模评估。在精子活力和形态评估上的差异或许是目前 EQA 结果不好的主要原因。

EQA 和 IQC 是互相补充的关系。EQA 有可能解释在 IQC 上未能显示的精确度问题，后者可能由于对照样本未能充分保密或选择。EQA 测试样本应当遮盖，不让操作者知道，并采用与常规样本一致的操作程序。

EQA 方案是提供的实验室结果能与其他实验室的相比较，其中可能包括通过精确测量所得到的目标值。该目标值液可以从一组参照实验室的结果平均值得到。其他参与 EQA 方案的中心实验室所提供的均值和范围常常是剔除了高低两端 10% 的结果，还经常提供一些图像结果展示，如直方图等。如果在不同地方采用同一 EQA 样本，就能看出该样本的结果在不同实验室间的偏差和变异性。

凡结果持续性高于或低于 EQA 设计值或均值的实验室，都需要就其实验方法重新评估该实验室的方法。EQA 结果的大幅度变化通常与 IQC 不稳定相一致，提示样本间的检测程序存在不一致性。此时需要对技术程序重新仔细地评估。实验室间科研人员的交流也常常使人受益匪浅。从 EQA 结果良好的实验室请来的顾问常常能够找出方法需要改进之处以提高结果的可重复性，反过来将技术员送到 EQA 结果良好的实验室去培训也是有益处的。

第五节　精子-宫颈黏液的相互作用

人的宫颈上皮细胞是由不同类型分泌细胞组成的，并且分泌颗粒的性质和量在宫颈的不同部位呈现出差异。来自这些细胞的分泌汇聚成宫颈黏液，卵巢激素调节宫颈黏液的分泌；17β-雌二醇刺激产生大量的水性黏液，而孕激素抑制上皮细胞的分泌活性（Lewis et al，2010）。宫颈黏液的分泌量呈现周期性变化。正常育龄妇女每日黏液的分泌量在月经中期可达500μl，而在月经周期的其他阶段则少于100μl。宫颈黏液池中还有少量的子宫内膜和输卵管液，还可能有卵泡液。此外，黏液中有来自子宫和宫颈上皮的白细胞和细胞碎片。

因此，宫颈黏液是水含量超过90%的非均质性分泌物。它表现出一系列诸如黏稠度、成丝性和羊齿状的流变学特征。

黏稠度受宫颈黏液的分子排列、蛋白质和离子浓度的影响。黏液的黏稠度从经前的高度黏稠型（通常是细胞型）到月经中期将要排卵前的水样黏稠不断变化。在完成排卵之前，黏液的黏稠度已开始再次升高。

成丝性是用于描述宫颈黏液的纤维性、展丝性、或弹性等特征的术语。

羊齿状是指宫颈黏液在玻片上干燥后被观察到的结晶程度和形态。

宫颈黏液是一种水凝胶物质，由高黏性成分和含有电解质、有机物以及可溶性蛋白质的低黏性成分组成。构成高黏性成分的是黏蛋白的大分子网，它影响着黏液的流变学性质。宫颈粘蛋白是由组成肽核的一些亚单位和低聚糖侧连所构成的纤维系统。宫颈黏液组成成分的周期的大约第9天开始精子可以穿透宫颈黏液，此后其穿透能力逐渐增强而于排卵前达到高峰。在宫颈黏液的性质发生显著变化前，精子的穿透能力开始减弱。精子的穿透能力在时间和程度上的个体差异很长减。活动的精子在体内以宫颈黏液的纤维丝为导向到达宫颈隐窝，并在此处停留，然后以缓慢的速度释放如子宫和输卵管。

宫颈及其分泌物可能具有以下特性：①在排卵期或接近排卵期利于精子穿透，而在其他时期干扰其穿透；②保护精子免受阴道不利环境的影响；③补充精子所需的能量；④滤过效应；⑤提供一个短期精子储存池；⑥启动精子获能。

黏液中的精子总是悬浮于液体介质中。精子与女性生殖道分泌物的相互作用对于精子的生存与功能至关重要。目前尚无可行的方法来评估人子宫及输卵管液对精子的影响，但宫颈黏液的取样和研究方便易行。因此，不育症的全面检查都必须把精子-宫颈黏液的评估作为一项重要指标。发现精子-宫颈黏液相互作用异常可以作为人工授精或其他形式辅助生殖的适应证（Craciunas et al，2014）。

一、宫颈黏液的采集和保存

（一）采集方法

用阴道窥具暴露宫颈，以棉拭子轻轻擦拭宫颈外口以除去积存的阴道污染物。然后用棉拭子或镊子移走宫颈口的黏液。以下列方法之一采集宫颈管的黏液：用不带针头的结核菌素注射器、黏液吸引器、移液期或聚乙烯管吸取黏液。如有可能应立即对所采集的黏液质量进行评估，否则在进行实验室检查之前应妥善保管。

当用吸取法采集宫颈黏液时，采集器械的抽吸压力标准化非常重要。当器械顶端进入宫颈内1cm的时候才开始抽吸，抽吸器在宫颈管内一直维持这一抽吸压力。恰在抽吸器撤出宫颈外口之前解除抽吸压力。最好在宫颈管中撤出器械之前夹紧导管，使采集的黏液免受气泡堆积的影响或阴道分泌物的污染。

如果想在月经中期以外的时期采集宫颈黏液，可以从月经周期的第5天开始给予炔雌醇20~80μg共10天，可增加黏液的产生。可在服用此药后的7~10天之内的任何时间采集黏液。这样处理会产生较高含水性、较低黏稠性的黏液分泌。虽然这种方法有益于评估精子-宫颈黏液的体外相互作用，但不一定能反映出未服用激素夫妇的体内情况。

（二）贮藏和保存

宫颈黏液可以贮存在原采样的结核菌素注射器、聚乙烯管或小试管中用塞子或石蜡膜封口以防风干。

应尽可能排尽该容器中的空气。标本贮存于 4° C 冰箱中不得超过 5 天。如条件许可，黏液标本应在采集后 2 天之内使用，并要记录从黏液采集到使用之间的间隔期限。经过冻融的黏液标本不适用于流变学和精子穿透试验。

二、宫颈黏液的评估

宫颈黏液性质的评估包括测定黏液的成丝性、羊齿化结晶程度、黏稠度和 pH 值。最高分为 15 分，高于 10 分常表明宫颈黏液较好，有利于精子穿透；低于 10 分则表明不利于精子穿透，黏液的 pH 值不包括在总计分之内，但应作为精子-宫颈黏液相互作用的一个重要参数进行测定。

1. 量

宫颈黏液的体积评分标准如下：

0 分：0ml

1 分：0.1ml

2 分：0.2ml

3 分：0.3ml 或更多

2. 黏稠度

0 分：浓厚，高度黏稠，月经前黏液

1 分：中度黏稠

2 分：轻度黏稠

3 分：水样，黏稠度最小，月经中期（排卵前）黏液

3. 羊齿化

通过检查载玻片上空气干燥的宫颈黏液对羊齿化程度进行评分，这样的制备可显示出各种类型具有羊齿样外观的结晶，依宫颈黏液成分的不同，"羊齿化"可能只有一个主干或主干经过一次、两次或三次分支分别产生出二级、三集和四级干。观察宫颈黏液制备物中的若干个视野，以羊齿化程度最高的样本作为典型，按下列定义进行评分：

0 分：无结晶

1 分：非典型羊齿状结晶形成

2 分：具有主干和二级干的羊齿状结晶

3 分：具有三级和四级干的羊齿状结晶

4. 成丝性

用盖玻片或另一个载玻片以十字交叉方式接触宫颈黏液，然后轻轻提起，使黏液在两个片子之间拉成细丝，后者的长度以厘米计，并记录如下：

0 分：<1cm

1 分：1～4cm

2 分：5～8cm

3 分：9cm 或更多

5. 细胞量的评估

建议以细胞数 /mm³（每 μl）表示宫颈黏液中的细胞量。传统上一直按每高倍视野（HPF）中的细胞数对宫颈黏液中的白细胞和其他细胞数进行估算。能够产生 HPF 的显微镜光学组合是一个 10 倍的广角目镜（孔径为 20μm）和一个 40 倍物镜。由于显微镜视野的直径等于目镜孔径的直径除以物镜放大倍数，这样的光学组合能够得到一个直径大约为 500μm 的显微镜视野。通过用硅化的 100μm 玻璃珠支撑盖玻片，对制备的厚度进行标准化控制。如果该视野的深度为 100μm，则其容积为 0.02mm³。因此在这种情况下计数为 10 个细胞 /HPF 则大约等于 500 个细胞 /μm³。

细胞评分等级如下：

0 分：>20 个细胞 /HPF，或 >1000 个细胞 /mm³

1 分：11～20 个细胞 /HPF，或 501～1000 个细胞 /mm³

2 分：1～10 个细胞 /HPF，或 1～500 个细胞 /mm³

3 分：未发现细胞

6.pH 值

采自宫颈管内的宫颈黏液的 pH 值应在原位或采集后立即使用范围 6.4～8.0 的 pH 试纸进行测试. 原位测试时应注意其是否确系为宫颈管内的宫颈黏液. 也应注意使宫颈管内的宫颈黏液避免阴道分泌物的污染，因为其 pH 呈酸性。

精子对于宫颈黏液的 pH 值的变化甚为敏感。酸性黏液可使精子制动，而碱性黏液可使精子活力增强。但是碱性过强（pH>8.5）则对于精子存活不利。精子在宫颈黏液中泳动和生存的最佳 pH 为 7.0～8.5，这也是月经中期宫颈黏液 pH 的正常范围。然而，宫颈黏液的 pH 为 6.0～7.0 时精子仍能穿透。

在一些情况下，宫颈黏液呈现更高的酸性，这可能是由于异常分泌或细菌感染所致。

三、精子-宫颈黏液相互作用

在月经周期中可供精子在宫颈黏液中泳动的时间有限。雌激素使宫颈黏液易为精子穿透。精子穿

透宫颈黏液时间的长短变化范围很大，因妇女个体而异。即使同一个体，不同的月经周期也不尽相同。因此，只有对不同月经周期进行重复试验，才能对精子-宫颈黏液相互作用的异常做出结论。

（一）体内试验（性交后试验）

时间选择：性交后试验应尽可能紧靠排卵期进行。排卵期可根据一些临床指标，例如通常的周期长度、基础体温、宫颈黏液变化、阴道细胞学检查，如有可能，也应测定血清或尿中的雌激素水平及卵巢的超声排卵监测来确定（Leushuis et al，2011）。对于每个实验室来说，重要的是使性交后检查宫颈黏液的时间标准化，这一时间应是 9 ~ 24 小时。

对于准备进行性交后试验患者的指导。

（1）您和您的配偶在试验前至少 2 天要避免性生活。

（2）最适合您做试验的日期是（年）（月）（日）。按照您正常的习惯在前一天夜间进行同房。

（3）在同房过程中不能使用任何阴道润滑剂，也不能在性交后进行阴道冲洗。在性交后可以冲个淋浴，但不能使用盆浴。

（4）向医生报告您这次试验的（年）（月）（日）（时）。

性交后试验技术：先将使用润滑剂的阴道窥器置入，再用不带针头的结核菌素注射器、移液管或聚乙烯管在阴道后穹窿部吸取混合样本。然后再用另一个注射器或导管吸取宫颈内的黏液标本。将这些标本至于载玻片上，加上盖玻片，使用相差显微镜在标准厚度下进行检查。

阴道混合标本：通常精子在阴道内只能存活 2 小时。检查阴道混合标本的目的是证实精液确实曾存留于阴道内。

宫颈黏液样本：宫颈管下部的精子数目随性交后时间的推移而改变。在性交后 2 ~ 3 小时之内，宫颈管下部积聚了大量的精子。

类似黏液的细胞性测定，建议黏液中的精子浓度以标准单位（精子数 /mm^3）表示之。

宫颈黏液中的精子活力分级如下：PR 前向运动；NP 非前向运动精子；IM 不活动精子。正常宫颈功能的最重要指征是其中存在前向运动的精子。

结果的解释：性交后试验的目的不仅是为了测定宫颈黏液中的活精子数量，而且也是为了确定性交后一定时间内精子存活和功能状况（储藏作用）。因此，性交后 9 ~ 12 小时进行试验能够提供有关精子寿命和存活的信息。

此时如果宫颈黏液中存在适量前向运动的精子，就可除外宫颈因素作为不育原因的可能性。

如果初试结果阴性或不正常，应重复进行性交后试验。如果在宫颈管或阴道样本中未发现精子，必须询问夫妇以确定是否发生了射精及阴道内射精。试验阴性也可能是由于试验时间选择不当。在有生育力妇女中，于月经周期内过早或过迟进行试验也可出现阴性结果。有些妇女可能在整个月经周期中仅 1 或 2 天有阳性结果。如无法合理精确推算排卵时间，则需在月经周期中反复多次做性交后试验或体外试验。为了确定宫颈因素作为可能的不育原因，需要选择月经周期中最佳时机对异常的性交后试验进行重复。

（二）体外试验

可使用体外宫颈黏液穿透试验对精子-宫颈黏液相互作用予以详细评估。通常，当性交后试验结果为异常时才进行这些体外试验，并且使用供者的精液和供者的宫颈黏液进行交叉试验可以提供更多的信息。

如果精子-宫颈黏液相互作用的试验目的是为比较不同宫颈黏液标本的质量，应选用计数、活力和形态学俱佳的同一份精液标本。另外，如果兴趣在于评价若干精液标本的质量，则应采用同一份宫颈黏液标本来评估精子的穿透能力。当使用丈夫的精液和妻子的宫颈黏液试验结果异常时，应使用供者的精液和供者的宫颈黏液进行交叉试验。可从月经中期预约进行人工授精的妇女处获得供者的宫颈黏液。应当在人工授精之前从自然周期或使用促性腺激素诱发排卵的妇女采集宫颈黏液。由于枸橼酸氯米芬的抗雌激素作用可能对宫颈有影响，因此用它诱发排卵的妇女不能作为宫颈黏液的供者。

体外试验必须使用射精 1 小时之内采集的新鲜精液及人月经中期的宫颈黏液。代用胶，如牛的宫颈黏液或合成凝胶，不能考虑作为精子-宫颈黏液相互作用体外试验之用的人宫颈黏液代用品。

1. 简化的玻片试验

将一滴宫颈黏液置于载玻片上，用盖玻片（22mm × 22mm）铺平，制备物的厚度可用硅化的 100μm 玻璃珠进行标准化控制。载玻片两侧各滴 1 滴精液，使其与盖玻片边缘接触，借助于毛细作用使精液移向盖玻片下，这样就在宫颈黏液与精液之间形成一个清晰的接触界面。

盖在玻片置于湿润的温箱内，37℃孵育 30 min。

及分钟内精液在接触界面处形成一些指状突起深入黏液。大多数精子在穿透黏液之前，先穿过指状突起通道。在许多情况下，一个为首的精子引导一纵列精子进入黏液。一旦进入宫颈黏液，精子群便呈扇形散开并随意游动。有些精子返回精浆，但大多数精子继续向宫颈黏液深处游动，直至遇到细胞碎片或白细胞的阻力才停止。

结果的解释

解释该试验结果时常带有一些主观性，这是因为在平面的玻璃上使得精液-黏液的接触界面的大小与形状完全标准化是不可能的。因而本试验只能定性地评估精子-黏液的相互作用。

本试验几项有用的观察指标如下：

（1）精子穿透黏液相和有 90% 以上具有明确前向运动的活动精子（正常结果）。

（2）精子穿透黏液相，但离开精液-黏液接触界面的距离<500mm（约 10 个精子的长度，差的结果）。

（3）精子穿透黏液相，但是很快失活或仅做"抖动"型运动（异常结果，暗示抗精子抗体的存在）。

（4）精子未穿透精液-黏液的接触界面。指状突起可能形成或尚未形成，但精子沿接触界面的精液侧聚集（异常结果）。

2. 毛细管试验

用射精后 1 小时之内的新鲜精液，将宫颈黏液吸入毛细管，并确保未吸入气泡。管子的一段用代用黏土、模型土或类似物质封闭。封管时应该用足量的封闭剂，以便使黏液柱稍突出于毛细管的开口端。毛细管的开口端置于玻片之上使它深入含有精液标本的储液囊内约 0.5cm。在精子穿透过程中，应将玻片放入两端有湿海绵的带盖的 Petri 盘中，以保持其湿润性，并防止精液和宫颈黏液干燥。测量最好在 37℃温室内进行。

试验的评估

两小时后读出精子的迁移距离、穿透密度、迁移减少和前向运动的精子数目。

24 小时后为了观察精子前向运动的表现，应重复检查毛细管。

2 小时后评估的变量如下。

迁移距离：从浸入精液储液囊的毛细管末端到管中最前面的精子之间的距离。

穿透密度：在距浸入精液储液囊内的毛细管末端 1cm 和 4.5cm 的两个点处测定。由在每低倍视野（LPF：10×10）下观察到的每个距离点的精子平均数决定。通过计数相邻 5 个低倍视野而获得平均数。记录最高穿透密度等级作为试验的分级。

迁移减少：说明 4.5cm 时的穿透密度较 1cm 时减少。以不同等级序号表示。

前向运动的持续时间：2 小时和 12 小时测定在宫颈黏液中出现前向运动的精子。

第六节　人类精子库相关技术与管理

一、人类精子库供精者入选条件

（1）年龄：22～45 周岁。

（2）不得有下列情况之一：

　　1）有遗传病家族史或患遗传性疾病；

　　2）精神病患者；

　　3）传染病患者或病源携带者；

　　4）长期接受放射线和有害物质者（Kamischke et al，2003）；

　　5）精液检查不合格者；

　　6）其他重要器质性疾病患者。

（3）只能在一个人类精子库中供精。

（4）精子冷冻 6 个月后，再次检测供精者血中 HIV 抗体，检测阴性后可方可使用该冷冻精液。

（5）一个供精者的精子最多只能提供给 5 名妇女受孕。

二、入选步骤

（1）签署知情同意书；

（2）面谈及其体检：询问供精者及其家族成员的既往病史和遗传病史，供精者不应属于艾滋病的高危人群，没有性传播性疾病史；

（3）精液分析：供精者至少进行3次以上精液分析.包括精液量、pH、密度、活动率、运动级别、存活率、畸形率和白细胞数。解冻后的标准（包括筛选过程）均要达到35%的活动率及2000万的活动精子/ml。

（4）其他检查项目：HIV抗体、乙肝5项、丙肝表面抗体、SGPT、SGOT、巨细胞病毒、血型及RH检测，每个供精者的标本还要进行淋病、梅毒、支原体、衣原体、白细胞抗体检测。

三、建立供精者信息库

建立供精者信息库，对精子库的建立非常重要，尤其通过网络系统建立供精者信息库，既能对供精者进行有序管理，同时也可根据受精者的情况选择合适的供者，如根据其体貌、心理特点、家庭背景进行选择（Edge et al，2006）。信息库的内容包括如下：

（1）供精者的一般情况：如编号、姓名、年龄、职业、文化程度、婚姻情况等。

（2）供精者的生育史、病史：如已结婚，女方是否已怀孕、或现有子女情况。病史包括传染病史如肝炎等和遗传性疾病、精神病、糖尿病等代谢性疾病。

（3）体貌特征：包括照片、血型、身高、身材、皮肤、头发颜色、眼睛颜色等。

（4）性格、气质特点：其为外向性或内向性或是否A型性格等。气质为多血质、胆汁质、黏液质、忧郁质等。

（5）体格检查：包括一般情况、黏膜、淋巴结特点，以及头颈胸腹情况；尤其外生殖器情况。

（6）实验室检查：主要记录精液分析的内容、冷冻前后精液的情况；性病检查的情况等。

（7）精液应用情况：包括冷冻精液日期、授精夫妇编号等。

（8）供精结果：包括已使授精女方怀孕例数、怀孕后流产例数、足月妊娠分娩例数或早产例数和婴儿有无先天畸形等情况。

（9）记录开始供精和停止供精时间。

四、精液冷冻技术

精液冷冻技术在不育症的治疗、生殖保健、计划生育和优生等领域得到广泛开展，是精子库的关键技术。虽然精子能在低温下长期保存，但却极易在降温、复温过程中遭受损伤（Saito et al，2005）。因此对冷却、冻结、复温过程中相关技术的研究是使冻存的精子功能良好的关键。

（一）精液低温冻存的原理

目前成功的精子低温保存大多采用慢速冷却法（Isachenko et al，2004a）。其原理是在精子冷冻过程中，随着温度不断下降，细胞外液中的水分结冰使溶液的浓度升高，细胞内的水分通过细胞膜渗透到细胞外，造成自身不断的脱水皱缩，从而减少细胞内冰晶的形成。然而高浓度的溶液长期作用将对细胞产生致命的损害，因此除了选择最佳冷却速率，还须添加适宜的冷冻保护剂。根据降温速率的不同，目前临床中常用的有缓冻法和速冻法两种。

（1）缓冻法：将精液－保护剂混合液缓慢降温至 $2\,℃\sim4\,℃$（平均 $0.6\,℃\sim0.8\,℃/min$），保持 $20\sim60min$，再以 $1\,℃\sim2\,℃/min$ 的速率降至 $-30\,℃$，再以 $8\,℃\sim10\,℃/min$ 的速率降至 $-80\,℃$以下，然后直接浸泡于液氮（ $-196\,℃$ ）中保存。目前使用程控降温仪取得满意的效果。

（2）速冻法：降温前期不做冷平衡，利用液氮蒸汽直接降温。一般以 $2\,℃\sim4\,℃/min$ 的速率降温至 $-30\,℃$后，再按缓冻法的步骤冻存。上海仁济医院采用静置于液氮液面上（ $-65\,℃$ ）5min后再浸没于液氮（ $-196\,℃$ ）中的方法，获得了较好的冻存效果。

（3）玻璃化低温保存法：指溶液在降温过程中，相变后直接转变成非晶态（玻璃态）的固态。由于玻璃态分子间的关系和液态没有明显变化，从而可避免冰晶形成过程中对细胞的损伤（Isachenko et al，2005）。但实现溶液玻璃化必须具备两个条件：一是极大地提高冷却速率；二是增加溶液的浓度。因此目前研究玻璃化贮存的重点是：一是寻求容易实现玻璃化而又对细胞损害较小的保护剂；二是设法提高冷却速率（Isachenko et al，2004b）。

（4）复温方法：根据低温生物学原理，冻贮精液离开冷源后应迅速复温，尽快升越 $-60\,℃\sim0\,℃$ 这一"冰晶化"冻害温度范围，以减少冰晶对精子的损害。由于融化过程温度的控制要比冻结过程困难得多，为减轻复温过程中冰晶及渗透肿胀对精子的损害，根据实验研究，在绝对值上，复温速率一般要比冷却速率高得多。目前临床上常用的精子复温方法多采用 37℃水浴复温和室温复温两种。一般认为水浴温度在 26℃ ~40℃范围内，对精子的影响无区别。

（5）冷冻保护剂的选择：冷冻保护剂主要作用是稀释溶液中的溶质浓度，减少冷冻和解冻过程中细胞的渗透性损伤和减少冰晶的形成，是保护生物细胞不受冷冻损害的必要物质。根据起特性，大致可分为两大类：一类是膜外保护剂，即分子较大，不易通过细胞膜的物质，如卵黄、类脂质等。另一类是膜内保护剂，即分子较小，能进入细胞内的物质，如甘油、二甲基亚砜等。目前常用的精液冻存保护剂多采用 TES-Tris- 卵黄甘油复合剂和葡萄糖 - 枸橼酸盐 - 卵黄 - 甘油复合剂等配方。至今尚未发现可替代甘油的有效物质，但其对精子的毒性作用也被证实，一般认为精液中的甘油浓度超过 10%，可造成精子顶体、颈部的损害、尾部弯曲、精子长度和体积变小。甘油的终浓度一般控制在 7% ~10%。一般认为卵黄除了提高细胞外渗透压的作用，尚能稳定精子的细胞膜，防止顶体外膜破裂。近期研究证实，在非冻存条件下，卵黄能促进精子与卵透明带的结合，从而使顶体反应率增高。然而，也有人认为，卵黄中的卵磷脂和小分子物质对精子有损伤作用，可使复温后的精子存活率下降。现常用的卵黄终浓度多为 10%。

（6）精液冻存时间：从理论上说，冻贮精液只要持续浸泡在 -196℃液氮中就能无限期的保存。大量研究结果证实，精液在液氮中冻贮数日与数月乃至数年相比，冻后精子存活率相同。Sherman 从 1964 年至 1973 年对 25 份精液标本进行了为期 10 年的观察。十年时间内精子活动率仅下降 2%。冻贮十年零三个月的精液复温后行人工授精仍获成功，生下的婴儿发育完全正常。上海仁济医院研究表明，在液氮贮存 3 年的精子活率无影响，而超过 3 年时，少数标本精子活率下降。

（7）复温后精子的处理：研究表明，精子代谢产能的主要途径是糖酵解，精子内存在将果糖转变为乳酸的酵解过程。动物血清含有多种促细胞生长因子，具有强烈的刺激细胞分裂的作用。因此，选择血清、果糖和平衡盐复合液对复温后精子进行适当处理，可保持或改善精子功能状态。

（二）精液低温冻存的关键技术

1. 冷冻保护剂的配制方法

（1）方法一：

储备液：① 枸橼酸钠溶液：7.35g+ 蒸馏水 250ml ；② 葡萄糖溶液：13.65g 加蒸馏水 250ml ；③ 果糖溶液：13.65g+ 蒸馏水 250ml ；④ 青霉素溶液：G100 万单位加蒸馏水 10ml ；⑤ 链霉素溶液：1.0g 加蒸馏水 5ml。

A. 取上列 ④ 液 1ml + ⑤ 液 0.25ml + ① 液 98.75ml，混合。

B. 取 A 液 60ml + ②液 20ml + ③液 20ml，混合。

C. 取新鲜鸡蛋，用温水仔细洗净。在超净台中由顶端吸取蛋黄（注意不能带蛋白）5ml+B 液 15.25ml+98% 甘油 3.75ml，缓慢充分搅匀后，置 56℃水浴箱内灭能 30 min，自然冷却。

D. 加 0.25g 氨基己酸。

E. 用 1.3%（W/V）NaHCO$_3$ 溶液调节 pH 至 7.0 ~7.2，即成精液冷藏保护液。

F. 5℃ ~10℃可保存 10 天。

（2）方法二：

A. 取新鲜鸡蛋，用温水仔细洗净。在超净台中由顶端吸取蛋黄（注意不能带蛋白）20ml。

B. 用 3% 枸橼酸钠溶解氨基己酸 1.5g，再加入 5% 葡萄糖液 26ml 和甘油 15ml。

C. 测其 pH 值，用 1.3% 碳酸氢钠调整到 7.2 ~7.4。

D. 用无菌微孔滤膜（0.22 或 0.45mm）过滤，加入新鲜蛋黄，混匀。

E. 水浴 56℃ 30min 灭活补体，然后分装，标明配制日期、pH，冷藏备用。

蛋黄液配制过程注意无菌，所使用的容器、量筒、分装瓶等都要消毒。

制冷源：虽然有人采用二氧化碳干冰、甲醇、液氧作制冷剂，但从 1963 年 Sherman 用液氮蒸气法冷贮精液后，各国几乎全部都采用它为制冷源。

2. 冷贮方法

（1）颗粒法：用滴液的方法将精液滴在冷冰盆上，制成每颗 0.1 ~0.15mg 的冷冻颗粒，标记后贮存。该法在畜牧业广泛采用，具有操作简单、造价低、易推广的特点，但颗粒外层精液易发生干脆现象而剥落，也易解冻后污染及使用不方便。

（2）安瓿法：将精液分装在硅酸盐玻璃安瓿中，封口后冻贮。这是最常应用于人精液的冷贮方法，具有操作简单、不易污染、解冻方便的特点，但要注意解冻时由于温度骤升而发生安瓿爆破现象。

（3）麦管法：将精液分装在容量 0.5 ~ 1.25ml 的醋酸纤维素塑料管内，用可膨胀性聚乙醇粉末封口后冻贮。该法具有分装均匀、散温快而均匀、易标记、不会破裂的特点。应用时配上特制的授精器，可在解冻后直接作人工授精。

3. 冷冻方式

（1）禁欲 3 ~ 5 天，手淫取精于无菌瓶中，待充分液化后镜检，符合标准后准备冷冻。

（2）取与精液等量的保护剂，37℃预温。将精液振荡并逐滴加入保护剂，不断混匀。

（3）加好保护剂的精液，按色码吸入麦管，选择适当色粉封管并放入套管内准备冷冻。

由取精到冷冻时间在 1h 小时之内。

4. 冷贮步骤

（1）程控法（Sherman）：

A. 室温→4℃，降温速率 0.5℃ ~ 1℃ /min。

B. 4℃→ -30℃，降温速率 5℃ ~ 7℃ /min。

C. -30℃→ -80℃，2min 之内完成。

D. 由 -80℃直接放入 -196℃液氮中。

（2）手控两步法：

第一步：提篮放在液氮罐口，精液距液氮面 10cm 左右，温度约 -20 ~ -30℃，时间 15min。

第二步：提篮下放，精液置于液氮面上，在 2min 内温度便下降到 -80℃以下，时间 1 小时，然后全部放入液氮。

5. 复温

（1）快速复温：37℃ ~ 40℃水浴，复温 5min，取 10μl 镜检，计算活率与复苏率。

（2）室温复温：18℃ ~ 20℃左右，试管中自然融化，复温 10min，镜检，计算活率与复苏率。

五、精子库的组织结构

精子库的基本组成为 4 个职能部门，分别为精液采集组、精液冻苏处理组、精液供给组和行政管理部。分别负责合格精液的收集、精液的冷冻复苏、精液的供给和精子库的日常管理工作。

（一）精液采集组

精液的采集组工作是比较繁忙的，而且必须做大量的宣传教育工作。由于长期受封建思想的禁锢，捐献精子或供精的知识在我国还是非常贫乏的，不少人对此有许多的误解和偏见。或不少医务人员也仅仅认识到精子库的精液仅仅能够或用来治疗不育症，对开展生殖保险方面的知识知之甚少，对提高我国人口素质的紧迫性认识不定，没有认识到开展精子库工作对推动计划生育国策实施的重要性。本组主要负责建立供精网络，使每一个供精者了解供精者须知，并掌握供精者名单。其次筛选合格的供精者，对合格者填写供精者体检表及供精者实验室检查等。

（二）精液冻苏处理组

本组的职责为：对合格精液标本进行分装、添加冷冻保护剂、精液冷冻贮存，需要时进行精液复苏。本组有关人员必须熟悉精液冷冻剂的性质、特点和功能，熟悉冷冻贮存的原理，熟练掌握冷冻的降温程序。既能运用程序降温仪进行自动降温，又能在必要时进行手工降温。掌握精液复苏的有关技术等。

（三）精液供给组

供给组的人员必须责任心强，对工作极端负责，因为精液不是一般的药品，必须对要求供精方进行认真核查，确认对方为合格的施行辅助生育技术的医疗单位。必须严格执行有关实施方法。对供精以后的受孕结果进行调查，以对精液标本进行管理，及时监督标本的质量，发现不合格或异常精液标本，以便及时处理。

（四）行政管理部

管理部的职责为负责精子库的日常行政管理，协调采集组、冻苏组与供给组的关系，负责制订有关的规章制度、工作人员操作规范.供精者协议，建立严格的保密制度；负责建立精子库与有关部门联系的信息网络，对门常工作进行电脑管理；负责对进修、实习人员进行教育与培训；负责对精子库工作人员的考核；制订工作计划，对年度工作进行总结等。

（陈　亮　关瑞礼）

参考文献

Avendano C, Franchi A, Taylor S, et al, 2009. Fragmentation of DNA in morphologically normal human spermatozoa. Fertil Steril, 91: 1077-1084.

Bahadur G, Ralph D, 1999. Gonadal tissue cryopreservation in boys with paediatric cancers. Hum Reprod, 14: 11-17.

British Andrology Society.British Andrology Society guidelines for the screening of semen donors for donor insemination. Hum Reprod, 1999, 14: 1823-1826.

Cooper TG, Neuwinger J, Bahrs S, et al, 1992. Internal quality control of semen analysis. Fertil Steril, 58: 172-178.

Craciunas L, Tsampras N, Fitzgerald C, 2014. Cervical mucus removal before embryo transfer in women undergoing in vitro fertilization/intracytoplasmic sperm injection: a systematic review and meta-analysis of randomized controlled trials. Fertil Steril, 101: 1302-1307.

Devroey P, Liu J, Nagy Z, et al, 1995. Pregnancies after testicular sperm extraction and intracytoplasmic sperm injection in non-obstructive azoospermia. Hum Reprod, 10: 1457-1460.

Edge B, Holmes D, Makin G, 2006. Sperm banking in adolescent cancer patients. Arch Dis Child, 91: 149-152.

Gilling-Smith C, Emiliani S, Almeida P, et al, 2005. Laboratory safety during assisted reproduction in patients with blood-borne viruses. Hum Reprod, 20: 1433-1438.

Isachenko E, Isachenko V, Katkov II, et al, 2004. DNA integrity and motility of human spermatozoa after standard slow freezing versus cryoprotectant-free vitrification. Hum Reprod, 19: 932-939.

Isachenko V, Isachenko E, Katkov II, et al, 2004. Cryoprotectant-free cryopreservation of human spermatozoa by vitrification and freezing in vapor: effect on motility, DNA integrity, and fertilization ability. Biol Reprod, 71: 1167-1173.

Isachenko V, Isachenko E, Montag M, et al, 2005. Clean technique for cryoprotectant-free vitrification of human spermatozoa. Reprod Biomed online, 10: 350-354.

Kamischke A, Kuhlmann M, Weinbauer G.F, et al,2003. Gonadal protection from radiation by GnRH antagonist or recombinant human FSH: a controlled trial in a male nonhuman primate (Macaca fascicularis). J Endocrinol, 179: 183-194.

Leushuis E, van der Steeg JW, Steures P, et al, 2011. Prognostic value of the postcoital test for spontaneous pregnancy. Fertil Steril, 95: 2050-2055.

Lewis RA, Taylor D, Natavio MF, et al, 2010. Effects of the levonorgestrel-releasing intrauterine system on cervical mucus quality and sperm penetrability. Contraception, 82: 491-496.

Palmieri G, Lotrecchiano G, Ricci G, et al, 1996. Gonadal function after multimodality treatment in men with testicular germ cell cancer. Eur J Endocrinol,134: 431-436.

Polge C, Smith AU, Parkes AS, 1949. Revival of spermatozoa after vitrification and dehydration at low temperatures. Nature, 164: 666.

Practice Committee of American Society for Reproductive M Vasectomy reversal. Fertil Steril, 2008, 90: 78-82.

Saito K, Suzuki K, Iwasaki A, et al, 2005. Sperm cryopreservation before cancer chemotherapy helps in the emotional battle against cancer. Cancer, 104: 521-524.

Shibahara H, Koriyama J, 2013. Methods for direct and indirect antisperm antibody testing. Meth Mol Biol, 927: 51-60.

The American Fertility Society.New guidelines for the use of semen donor insemination: 1990.The American Fertility Society. Fertil Steril, 1990, 53: 1-13.

Trottmann M, Becker AJ, Stadler T, et al, 2007. Semen quality in men with malignant diseases before and after therapy and the role of cryopreservation. Eur Urol, 52: 355-367.

Verheyen G, Pletincx I, van Steirteghem.A.Effect of freezing method, thawing temperature and post-thaw dilution/washing on motility (CASA) and morphology characteristics of high-quality human sperm. Hum Reprod, 1993, 8: 1678-1684.

Wang Y, Yang J, Jia Y, et al, 2014. Variability in the morphologic assessment of human sperm: use of the strict criteria recommended by the World Health Organization in 2010. Fertil Steril, 101: 945-949.

第二十六章

女性性功能障碍概述

性是一种复杂的自然现象，它与每个成年人的日常生活密切相关。满意的性生活需要男女双方互相配合，共同获得心理和生理上的愉悦和满足感，而不论哪一方出现性功能障碍都将影响性生活的质量和双方的情感关系。目前，有关男性性功能障碍的研究已比较深入，特别是对于男性勃起功能障碍（erectile dysfunction，ED）的病因、发病机制、诊断及治疗都有较为广泛的共识和明确的方案，其一线治疗——口服 PDE5 抑制剂能改善近 80% ED 患者的勃起功能，成为轰动全球的里程碑式的进展。

女性性功能障碍（female sexual dysfunction，FSD）是指发生在性反应周期（sexual response cycle）内影响女性在性活动中获得满足感的一类疾病。女性性反应在由性欲（sexual desire）、性唤起（sexual arousal）、性高潮（sexual orgasm）组成的性生理反应周期中的一个或多个过程均可产生异常。女性在性生活中出现女性性兴趣/唤起障碍（female interest/arousal disorder，FIAD）、性高潮障碍（orgasmic disorder）和生殖器-盆腔疼痛、插入障碍（genitopelvic pain/penetration disorder）均可直接影响女性甚至男女双方性生活质量，继而使女性产生自卑、愧疚及精神压力，长期的不和谐性生活与负面心理将危害人际关系和家庭幸福，严重威胁女性生殖健康（Barrett et al，2000）。

第一节　女性性反应生理

女性性反应的特点是在性反应周期中表现出多器官的生理变化，性反应的个体变化较大。

在性唤起阶段（兴奋期），女性心理上性欲明显，生殖器官表现出阴蒂头肿胀，阴蒂体增粗与增长。阴道湿润与扩张，阴道壁颜色因充血而增深呈紫红色。子宫位置稍有升高。大阴唇变平，并且向两边分开，露出阴道口；阴唇增厚与扩张，使阴道长度增加近 1cm。生殖器官外反应主要是乳房的变化：乳头隆起、乳房增大、乳晕肿大。上腹部及乳房处出现性红晕，腹壁、肋间肌等肌肉张力增加，心率加快到每分钟 100～120 次以上，血压轻度上升，呼吸略有加快（Avis et al，2000）。

在性高潮阶段，女性生殖器官表现出阴蒂仍缩于其包皮之下；阴道开始出现 0.8s 间歇性的收缩，反复 10 次左右，由强而弱逐步消失。子宫通常也发生收缩。大、小阴唇变化与兴奋期相仿，没有其他进一步的表现。外阴部充分湿润。生殖器官外表现方面，乳头、乳房表现与兴奋期相似，但乳房性红晕越发明显。身体许多部位都出现性红晕，尤其以面、颈、胸及上腹部为甚。全身肌肉不随意地收缩或轻度痉挛，包括皮肤竖毛肌收缩，出现皮肤"鸡皮疙瘩"，或喉部肌肉痉挛，出现呻吟声等。肛门括约肌也出现节律性收缩。心率加快到每分钟 110～180 次；血压升高，收缩压升高 30～80 mmHg，舒张压升高 20～40 mmHg。呼吸可达每分钟 40 次以上。出现全身出汗现象，尤以手心与足底十分明显（Fooladi et al，2012）。

在消退阶段，女性心理上获得满足，情绪趋于稳定。生殖器官反应表现为阴蒂下降到通常的下悬位置。阴道松弛，阴道内壁充血消退，颜色恢复正常。子宫恢复到正常位置，子宫颈外口轻度张开。大、小阴唇充血消失，颜色恢复，大小也恢复正常。

生殖器官外表现为乳头的隆起及乳晕的充血消退，乳房体积也恢复正常。性红晕消失。全身肌肉张力由增加而恢复正常，肌肉强直现象消失。心率、血压与呼吸等一系列变化都趋向平稳。全身，尤其手心与足底仍有少许出汗现象。

总结而言，正常女性性反应应包含：她们必须对其性配偶有主动的性反应；她们必须有性唤起和阴道润滑；通过刺激阴蒂或阴蒂-阴道区域等性敏感带，她们必须能达到性高潮；在性交过程中，她们未出现持续或反复与性交相关的生殖器疼痛。然而，女性的性反应过程与男性不同，男女两性在性欲、性兴奋、性高潮等方面均存在着较大差异（表26-1）。

表26-1　男女两性性反应差异

	男性	女性
性欲周期变化	无	随月经周期发生变化
性欲表现方式	排泄欲为主	接触欲为主
性欲高峰时期	18～25岁	35～40岁
诱发性兴奋时间	短	长
诱发性兴奋方式	视觉	触觉
达到性高潮时间	短（2～6 min）	长（8～10 min）
性高潮次数	每次都出现	变化大，从无到多次
性高潮的获得	只有通过射精	不一定性交
不应期	性高潮后一定出现	无不应期

第二节　女性性功能障碍的流行病学特征

由于影响女性性反应的因素复杂繁多（如怀孕、分娩、哺乳及绝经等特殊生理事件；糖尿病、肿瘤、精神障碍等疾病；和伴侣关系、宗教、教育、职业等社会因素），有关女性性功能障碍的分类标准和评估方案尚未达成广泛共识，使得女性性功能障碍流行病学研究起步较晚、进行困难并且结果差异较大。随着对女性性功能的重视以及认识程度的不断提高，近年来对其发病率的研究也逐步加深，多数研究均较为一致地采用女性性功能指数（female sexual function index，FSFI）调查问卷（包括性欲、性唤起、阴道润滑、性高潮、性满意度及性交疼痛共6个单项，每个单项由2～4个问题组成，共19个问题选项，每个单项满分6分，总分36分，FSFI评分越高，表示性功能越好）对女性性功能障碍进行评估，使得研究结果之间有较好的可比性（Clegg et al，2012）。

国外对女性性功能障碍的大规模流行病学研究始于20世纪90年代。美国早期一项权威的国民健康和社会生活的调查显示，1749名成年女性中有性功能障碍者达43%，远高于男性发病率31%，其中性欲低下者占22%，性唤起障碍者占14%，性交疼痛者占7%，并与年龄增长呈正相关（Laumann et al，1999）。Burri等对1489名18～85岁的英国女性进行研究，调查显示：5.8%的女性出现短期性功能障碍，15.5%的女性一直遭受性功能障碍的困扰；性欲低下是最为突出的短期和长期问题（21.4%和17.3%）；短期和长期性功能障碍有较高的相关性；而吸毒、焦虑、强迫症是长期女性性功能障碍最常见的危险因素（Burri et al，2011）。一项纳入了509名20～59岁（平均39.5岁）已婚未孕的埃及女性的研究显示：性欲和性高潮障碍是女性性功能障碍最常见表现（52.8%）；而女性年龄、绝经后状态、结婚时间、性伴侣年龄、性伴侣男性性功能因素被发现与发生女性性功能障碍密切相关（Ibrahim et al，2013）。伊朗一项关于15～72岁（平均31.5岁）821名女性的调查显示：39%的女性在性活动中没有获得满足，10.5%的女性从未达到性高潮（Ghanbarzadeh et al，2013）。总之，国外女性性功能障碍的发生率为20%～60%，其中性欲障碍和性高潮障碍最为普遍，已婚女性完全不能达到性欲高潮的为10%～15%（Latif et al，2013）。

国内女性性医学研究起步相对较晚，一方面由于中国女性长期受封建传统思想教育的影响，对性功能问题的公开讨论还羞于启齿；另一方面女性性功能障碍问题尚未引起有关专业人士的足够重视，因而早期有关女性性功能障碍的流行病学资料非常少。但近年来，国内学者也开始跟紧国际步伐，逐步开展了一些对女性性功能障碍的流行病学的调研。Ma 等报道了他们应用 FSFI 问卷对中国城市女性进行的一项女性性功能障碍发病率的研究，该项目纳入了 586 名 22～60 岁有规律性生活、不处于怀孕或哺乳期，性伴侣性功能正常的汉族城市女性，该研究结果确定了适合中国的最佳 FSFI 得分临界值为 23.45 分，每一子项目临界值为：性欲低下：2.7 分；性唤起障碍：3.15 分；阴道润滑障碍：4.05 分；性高潮障碍：3.8 分；性交痛：3.8 分，使用以上临界值对受试对象进行调查统计，结果显示我国女性性功能障碍的发病率为 37.6%，而性欲低下、性唤起障碍、阴道润滑障碍、性高潮障碍以及性交痛的所占比例分别为 23.6%、25.4%、36.8%、30.6% 和 21.8%（Ma et al，2014）。Zhang 等报道了他们在香港地区对 1510 名 19～49 岁中国中年女性进行面对面访问，结果显示该人群中至少患有一项女性性功能障碍的比例为 37.9%，多重变量分析提示：因性生活问题求医（OR=4.20）、性伴侣患有勃起功能障碍（OR=2.44）或早泄（OR=2.56）、认为性生活对婚姻不重要（OR=1.57）以及对婚姻不满意（OR=1.45）是患女性性功能障碍的危险因素，而对性持自由主义态度（OR=0.63）是女性性功能障碍的保护因素（Zhang et al，2012）。Zhang 等报道了一项纳入南京地区 609 名 20 岁以上女性，结果显示总的女性性功能障碍发病率为 56.8%，随着年龄增长，女性性功能障碍发病率逐渐增加：20～29 岁组为 47.1%，30～39 岁组为 57.0%，40～49 组为 75.0%，50 岁以上高达 90.3%（Zhang et al，2011）。可见，国内女性性功能障碍总体发病率与国外相似，性高潮障碍发生率较高，年龄增长、社会关系及性伴侣性功能等因素可显著影响女性性功能障碍的发生。

妊娠、分娩、哺乳、避孕及绝经是一般女性必须经历的重要阶段，处于这些时期的女性性功能会发生很大的变化，极易出现性功能障碍。其中，有关女性产后和绝经期性功能的流行病学资料较多。

女性产后性功能障碍主要发生在 6 个月内，有研究显示产后妇女 85.7% 发生性欲低下，73.2% 发生性交疼痛，67.9% 发生性高潮障碍，35.7% 发生阴道痉挛或松弛，同时，性功能障碍的发生率与哺乳、文化程度及夫妻感情有关，但仅有极少存在产后性问题的妇女曾与专业医务人员讨论过该问题。妇女生产前后一段时期出现性功能障碍非常普遍，但均未引起患者和医师足够的重视，因此，亟待专业医师关注此类女性性功能障碍，为患者提供有效的性生理及性心理咨询，减少或避免产后性问题，提高产妇生殖健康水平。

关于围绝经及绝经期妇女性功能障碍问题研究较多。已有资料表明中老年妇女具有性功能且对性生活仍有欲望，然而不容乐观的是，欧洲六国电话访问 1805 名绝经后妇女显示 35% 的女性有性欲减退。一项在上海开展的 2800 名 40～60 岁女性的调查显示约 40% 的更年期女性性欲低下或无性欲。Avis 等的一项研究表明 10%～15% 的绝经期女性没有性欲，而少于 5% 的绝经期女性从来没有体会到性唤起（Avis et al，2000）。可见围绝经期妇女发生女性性功能障碍的比例非常高，性欲障碍和性唤起障碍是这段时期最常见的表现类型。此外，糖尿病、代谢综合征、睡眠呼吸暂停、神经精神等疾病也是引起女性性功能障碍的重要因素。

总之，女性性功能障碍普遍存在，且不同群体、不同特殊生理和病理时期发病情况各不相同，严重影响妇女的生活质量，因而越来越受到有关专家及医务人员的关注。2000 年 4 月 29 日至 5 月 4 日，在美国泌尿学会第 95 次年会上女性性功能障碍问题受到有关专家的关注，并被称为是第二次性革命的第二阶段。第一次性革命是 20 世纪 60 年代的口服避孕药，将性活动和受孕分割开来。第二次性革命的第一阶段是西地那非用于治疗男性勃起功能障碍（Goldstein et al，1998），第二阶段则是女性性功能障碍的治疗。

第三节 女性性功能障碍的分类

在 Masters 所著《人类性反应周期》一书中将正常女性性反应周期以线性方式分为性兴奋期（性唤起期）、平台期、性高潮期和性消退期这四期。随后，学者又在四期模型中引入了"性欲"，将性兴奋期进一步分为性欲期及性唤起期，并删除了平台期，形成了线性性欲期、性唤起期和性高潮期三期性反应周期模型。女性性功能障碍的规范化诊断分类都是依据女性性反应周期而划分。目前国际上对女性性功能障碍的常用分类标准有：1990 年世界卫生组织（WHO）的国际疾病和相关健康问题统计学分类 -10（International Classifications of Diseases-10，ICD-10）标准；1994 年美国精神病学会（American Psychiatric Association，APA）制定的美国精神疾病诊断与统计学手册第 4 版（The Diagnostic and Statistical Manual of Mental Disorders-Ⅳ，DSM-Ⅳ）标准、2000 年修订的 DSM-Ⅳ-TR；2010 年问世的性医学国际共识（International Consensus of Sexual Medicine）第三版标准和 2013 年发布的 DSM-Ⅴ标准。每一种分类标准都基本沿用了早期对性反应周期中各阶段的命名，具体分类演变方式见表 26-2。

每一种分类法均有各自的特点，但都很难对女性性功能障碍进行全面而准确的分类，目前国际上对 DSM-Ⅳ标准有较为广泛的认同和应用，近二十年来，学者们在 DSM-Ⅳ的基础上使女性性功能障碍的定义、病因、诊断和治疗等方面都有了很大发展。DSM-Ⅳ-TR 更注重精神方面问题，将女性性功能障碍定义为：影响性反应周期的性欲及其他相关精神躯体因素的疾病，可引起显著的痛苦或人际关系方面的困难。DSM-Ⅳ-TR 标准对女性性功能障碍的分类如下：

一、性欲障碍

性欲障碍（sexual desire disorders）包括：
（1） 性 欲 低 下（hypoactive sexual desire disorder，HSDD）：持续或反复地缺少或缺乏性幻想或性交欲望。诊断时需考虑如年龄、个人生活背景等可能影响性功能的因素。
（2） 性厌恶（sexual aversion）：持续和反复地极度厌恶和回避所有（或几乎所有）与性伴侣的生殖器性接触。

二、性唤起障碍

性唤起障碍（sexual arousal disorders）是指持续或反复直到性活动结束不能获得或维持充分性兴奋的生殖器润滑或肿胀。性唤起障碍包括阴道的润滑、阴蒂及阴唇的感觉及阴道平滑肌舒张等作用的减退。

三、性高潮障碍

性高潮障碍（female orgasm disorders，FOD）是

表26-2　FSD分类标准

女性性功能障碍分类								
性欲障碍				性交疼痛障碍				
性欲与唤起联合障碍								
	性厌恶	性欲低下	性唤起障碍	女性性兴趣/唤起障碍	性高潮障碍	性交痛	阴道痉挛	骨盆-生殖器疼痛/插入障碍	非接触式性交痛
ICD-10（1992）	√	√	√		√	√	√		
DSM-IV-TR（2000）	√	√	√		√	√	√		
ICSM（2010）		√	√		√	√	√		√
DSM-V（2013）				√	√			√	

指持续或反复的正常性兴奋后性高潮延迟或缺失。引发女性性高潮的刺激类型和强度表现不同，在考虑年龄、性经验和性刺激是否充分的因素后其获得性高潮的能力仍降低。

四、性交疼痛障碍

性交疼痛障碍（sexual pain disorders）包括：

（1）性交痛（dyspareunia）：持续或反复地出现与性交相关的生殖器疼痛。

（2）阴道痉挛（vaginismus）：持续或反复地在插入之时出现阴道外 1/3 肌肉结构的痉挛性收缩，干扰了插入。

DSM-Ⅳ-TR 更加强调性反应是身心协调的过程，但其对病程的定义仍然比较模糊，其分类所基于的模型仍然是线性模型。

2010 年出版的《性医学国际共识第 3 版》摒弃性反应线性模型和互不重叠的性反应时期，强调女性性活动的目的是寻求情感亲密的性反应环形模型，在环形模式中，性欲不再是性活动的起始阶段，而可以发生在性唤起过程中或之后。

DSM-Ⅴ在 2013 年 5 月召开的 APA 年会上发布，它将女性性功能障碍分为 3 个类别，即：性兴趣 / 唤起障碍（sexual interest/arousal disorder，SIAD）、性高潮障碍（female orgasm disorders，FOD）和生殖器-盆腔疼痛、插入障碍（Genito-Pelvic Pain/Penetration Disorder）。

DSM-Ⅴ在 DSM-Ⅳ-TR 与国际专家认可的女性性功能障碍分类（The Consensus-based Classification of Female Sexual Dysfunction，CCFSD）的基础上进行修改，主要可归纳为以下几点：

（1）DSM-Ⅴ将性厌恶划分为焦虑症，将性欲障碍和性唤起障碍合并为性兴趣 / 唤起障碍，将性交疼痛障碍（包括性交疼痛和阴道痉挛）改为生殖器-盆腔疼痛 / 插入障碍。

（2）每一个大分类均可分为终身性和获得性、完全性和境遇性。

（3）DSM-Ⅴ将 DSM-Ⅳ-TR"持续或反复"改为"症状至少持续 6 个月"更加标准化。

（4）DSM-Ⅴ同样强调"引起临床上的显著精神痛苦"标准，此外还将精神痛苦严重程度分为轻度、中度和重度 3 级。

DSM-Ⅴ较 DSM-Ⅳ-TR 相比概念明确，如在诊断标准中明确了发病持续时间必须达到 6 个月、"多数"明确界定为 75%～100%，且仅适用于境遇性功能障碍。然而，DSM-Ⅴ的推出也引发了不少争议：有反对者认为将性欲障碍和性唤起障碍合并后会使概念模糊化，使受试对象纳入或药物开发等面临困难，给临床、科研带来倒退。新的标准推出不久，以其为蓝本的流行病、诊断和治疗等研究才刚起步，DSM-Ⅴ在学术研究和临床实践中是否更具优势需要更多学者和更多时间来验证。

我国对于女性性功能障碍也有一套自己的分类方式——中国精神病分类与诊断标准（CCMD-3）。CCMD-3 是我国 2001 年以 DSM-Ⅳ-TR 为基础建立的诊断标准，除了 DSM-Ⅳ-TR 所包含的内容外，CCMD-3 还添加了以下几项：

（1）性欲亢进（female hypersexuality）：一种表现为性欲或体验性高潮能力出现病理性增强的性功能障碍，其表现是性欲反常，甚至行为放荡不羁，近乎失去理智。性欲亢进、性欲低下及性厌恶合称性欲异常。

（2）非接触式性交痛（non-coital sexual pain）：由非直接性交活动引发的反复发作或持续性生殖器疼痛。它与性交痛及阴道痉挛合称性交疼痛障碍。

（3）阴蒂异常勃起：指阴蒂海绵体在没有性刺激的情况下出现的持续性勃起，临床罕见，表现为阴蒂持续勃起及持续疼痛。

（4）女性性乐异常：女性性乐缺乏是指女性性反应（包括性欲、性唤起、性高潮体验）正常，但却缺乏相应的快感。

总体来说，CCMD-3 较现行国际公认的标准分类更为细致，同时还纳入了一些临床较为少见的性功能障碍类型。

第四节　女性性功能障碍的病因及发病机制

　　女性性功能障碍概括了由相互重叠的生物、心理和人际社会关系多种因素导致的性问题，它可能是原发性疾病，也可能作为其他疾病的症状或药物的不良反应（Buster et al，2013）。因此，了解女性性功能障碍的病因及发病机制，对发现患者潜在的疾病和社会心理问题十分重要（Ma et al，2014）。

　　女性在性兴奋后会发生一系列的全身及局部生理反应，全身反应包括面部潮红、心率和呼吸加快、血压升高、乳房肿大、乳头突起等；局部反应则有阴道壁充血、润滑液分泌增多、阴道平滑肌松弛、阴道直径变宽、阴蒂勃起增大、小阴唇充血膨胀，性高潮时阴道和会阴部肌肉出现节律性收缩。这些反应既有其解剖、生理与生化基础，也有心理情感因素，并受神经与内分泌激素的调节。

一、器质性因素

（一）内分泌性因素

　　内分泌与女性性功能密切相关，特别是性激素水平对女性生理和心理变化均能产生较大影响。下丘脑肿瘤、垂体腺瘤、自然绝经、手术或药物去势和长期应用避孕药都会影响下丘脑-垂体-卵巢性腺轴的功能，导致内分泌失衡，主要表现为雌、雄激素不足或泌乳素升高等，引起女性性功能障碍。

　　雌激素通过调控人类生殖器一氧化氮合成酶（nitric oxide synthase，NOS）的表达及儿茶酚胺类神经递质的释放，调节血管及阴道壁的舒缩功能（Burnett et al，1997）。动物实验证实，雌二醇能使雌鼠阴部神经分布区域的触觉受体增加，降低阴部的感觉阈值；能防止动脉粥样硬化并增加动脉血流，使正常的性生理反应得以维持；能维持阴道内pH值，有利于抵抗感染。因此，女性性功能与雌激素水平明显相关，雌激素不足时，阴道壁萎缩变薄、阴道分泌不足、pH值上升而易感染，导致阴道干涩、性交疼痛等。

　　雄激素（主要是睾酮）在女性体内可以调节垂体、骨骼、脂肪组织、肾、肌肉、血液、子宫、阴道、输卵管、阴蒂和第二性征，它对女性性冲动、性欲、性幻想、性功能的维持和性满足等方面也有重大影响。女性体内雄激素水平下降始于育龄期，并随年龄增长显著下降，至绝经后下降趋势逐渐趋于平缓，同时，围绝经期及绝经后性激素结合球蛋白增加，进一步导致游离睾酮水平降低，许多妇女出现明显的性欲降低。

　　绝经后女性性功能障碍主要和性激素水平变化有关。妇女绝经时，由于卵巢功能衰退，雌激素分泌下降，继而出现雌激素依赖的阴道壁厚度、阴道皱襞和阴道润滑度的改变，并产生失眠、焦虑等症状影响女性性唤起和性交疼痛；同时雄激素也随年龄增加而减少，继而影响女性性欲和性满足感。

　　哺乳时期，妇女血泌乳素水平升高，高泌乳素血症可反馈性抑制雌激素、雄烯二酮和睾酮的释放，从而降低了产后哺乳妇女的性欲。同时，可能伴发的闭经所诱发的精神情绪因素可影响女性性欲及阴道润滑，从而导致女性性功能障碍。

　　此外，中枢神经内释放的各种神经递质和生物活性物质（如：缩宫素、多巴胺、去甲肾上腺素、5-羟色胺、乙酰胆碱、一氧化氮、血管活性肠肽、前列腺素E1和黑皮质素等）均可对女性性功能产生影响。

（二）神经性因素

　　许多中枢或外周神经系统疾病或损伤均可引起女性性功能障碍，如：脊髓损伤、多发性硬化、癫痫、糖尿病性神经病变等。生理性生殖器充血情况取决于T11~L2皮肤感觉功能的保留程度；低位脊髓（S2~S5）完全性损伤患者不能获得性高潮，而其他水平脊髓损伤则可能保留达到性高潮的神经。多发性硬化症患者的性功能障碍主要表现为很难达到性高潮，可能源于与性功能相关的中枢神经系统通路的脱髓鞘改变和阴部躯体感觉诱发电位异常或缺如，导致性兴奋传导受阻或对性刺激反应缺如。癫痫女性可伴随出现性欲或性唤起障碍和性自信心减弱，但以生理性性唤起启动异常较为常见，一方面由于女性癫痫患者调节性行为的皮质区有功能和结构的改变，对视听性刺激引起的生殖器血管充血反应减弱，另一方面抗癫痫药物直接作用于大脑皮质区并影响与性反应相关的性激素水平。糖尿病可损害躯体感觉神经和自主神经系统，无髓神经纤维和小的有髓神经纤维会较早地发生严重的变性和神经纤维缺失，从而导致痛温觉、触觉功能障碍；另一方面，司振动感觉的大的有髓神经纤维亦可受累。阴蒂皮肤中传递快感的有髓神经纤维所支配的 Pacinian 小体、Meisner's 小体、Merckel 触盘以及丰富的游离神经末梢在糖尿病时受累变性，引起感觉功能下降。

（三）血管性因素

性兴奋时女性生殖系统的血管都将扩张，局部血供明显增加，这就需要一套健全的血管床，尤其是髂动脉及其分支。已证实腹主动脉末端的骑跨性血栓（Leriche's syndrome）阻塞双侧髂动脉可引起男、女性功能障碍。动脉粥样硬化可导致性刺激时流到阴道或阴蒂的血流明显减少，称为"阴道充血和阴蒂勃起供血不足综合征"。此外，高血压、高血脂、心脏病、糖尿病和吸烟等可影响髂动脉或其分支的血流，减少会阴部血液供应，以及任何导致髂腹下-阴部动脉损伤的骨盆骨折或钝挫伤、盆腔手术，甚至长期骑自行车所致慢性会阴部挤压伤等均可导致阴道和阴蒂血流减少，而缺血可导致胶原沉积，使血管壁增厚，血管平滑肌纤维化，影响血管及海绵体松弛扩张，从而引起女性性功能障碍。

（四）盆底肌肉因素

与女性性功能密切相关的解剖结构是盆底肌肉，特别是肛提肌和会阴部肌群，它们共同参与了女性性反应。会阴部肌群由球海绵体肌、坐骨海绵体肌和会阴浅横肌组成，其随意收缩能增强性唤起和性高潮，并参与性高潮时的非随意性节律性收缩。肛提肌可调节性高潮和阴道感受时的运动反应：肌张力过高时，会出现阴道痉挛，并可发展成为性交疼痛；肌张力降低时，则会出现阴道轻度感觉丧失、无性高潮或性高潮时尿失禁，这也是性感训练的生物学基础（Oksuz et al，2006）。

（五）药物性因素

药源性性功能障碍的总发生率在 20% 左右，主要有 3 种：性欲障碍、性唤起障碍和性高潮障碍。任何能改变患者精神状态、神经传导、生殖系统血流或血管反应性以及性激素水平的药物都可影响女性性功能。表 26-3 列举了诱发女性性功能障碍的常见药物。

表26-3　影响女性性功能的常见药物

女性性功能障碍常见相关药物

药物	性欲障碍	性唤起障碍	性高潮障碍
精神药品			
抗精神病药	√		√
苯巴比妥类	√	√	√
苯二氮卓类	√	√	
锂盐	√	√	
选择性5-羟色胺再摄取抑制剂	√	√	
三环类抗抑郁药	√	√	
单胺氧化酶抑制剂			√
曲唑酮	√		
文拉法辛	√		
心血管类及降压药			
降脂药	√		
β受体阻滞剂		√	
可乐亭	√	√	
地高辛	√		√
螺内酯	√		
甲基多巴	√		
激素类			
达那唑	√		
促性腺激素释放激素激动剂	√		
激素避孕药	√		
抗雄激素药物	√	√	√
他莫昔芬	√	√	
促性腺激素释放激素类似物	√	√	
其他			
组胺H2受体阻滞剂	√		
消炎痛	√		
酮康唑	√		
苯妥英钠	√		
芳香化酶抑制剂	√	√	
化疗药		√	
抗胆碱药		√	
抗组胺药		√	
安非他命类减肥药			√
麻醉剂			√

二、心理性因素

（一）心境因素

过去认为女性性功能障碍多由心理因素引起。虽然目前发现女性性功能障碍常有器质性因素，但情境因素和心理因素的影响却渗透到女性性反应多个阶段中。女性担心性生活安全性（如处于妊娠期或担心性传播疾病）、没有足够的隐私性和时间、感到压力或疲劳都可能导致性唤起障碍；女性担心自己长相不佳、焦虑抑郁、有过不愉快的性经历都可能引起性欲低下；女性处于疼痛、制动、尿失禁等不良医疗状态时也会明显影响其性自信。某些生理特殊时期也可能极大程度地影响女性心理变化，如妊娠期妇女由于害怕流产或对胎儿有危害而避免性生活，同时疲劳、身体不适以及自觉无吸引力是造成整个妊娠期性生活频率、性欲及性快感不同程度持续降低的潜在原因。分娩后，女性可能出现的会阴切开术疤痕疼痛，担心再次怀孕、体型改变、疲劳，个人角色和家庭生活的突然改变所致的精神压力以及夫妻关系紧张均为女性产后性功能障碍的重要原因。

（二）人际关系因素

性是男女双方共同配合完成的活动，因此，性伴侣的情况及双方的关系也可直接影响女性性功能，例如：女性是否存在性伴侣、和性伴侣共处的时间以及对性伴侣的情感；性伴侣的年龄、健康状况和性功能都是评价女性性功能障碍时需要衡量的因素。

第五节　女性性功能障碍的诊断原则

女性性功能障碍的诊断既要评价性反应异常又要诊断器质性疾病，应当全面分析，综合考虑。

首先，医师应在隐私性较好的诊室内对患者详细询问病史，主要包括用药史、目前健康状况、生育史、内分泌系统情况、手术史、精神病史、社会生活以及性生活情况等。其次，医师应将体检重点放在检查盆腔情况，包括是否有阴道萎缩、干涩和触痛、挛缩等。接下来对疑诊患者进行问卷（如FSFI问卷）评估，判断其是否存在性功能障碍以及每个性反应时期的情况。必要时可进行实验室检查，主要是对各类激素的评估，包括雌二醇、卵泡刺激素、血清睾酮、脱氢表雄酮、游离睾酮、泌乳素等，但由于激素水平与性功能间缺乏明确可靠的相关性，因此对诊疗帮助有限。女性性功能的生理学检查有阴道血流检测，阴道润滑度、容量、压力检测，神经生理学检测，阴道收缩相关肌电检测等，但由于大部分检测方式为侵入性，缺乏标准化、稳定性和可靠性，故很少应用于临床实践。有关女性性功能障碍的诊断流程见图26-1。

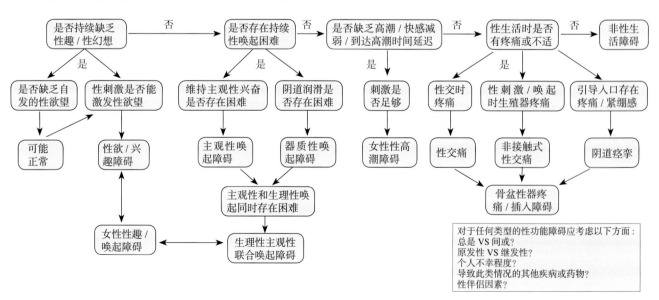

图 26-1　女性性功能障碍诊断流程

第六节 女性性功能障碍的治疗原则

女性性功能障碍是一种复杂的心身疾患，治疗时既要及时有效地治疗引起女性性功能障碍的器质性疾病，还要注重性功能的性心理治疗，即心理疗法及性行为疗法包括辅助药物及器械治疗。

对于影响女性性功能的负面人际关系、生活压力和性问题有必要进行心理社会干预。医师可与女性患者和性伴侣进行交流，对其宣教有关女性性功能障碍的病理生理基础和诊断过程以共同建立治疗的目标；调节生活方式如：健康饮食、减少压力因素、参加常规体育锻炼、消除危险因素（吸烟、酗酒、吸毒、肥胖等），合理治疗高血压、高血脂、糖尿病等可能引起女性性功能障碍的疾病对改善女性性功能也有帮助；促进女性与性伴侣间的交流，减少影响双方和谐关系的分歧也十分重要。

女性性功能障碍的药物治疗进展较慢，目前以使用性激素为主。雌激素对维持阴道润滑度、防止阴道和外阴萎缩有一定作用，对围绝经期因雌激素水平降低造成性交痛的女性可能有治疗效果，目前已有多种有效的阴道内局部雌激素缓释制剂出现。然而研究显示单用雌激素可上调性激素结合球蛋白水平，从而降低游离雄激素的水平而影响性欲，同时还存在增加乳腺癌等疾病的发病风险，因此应用雌激治疗仍存在争议。雄激素是作为绝经后女性性欲低下改善性功能的标准激素疗法，大样本临床随机对照实验证实了雄激素可显著改善绝经女性性欲、性唤起、性反应、性高潮和性满意度，而且副作用较小（主要为多毛、痤疮、男性化），是少有的目前批准用于绝经后女性性功能障碍的药物（Davis et al，2014）。其他关于 PDE5 抑制剂、多巴胺能激动剂和前列腺素等药物的研究尚未明确证实对性功能障碍的女性有显著收益。有关器械治疗的进展主要集中于对盆底肌肉的改善，研究显示：采用盆底肌锻炼的同时给予电刺激治疗，可以有效地改善产后性功能障碍。

综上所述，女性性功能障碍的治疗有赖于病因类型，而只有综合对女性患者和性伴侣宣教、心理行为干预及相应药物治疗，才是改善女性性功能障碍的有效措施。

（刘继红 王 涛）

参考文献

Avis NE, Stellato R, Crawford S, et al, 2000. Is there an association between menopause status and sexual functioning? Menopause, 7: 297-309.

Barrett G, Pendry E, Peacock J, et al, 2000. Women's sexual health after childbirth.BJOG, 107: 186-195.

Burnett AL, Calvin DC, Silver RI, et al, 1997. Immunohistochemical description of nitric oxide synthase isoforms in human clitoris.J Urol, 158: 75-78.

Burri A, Spector T, 2011.Recent and lifelong sexual dysfunction in a female UK population sample: prevalence and risk factors. J Sex Med, 8: 2420-2430.

Buster JE, 2013. Managing female sexual dysfunction.Fertil Steril, 100:905-915.

Clegg M, Towner A, Wylie K, 2012. Should questionnaires of female sexual dysfunction be used in routine clinical practice? Maturitas, 72: 160-164.

Davis SR, Worsley R, 2014. Androgen treatment of postmenopausal women.J Steroid Biochem Mol Biol, 142: 107-114.

Fooladi E, Davis SR, 2012. An update on the pharmacological management of female sexual dysfunction.Expert Opin Pharmacother, 13: 2131-2142.

Ghanbarzadeh N, Nadjafi-Semnani M, Ghanbarzadeh MR, et al, 2013. Female sexual dysfunction in Iran: study of prevalence and risk factors. Arch Gynecol Obstet, 287: 533-539.

Goldstein I, Lue TF, Padma-Nathan H, et al, 1998. Oral sildenafil in the treatment of erectile dysfunction.Sildenafil Study Group. N Engl J Med, 338: 1397-1404.

Ibrahim ZM, Ahmed MR, Sayed Ahmed WA, 2013. Prevalence and risk factors for female sexual dysfunction among Egyptian women. Arch Gynecol Obstet, 287: 1173-1180.

Latif EZ, Diamond MP, 2013. Arriving at the diagnosis of female sexual dysfunction. Fertil Steril, 100: 898-904.

Laumann EO, Paik A, Rosen RC, 1999. Sexual dysfunction in the United States: prevalence and predictors. JAMA, 281: 537-544.

Ma J, Pan L, Lei Y, et al, 2014. Prevalence of female sexual dysfunction in urban chinese women based on cutoff scores of the Chinese version of the female sexual function index: a preliminary study. J Sex Med, 11: 909-919.

Oksuz E, Malhan S, 2006. Prevalence and risk factors for female sexual dysfunction in Turkish women. J Urol, 175: 654-658.

Zhang AX, Pan LJ, Chen XY, et al, 2011. An investigation on female sexual dysfunction among urban Chinese women in Nanjing.Zhonghua Nan Ke Xue, 17: 488-491.

Zhang H, Yip PS, 2012. Female sexual dysfunction among young and middle-aged women in Hong Kong: prevalence and risk factors. J Sex Med, 9: 2911-2918.

第二十七章

显微外科技术在男性不育方面的应用

第一节　显微镜下精索静脉结扎术

精索静脉曲张可定义为精索蔓状静脉丛静脉的扩张或迂曲（曲张状态）。精索静脉曲张在人群中的发病率大约为 15%，在初发的不育患者中发病率为 40%，而在继发性不育患者中发病率更高。精索静脉曲张是男性不育最常见的病因，并且可以治疗。Tulloch 在 1955 年首次针对生育力低下男性的精索静脉曲张进行了研究和治疗。之前，许多研究者认为精索静脉曲张的治疗只具有美容效果，或仅能够阻止睾丸的进一步损伤。此后，许多研究证明精索静脉曲张的手术治疗能够改善精液参数，提高受孕率（Barone et al，2006）。

精索静脉曲张影响精子生成或睾丸功能的确切机制尚不明确。引起睾丸功能下降的可能原因包括精索内静脉反流造成睾丸局部温度升高，减弱了睾丸与身体 / 直肠之间的温度差异，以及活性氧 / 氧化应激的影响。其他理论包括自身免疫疾病和肾上腺激素反流入蔓状静脉丛。在这些机制中，温度的影响可能是最大的，而且有证据表明结扎精索静脉之后睾丸的温度降低。

在青春期前后开始出现精索静脉曲张。通常发生在左侧，但也有 10%～50% 的男性出现双侧精索静脉曲张。从病因学上看，是因为左侧睾丸静脉成直角汇入左肾静脉，以及静脉瓣的缺失，导致左睾丸静脉的压力升高，引起扩张。胡桃夹现象也是一个可能的病因，虽然这种现象很少见。显著的右侧精索静脉曲张很少见，一般是由于右侧睾丸内静脉直接引流入下腔静脉不通畅引起，但偶尔也可能是因为隐蔽的腹膜后肿瘤压迫引起。

一、适应证

精索静脉曲张可能造成三种后果：降低精子数量、质量，减弱睾丸的内分泌功能，以及疼痛。

大多数行精索静脉结扎的男性年龄在 20～45 岁之间，主要是因为不育或疼痛的原因。有一些证据表明显微镜下精索静脉结扎术后睾酮的生成会得到改善，但是针对男性内分泌功能低下的患者进行精索静脉结扎仍有争议。精索静脉曲张造成的影响随时间而加重，在成人中还可能出现睾丸萎缩。睾丸的体积主要由生殖细胞构成，睾丸体积的明显减少主要是因为生殖细胞、精子生成减少引起的，而不是 Leydig 细胞减少引起的。青少年精索静脉曲张常伴随同侧睾丸体积缩小，但表现为发育不良，而不是萎缩。对这些精索静脉曲张伴随同侧睾丸体积明显缩小的青少年应该考虑进行精索静脉结扎手术。伴有同侧睾丸体积缩小的精索静脉曲张青少年进行修复手术可以使睾丸体积得到恢复。

因不育进行精索静脉曲张治疗仅针对临床上能够发现的精索静脉曲张。精索静脉曲张的诊断主要依靠触诊，而不是超声、影像学或其他手段。某些情况下，例如在肥胖患者或异常增厚的阴囊壁患者当中，可以通过经阴囊超声来代替触诊进行诊断。在少数情况下，当触诊难以分清增粗的精索是精索静脉曲张还是脂肪瘤化的精索时，超声有助于诊断。精索静脉曲张的男性可能会出现精子密度或活力的异常。精索静脉曲张程度越重，精子密度和活力越低，虽然并非所有研究都支持这一结论。

二、手术技术

早期的一些精索静脉曲张修复手术是经阴囊途径的。由于这种路径有较高的并发症和复发率，故这种手术路径已经不再采用。Palomo 报道了高位腹膜后精索静脉结扎术（Palomo，1949）。其手术方法是在腹股沟内环处结扎睾丸内静脉，保留睾丸动脉。近年来，这种手术方式有一些小的改进，可以在腹腔镜下结扎内环上方的静脉。腹膜后途径的弊端是复发率和睾丸鞘膜积液的发生率较高。除此之外，还有经腹股沟途径，可在显微镜下或直视下进行。虽然显微镜手术时间更长，需要额外的培训和器械，但复发率和并发症少。

经皮栓塞或硬化剂注射治疗也是可选的方案，但是不如显微镜手术有效。其效果不好的原因是在透视下操作导管进入精索内静脉难度较高，而且术后复发率较高。此外，右侧精索静脉更难进入，因为右侧性腺静脉以很小的角度汇入下腔静脉。

目前多数泌尿生殖外科医生采用显微镜方法来进行精索静脉结扎手术。显微镜外环下精索静脉结扎术可以当日出入院，可在局部麻醉、椎管内麻醉或全身麻醉下进行，可以在门诊手术间或病房手术间完成。患者取仰卧位，手臂固定。标准的注意事项包括护垫防护、围术期抗生素应用和静脉血栓的预防，具体需根据患者年龄和危险因素来确定。术前常规静脉使用覆盖革兰阳性皮肤致病菌的抗生素，但是对于简单的病例，术后不必常规使用抗生素。

全身麻醉可以采用喉罩或气管内插管。全身麻醉要优于椎管内麻醉或局部麻醉加镇静，因为在显微镜下分离切开时需要患者保持完全不动的状态，在显微镜下很小的活动都可能引起较大的误差。

切口一般 2 ~ 3cm 长，位于腹股沟下方、阴茎根部外侧、距外环尾部几厘米的位置。切口一般呈弧形，这样可以平行于生殖器根部外侧的朗格线（Langers）（图 27-1）。

用手术刀切开皮肤，然后用电刀切开真皮层和皮下脂肪组织，注意避免损伤精索。作者习惯将一个绝缘帽套在电刀头上。切开皮肤及皮下组织一般采用 20W 能量，处理精索时则将电刀能量调低至 15W。在分离精索内血管结构的时候也有必要采用

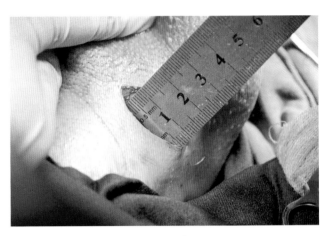

图 27-1　手术切口

切口一般 2 ~ 3cm 长，位于腹股沟下方、阴茎根部外侧、距外环口几厘米的位置。

双极电凝。

用皮肤拉钩分开深筋膜，继续用拉钩或者组织剪分离深筋膜。到达精索层面时迅速找到精索。如果有必要可以轻轻牵拉睾丸帮助寻找精索。然后用组织剪分离精索的外层和中间层。平行于精索比垂直于精索分离效率更高，而且损伤更小。将精索与周围组织分开后，可以用 Babcock 钳或精索钳将精索拉出切口上方。钝性分离精索表面与周围的脂肪组织，使得精索能够暴露在皮肤切口上方。用手提住 Babcock 钳，用手指轻轻的分离精索，使精索完全与周围组织分开。用皮肤拉钩将精索垫在切口上方，检查提睾肌上的曲张静脉并结扎。可以使用显微眼镜帮助寻找这些静脉（图 27-2 ~ 图 27-4）。

在游离出精索后，我们认为可以在精索下方垫

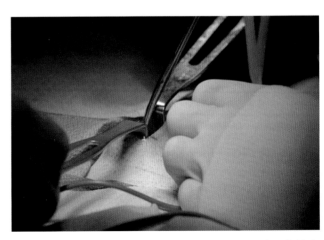

图 27-2　用皮拉钩分离组织至深筋膜层，然后继续用拉钩或组织剪头部分离深筋膜

一个皮肤拉钩。一些外科医生习惯用手术刀柄或引流条垫在下方。对于双侧的精索静脉曲张手术，用引流条拉住精索能够方便操作。

在显微镜下，用电刀分离切开精索外筋膜、提睾肌和精索内筋膜。通常，将这三层作为一个整体分离出来。将精索筋膜和提睾肌分离至内侧和外侧，并用蓝色橡皮管分别向两侧牵拉。这样能够很好地暴露精索内的输精管和血管。

在进一步分离和处理精索之前，用 20MHz 的显微血管多普勒超声（血管技术——Nashua，NH）检测精索内的动脉。处理精索时可能引起动脉血管的痉挛，所以在分离结扎之前使用多普勒超声检测动脉的数量和位置。如果出现动脉痉挛，将罂粟碱（30mg/ml）与生理盐水按 1:5 比例稀释后，用带有 24G 动脉套管针的 5ml 注射器洒在血管表面有助于在多普勒超声下辨别动脉（图 27-5，图 27-6）。

三、技术要点

切开精索的目的在于：①确认并保护输精管和输精管的血管；②确认并保护精索内动脉；③尽量保留淋巴管；④结扎和分离蔓状静脉丛中所有的静

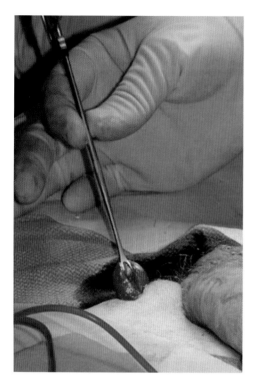

图 27-3 用 Babcock 钳将精索提出至皮肤切口表面

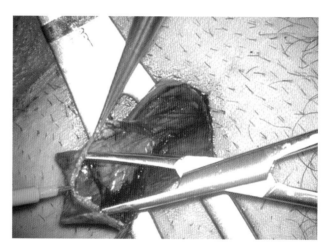

图 27-5 在显微镜下，用电刀沿着精索的方向切开精索外筋膜、提睾肌和精索内筋膜

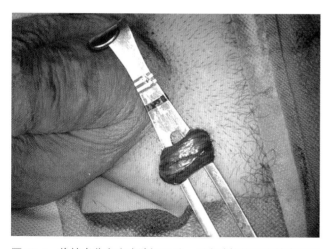

图 27-4 将精索分离出皮肤切口后，用皮肤拉钩垫在精索下面

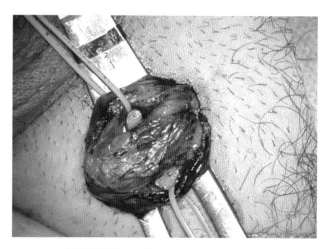

图 27-6 将精索筋膜和提睾肌分离至内侧和外侧，并用蓝色橡皮管分别向两侧牵拉

脉以及提睾肌中曲张的静脉（图27-7）。

作者习惯用蚊式钳进行分离操作。一些外科医生习惯用弯血管钳进行钝性分离操作。显微镊是必需的；我们习惯用8号Pierse型号的显微镊。通常先游离输精管和输精管的血管（图27-8），以避免损伤这些重要的结构。然后开始在显微镜下分离并游离精索内动脉，同时用4-0丝线或钛夹结扎增粗的静脉并用显微剪从中间剪断。推荐使用多普勒超声探针来判断结扎的血管或组织不是动脉，同时也可以确认精索内的动脉血供是否充分。将多普勒超声确认含有动脉波形的血管束用红色血管线牵拉出来，以避免分离时损伤动脉。精索内动脉在静脉丛中的分布有规律，通常与静脉或淋巴管伴行。一旦将包含动脉的血管束游离出来以及将精索大致分离后，再仔细分离单个的血管束。

为了将动脉与其他结构分开，一些手术技巧可能很有帮助。一种尖头的显微镊可以将黏附在动脉上的静脉分离出来。该操作必须在所有结构都能清楚显示的情况下进行，因为尖头的器械很容易损伤动脉壁。从动脉上分离出来的小静脉可以用双极电凝结扎。一定要避免使用单极电凝，因为电流会传导至下面的动脉。一种尖头的双极电凝镊也可以用来分离动脉上的组织结构，这样在电凝这些组织的时候就不用更换器械。从动脉上分离出来的小淋巴管可以保留（图27-9）。

在分离蔓状静脉丛并游离和保护动脉的时候应注意观察淋巴管。淋巴管通常位于精索内筋膜下面或位于精索内动脉旁边。为了预防术后鞘膜积液，至少需要保留1~2支淋巴管，作者习惯游离出至少4~5支，之后还需要保留那些明显的淋巴管，但没有必要过度寻找更多的淋巴管，因为只要保留了数支淋巴管，鞘膜积液的发生率就很低了。有时很难将小的淋巴管与静脉区分开，此时可以先探查其余地方的血管，之后再重新检查该处可能会有帮助；当然如果已经保留了数支明显的淋巴管也可以直接将其结扎（图27-10）。

在完全分离精索内筋膜下的血管结构并保留了输精管、输精管血管、淋巴管和精索内动脉之后，再处理精索筋膜和提睾肌上的静脉。这两束组织之前用蓝色橡皮管牵拉至外侧和内侧。多普勒超声可用于检测明显的动脉搏动波形，但也常常不能确定。寻找并保护偶然发现的粗大的提睾肌动脉。只要保留了足够的精索内动脉，就可以放心地结扎和分离提睾肌纤维。通常采用丝线双线结扎，锐性切断。

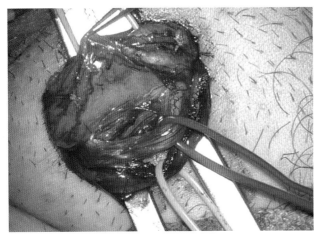

图27-7　游离出输精管和输精管血管以避免不小心损伤这些重要结构

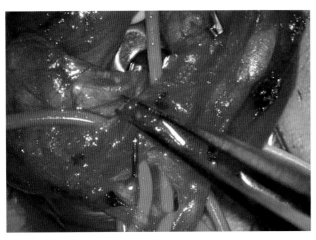

图27-8　可以用显微镊将动脉上附着的静脉分离出来

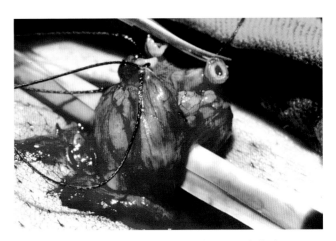

图27-9　用3-0丝线结扎精索内的所有静脉

作者通常保留 1/3 ~ 1/2 的提睾肌纤维仅仅被结扎，而不离断。这样做可以保留同侧睾丸的提睾反射，还可以保护精索内动脉免受牵拉损伤。在提睾肌内可发现明显的曲张静脉，所以结扎提睾肌内的静脉能够降低精索静脉曲张的复发率。一些外科医生习惯将睾丸提出来并结扎睾丸引带静脉，但这不是必须的，目前的研究数据表明睾丸引带静脉结扎与否对预后没有影响。当然，对于静脉曲张严重的患者，还是建议结扎睾丸引带静脉（图 27-11）。

四、并发症

精索静脉结扎术后可能的并发症并不多，而且严重并发症很少。主要的并发症有切口感染、睾丸鞘膜积液形成、精索静脉曲张持续存在或复发，还

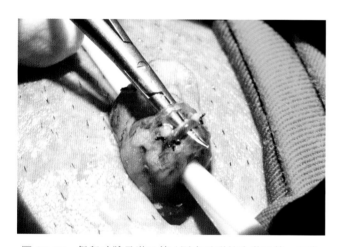

图 27-10 保留动脉及淋巴管（图中透明的为淋巴管，红色的为动脉）

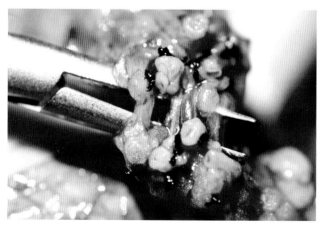

图 27-11 最后，用止血钳垫在精索下方，可以清楚看见保留的动脉和淋巴管，达到所谓的"骨骼化"状态

有极少的情况是睾丸萎缩。腹股沟切口手术还可能出现阴囊麻木和疼痛。

最近的随机临床试验表明开放手术、腹腔镜手术和显微镜手术在术后怀孕率和精液质量改善方面结果相近，但是显微镜外环下精索静脉结扎术后的复发率和睾丸鞘膜积液发生率最低，其他作者也得到了同样的结论。对于显微镜外环下精索静脉结扎术，术后精索静脉曲张的复发率小于 1%，鞘膜积液的发生率也小于 1%。非显微镜手术术后最常见的并发症包括精索静脉曲张未改善和复发（5% ~ 20%），以及鞘膜积液形成（3% ~ 39%）。即便是显微镜手术，也可能发生损伤精索内动脉的情况，并影响精液质量，伴或不伴睾丸萎缩。但损伤精索内动脉后引起损伤的严重程度并不一致，这可能是因为睾丸的一部分血供来自于输精管动脉和提睾肌动脉。

五、预后

精索静脉结扎术后的成功率可以通过精液参数的改善以及最终是否自然受孕来评价。通常，精索静脉曲张被认为对精液参数有影响，降低多数甚至所有的指标。精索静脉曲张患者术后的精子密度、活力和形态都有可能得到改善。Zini 等的一项回顾性研究中分析了 69 位行精索静脉结扎的弱精症患者，发现总的活动精子数明显改善（39∶30），而且与 49 位没有行精索静脉结扎手术的患者相比自然受孕率升高了 1 倍（65%∶32%）（Zini et al，2008）。大量的研究证实了精索静脉结扎术后精子数量和密度的改善。一些研究显示中、重度少精症（<（5 ~ 10）×10⁶/ml）患者术后精液参数改善的机会较小。其他前瞻性的研究分析了术前精子密度 5×10⁶ ~ 20×10⁶/ml 的患者，行高位精索静脉结扎术和等待观察的患者相比，发现精子密度、活力、形态和受孕率（60%∶10%）都得到了显著改善。

关于精索静脉结扎术后的受孕率，Marmar 等使用改良的 Meta 分析研究了精索静脉曲张和精液参数异常患者的自然受孕率。精索静脉结扎手术组受孕率明显高于非手术组（33%∶15.5%）（Marmar et al，2007）。目前，有一项随机临床试验正在评估显微镜下精索静脉结扎术对临床可触及的精索静脉曲张和精液参数异常患者的作用，但还没有完成。

精液质量的另一个评价指标是精子 DNA 碎片分析（sperm DNA fragmentation assay，SDFA）。有研究

显示精索静脉曲张与异常 SDFA 相关，精索静脉结扎手术可能会改善 SDFA 参数。精索静脉结扎术对精子 DNA 损伤的影响是目前很有意义和热门的课题。

六、结论

尽管一直有持怀疑论者，但精索静脉结扎术在

男性不育方面的作用显而易见。筛选出合适的患者非常重要。根据已有的证据，男性不育患者合并有可触及的精索静脉曲张并且至少有一项精液参数异常时，应考虑手术治疗。目前显微镜外环下精索静脉结扎术并发症发生率很低，大部分患者精液参数能够得到改善，并有希望自然受孕。

第二节　显微镜下输精管-输精管吻合术

自 William Quinby 于 1919 年实施第一例输精管吻合术以来，手术操作方法不断改进，早期需要借助支架植入或者低倍放大镜的输精管吻合技术基本上已被标准的显微外科技术所替代。手术显微镜可视化和稳定性的改进，使其能够胜任管径仅 0.3mm 的纤细的输精管的对接吻合（Berger et al，1998）。本节简述了输精管吻合手术的历史，介绍显微外科输精管吻合术中常用的操作技术，以及一些术前和术后护理的合理建议。

Martin 博士于 1902 年报道了首例人输精管修复术——附睾输精管吻合术。Martin 对男性不育研究很感兴趣，坚持为继发于附睾炎的梗阻性无精子症男性实施这种手术。手术中，Martin 切开附睾，一旦发现有乳白色液体流出，即用四根细银线行输精管附睾吻合术。在一组小样本研究中，他为 11 例附睾梗阻患者实施了输精管附睾吻合术，术后复通率和妊娠率分别达到 64% 和 27%（Martin et al，1902）。

20 世纪 60 年代，实施输精管结扎术的病例数量明显增多，导致后来输精管复通术的数量也随之增加。随着越来越多的外科医生开始熟悉并开展输精管吻合术，这一术式在技术操作上开始出现一些微妙的改变。低倍放大镜的应用迅速普及，这使得输尿管管腔的辨识更为清晰，黏膜的对合更为精确。有学者使用 Dermalon 单丝尼龙缝线作为吻合口内置支架，并在术后 12～14 天时拔除。尽管所用支架对人体而言为异物，增加了感染的风险，但在一些小样本研究结果中的确显示支架的应用可提高复通率和受孕率，这一技术运用了 30 多年。然而，直到 20 世纪 70 年代后期，随着显微外科输精管吻合术

的出现，支架的应用才大大减少。

一、显微外科手术方法

显微外科输精管吻合技术开始应用于临床要归功于 Owen 和 Sliber，他们于 1977 年各自发表文章介绍了这种手术方法，而早在 1975 年，Silber 就首次为患者实施了该手术。尽管动物实验常常使用单层吻合的手术方法，但 Silber 强烈推荐使用双层吻合技术，他注意到近睾端输精管管腔因此前的梗阻而扩张，与梗阻远侧输精管管径不一致。故而，双层吻合技术可有助于保证吻合口管腔对合紧密并且防止精液外漏。Silber 报告的手术方法包括用精细镊子扩张输精管断端吻合口，然后在显微镜 16～25 倍下用 9-0 尼龙线进行吻合。黏膜层缝合 6～7 针后，仔细检查吻合口处有无撕裂、缝隙以及是否匀称一致。然后缝合浆肌层，确保吻合口严密。Silber 报告 42 位患者应用这种手术方法，术后复通率达到 91%。尽管结果喜人，但是也有人在肉眼下行输精管吻合获得了同样的复通率（Silber，1978）。

二、适应证

输精管结扎术目前仍然是导致输精管梗阻的最常见原因，其他少见的病因还包括意外损伤和炎症导致的梗阻。与 IVF 和 ICSI 相比，显微外科输精管吻合术已经显示了较高的性价比，但也并非适用于所有梗阻性无精子症患者。美国泌尿学会（American Urological Association，AUA）有关不育的最新指南中罗列了影响显微外科输精管吻合术后受孕率的一

些因素，包括输精管梗阻时间超过 15 年，女性配偶年龄超过 37 岁，女性配偶有输卵管疾病史或曾行输卵管结扎。存在上述问题的患者，行显微外科输精管吻合术后成功受孕的概率很低，应劝其慎重考虑或鼓励其接受辅助生殖技术。

由于女性生育能力在 35 岁后会大幅度下降，应告知患者对手术和辅助生殖技术的功效保持理性的期望值，这一点非常重要。由于输精管复通术后平均受孕时间为 12 个月，因此在决定选择何种治疗方法最为合适时应把这一因素考虑在内。同样的，大于 40 岁的女性接受辅助生殖治疗（包括 IVF 和 ICSI），成功率也会明显降低。

三、临床评估

经证实有生育能力的健康男性，需要进行一次小的术前评估。建议对患者进行全面的病史采集与查体，其中的某些发现可能会影响手术的方式和预后。输精管梗阻的持续时间是病史中最重要的一项，它是目前预测患者预后的最佳指标。盆腔手术史、腹股沟区手术史或输精管结扎术相关并发症（血肿、感染）会增加输精管其他部位梗阻的风险，这类患者在手术中可能会碰到更多技术性的挑战，包括输精管附睾吻合术（epididymovasostomy，EV）。有学者根据患者年龄和输精管梗阻持续时间等病史资料，建立一个是否需要实施输精管附睾吻合术的预测模型，试图术前明确哪些患者可能需要行输精管附睾吻合术。尽管这个预测模型的敏感性和特异性分别可达 100% 和 58%，但最终决定实施输精管吻合术还是输精管附睾吻合术，主要还是依据术中的具体情况而定，这限制了该模型的临床应用。

完整的查体内容必须包括睾丸、附睾以及输精管的触诊。确定有睾丸萎缩的患者需要检测血清 FSH 水平，倘若术前发现 FSH 升高，提示可能存在生精功能障碍。Hsiao 等注意到，伴有 FSH 水平升高的患者，在行输精管复通术后为了成功受孕，需要借助辅助生殖技术的可能性大大增加（Hsiao et al，2011）。值得注意的是，对同时存在严重精索静脉曲张的输精管梗阻患者，在行输精管吻合术时应考虑同时行精索静脉结扎术。近睾端输精管长度增加以及精子肉芽肿的出现是提示输精管复通术预后良好的重要因素，因为两者均可减小来自输精管结扎断端的反压，从而缓冲附睾内的压力，使附睾继发性

损伤的可能性降低。附睾硬结或附睾饱满均提示可能存在附睾梗阻，可能需要行输精管附睾吻合术。

四、手术方法

（一）麻醉和体位

尽管局部麻醉，区域阻滞麻醉和全身麻醉均适用于输精管切除术，但多数专科医师选择椎管内麻醉或者全身麻醉，以减少患者的移动并使患者在术中更加舒适。麻醉方式的选择由手术医生与患者共同商定，与手术所花费的时间和手术操作所需要的精确度密切相关。术前 1 小时给予单次静脉点滴预防剂量的抗生素。

患者取仰卧位，在身体受压点处填塞合适的垫子。为了方便将手术显微镜置于合适位置，患者的手臂应收拢于身体两侧。脚部扩展用来将患者固定于手术床上的特定位置，以方便主刀医生和助手坐于患者两侧，并使台下的膝盖保持舒适。阴囊和阴茎部位按常规消毒方法进行剃毛和准备。如果需要，可将阴茎指向头部方向，使其隐藏于手术野之外。手术显微镜机头应垂直置放于手术台上方，与阴囊部位相距 8 英寸（20.32cm）。确保脚踏板位于主刀医生和助手可及的范围之内。医师的肘部和手腕应轻轻地摆放在手术区域的物体上并保持休息姿势，这有助于稳定操作。

（二）切口与显露

在单侧阴囊前方相当于输精管结扎位置处作纵向切口，向深部锐性分离并电凝止血。一般情况下，1cm 长的切口足够游离输精管两断端所用。某些特殊情况下，因不易触及输精管断端或两断端分离空隙过大，此时需要延长手术切口，并将睾丸牵出切口。手指触诊可确定输精管结扎断端的位置。用巾钳夹起靠近睾丸的输精管并轻轻向下牵拉。弯虹膜剪穿过输精管后方，打开一通道，助手由此通道放置一蚊式钳，仔细分离输精管外膜，保留输精管周围的脉管系统。最好用双极电凝器进行止血，以免损伤输精管。在计划横断位置下游 1～2cm 处用一根 5-0 铬制缝线做牵引。在准备横断处用一 2mm 有槽神经固定钳固定输精管，尽量避免张力过大，然后用 Dennis 刀片迅速通过切割槽以 90°角横断输精管。如准备横断的部位位于输精管螺旋段，应仔细选择横切点，并用神经固定钳进行固定，以防止切

割形成斜面管腔，这一点非常重要。远睾段输精管的显露和分离方法与近睾段相同。对应于原结扎部位一侧的输精管用4-0尼龙线结扎。显露输精管断端管腔，并用显微镊轻轻扩张。然后用24F血管导管插入远睾端管腔并注水冲洗，以证实远睾段管腔是否通畅。如注水遇到阻力，在冲洗液中加入靛蓝胭脂红，如患者引流之尿液无染色，则需要行输精管造影术。另外，可将一根0号尼龙线经输精管远睾断端插入管腔，试探前行直至阻塞位置，这有助于计算阻塞部位与原输精管结扎处的距离。

在离断和确认输精管通畅后，根据输精管近睾端管腔内液体的性状来决定到底施行输精管吻合术还是输精管附睾吻合术。应从输精管中挤出液体并置于载玻片上。如果液体非常黏稠，则需用盐水进行稀释。如果输精管液黏稠、似奶油状、或无输精管液被挤出，则通常需要施行输精管附睾吻合术。若输精管液黏稠且只存在精子头部，也适合行输精管附睾吻合术，其受孕率和复通率与行输精管吻合术相仿。

在复通手术中提取精子冻存是一个不错的选择。然而，有两项研究显示，对所有实施输精管结扎后复通术的患者常规行精子冻存既无必要也无有利的成本效益。其中第一项研究建议，如果患者不愿意接受更多的手术，或者患者很有可能施行输精管附睾吻合术，又或者患者明确计划继续进行IVF或ICSI，则应鼓励患者在复通手术中提取精子冻存。而第二项研究则建议，对于需要行双侧输精管附睾吻合术的患者和那些需根据术前咨询和术中发现才能决定实施输精管吻合术还是输精管附睾吻合术的患者，也应鼓励其行精子冻存。

（三）吻合术

如果决定实施输精管吻合术，则需要先将新的输精管断端对拢。外科医师的偏好决定手术的方式（输精管外膜缝合固定线或使用输精管对合钳）。用5-0 PDS缝线穿过两断端疏松的外膜，用缝合牵引线把输精管两断端固定在某一位置以便于无张力吻合。保证输精管断端对称整齐也是外科医师优先考虑的，这有助于保证术后复通率（图27-12，图27-13）。

传统的输精管端端吻合方式是双层吻合。在原输精管结扎部位横切输精管，形成远、近两断端，以备作吻合所用。外层吻合是用三根9-0尼龙针线分别在5、6和7点位置上，穿过输精管肌层和外膜行间断缝合。内层吻合用三根10-0尼龙针线分别在5、6和7点位置上穿过黏膜层行间断缝合。每缝完一针立即打结、剪线。剩余的内层缝线先不要打结，内层一周总计要用10-0尼龙针线缝合6~8针，等全部缝合完毕后一并打结并剪线。缝合内层时应将少量肌层组织包括在内，这有助于防止吻合口撕裂（图27-14，图27-15）。

如果黏膜层不易辨认，可以点一滴靛蓝胭脂红帮助显示。亚甲蓝可降低精子活动度，应避免使用。用9-0尼龙针线间断缝合外层多针，环绕一周完成外层缝合。内层吻合结束时应该做到密不漏水、毫无张力（图27-16）。

（四）其他吻合方法

单层输精管吻合术文献中早有介绍，这种吻合方法的优点是操作简单和手术时间缩短。对比显微

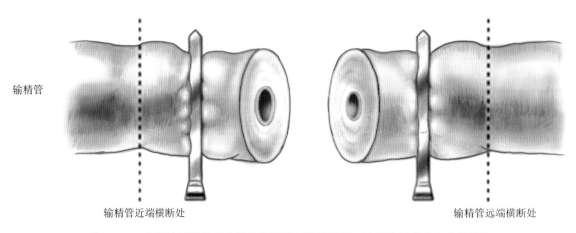

输精管

输精管近端横断处

输精管远端横断处

图27-12　在原输精管绝育术部位的两端切断输精管，为行输精管吻合术做准备

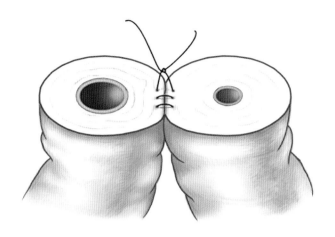

图 27-13　外层缝合第三针

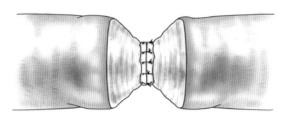

图 27-15　内层缝合已结束，但外层缝合未完成

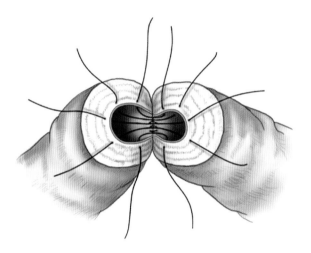

图 27-14　内层的前三针已经缝合并打结，其他内层缝线已
穿入，未打结

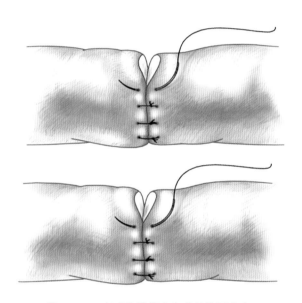

图 27-16　完成输精管吻合术的外层吻合

外科单层吻合与双层吻合两种术式的回顾性研究结果发现，术后复通率和受孕率基本相同。到目前为止，仍缺乏针对这两种吻合技术的前瞻性随机对照研究，至于采用何种术式主要凭手术医师的偏好。

　　微点标记技术最早由 Glodstein 及其同事提出，是一种有助于精确缝合的显微外科技术。在输精管远、近两断端的断面上，于 3、6、9、12 点分别描记微点做标记，微点位于管壁黏膜层与浆膜层边缘之间居中位置。另外再增加四个微点，分别位于原先四个微点之间。借助微点的指示，10-0 尼龙针线缝合内层 8 针，9-0 尼龙针线缝合外层 8 针，从而完成整个吻合过程。仔细缝合内层以保证在微点中心处出针。还可以将输精管鞘对拢并用 6-0 尼龙针线间断缝合 6～8 针。据说这种方法的优势在于将缝合计划与缝合过程分离开来。Goldstein 等报告，这种方法特别有助于处理输精管两断端管径存在明显差异的情况。对于这种观点至今仍无其他研究进行证实，尽管如此，用微点标记技术和传统显微外科输精管吻合术所获得的复通率和受孕率相似（Goldstein et al，1992）。

（五）术中因素

　　术中碰到的一些偶然情况可能会使手术方案做少许改变。较长的输精管缺损需要将输精管远睾段与近睾段彻底松解，以保证无张力吻合。钝性游离输精管，使其从精索结构中分离出来，直至腹股沟外环口水平。将输精管与附睾分离开可进一步延长近睾端输精管的长度，但要注意避免损伤附近输精管、附睾和睾丸的供应血管。极少数患者，在腹股沟管内找不到远睾段输精管，此时则需要在腹膜后寻找并松解输精管。游离深部的腹壁下动脉和静脉穿支，寻找由这些血管下绕过通向精囊的输精管。游离这部分输精管并将其置于耻骨联合上方。Buch等用此方法可将输精管长度增加 5.83 ± 0.65cm。

如果靠近附睾的输精管段有缺损，则需要实施输精管螺旋部吻合术（convoluted vasovasostomy，CVV），由于该段输精管肌层很薄，输精管管径不一致，输精管螺旋部吻合术的技术要求很高。解剖游离该段输精管时应避免医源性损伤并注意保护自身血供。横断输精管时应避免切成呈斜面的管腔。如果管腔呈斜面，应在间隔 1mm 处再次横断输精管螺旋部，以保证最佳的横切面。

需要行输精管交叉吻合的患者极少，这种技术适用于一侧腹股沟管段输精管梗阻伴对侧睾丸萎缩的患者。一侧腹股沟管段输精管或射精管梗阻伴对侧附睾梗阻的患者，同样也可采用此手术方式。萎缩睾丸一侧的输精管需在螺旋部与直段交接部位横断。对侧输精管要向梗阻部位游离。切口选在阴囊中隔处，输精管拉向萎缩睾丸一侧。然后按先前叙述的方法进行吻合。

（六）关闭切口

完成吻合后，用生理盐水彻底冲洗切口，双极和单级电凝止血。撤除所有牵引线，将睾丸还纳入阴囊内合适的位置。4-0 铬制肠线连续锁边缝合肉膜层。用 4-0 单乔可吸收线水平褥式缝合阴囊皮肤。杆菌肽软膏涂抹切口后，用无菌松软敷料和阴囊托包扎切口。

五、手术结果

关于显微外科输精管吻合术后复通率和受孕率的报告很多，所报结果差异较大。对这些结果进行分析难度较大，因为这些数据常常来自单个术者，而且所报病例数量较少。有研究者证实，输精管梗阻的持续时间是术前预测复通成功与否的最重要因素。复通率和受孕率随梗阻持续时间的延长而呈进行性下降趋势：<3 年（97 例，31%），3~8 年（88例，53%），9~14 年（79 例，44%），>15 年（71例，31%）。精子级别、输精管长度和显微外科重建方式（VV 或 VE）同样对术后复通率有重要影响。有趣的是，在显微外科输精管复通术后，若女性配偶仍是原配，则预后会更好。

最近的研究指出，近睾段输精管残留长度与术中能否出现完整形态的精子有相关性，当近睾段输精管残留长度>2.7cm 时，94% 的近睾段输精管液中可找到形态完整的精子，但是当近睾段输精管残留长度不足 2.7cm 时，则只有 85% 的近睾段输精管液中可发现形态完整的精子。连接附睾的近睾段输精管残留长度过短可能会增加管腔中无精子的概率。有鉴于此，人们猜测输精管螺旋部吻合术的预后可能不会太好，然而，输精管螺旋部吻合术后的复通率与受孕率与其他部位输精管吻合术相差却并不大。交叉输精管吻合术的复通率与上述相似，但受孕率却明显降低。

大部分复通失败的原因是吻合部位发生梗阻。尽管再次行输精管吻合术后预后依然很好（复通率 57%~58%，受孕率 32%~44%），然而造成初次手术失败的原因却多是手术操作不佳所致。尽管再次输精管吻合具有较高的效价比，但是 IVF 和 ICSI 也是不错的选择，对于不想再次手术的患者来说，应该跟其讨论一下有关辅助生育的问题。

六、随访

术后应建议患者穿戴贴身内裤或阴囊托 2 周，以减少活动和肿胀。一些患者发现在手术区间歇性使用冰敷效果不错。术后遵照医嘱给予预防性抗生素。对于输精管吻合术后预防性抗生素的应用问题，目前尚无前瞻性随机对照研究结果可供参考。口服镇痛药，首选麻醉药，其次为非甾体类抗炎药，对于术后止痛都是很好的选择。当患者感觉恢复良好足以胜任工作时，可以指导他们重返工作岗位，这通常在术后 3~5 天时。为了促进愈合，多数泌尿显微外科医生建议患者术后至少 2 周内避免性行为，避免提重物。

第一次精液检查通常在术后 4~8 周，此后每 2~3 个月检查一次，直到精子密度和活力达到正常值范围或处于稳定水平为止。在精液质量达到正常后，改为每 4 个月复查一次精液，直至怀孕。术后密切检测精液参数能更早的发现治疗成功与否，和（或）吻合部位是否再次梗阻。如果精液分析显示参数呈持续性下降，这可能是吻合处狭窄的早期标志。一旦发现这种情况，许多临床医师会首选抗炎药或口服皮质类固醇，努力缓解这一进程，以保证吻合处的通畅。截至目前，关于这些药物在术后应用的方法，仍没有前瞻性研究给予评估。

七、并发症

输精管吻合术的并发症很少见，最常见的是切口感染和阴囊血肿。切口感染需应用抗生素和引流。术中仔细止血，尤其是肉膜层，是避免血肿形成最重要的环节。为了避免输精管吻合处发生撕裂和纤维化，应选择在阴囊低位戳口引流血肿。

八、输精管吻合术的前景

最近，泌尿外科领域已经迎来技术上的进步，达·芬奇机器人系统就是一个成功的例子。很多人认为在输精管结扎后复通术中，运用机器人手术可获得更高的复通率和受孕率，因为它改进了可视化，提高了灵活度，降低了显微器械缝合时的颤动。还有许多人尝试一些新的技术来提高复通率和受孕率，尤其是使输精管吻合处加固的技术，如生物蛋白胶或激光焊接。然而，在应用这些新技术时仍需要缝线缝合吻合处，并且现已发表的数据显示，其预后与传统显微外科技术相比基本相同甚至还要差一些。

同时，也有一些技术在尝试减少术后并发症。Grober 等发明的微小切口输精管结扎后复通术（mini-incision vasectomy reversal，MIVR），与"无手术刀输精管结扎术"有异曲同工之处（Grober et al，2011）。回顾性研究发现，与传统切口的显微外科复通术相比，采用 MIVR 技术（切口长度＜1cm）的复通率和受孕率与前者相同。患者则反映 MIVR 术后疼痛显著减轻，而且恢复更快。作者承认，尽管 MIVR 术后并发症极少，但该技术不可能适用于所有患者（如阴囊或输精管严重纤维化、输精管缺损较多、巨大精子肉芽肿等）。然而，他们坚信为了 MIVR 技术所做的前期努力是值得的，因为即使术中因特殊情况而需要将切口扩大到传统阴囊切口大小，也是相当容易的。

第三节　显微镜下输精管-附睾吻合术

已知的第一例成功的输精管与附睾之间的吻合，是由 Martin 在 1902 年报道的（Martin et al，1902）。他的侧侧吻合技术就是将附睾被膜的切口与输精管纵向切开的浆膜肌层的切口吻合，这种技术的原理就是在切开的附睾管和输精管之间制造出一个瘘管。在 Martin 和随后 Hagner 的报道中，复通率分别达 43% 和 64%；但是，在其他外科医生手术中低通畅率和频繁晚期的失败，促进了二十世纪末期这一技术的进一步成熟发展。

当男性出现以下情况时需要考虑附睾梗阻的可能：精液中无精子，促卵泡激素水平正常，可触及正常的输精管，精液量大于 1.5ml，睾丸大小正常并有一个饱满的附睾。在那些有先天性或感染性附睾梗阻的男性中，附睾的完整性与附睾梗阻的发生百分之百有关。在那些输精管结扎的男性中，体格检查可触及饱满的附睾，只有 6% 的人可能需要行输精管附睾吻合术。然而术前附睾饱满对这些人没有多大帮助，仅有 20% 的可能性与输精管附睾吻合术的需求有关（阳性预测值为 20%）。附睾梗阻可能与以下因素有关，附睾炎，外伤，先天畸形以及最常见的既往曾行过输精管结扎的情况。后者在输精管复通时，检查睾丸端输精管段内的液体可证实这种附睾梗阻。浓厚黏稠液体的存在，输精管内液体缺失或者精子或精子部分缺失，都强烈提示有附睾梗阻的存在。

已有三种技术可用于进行一种现代的显微镜下的单根附睾管与输精管的吻合术。

一、端端输精管附睾吻合术

(一)手术适应证

该技术于 1978 年被 Silber 首次报道，手术开始时游离输精管和将睾丸附睾挤出鞘膜外（Silber，1978）。这项技术目前已经不常用了，但如果梗阻在输精管附睾连接处时附睾的直径非常接近于输精管内腔直径。在附睾小管附近有更多首尾相连的肌肉层，可用于端端吻合。当输精管过长不便移动或是附睾小管没有扩张的时候该技术是非常有用的。Schlegel 和 Goldstein 都表示如果附睾梗阻的位置不清楚时可以采用这种端端吻合技术（Schlegel &

Goldstein，1993)（图 27-17)。

（二）外科技巧

1. 输精管的显露和分离

获得足够长度的输精管是手术早期很重要的一步。完成输精管的暴露通常采用阴囊的旁正中切口。中线切口也可采用，但是这种切口限制了外科医生进一步向头部延长切口来显露更多输精管的能力。向背侧挤起睾丸可帮助切开。切开皮肤及钝性分离肉膜，充公游离精索以帮助提出睾丸。在接近卷曲的部位或先前结扎的位置游离和切断输精管，保留足够的长度并且尽可能保留输精管周围组织。利用指尖的钝性分离，横断输精管和附睾的一个有效工具就是带槽沟的神经夹（精细外科和科学实验用工具，ASSI NHF2-ASSI NHF6 大小从 2.0mm～6.0mm)。一种超锐利刀片（Accurate Surgical and Scientific Instruments，ASSI-CBS-35 ）安放在这种神经固定器的凹槽中，能够完成极佳的90° 切割。但刀片在切割 2～3 次后就很快变钝。

输精管被充分游离后达到一种无张力的长度以便与附睾接合。保留输精管周围的外膜和鞘膜对保护血供和帮助后面的吻合很重要。在用 2-0 尼龙缝线、盐水输精管造影、亚甲蓝输精管造影或者造影剂输精管造证实了腹部输精管的通畅后，用 9-0 尼龙线间断缝合 2～3 针把腹侧输精管缝至附睾被膜的后缘。在这步中，有些外科医生喜欢用显微吻合夹（ASSI，Westbury，NewYork）来拉拢输精管和附睾。

在控制好血管后，应干净利落的离断输精管。有一个本文的作者应用 6-0 聚丙烯缝线来控制血管，而其他医生则使用 6-0 尼龙缝线或双极电凝。

2. 附睾评估和手术方式

检查附睾的梗阻征象。在附睾表面看来未梗阻的最远端部位横断附睾，显露很多附睾管。通过外科助手轻柔地冲洗这些小管显露一根流液体的附睾小管只有在梗阻平面以上的附睾小管才能够流出精子。在 200～400 倍光学显微镜下观察这种液体，能够发现活动或不动的精子。如果没有发现液体，则继续在更高的位置切断附睾，直到找到未梗阻的小管。这个过程应该一直进行到在附睾液中找到外形正常的活动精子为止。仅有精子碎片存在提示在这个平面以上还有额外的梗阻，导致复通率降低。可以选择在这时抽吸精子进行冻存。

采用端端输精管附睾吻合术技术时通常需要切开睾丸附睾间的鞘膜来将附睾从睾丸上游离下来。必须小心不要损伤附睾的血供。通常附睾尾部的血供损伤不易发现。偶尔，需要结扎附睾中部和下部动脉，通常是在附睾体或附睾尾部。上部的附睾血管需要在附睾头部保护好。一旦附睾在正确水平被切断，用亚甲蓝标记切缘，切开的小管轮廓就会清晰显现。

推荐单根小管的吻合。如果不止一个部位流出附睾液，需要在高倍镜下再次评估小管情况。可能需要进一步的横断附睾来分离单根合适的小管。采用双针 10-0 尼龙线、等针距、内进外出的方式将附睾管腔与输精管黏膜腔吻合。为了方便放置所有的缝线，第一个缝线应该放在 6 点钟位置并且打结，但是其他三个缝线应在在打结前留置。一定要小心不要让这些缝线缠到一起。要避免黏膜缝线的多处缠绕。多处缠绕有导致梗阻和邻近附睾小管扭曲的风险。用 9-0 尼龙线间断缝合将输精管浆肌层和附在附睾小管表面的脏层睾丸鞘膜缝合。仔细止血以保证最大可能的通畅。用可吸收缝线缝合壁层鞘膜，将睾丸放回阴囊内。

缝针和缝线的选择对于手术的成功至关重要。对于较厚的输精管浆肌层，Ethicon 9-0 尼龙线（长度6 英寸）和输精管 100-4 锐利缝针（Ethicon，Johnson and Johnson ）是坚固有效的。在缝合输精管黏膜和附睾小管时，需要更为精细的针。带有 70μm 双头针的 Sharpoint 10-0 尼龙（1 英寸）用于黏膜吻合是非常有效的。Ethicon 10-0 尼龙缝线（单股，6 英寸）与

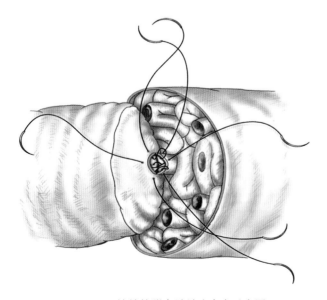

图 27-17　输精管附睾端端吻合术示意图

BV 100-3 锥形针头（Ethicon，Johnson and Johnson）搭配也是一个很好的选择；但是，针的形状不如前面所述的 Sharpoint 3/8 环针那么理想。小心持针很重要，可以尽可能避免弄弯缝针和使针头变钝。

在最近的回顾中，这项技术的平均复通率为 61%，范围为 35%～81%。在这些研究中，平均受孕率为 31%，范围为 10%～56%。越往附睾远端吻合，受孕率可能越高。

这项技术的问题在于在附睾横断部位出血多，导致肉眼很难分辨出附睾小管。要用这项技术找到通畅的小管，会非常费时，并且需要不断地切断附睾。随后在 1983 年和 1989 年发展起来的技术，都力图克服这些局限（Fogdestam et al，1983；Thomas，1989）。

二、端侧输精管附睾吻合术

这项技术首次由 Fogdestam 和 Fall（Fogdestam et al，1983）和 Thomas 提出（Thomas，1989），这种方法就是将腹部输精管的断端连接到附睾小管侧面。端侧吻合术在一些方面优于端端吻合术：解剖更少；无需横断附睾的任何一部分，因此相应的出血更少；只需要有意地暴露和切开一个附睾小管；单根小管的寻找更简单。必须通过视诊来确定附睾梗阻的水平。可以看出扩张的和未扩张的小管之间的界限，否则需通过在高倍镜下从头到尾观察小管切口，直到找到完整的精子为止。关于是否需要观察到活动精子仍存在争论。

（一）外科技巧

如前所述，对于所有的输精管附睾吻合术来说，充分的游离输精管并保留完整的血供转移对于一个无张力吻合术很必要。将输精管从精索中间或侧面的壁层鞘膜的小开窗中牵出。在梗阻平面以上的附睾被膜（脏层鞘膜）上做一小切口以显露完整的附睾小管。通常，会在放置一或两个间断的在输精管和附睾的脏层鞘膜间用 6-0 或 7-0 非吸收缝线间断缝合 1 到 2 针以减少吻合时的张力。在距离输精管切口边缘 1～2cm 的管周组织，以及距离附睾吻合处 1～2cm 的脏层鞘膜间缝合。

（二）附睾小管的暴露和分离

打开壁层鞘膜并把睾丸和附睾移到手术野就可以显露附睾。在看起来有扩张的附睾小管表面的脏层鞘膜的最远端做一个 5mm 切口。用非主要手指轻柔的按压近端附睾会使视野中的小管膨胀，以帮助分离单根附睾小管。通过轻柔地分离于上方的脏层鞘膜和周围的疏松结缔组织来游离附睾小管。用一个精细的不带锁扣的 Castroviejo 持针器来进行钝性分离是一种非常有效的技术。有时需要锐性切开鞘膜下的结缔组织。

在找到附睾的梗阻位置后，在单个附睾小管上纵行切开大约 0.5mm。一些外科医生可能会切除其凸型附睾管上的椭圆形的那段。有两种方法可以直接利用精细弧形附睾剪来完成，用一个 10-0 缝线缝过凸起附睾管的顶端，在线上方切开附睾管形成一个腔隙。利用手术台旁的显微镜来检查从切口流出的液体。如果愿意，可以在此阶段进行精子冻存。如果找不到精子，则需要在近端打开更多的附睾小管，直到找到形态正常的活动精子（图 27-18）。

（三）附睾输精管的吻合

在吻合确定后，输精管肌浆层后壁和附睾的脏层鞘膜间用 9-0 尼龙线缝合 2～3 针，在附睾小管切口的边缘，采用内进外出的方式，以三角形或长方形的样式用 3～4 根带双针的 10-0 尼龙缝线。第二针采用内进外出方式缝在输精管的黏膜表面，并打结。一些外科医生喜欢用单股 10-0 缝线，先外进内出穿过附睾管，再内进外出缝出输精管黏膜。间断缝合 4～6 针完成这个防漏的吻合，在完成黏膜吻合后，采用前述的端端输精管附睾吻合相同的方式，使用 9-0 尼龙缝线间断缝合前侧输精管浆肌层和附睾鞘膜（图 27-19）。

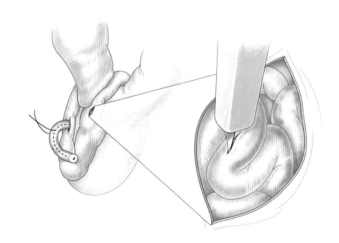

图 27-18　从附睾尾部切开附睾管，涂片找精子

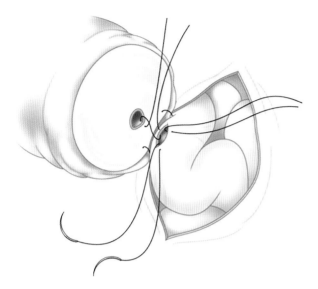

图 27-19　输精管黏膜层与附睾管进行端侧吻合

一项关于端侧输精管附睾吻合术的复通率的总结证实其结果与端端输精管附睾吻合术的结果类似（平均再通率 64%，范围 31% ~ 85%）。在这些研究中，平均怀孕率近 35%，波动于 13% ~ 50%。

尽管这项技术的确克服了端端吻合术中的一些缺点，并且有着相近的吻合成功率，但也带来了新的问题。主要的困难就是要在一个 0.2mm 处于塌陷状态下的附睾小管上放置缝线是个挑战。附睾小管的小尺寸对后壁构成一个极大的危险。随后，Berger 和 Marmar 分别在 1998 年和 2000 年对这项技术进行了改进，力图克服这些挑战（Berger，1998；Marmar，2000）。

三、套叠的端侧输精管附睾吻合术

Berger 报道了一种三角缝法，随后 Marmar 报道了平行线的套叠吻合法（Berger，1998；Marmar，2000）。这些方法改进了端侧 EV 吻合，在切开附睾小管之前在附睾小管上留置两或三个缝针。Lespinasse 于 1918 年第一次报道了在一个未婚患者身上应用的类似方法（Lespinasse，1918）。这些技术使得外科医生可以避免在塌陷的附睾小管切缘上留置缝线的困难，因为漏出的附睾液会使手术视野模糊。

（一）手术技术

游离输精管和附睾的准备工作，与之前在端侧吻合术中所描述的是一样的。如同之前所强调的，

足够长度的输精管非常重要。在找到未梗阻的小管后，用 9-0 尼龙线间断缝合 2 ~ 3 针将输精管浆肌层的后侧附睾鞘膜的切缘固定。标准的端侧吻合术和套叠端侧吻合术的主要区别在于，在切开小管前在小管上预置 2 ~ 3 个 10-0 尼龙缝针。在 Berger 的技术中，在切开附睾小管之前，在附睾小管上以三角形的样式留置 3 个 10-0 尼龙线缝针。而在 Marmar 的技术中，在打开小管之前，将双针 10-0 尼龙缝针中的 1 个（例如 Sharpoint，Ethicon）留置在小管壁上。Chan 和 Goldstein 在 2005 年报道对 Marmar 的技术做出了进一步的细微改良，他们将两个缝针以纵向的方式放置，可能进一步简化了这项技术（Chan et al，2005）。缝针仍留置在附睾小管的壁上，可以采用上述的某一方式来切开附睾管。一定注意不要剪断先前放置的缝线。随后，每个缝针穿过剩余部分的小管。离输精管黏膜近的 10-0 缝针应该第一个被放置，随后放置离输精管黏膜最远的 10-0 缝针，它在同侧更高的位置。以这种方式放置缝线，可以避免交叉，或者不必在先前放置的黏膜缝线后穿过缝针。鉴于附睾小管到输精管的走向，利用 Chan 和 Goldstein 所述的纵向放置缝线的技术，可能为不交叉或穿过缝针放置 10-0 缝线提供了一种可选择的方法。最重要的是，在后壁黏膜缝置了 9-0 缝线后，有必要花费 1 ~ 2min 分析输精管黏膜到附睾小管的走向。10-0 缝线的走向，应当能够使套叠输精管黏膜的缝线在 9-0 缝线后面以 90° 角状态出来，这样就把输精管放在附睾管上了，10-0 缝线可以打结。在每一侧将 10-0 缝线系紧之前，通常也需要在输精管肌层的最高点与对侧的附睾鞘膜用 9-0 缝合 1 针，也就是说，与先前放置在后壁的 9-0 缝线完全相反（180°）——因此要为 10-0 缝线打结创造一个无张力的环境。一定要小心的是，在 10-0 缝线系住输精管时从一边移到了另一边，注意观察那些松动的缝线并将其去除，并且确保套叠吻合时不出现空心结或黏膜层出现缝隙的情况。在另一侧进行相同的操作。用 2 ~ 3 根 9-0 缝线间断缝合完成完成输精管肌层和附睾鞘膜的外部吻合。为了减小未打结缝线重叠带来的问题，利用水的表面张力使缝线保持在应有的位置且不会缠结，来保持手术野的湿润（图 27-20 ~ 图 27-24）。

尽管套叠技术相对较新，但由于其在缝针留置上较简便并且有较高的手术成功率，已经被许多显微外科医生所采用。在最初的系列研究中，再通率

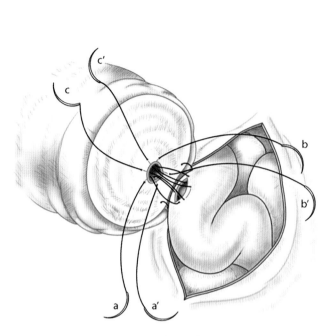

图 27-20　三针套叠缝合法示意图

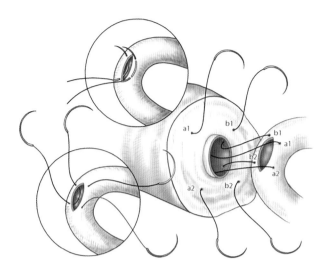

图 27-22　纵行两针缝合法示意图

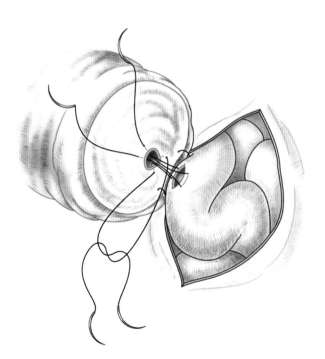

图 27-21　两针套叠缝合法示意图

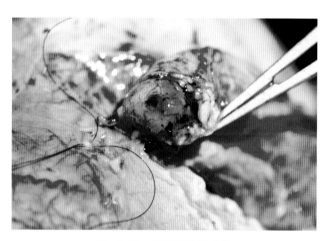

图 27-23　纵行两针缝合法

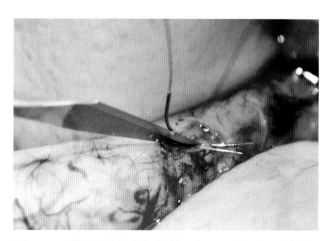

图 27-24　纵行两针缝合法（用尖刀切开两针之间的附睾管）

为 92%，在其他两个系列研究中再通率近 80%。至今，报道的怀孕数据比较有限。甚至在一个经验丰富的外科医生手中，套叠的端侧吻合术可得到更好的结果。在单一研究中，与端端 VE 吻合术和经典的端侧 VE 吻合术相比，套叠技术有着更高的再通率和更低的失败率。

（二）手术后护理

在手术时应当放置阴囊拖和软毛纱布辅料。在最初的 24～36 小时，在阴囊处放置一个冰袋。男性应该连续 3～4 周每天应用阴囊拖。两天之后患者可以洗澡。至少在手术后 7 天内不要浸浴。患者至少 3～4 周内不要进行性生活和射精。标准的麻醉止痛药应按规定使用。术后 1 个月应进行精液分析，并在之后的每 2～3 个月都进行一次精液检查，直到达到稳定的精子浓度或者女方怀孕。对于有些患者，复通可能会延迟术后 6～12 月或者更久。

第四节　显微外科睾丸精子提取术

在过去 15 年中非梗阻性无精症（nonobstructiveazoospermia，NOA）的治疗手段已经发生了根本的变化，从当初的医生仅可对此做出临床诊断而无良好的治疗方法可供选择发展为今天的高度可治愈性。小体积的睾丸和卵泡刺激素水平的升高是 NOA 患者的典型临床表现。因此，通常不需要做进一步的实验室评估或有创性检查，医生就可以上述指标为根据做出临床诊断。在所有男性人群中，只有超过 1% 的人可能患有此病，但这却无疑是对泌尿外科医生的极大挑战。直到最近，由捐献者提供精子或是去领养孩子仍是一个 NOA 患者当父亲的唯一机会。显然，这些"替代"治疗手段并没有直接地有效治愈这种不育状态。最近，随着研究的逐级深入，医生有机会让这类患者去真正拥有他们生物学上的后代。20 世纪 90 年代中早期，Jow 等发现了此类患者睾丸中有潜在的精子出现（Jow et al，1993）；随后至 20 世纪 90 年代后期，医生尽所能地利用这些精子优化治疗手段去帮助这些 NOA 患者繁育后代。在这一章节中，我将就一种新开展的定义为显微外科睾丸精子提取术（microdissection testicular sperm extraction，MTSE）的总体研究进展情况做一下概述。这种显微外科技术可以很大程度上帮助医生准确定位睾丸中有精子产生的微小部位，下面我们将就它应用的安全性和有效性与其他精子提取术作对比探讨。

NOA 患者在精子发生方面有严重的缺陷，不能产生足够的精子去完成射精。尽管 NOA 患者有精子发生的缺陷，但最近的研究表明此类患者中至少有

60% 的人睾丸中确实有精子产生。NOA 患者的睾丸在组织学形态上经常是不正常的，表现为精曲小管中只有睾丸支持细胞出现、精子成熟阻滞或生精功能低下。精曲小管中这几种异常形态通常会联合出现。一个睾丸病理学活检所得到的样品非常少（一般不超过所有精曲小管的 5%），因此，其对局部的小区域的生精功能的诊断能力非常有限。尽管把最高级的生精方式（而不是通常的生精方式）都作为一个预测的指标，去预测显微外科睾丸精子提取术的精子提取成功的能力也是很有限的（Amer et al，2000）。因此，诊断性活检和精子提取之间没有可靠的相关关系也就不足为奇。Tournaye 的一个早期研究中发现，在诊断性活检中睾丸支持细胞占主导型的患者精子提取率为 50%，而精子成熟阻滞或生精功能能低下型的患者精子提取机会不大（Tournaye et al，1996）。

NOA 的睾丸病理变化都是一致的，这是大家对 NOA 最常混淆的概念之一。但是，NOA 的睾丸病理变化通常不是一致的，尤其是在那些精子生成障碍的患者当中。甚至在精子生成正常的男性中，其睾丸中也会有小块区域出现异常病理变化，即某区域只有睾丸支持细胞出现或是发生硬化。同样的，NOA 患者睾丸中也会有小块区域有正常的生精功能，其睾丸中一部分组织可能只有睾丸支持细胞出现，而同时另一部分组织却很可能有精子生成。这种不均一性的存在，解释了为什么睾丸病理活检对生精功能的诊断能力非常有限。这也帮助了我们理解为什么一个 NOA 患者射出的精液中没有精子而其

睾丸中却有潜在的精子生成。只有充分理解了睾丸病理不均一性这个概念，我们才能认识到 NOA 是可以被治愈的。

一、术前准备

对精子生成减少的患者进行基因检测，可以为医生对 NOA 患者进行诊断和判断预后提供非常重要的依据。在精子生成减少的患者中进行 Y 染色体微缺失检测和染色体核型分析，通常可以鉴别出 15%~20% 的 NOA 患者。克氏综合征（Klinefelter syndrome，47，XXY）和 AZFc 片断缺失的患者有良好的预后（70%），而 AZFa 或 AZFb（或 AZFb+c）片断完全缺失的患者预后很差（接近于 0）。对于核型异常的患者，可以考虑行胚胎活检，检测是否有某些已知的遗传学异常可能传递给胎儿。

NOA 患者睾丸中精子生成的区域可能非常有限。在行各种侵入式的操作前，这种有限的精子生成区域外部条件必须达到最大的优化。如果精子生成刚刚开始就受到外界的干扰与损害，那么即使采取了先进与有效的外科技术手段，在睾丸中找不到存活的精子也是完全有可能的。有几种方法与措施可以提高患者精子的生成。精子生成需要 3 个月的周期，而且很容易被炎症和术后血肿所干扰破坏。因此，在行病理活检或其他阴囊部外科手术后，最少要经过 6 个月的时间，才能尝试行睾丸精子提取术。

NOA 患者有精索静脉曲张时，需考虑先行精索曲张静脉切除术，使精子生成拥有一个良好的外部条件，再行睾丸精子提取术。这种优化精子生成环境可使精子重新出现在精液中的益处是很吸引人的。但不幸的是，行精索曲张静脉切除术后可能需要 6 个月才能达到这个目标。在康奈尔医学院的一次对无精症合并发精索静脉曲张患者的详细记录的研究中，只有 10% 的患者在行精索曲张静脉切除术后，射出的精液中重新有精子出现，从而无需进一步行睾丸精子提取术。并且，基于对治疗患者的回顾性研究结果，在行睾丸精子提取术前行精索曲张静脉切除术，患者的精子提取成功率并没受到影响。因此，对于精液中记录有精子出现或是有足够时间机会达此条件的患者，如果他们因此而会有好的预后（例如，他们的妻子小于 30~32 岁），我通常对他们的精索静脉曲张的修复持谨慎态度。

有很多 NOA 患者血清中睾酮水平是降低的，他们的睾丸中睾酮水平也是下降的。与低水平睾酮相关的是，这些患者体内雌激素水平通常是相对升高的，这提示睾丸中芳香化酶活性的升高是造成循环（血清）中睾酮水平降低的原因。使用芳香化酶抑制剂如阿那曲唑（安美达），可以使这些血清睾酮低水平和睾酮与雌二醇之比升高的患者睾丸中睾酮水平增高。这种阿那曲唑在适应证外的应用方法，可以使少精子症患者循环中睾酮水平升高和雌二醇水平降低，进而使精子的生成增加。对于血清睾酮低水平和雌二醇相对高水平（例如，睾酮<300mg/dl 和雌二醇>30pg/ml）的患者，通常应用阿那曲唑口服每天 1mg 的剂量，1 个月后复查睾酮与雌二醇水平以观察是否有效。并不一定使睾酮水平增加到能够使精液中重新出现精子的水平，但它可以恢复睾丸中睾酮水平和优化精子生成的条件。

二、治疗措施和体外受精

即使 NOA 患者睾丸中有精子出现，这种精子的活力也是很有限的。事实上，这些活力受限的精子在附睾中运输时是不能存活的，在此类患者射出的精液中检测不到有活力的精子的存在。因此，精子在其他条件如冷冻保存时的存活能力也是很有限的。研究者发现，只有 33% 的 NOA 患者精子能够耐受冻融而仍然保有活力，这个比例是体外受精所需要的最低标准。因为这个原因，研究者在行精子提取术时与体外受精治疗周期的程序相对应，这样可以保证每次使用的精子都是新鲜的。当睾丸组织中无精子出现或是没有供者精子可供选择时，这次体外受精的治疗程序不得不被取消（Jow et al，1993）。

在时间安排上，精子提取通常要在卵细胞提取的前一天进行。在进行体外受精时，当精子提取不能安排在卵细胞提取的前一天进行，或卵巢刺激还没有成熟的卵泡发育形成，或射出的精液中事先没有观察到精子的出现时，精子提取可以与卵细胞提取安排在同一天进行。在怀孕成功概率上，精子提取安排在卵细胞提取前一天或同一天进行的区别不大。从 NOA 患者睾丸中提取出的精子，在其提取和过夜孵育后最少要具备抽动运动的能力。

三、手术入路

精子提取术的手术入路方式包括细针抽吸术、

经皮睾丸活检术、开放睾丸活检术、多重睾丸活检（睾丸精子提取）术和显微外科睾丸精子提取术。细针抽吸术具有将有创性损伤减小到最低程度的优点。然而，细针抽吸术引起对睾丸功能的损害不仅仅是单纯穿刺那么简单。Tournaye 等的一项关于外科精子提取的系统性文献综述研究中，讨论了至少在治疗睾丸支持细胞占主导型的患者时，外科精子提取作为 NOA 患者精子提取最有效的手段（Tournaye et al，1996）。同时他们也报道，显微外科精子提取术引起睾丸内并发症的概率最小，细针抽吸术其次，而多重睾丸活检术引起并发症的概率最高。而在精子提取成功率方面，细针抽吸术成功提取精子的概率要比多重睾丸活检术低。总体上，显微外科精子提取术具有最高的精子提取成功率和最低的并发症发生率。

细针抽吸包括数次将一个 19-22 号针盲目刺入睾丸实质中，利用注射器抽吸形成的强大负压将组织吸出。小块的精曲小管被吸至针头中，然后注射至精子培养基中。每个针吸的位点都要检测是否有精子出现。Turek 将此方法做了改良，利用细针抽吸术探索睾丸内部的生精区域，从而为将来的活组织检查作引导，称之为细针抽吸定位技术（Turek et al，1997）。细针抽吸所得的标本需要做进一步详细的细胞学检查，其结果用来为随后的尝试精子提取做指引。随后，应用开放睾丸活检术做精子提取。尽管在报道中，他们细针抽吸定位术的成功率很高，但只有那些抽吸标本中确认有精子存在的患者才尝试做进一步的精子提取术（Lipshultz et al，2007）。

在一项证实睾丸不均一性的早期研究中，Jow 等发现大约有 1/3 的 NOA 患者睾丸中有精子出现（Jow et al，1993）。此次研究所用的是单次活组织检查技术，主要用于诊断目的。在关于精子提取和提取精子成功率的问题上，采用哪种技术手段更好产生了很大的疑惑。随后出现了多重睾丸活检精子提取术，在各种不同的临床研究中报道，其提取精子的成功率高达 50%。但不幸的是，睾丸的供血血管紧贴着白膜下走行，因此多重睾丸活检有损伤睾丸血供的风险。有临床案例报道，此术式损伤血管后彻底阻断睾丸血供造成睾丸功能缺失。Goldstein 等报道了一种鉴别睾丸被囊下血管走行的方法。这种方法可帮助医生将睾丸血管损伤的风险降低到最小，并且在应用此方法进行诊断性睾丸活检后，有报道显示其并发症降低（Goldstein et al，1992）。手术用显微镜也可应用于睾丸探查，鉴别睾丸内部是否仍有精子生成的区域。这种方法定义为显微外科睾丸精子提取术。简而言之，就是将睾丸在中部沿着赤道面充分切开，从而充分显露精曲小管的生理走行方向，避免睾丸内部的血流受到损伤。借助于放大倍数 15~20 倍的显微镜，可以鉴别出很有可能有精子出现的精曲小管。如果一个精曲小管中有精子产生，那么其往往比没有精子产生的精曲小管中含有更多的细胞。与没有生精功能的精曲小管相比，有充分生精功能的精曲小管具有更大的体积和更晦暗的光泽。显微外科睾丸精子提取术可以鉴别出有精子产生的精曲小管，同时可以提高精子提取的成功率和减少需要移除的睾丸组织。

四、显微外科睾丸取精术

为了尽可能多地使有潜在精子生成的睾丸组织被鉴别出来，显微解剖必须要探查到睾丸内所有的精曲小管区域。精曲小管高度卷曲并被非常细小的隔膜分开，且其周围有与之平行的血管伴行。显微解剖技术可以解剖到精曲小管间更深的区域，直至白膜层面。在显微解剖过程中，保持精曲小管血液供应和避免精曲小管与白膜分离非常重要。在精曲小管和白膜间的空隙中存在有很丰富的白膜下血管，其在显微解剖误触时很容易受到损伤而导致出血。显微解剖过程中使用的显微镜放大倍数越大，越容易鉴别出哪些精曲小管是更粗或更正常。精子提取过程非常冗长乏味，尤其在提取大体积的睾丸时，甚至是熟练掌握此显微外科技术的医师，也可能要花费数个小时才能安全而充分地完成睾丸内所有区域的探查（图 27-25 ~ 图 27-28）。

技术要点：
（1）要沿着睾丸赤道面切开，得以充分暴露出精曲小管的解剖结构。
（2）只暴露出切开面的精曲小管不足以找到尽可能多的生精区域。
（3）与外周血管走行方向平行的入路解剖，有利于深入解剖睾丸内部组织。
（4）对已解剖的精曲小管轻微加压，对钝性分离组织非常重要。
（5）白膜外加压使睾丸内组织翻出，利于显微解剖的进行。
（6）也可以选择纵行切开睾丸白膜，但其会有损伤

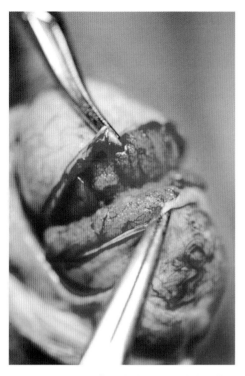

图 27-25　切开睾丸白膜，暴露精曲小管

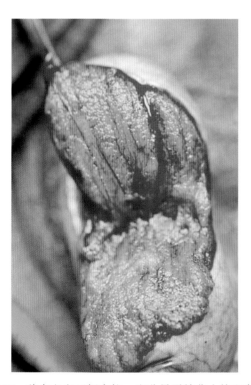

图 27-26　将睾丸向两侧牵拉，充分暴露精曲小管和睾丸内的血管

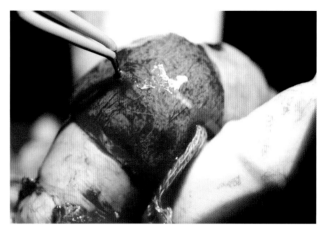

图 27-27　双极电凝止血

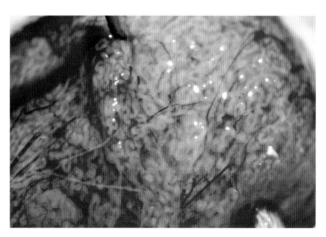

图 27-28　从血供丰富的地方仔细寻找管径粗的精曲小管

睾丸血供的巨大风险，不利于系统解剖精曲小管的进行。

关于显微外科睾丸精子提取术的论文最初发表于 1999 年。据 Schlegel 的研究报道，以往利用多重睾丸活检术睾丸精子提取的成功率为 45%，应用显微外科睾丸精子提取术后其成功率升至 63%（Schlegel，1999）。在一项自身对照的研究中，患者的一侧睾丸单用多重睾丸活检术而另一侧行显微外科睾丸精子提取术，结果发现，应用后者方法睾丸精子提取成功的患者中有约 1/3 的患者单用多重睾丸活检术提取不到精子（Schlegel et al，1997）。在另一项 Amer 等 2000 年的研究中，显微外科睾丸精子提取的成功率（47%）比标准的多重睾丸活检术的成功率（30%）高很多（Amer et al，2000）。此外，在术后急性和慢性并发症发生率方面，包括睾丸萎缩和血行阻断等，显微外科睾丸精子提取术发生的概率都要明显低很多。在 Okada 等的一项更为深入的研究中，报道了显微外科睾丸精子提取术比标准的睾丸精子提取术有更高的精子提取成功率，尤其是在睾丸病理为睾丸支持细胞占主导型（睾丸精曲小管的大小变异显著）的患者中，两者的成功率差异更大（Okada et al，2002）。作为对此项技术的更新研究，有 460 例 NOA 患者行显微外科睾丸精子提取术，其精子提取成功率为 62%，而标准的多重睾丸活检术成功率只有 32%。在来自康奈尔医学院的 Ramasamy 等的一项回顾性综述研究中，论证了显微外科睾丸精子提取术的安全性（Ramasamy et al，2007）。在这项研究中，借助于阴囊超声和睾酮水平的检测对患者进行一系列的随访，比较多重睾丸活检术或显微外科睾丸精子提取术的效应。结果发现，与应用了多重睾丸活检术的患者相比，应用了显微外科睾丸精子提取术的患者，其术后睾酮生成恢复得更早和更完全。在术后第 18 个月，应用了显微外科睾丸精子提取术的患者，其血清睾酮水平恢复至基线水平的 95%，而应用了多重睾丸活检术的患者血清睾酮只恢复至基线水平的 85%。与此类似，在应用了显微外科睾丸精子提取术的患者中，术后少见有利用阴囊超声探查到的急性和慢性并发症的发生。这种显微外科睾丸精子提取术的低并发症发生率，可能与其在术中的止血比较容易和彻底有关。

五、精子处理

如果 NOA 患者的睾丸组织中有精子生成，那么其一定在精曲小管中出现。有创性地切碎睾丸组织有助于精曲小管释放精子和精子的鉴定，从而提高精子提取的效率。与多重睾丸精子提取术相比，在行显微外科睾丸精子提取术的过程中，移除的睾丸组织数量通常要少得多（低 50 倍）。为了确保睾丸组织悬液已经被充分打碎，使精子很容易在操作室里的湿擦片上释放出来，睾丸组织悬液要经过一个 24G 的胶网过滤使其充分悬浮。这种方法可使精子的产量增加 300 倍之多。每一份精曲小管增大的标本都要相继地经过检查，看是否有精子出现，只要发现有精子出现此检查过程即可终止。因为精子在经过冻融后其成活率下降，所以在精子提取过程中，有意地去除多余的睾丸组织可能会破坏当前睾丸的精子生成，而且会在睾丸内形成斑痕组织，这些操作对将来可能要寻求的生殖辅助治疗是不利的。

六、康奈尔医学院显微外科睾丸精子提取术的总体研究结果

在经过 1357 次治疗周期（丈夫为 NOA 患者）的显微外科睾丸精子提取-体外受精治疗的研究后，康奈尔医学院已经得到了振奋人心的结果。研究所选的夫妇中，男性的平均年龄为 36.1 岁，女性为 31.8 岁。在治疗前，男性患者的平均初始血清卵泡刺激素水平为 21.6 IU/L（标准为 1~8 IU/L），平均睾丸体积为 9.6 cm³。在经过 1357 周期的显微外科睾丸精子提取-体外受精治疗后，有 763 周期的丈夫精子提取成功（提取率 56.1%）。在精子提取成功的治疗周期中，精子成功结合卵细胞的成功率为 51.1%（4272/8365），而胚胎移植的成功率为 92%。在胚胎移植成功的案例中，临床证明怀孕（超声检测到胎心）的成功率为 49.1%（375/763），成功产下胎儿的成功率为 40%。最终，有超过 320 个婴儿在康奈尔医学院出生。其中，有 11% 的婴儿为双胞胎，小于 1% 的婴儿为三胞胎，其余均为单胎。

无精症并不能作为患者睾丸中是否有精子生成的指标。但有一种情况例外，当患者的 Y 染色上 AZFa 片段和 AZFb 片段完全缺失时，成功提取精子几乎是不可能的。

七、标准睾丸精子提取术失败后应用显微外科睾丸精子提取术

Ramasamy 等最近发表了一篇文章，介绍了显微外科睾丸精子提取术作为一种精子提取手段的优越性，其可以作为标准睾丸精子提取术失败患者的补救手段（Ramasamy et al，2009）。在这项研究中，在先前没有行睾丸活检的患者中，显微外科睾丸精子提取术成功提取精子的概率为 52%，在先前每侧睾丸曾尝试过一次或两次睾丸活检而精子提取失败的患者中，其成功提取精子的概率也仍有 50%。但在先前每侧睾丸曾经过三到四次或更多次睾丸活检精子提取失败的患者中，显微外科睾丸精子提取术的成功率为 22%。这些数据充分证明，盲目随机的睾丸活检精子提取法会忽略睾丸中很多的精子生成区域。事实上，行一至两次的睾丸活检不能充分地探查睾丸组织，其参考价值也不及直接行显微外科

睾丸精子提取术充分。即使事先每侧睾丸曾经过三次或更多次的睾丸活检，显微外科睾丸精子提取术成功提取精子的概率仍有 22%。因此，行标准的睾丸精子提取术失败后，仍有机会利用显微外科睾丸精子提取术成功提取到精子。

八、预示显微外科睾丸精子提取术成功的指标

（一）卵泡刺激素

在康奈尔医学院的另一项研究中，分析了在利用显微外科睾丸精子提取术的男性患者中，血清卵泡刺激素与精子提取成功之间的关系。结果发现，血清卵泡刺激素水平在 15~30 IU/L、30~45 IU/L 或大于 45 IU/L 范围内的男性患者，精子提取成功率都是相似的（平均 63%）。甚至是那些血清卵泡刺激素水平高于 90 IU/L 的患者，也可以利用显微外科睾丸精子提取术成功提取精子。这些结果表明，小区域范围内的精子发生是可能存在的，但其不足以影响血清卵泡刺激素水平（或睾丸体积），可以通过显微外科睾丸精子提取术找到。事实上，只有那些血清卵泡刺激素水平低于 15 IU/L 的 NOA 患者，其精子提取成功率才与上述患者不在同一水平而只有 51%，这些患者精子成熟障碍的风险增大，常见有精子遗传物质异常，精子提取的成功率受到很大的影响。上述研究表明，血清卵泡刺激素水平是成功精子提取的一个有利预后因素。这些研究中所采用的精子提取方法大多为单次或多次的随机睾丸活检。这些结果表明，随机睾丸活检可以鉴定出睾丸内绝大部分生精区域，但是不足以找到睾丸内精子生成最为活跃的区域。这些回顾性研究结果，揭示了显微外科睾丸精子提取术应用于精子生成有严重缺陷患者中的优势，进一步支持了显微外科睾丸精子提取术为 NOA 患者最适宜的精子提取手段。

（二）克氏综合征

克氏综合征是 NOA 的一种最严重的病例之一。这些患者的睾丸容量通常只有 2.5 cm³，而且体内卵泡刺激素的水平明显升高。在一个初步研究中，克氏综合征患者行显微外科睾丸精子提取术成功提取精子的概率为 71%。尽管这些患者的睾丸体积非常小，可精子提取的效果还比较满意，可能是因为显微外科睾丸精子提取术善于从睾丸中寻找较小的生精区域有关。

对 68 例经典的非嵌合体克氏综合征（47，XXY 或不包括 46，XY 的嵌合体）的研究结果显示，他们在研究中心经过了 88 周期的精子提取与体外受精治疗。另外有三次体外受精周期采用的是事先提取并冷冻的精子。总计有 68%（62/91）的概率成功提取到精子。在应用显微外科睾丸精子提取术成功提取精子的治疗周期中，精子与卵细胞结合的成功率为 55%，胚胎移植成功率为 83%（51/62），临床证明怀孕的概率为 53%（33/62），共有 44 个婴儿成功出生。所有出生的婴儿都是健康（即都为女孩 46，XX 和男孩 46，XY）的。克氏综合征患者事先利用睾丸活检术，并不能预测将来利用显微外科睾丸精子提取术是否会成功。尽管大部分此类患者睾丸病理活检时显示为只有睾丸支持细胞型，但仍然有 70% 的患者随后应用显微外科睾丸精子提取术成功寻找到精子。其中有两例患者事先行睾丸活检术并没有找到精子的存在，而利用显微外科睾丸精子提取术却成功提取到了精子。这些结果说明了，尽管有遗传学异常存在，这些患者的疾病仍有可能通过显微外科睾丸精子提取术加体外受精方法而治愈。

（三）隐睾症病史

经过睾丸固定术治疗的，有隐睾症病史的男性患者，占 NOA 患者总数的 7%~10%。这些患者可能在已经过了所推荐的最佳睾丸固定术治疗的年龄后（1 岁前），才经过手术纠正睾丸的位置。在一些病例中，患者在已经成年后，睾丸还仍在腹股沟内或是腹腔内。据在康奈尔医学院的观察，此种情况下睾丸的血管生成是正常的，但多数病例睾丸的位置是不正常的，如前位附睾。这些观察结果反映了无精症潜在的不同原因，但却使外科探查变得十分困难。鉴于大多数隐睾症患者是可以生育的，而一个患者经过睾丸固定却出现了无精，这些患者必定是有异常的。应该考虑这些异常无精症患者的睾丸血管受到了损伤，也许是在睾丸下极缝合时限制了动脉的血流，此白膜下区域正是动脉经过的地方。

值得庆幸的是，有隐睾症病史的无精症患者的精子提取成功率还是很乐观的，总体上可达 74%。在 10 岁之前行睾丸固定术的无精症患者，其精子提取成功率要比晚些再行睾丸固定术的无精症患者高。然而，有一些曾尝试过睾丸固定术的成年男性无精症患者，虽然其睾丸还停留在腹股沟中，但精子提

取还是可以成功的。目前，医生还没有从腹腔内成功提取精子的先例，所以具有隐睾症的青年或成年男性患者，其在提取精子前行睾丸固定术还是有临床意义的。

（四）化学治疗史

在另一项队列研究中，有 73 例因各种疾病具有化疗史的患者尝试了 84 次睾丸精子提取术，用来治疗持续性 NOA。所有的患者都出现了无精，并且最少距化疗结束 6 年以上。化疗结束距睾丸精子提取的时间间隔平均为 19 年。精子提取成功的概率为 43%（36/84），有 50%（14/42）的夫妇怀孕成功。淋巴瘤患者化疗后精子提取成功率为 33%（14/42），而生殖细胞瘤患者化疗后精子提取的成功率达 85%。诊断性病理活检对判断精子提取的预后没有帮助。尽管有部分精曲小管内有生殖细胞出现，但这类患者的睾丸病理形态大部分都为睾丸支持细胞占主导型。应用烷化剂治疗的患者，其精子提取成功率只有 21%，比应用其他药物化疗后的患者提取率要低。

（五）Y 染色体微缺失

Y 染色体微缺失的遗传学检测，对判断睾丸精子提取是否可以成功具有非常重要的意义。对于 AZFb 片段完全缺失的男性患者来说，睾丸精子提取成功的概率会受到严重影响。据临床经验，在 23 例包括 AZFb 片段在内的 Y 染色体部分缺失的患者中，没有一例经过睾丸精子提取成功的患者。而同时在无 AZFb 片段缺失的 NOA 患者中，精子提取的成功率为 67%（85/126）。AZFa 片段的完全缺失似乎与病理为只有睾丸支持细胞型的患者严格相关，精子提取的机会也不大。在康奈尔医学院研究中心做诊断性病理活检或睾丸精子提取的患者中，有 10 例 AZFa 片段完全缺失的患者，无一例在睾丸中发现精子的存在。因此，对于 AZFa 片段或 AZFb 片段完全缺失的患者来说，不推荐他们做显微外科睾丸精子提取。

利用从 Y 染色体微缺失患者体内提取出的精子做体外受精，其成功致孕的概率与从其他精子产量类似的夫妇体内提取的精子致孕的概率很接近。对于只有 AZFc 片段缺失（康奈尔医学院研究中心 Y 染色体缺失的患者中，唯一有精子出现的）的患者，其射出的精液中会有很少量的精子出现。而对于只有 AZFc 片段缺失的无精症患者，大部分（50%~75%）可以通过睾丸活检或显微外科睾丸精子提取而获得精子。康奈尔医学院研究中心曾报道过 AZFc 片段微缺失的男性患者，共经过 27 个体外受精治疗周期，其中 12 例为无精症患者，15 例为严重少精症患者。他们临床致孕的概率与无此片段缺失的患者相当。所有出生的孩子的表型都是正常的，但是研究者预料他们基因组会有 AZFc 片段的缺失，将来也会有精子生成方面的缺陷。

九、总结

大部分 NOA 患者从睾丸中提取出精子都是有可能的。尽管患者的睾丸功能严重异常，但还是可能在某些有限的区域中寻找到精子的生成。对于这些患者来说，显微外科睾丸精子提取术是一个有效的治疗方法。尽管有卵泡刺激素明显升高、睾丸的容量过小和不育症相关的病症（如克氏综合征）等不利因素干扰，尽管它的操作还比较冗长复杂，但显微外科睾丸精子提取术成功地为此类疾病提供一个可治愈的方法和手段。

（宋卫东　彭　靖　袁亦铭）

参考文献

Amer M, Ateyah A, Hany R, et al, 2000. Prospective comparative study between microsurgical and conventional testicular sperm extraction in non-obstructive azoospermia: follow-up by serial ultrasound examinations.Hum Reprod, 15(3): 653-656.

Barone MA, Hutchinson PL, Johnson CH, et al,2006. Vasectomy in the United States, 2002.J Urol, 176(1): 232–236.

Berger RE, 1998. Triangulation end-to-side vasoepididymostomy. J Urol, 159: 1951–1953.

Chan PT, Brandell RA, Goldstein M, 2005. Prospective analysis of outcomes after microsurgical intussusception vasoepididymostomy.BJU Int, 96: 598–601.

Fogdestam I, Fall M.Microsurgical end-to-end and end-to-side epididymovasostomy to correct occlusive azoospermia.Scand J Plast Reconstr Surg, 1983, 17: 137–40.

Goldstein M, et al, 1992. Microsurgical inguinal varicocelectomy with delivery of the testis: an artery and lymphatic sparing technique. J Urol, 148(6): 1808–11.

Grober ED, Jarvi K, Lo KC, et al, 2011. Mini-incision vasectomy reversal using no-scalpel vasectomy principles: efficacy and postoperative pain compared with traditional approaches to vasectomy reversal.Urology, 77(3): 602–606.

Hsiao W, Stahl PJ, Osterberg EC, et al, 2011. Successful treatment of postchemotherapy azoospermia with microsurgical testicular sperm extraction: the Weill Cornell experience.J Clin Oncol, 29(12): 1607-1611.

Jow WW, Steckel J, Schlegel PN, et al, 1993. Motile sperm in human testis biopsy specimens. J Androl, 14(3): 194-198.

Lespinasse V, 1918. Obstructive sterility in the male.Treatment by direct vaso-epididymostomy.JAMA, 70: 448–450.

Lipshultz L, TAJ, Khera M, 2007. Surgical management of male infertility//Wein A, Kavoussi L, Novick A,et al.Campbell-Walsh urology.9th ed.New York: W.B.Saunders: 659.

Marmar JL, 2000. Modified vasoepididymostomy with simultaneous double needle placement, tubulotomy and tubular invagination. J Urol, 163: 483–486.

Marmar JL, Agarwal A, Prabakaran S, et al, 2007. Reassessing the value of varicocelectomy as a treatment for male subfertility with a new meta-analysis.Fertil Steril, 88(3): 639-648.

Martin E, Carnett JB, Levi JV, et al, 1902. The surgical treatment of sterility due to obstruction at the epididymis; together with a study of the morphology of human spermatozoa.Univ Pa Med Bull, 15(1): 2–15.

Okada H, Dobashi M, Yamazaki T, et al, 2002. Conventional versus microdissection testicular sperm extraction for nonobstructive azoospermia. J Urol, 168(3): 1063-1067.

Palomo A, 1949. Radical cure of varicocele by a new technique; preliminary report. J Urol, 61(3): 604-607.

Ramasamy R, Schlegel PN, 2007. Microdissection testicular sperm extraction: effect of prior biopsy on success of sperm retrieval. J Urol, 177(4): 1447-1449.

Ramasamy R, Lin K, Gosden LV, et al, 2009. High serum FSH levels in men with nonobstructive azoospermia does not affect success of microdissection testicular sperm extraction.Fertil Steril, 92(2): 590-593.

Schlegel PN, Goldstein M, 1993. Microsurgical. vasoepididymostomy: refinements and results.J Urol, 150: 1165–1168.

Schlegel PN, Su LM, 1997. Physiological consequences of testicular sperm extraction.Hum Reprod, 12(8): 1688-1692.

Schlegel PN, 1999. Testicular sperm extraction: microdissection improves sperm yield with minimal tissue excision.Hum Reprod, 14(1): 131-135.

Silber SJ, 1978. Microscopic vasoepididymostomy: specific microanastomosis to the epididymal tubule.Fertil Steril, 30: 565–571.

Thomas JA, 1989. Vasoepididymostomy.Urol Clin North Am, 14: 527–538.

Tournaye H, Liu J, Nagy PZ, et al, 1996. Correlation between testicular histology and outcome after intracytoplasmic sperm injection using testicular spermatozoa.Hum Reprod, 11(1): 127-132.

Turek PJ, Cha I, Ljung BM, 1997. Systematic fine-needle aspiration of the testis: correlation to biopsy and results of organ "mapping" for mature sperm in azoospermic men. Urology, 49(5): 743-748.

Zini A, Boman JM, Belzile E et al, 2008. Sperm DNA damage is associated with an increased risk of pregnancy loss after IVF and ICSI: systematic review and meta-analysis.Hum Reprod, 23(12): 2663-2668.

中英文专业词汇索引